シリーズ編集
吉村長久 京都大学大学院医学研究科眼科学 教授
後藤　浩 東京医科大学眼科学 教授
谷原秀信 熊本大学大学院生命科学研究部眼科学 教授
天野史郎 東京大学大学院医学系研究科眼科学 教授

医学書院

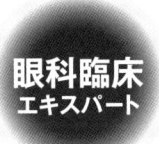

眼科臨床
エキスパート

オキュラーサーフェス疾患
目で見る鑑別診断

編集
西田幸二
大阪大学大学院医学系研究科眼科学 教授

天野史郎
東京大学大学院医学系研究科眼科学 教授

医学書院

〈眼科臨床エキスパート〉
オキュラーサーフェス疾患―目で見る鑑別診断

発　　行	2013年11月1日　第1版第1刷Ⓒ

シリーズ編集　吉村長久・後藤　浩・谷原秀信・天野史郎

編　　集　　西田幸二・天野史郎

発 行 者　　株式会社　医学書院
　　　　　　代表取締役　金原　優
　　　　　　〒113-8719　東京都文京区本郷1-28-23
　　　　　　電話　03-3817-5600（社内案内）

印刷・製本　アイワード

本書の複製権・翻訳権・上映権・譲渡権・公衆送信権（送信可能化権を含む）は㈱医学書院が保有します．

ISBN978-4-260-01873-9

本書を無断で複製する行為（複写，スキャン，デジタルデータ化など）は，「私的使用のための複製」など著作権法上の限られた例外を除き禁じられています．大学，病院，診療所，企業などにおいて，業務上使用する目的（診療，研究活動を含む）で上記の行為を行うことは，その使用範囲が内部的であっても，私的使用には該当せず，違法です．また私的使用に該当する場合であっても，代行業者等の第三者に依頼して上記の行為を行うことは違法となります．

JCOPY　〈㈳出版者著作権管理機構　委託出版物〉
本書の無断複写は著作権法上での例外を除き禁じられています．複写される場合は，そのつど事前に，㈳出版者著作権管理機構（電話 03-3513-6969，FAX 03-3513-6979，info@jcopy.or.jp）の許諾を得てください．

執筆者一覧 (執筆順)

西田幸二	大阪大学大学院医学系研究科眼科学 教授
天野史郎	東京大学大学院医学系研究科眼科学 教授
相馬剛至	大阪大学大学院医学系研究科眼科学
久保田享	住友病院眼科 医長
臼井智彦	東京大学医学部眼科・視覚矯正科 講師
井上幸次	鳥取大学医学部視覚病態学 教授
井上智之	愛媛大学医学部眼科学 講師
山上　聡	東京大学大学院医学系研究科角膜移植部 部長
豊川智加	大阪府立急性期総合医療センター眼科 診療主任
中村孝夫	大手前病院眼科 部長
大家義則	大阪大学大学院医学系研究科眼科学
中川智哉	国立病院機構大阪医療センター眼科
佐々本弦	大阪大学大学院医学系研究科眼科学
辻川元一	大阪大学大学院医学系研究科視覚再生医学 寄附講座教授
前田直之	大阪大学大学院医学系研究科視覚情報制御学 寄附講座教授
宮井尊史	東京大学大学院医学系研究科眼科学
東浦律子	大阪警察病院眼科
細谷比左志	社会保険神戸中央病院眼科 部長
福島敦樹	高知大学医学部眼科学 教授
森　洋斉	宮田眼科病院
斎藤禎子	大阪厚生年金病院眼科 医長
小幡博人	自治医科大学医学部眼科学 准教授
有田玲子	伊藤医院 副院長
島袋幹子	公益財団法人日本生命済生会付属日生病院眼科 部長
高　静花	大阪大学大学院医学系研究科眼科学

眼科臨床エキスパートシリーズ
刊行にあたって

　近年，眼科学の進歩には瞠目すべきものがあり，医用工学や基礎研究の発展に伴って，新しい検査機器や手術器具，薬剤が日進月歩の勢いで開発されている．眼科医は元来それぞれの専門領域を深く究める傾向にあるが，昨今の専門分化・多様化傾向は著しく，専門外の最新知識をアップデートするのは容易なことではない．一方で，quality of vision（QOV）の観点から眼科医療に寄せられる市民の期待や要望はかつてないほどの高まりをみせており，眼科医の総合的な臨床技能には高い水準が求められている．最善の診療を行うためには常に知識や技能をブラッシュアップし続けることが必要であり，巷間に溢れる情報の中から信頼に足る知識を効率的に得るツールが常に求められている．

　このような現状を踏まえ，我々は《眼科臨床エキスパート》という新シリーズを企画・刊行することになった．このシリーズの編集方針は，現在眼科診療の現場で知識・情報の更新が必要とされているテーマについて，その道のエキスパートが自らの経験・哲学とエビデンスに基づいた「新しいスタンダード」をわかりやすく解説し，明日からすぐに臨床の役に立つ書籍を目指すというものである．もちろんエビデンスは重要であるが，本シリーズで目指すのは，エビデンスを踏まえたエキスパートならではの臨床の知恵である．臨床家の多くが感じる日常診療の悩み・疑問へのヒントや，教科書やガイドラインには書ききれない現場でのノウハウがわかりやすく解説され，明日からすぐに臨床の役に立つ書籍シリーズを目指したい．

　各巻では，その道で超一流の診療・研究をされている先生をゲストエディターとしてお招きし，我々シリーズ編集者とともに企画編集にあたっていただいた．各巻冒頭に掲載するゲストエディターの総説は，当該テーマの「骨太な診療概論」として，エビデンスを踏まえた診療哲学を惜しみなく披露していただいている．また，企画趣旨からすると当然のことではあるが，本シリーズの執筆を担うのは第一線で活躍する"エキスパート"の先生方である．日々ご多忙ななか，快くご編集，ご執筆を引き受けていただいた先生方に御礼申し上げる次第である．

　本シリーズがエキスパートを目指す眼科医，眼科医療従事者にとって何らかの指針となり，目の前の患者さんのために役立てていただければ，シリーズ編者一同，これに勝る喜びはない．

2013 年 2 月

シリーズ編集　吉村長久，後藤　浩，谷原秀信，天野史郎

序

『オキュラーサーフェス疾患―目で見る鑑別診断』をお届けいたします．《眼科臨床エキスパートシリーズ》の中の前眼部編としては最初の本となります．《眼科臨床エキスパートシリーズ》は最近はやりの眼科関連本とは一線を画し，編者や執筆者の診療 philosophy を伝えられるような骨太な眼科教科書シリーズを目ざして刊行されています．今回の『オキュラーサーフェス疾患―目で見る鑑別診断』においても，大阪大学眼科と東京大学眼科の角膜グループのドクターにほぼ執筆者を絞り，2つのグループにおける日々の診療エッセンスをふんだんに盛り込んだ内容になっています．

オキュラーサーフェス疾患の診断においては細隙灯顕微鏡所見が何と言っても重要な位置を占めます．そこで今回は，「目で見る鑑別診断」と題して，角膜疾患，結膜疾患，眼瞼疾患，涙液関連疾患について，さまざまな細隙灯顕微鏡所見の実際，その解釈の仕方，その理論的な裏付けなどを中心に詳述しています．もちろん確定診断のためには，細隙灯顕微鏡検査所見にもとづいてさまざまな検査が必要になることが多くあります．それぞれの章において，また別立てとした Topics において，角膜形状解析，角膜内皮スペキュラー，涙液検査，微生物検査（顕微鏡，培養，PCR など），前眼部 OCT，遺伝子検査，コンフォーカルマイクロスコピーなど，種々の関連検査についても詳しく述べられています．細隙灯顕微鏡を中心としこれら各種の検査を駆使して，オキュラーサーフェス疾患をいかに鑑別診断していくか，その philosophy が熱く語られています．

角膜の教科書としては，海外からの物では Grayson's Diseases of the Cornea，Smolin and Thoft's The Cornea，Krachmer らの Cornea，国内からの物では『角膜クリニック』などが，多く読まれてきたと思います．これらの偉大な教科書に今回の本がどれだけ迫れるかは，今後の評価を待たないといけませんが，多くの先生方が『オキュラーサーフェス疾患―目で見る鑑別診断』を読まれ，オキュラーサーフェス疾患診療の神髄に触れていただくことを希望しています．

2013 年 9 月

編集　西田幸二，天野史郎

目次

第1章 総説

I オキュラーサーフェス疾患の診断概論 ……（西田幸二） 2
- I. 角膜上皮幹細胞の異常を伴う角膜上皮障害 …… 2
- II. 角膜上皮幹細胞の異常を伴わない角膜上皮障害 …… 6
- III. 眼表面のバリアー機能の傷害 …… 11
- IV. 角膜混濁 …… 13
- V. 角膜浮腫 …… 17

II オキュラーサーフェス疾患における細隙灯顕微鏡の使い方 ……（天野史郎） 20
- I. 細隙灯顕微鏡を用いた診察における照明法 …… 20
- II. 細隙灯顕微鏡を用いた前眼部診察の手順 …… 24

第2章 角膜疾患の鑑別診断

I 点状表層角膜症の鑑別 ……（相馬剛至） 28
- I. 点状表層角膜症の鑑別のポイント …… 28
- II. 角膜上方の点状表層角膜症 …… 29
- III. 角膜中央の点状表層角膜症 …… 32
- IV. 角膜下方の点状表層角膜症 …… 37
- V. びまん性の点状表層角膜症 …… 40

II 角膜上皮欠損の鑑別 ……（久保田享） 44
- I. 角膜上皮の生理 …… 44
- II. 原因別にみる角膜上皮欠損の鑑別のポイント …… 45

III 角膜潰瘍の鑑別 ……(臼井智彦) 51

- I. 感染性か？ 非感染性か？ …… 51
- II. 感染性角膜潰瘍の鑑別 …… 53
- III. 非感染性角膜潰瘍（周辺部角膜潰瘍）の鑑別 …… 58

Topics
前眼部 OCT ……(臼井智彦) 62

IV 角膜浸潤の鑑別 ……(井上幸次) 66

- I. 角膜浸潤の原因 …… 66
- II. 角膜浸潤の鑑別のポイント …… 67
- III. 周辺部角膜浸潤をきたす疾患 …… 70
- IV. 中央部角膜浸潤をきたす疾患 …… 73

Topics
multiplex PCR ……(井上智之) 79

V 角膜沈着病巣の鑑別 ……(山上 聡) 82

- I. 角膜沈着病巣の鑑別のポイント …… 82
- II. 角膜上皮層のみの沈着 …… 82
- III. 角膜上皮層から実質層および実質浅層の沈着 …… 85
- IV. 角膜実質層の沈着 …… 87
- V. Descemet 膜近傍の角膜実質層の沈着 …… 91
- VI. Descemet 膜から角膜内皮面の沈着 …… 92

Topics
角膜疾患の遺伝子診断 ……(豊川智加, 中村孝夫) 95

VI 角結膜瘢痕の鑑別 ……(大家義則) 98

- I. 角結膜瘢痕の鑑別のポイント …… 98
- II. 角膜上皮幹細胞 …… 98
- III. 先天性の原因疾患 …… 99
- IV. 原発性の原因疾患 …… 101
- V. 続発性の原因疾患 …… 104
- VI. 特発性角膜上皮幹細胞疲弊症 …… 105
- VII. 培養細胞シート移植 …… 106

Topics
コンフォーカルマイクロスコピー ……(中川智哉) 109

VII 角膜浮腫の鑑別 ……（佐々本弦）111

  I. 角膜浮腫の鑑別のために必要な生理学 …… 111
  II. 角膜浮腫の鑑別のポイント …… 111
  III. 角膜上皮浮腫 …… 112
  IV. 角膜実質浮腫，水疱性角膜症 …… 113

VIII 角膜内皮異常，角膜後面沈着物の鑑別 ……（辻川元一）127

A 角膜内皮異常 …… 127
  I. 角膜内皮異常の観察のポイント …… 128
  II. 滴状角膜 …… 128
  III. Fuchs 角膜内皮ジストロフィ …… 128
  IV. 後部多形性角膜ジストロフィ …… 131
  V. 先天性遺伝性角膜内皮ジストロフィ …… 132
  VI. X 連鎖性角膜内皮ジストロフィ …… 133
  VII. posterior corneal vesicle（PCV） …… 133
  VIII. 虹彩角膜内皮症候群 …… 133
  IX. 後部円錐角膜 …… 134
  X. 分娩時外傷 …… 135

B 角膜後面沈着物 …… 135
  I. Posner-Schlossman 症候群 …… 136
  II. Fuchs 虹彩異色性虹彩毛様体炎 …… 136
  III. 特発性角膜内皮炎 …… 136
  IV. 偽落屑症候群 …… 137
  V. 内皮型拒絶反応 …… 137

IX 角膜形状異常の鑑別 ……（前田直之）138

  I. 角膜形状異常の鑑別のポイント …… 138
  II. 非炎症性角膜菲薄化疾患 …… 140
  III. 角膜の大きさの異常 …… 145
  IV. 続発性角膜形状異常 …… 147

X 角膜移植後変化の鑑別 ……（山上 聡）160

A 全層角膜移植後変化 …… 160
  I. 全層角膜移植後変化の鑑別のポイント …… 160
  II. 角膜上皮細胞層の変化 …… 161
  III. 角膜実質細胞層の変化 …… 162
  IV. 角膜内皮細胞層の変化 …… 164

B　角膜内皮移植後変化 ………………………………………………… 170
　　　　I. 角膜内皮移植後変化の鑑別のポイント ………………………… 170
　　　　II. 術直後の変化 …………………………………………………… 170
　　　　III. 術後拒絶反応 …………………………………………………… 173

XI 屈折矯正手術後変化の鑑別 ……………………………（宮井尊史）174
　　　　I. 屈折矯正手術後変化の鑑別のポイント ………………………… 176
　　　　II. エキシマレーザーを使った屈折矯正手術後変化の鑑別 ……… 177
　　　　III. メスを使った屈折矯正手術後変化の鑑別 …………………… 188

Topics
　　角膜生体力学特性解析装置 ……………………………………（東浦律子）191

XII 先天性角膜混濁の鑑別 ………………………………（細谷比左志）195
　　　　I. 問診のポイント ………………………………………………… 196
　　　　II. 検査 …………………………………………………………… 196
　　　　III. 前眼部発生異常 ……………………………………………… 197
　　　　IV. ジストロフィ ………………………………………………… 200
　　　　V. 強膜化角膜 …………………………………………………… 202
　　　　VI. Descemet 膜の破裂による混濁 ………………………………… 203
　　　　VII. 感染性疾患 …………………………………………………… 205
　　　　VIII. 代謝性疾患 …………………………………………………… 206
　　　　IX. デルモイド …………………………………………………… 210

第3章 結膜疾患の鑑別診断

I 結膜充血，眼脂の鑑別 …………………………………（福島敦樹）214
　　A　結膜充血 …………………………………………………………… 214
　　　　I. 充血の定義と分類 ……………………………………………… 214
　　　　II. 結膜の血管系 ………………………………………………… 214
　　　　III. 部位による分類 ……………………………………………… 215
　　　　IV. 結膜充血の病因別分類 ………………………………………… 216
　　　　V. 充血の評価 …………………………………………………… 221
　　B　眼脂 ………………………………………………………………… 223
　　　　I. 眼脂の定義 …………………………………………………… 223
　　　　II. 眼脂の性状による分類 ………………………………………… 223
　　　　III. 眼脂の原因疾患 ……………………………………………… 223
　　　　IV. 眼脂の評価 …………………………………………………… 225

Topics
感染症顕微鏡検査 ……………………………………………………（森　洋斉）227

II 結膜・輪部腫瘍性病変の鑑別 ……………………………（斎藤禎子）229
 I. 結膜腫瘍の診断 …………………………………………………………229
 II. 結膜の良性腫瘍 …………………………………………………………230
 III. 結膜の悪性腫瘍 …………………………………………………………236

第4章 眼瞼疾患の鑑別診断

I 眼瞼腫瘍性病変の鑑別 ………………………………………（小幡博人）242
 I. 良性腫瘍と悪性腫瘍の鑑別 ……………………………………………242
 II. 眼瞼の良性腫瘍 …………………………………………………………243
 III. 眼瞼の悪性腫瘍 …………………………………………………………251

II 眼瞼炎症性疾患の鑑別 ………………………………………（有田玲子）255
 I. 眼瞼炎の分類 ……………………………………………………………255
 II. 眼瞼縁炎 …………………………………………………………………256
 III. 眼瞼皮膚炎 ………………………………………………………………259

第5章 涙液関連疾患の鑑別診断

I ドライアイの鑑別 ……………………………………………（有田玲子）264
 I. 涙液の3層構造 …………………………………………………………264
 II. ドライアイの定義と疾患概念 …………………………………………264
 III. ドライアイの診断 ………………………………………………………266
 IV. ドライアイ層別診断の考え方 …………………………………………274
 V. 後部眼瞼炎，マイボーム腺機能不全，ドライアイの鑑別 …………275
 VI. 眼瞼けいれんとの鑑別 …………………………………………………276

Topics
マイボグラフィー ……………………………………………………（有田玲子）277

II 流涙症の鑑別 …………………………………………………（島袋幹子）280
 I. 涙道の仕組み ……………………………………………………………280
 II. 流涙の他覚的検査 ………………………………………………………280
 III. 分泌性流涙 ………………………………………………………………282
 IV. 導涙性流涙 ………………………………………………………………287

Ⅴ. 分泌性流涙と導涙性流涙が混在しているもの ……………………………… 290
Ⅵ. その他 …………………………………………………………………………… 291

Topics
涙液と視機能検査 ……………………………………………………（高　静花）　292

和文索引 …………………………………………………………………………………… 295
欧文索引 …………………………………………………………………………………… 302

第1章

総説

I オキュラーサーフェス疾患の診断概論

　オキュラーサーフェス疾患の診断には主として細隙灯顕微鏡が利用されるが，その他現在では，前眼部光干渉断層計（optical coherence tomography：OCT）やトポグラフィ，スペキュラマイクロスコープ，波面センサーなど数多くの前眼部検査によって多くの有用な情報を得ることができる．最近では，散乱や角膜強度を測定できる器械も開発されている．しかし，オキュラーサーフェス疾患の診断の鍵は細隙灯顕微鏡所見をいかに理解するかであり，その所見からまずは病態を想定したうえで，診断・治療に結びつけていくことが重要である．そのために，基本的な解剖や生理，創傷治癒のメカニズムなどを十分に理解しておくことが必要である．なかでも，角膜上皮の幹細胞について理解を深めておくことが重要である．

　この概念は臨床にも大きなインパクトを与え，オキュラーサーフェス疾患の病態理解や治療法決定が角膜上皮幹細胞の概念を基盤として考えられるようになった．現在では，角膜と結膜，輪部に加え，涙液，眼瞼を含めた組織が1つの機能単位としてオキュラーサーフェスと呼ばれるようになり，さまざまな疾患の病態が総合的に考えられるようになっている．

　本項では，オキュラーサーフェス疾患の診断概論として，いくつかの重要な病態について，基盤的知識，細隙灯顕微鏡所見，関連疾患について解説する．臨床の中で「病態から診断・治療に結びつけていく思考回路」を身につけていただきたい．

I. 角膜上皮幹細胞の異常を伴う角膜上皮障害

1．基盤的知識

1）角膜上皮幹細胞の概念

　種々の角膜上皮疾患の病態理解と治療法の発展に最も重要な役割を果たしたのが，角膜

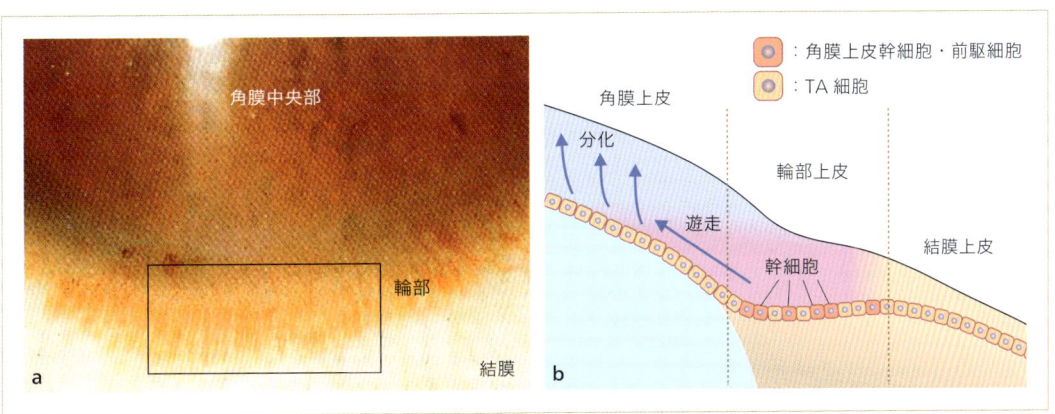

図1　角膜上皮幹細胞

上皮幹細胞の概念である．基礎研究により，輪部の基底細胞には本来分化した角膜上皮細胞で発現しているはずのケラチン3という細胞骨格蛋白が発現していないことや，輪部の基底部にはゆっくりと分裂している（slow-cycling）細胞が存在していることが示され，角膜上皮幹細胞が輪部上皮の基底部に存在していることが提唱された（図1）．さらに，角膜周辺部から中央部に向かう細胞の動き（centripetal movement）があることも示された．

このような知見から，角膜上皮に創傷がない定常状態では，角膜上皮幹細胞はいわば静止状態にあり，代わりに角膜上皮の基底細胞が活発に増殖して角膜の表層部から脱落する上皮細胞を補って角膜上皮層の恒常性を維持していると考えられている．角膜上皮の基底細胞はTA細胞（transient amplifying cell）と呼ばれ，幹細胞より1段階分化した細胞である．そのため基底細胞は有限寿命で細胞分裂回数に限界があり，細胞分裂によって徐々に疲弊する．その角膜上皮基底細胞を補うために，輪部に存在している幹細胞がゆっくりと増殖して娘細胞を角膜中央部に送り出している．

2）XYZ理論

角膜上皮層は，角膜上皮の基底細胞の分裂（X），周辺部からの細胞の移動（Y），角膜上皮の表層部からの脱落（Z）の間に，X＋Y＝Zという均衡が成り立って，維持されている（図2a）．これがいわゆるThoft & FriendのXYZ理論である．

一方，X＋Y＜Zという状況に陥ったときに，角膜上皮障害が生じる（図2b）．角膜上皮障害は，臨床的に以下の2つに分けて理解しておくとよい（図3）．1つは，XYZ理論でY，すなわち角膜上皮幹細胞に異常があるタイプで，角膜上皮と結膜上皮が病態に関わってくる．たとえば，角膜上皮幹細胞疲弊症などである．もう1つは，Xの低下あるいはZの亢進によって生じるタイプである．角膜上皮幹細胞や結膜上皮は病態に関与せず，純粋な角膜上皮の異常と考えられる．たとえば，基底細胞の分裂に異常をきたす薬剤毒性，上皮の脱落が亢進されるドライアイなどである．

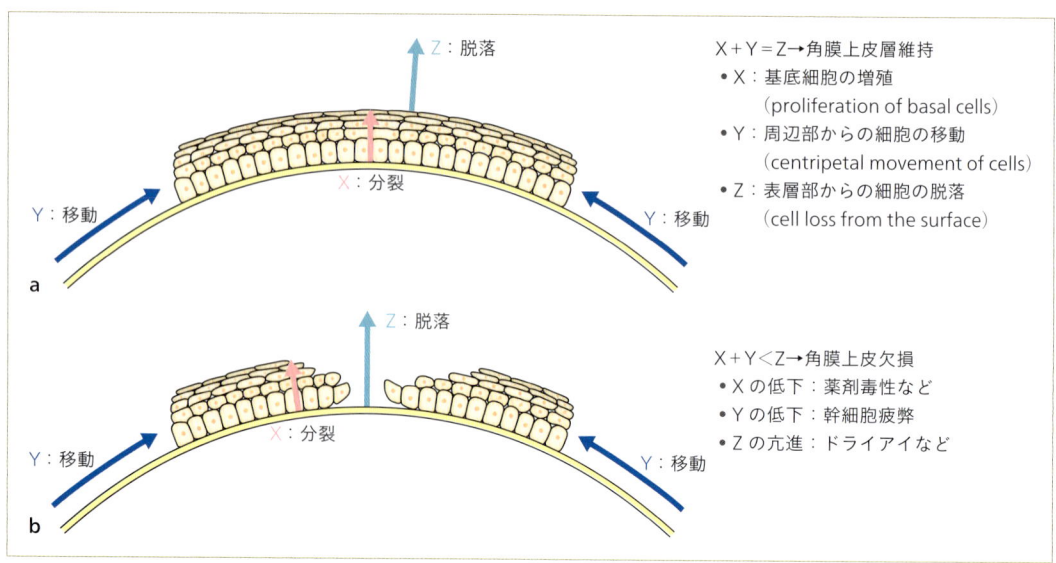

図2　Thoft & Friend の XYZ 理論
a：健常状態．b：角膜上皮欠損の存在する状態．

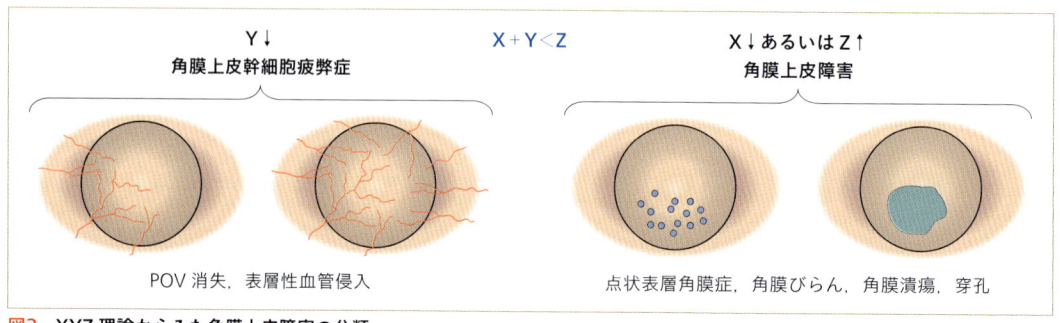

図3　XYZ 理論からみた角膜上皮障害の分類

2. 細隙灯顕微鏡所見

　健常人の角膜輪部（とくに上下の輪部）には palisades of Vogt（POV）という放射状の襞状構造が存在している（**図4a**）．輪部が傷害され角膜上皮幹細胞が消失した場合，POV が消失すると考えられている．また，角膜上皮幹細胞が消失した部位には結膜上皮が角膜内へ侵入する．これを示すサインが，表層性血管侵入（**図4b**）とフルオレセインの結膜パターン（**図4c, d**）である．結膜上皮のバリアーは角膜上皮に比較し，弱い．そのため，結膜上皮の部位はフルオレセイン染色で染色が遅れ（delayed staining），角膜上皮が残存しているところと明確に区別される．これをフルオレセインの結膜パターンという．

　POV の有無が角膜上皮幹細胞が健常に存在しているか否かの臨床的指標となる，という理論が確かであることを示す直接的な証拠はないが，臨床的観察から信頼性が高いものと考えられている．たとえば，アルカリ腐蝕により角膜全周にわたって POV が消失すると，角膜表面は最終的に結膜化してしまうが，一部でも POV が残存していれば角膜表面

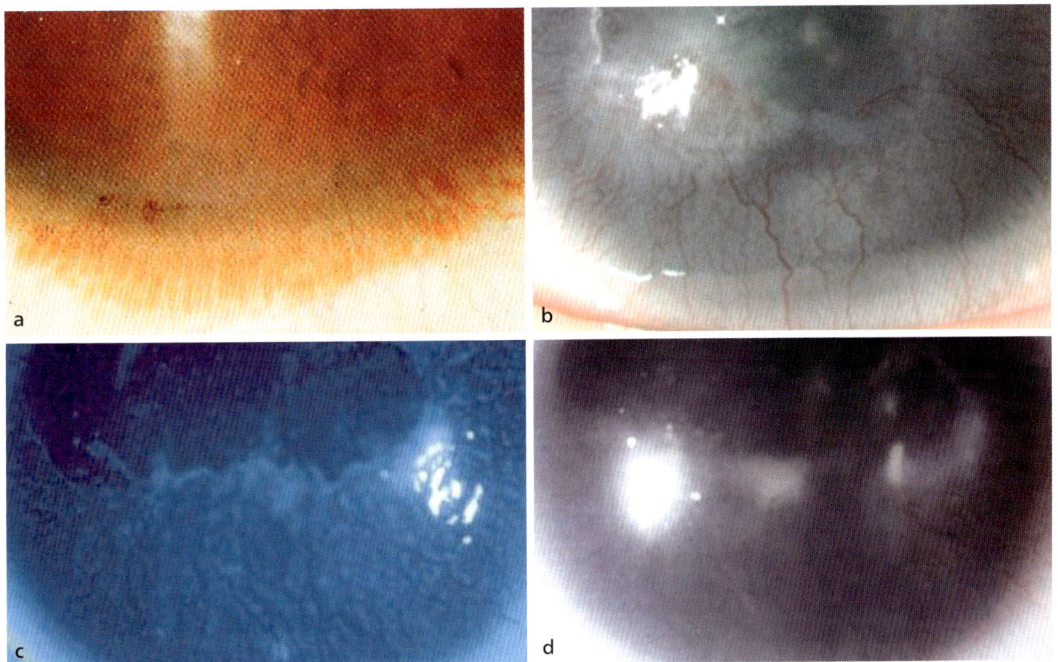

図4 角膜上皮幹細胞消失（結膜上皮侵入）の臨床的所見
a：健常人の palisades of Vogt（POV）．b：POV の消失と表層性血管侵入．c：結膜上皮侵入を示すフルオレセインパターン．
d：c のディフューザー像．

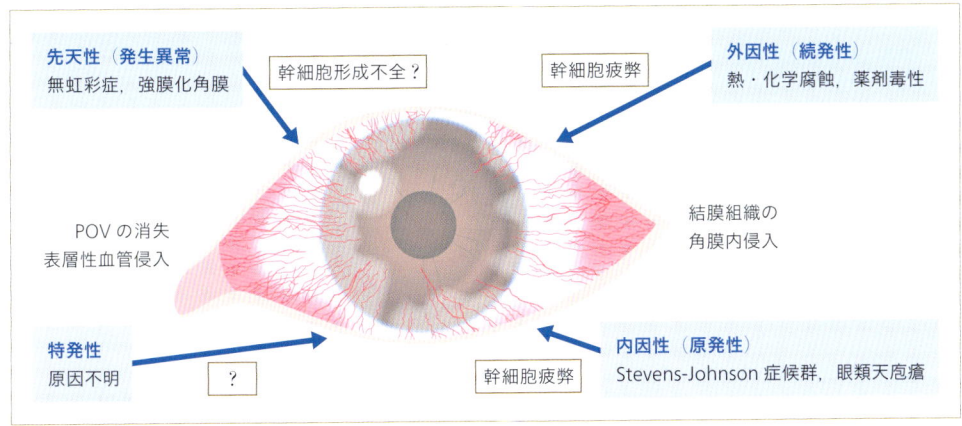

図5 角膜上皮幹細胞疲弊症の分類

は再生角膜上皮で透明治癒する．

3. 関連疾患

　外傷や炎症などで角膜輪部が傷害され幹細胞が消失すると，角膜内に血管を伴った結膜組織が侵入（結膜化，conjunctivalization）する．このような病態を角膜上皮幹細胞疲弊症と呼ぶ．本疾患群（角膜上皮幹細胞疲弊症や瘢痕性角結膜上皮疾患，全輪部幹細胞欠損などと呼ばれる）の原因はさまざまである（図5）が，外因性〔続発性：熱傷，アルカリ腐蝕（図6a），酸腐蝕など〕，内因性〔原発性：Stevens-Johnson 症候群（図6b）や眼類

I　オキュラーサーフェス疾患の診断概論　　5

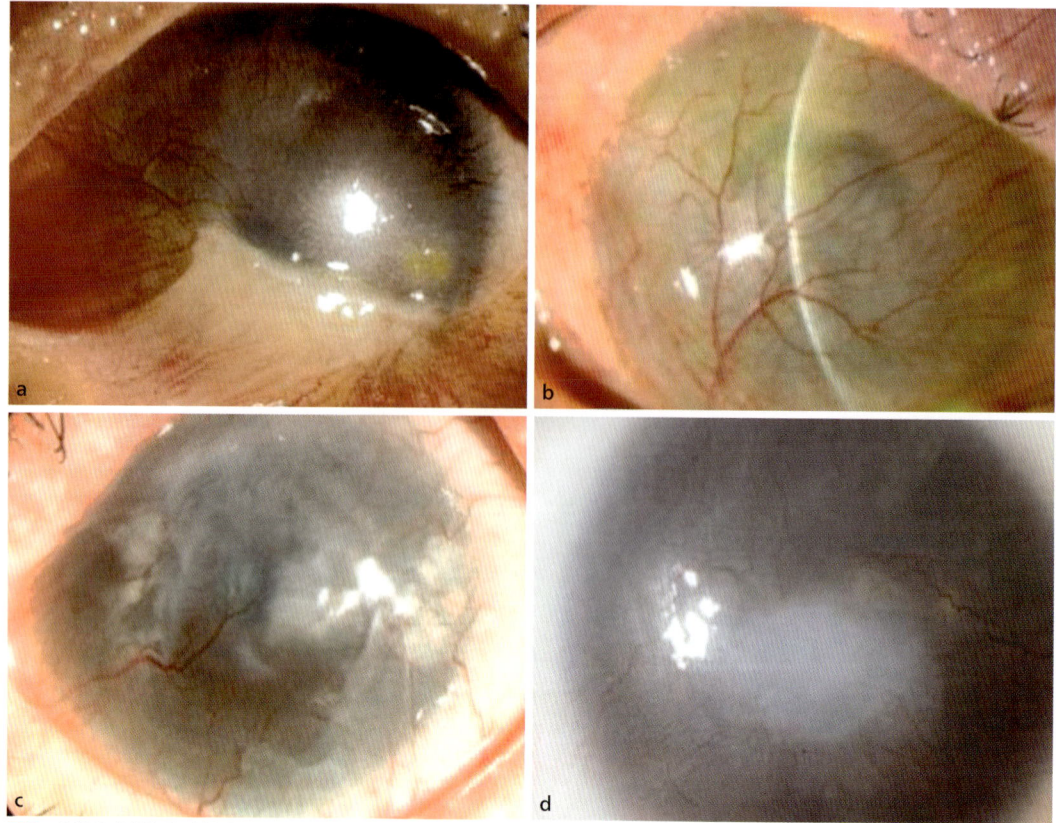

図6　角膜上皮幹細胞疲弊症を示す疾患
a：アルカリ腐蝕．b：Stevens-Johnson 症候群．c：眼類天疱瘡．d：無虹彩症．

天疱瘡〔図6c）など〕，先天性〔無虹彩症（図6d）など〕，特発性（原因不明）と分類するとわかりやすい．

II. 角膜上皮幹細胞の異常を伴わない角膜上皮障害

1. 基盤的知識

1) 角膜上皮の接着構造

　角膜上皮は4〜5層の細胞からなっている重層扁平上皮である．基底層は円柱状の基底細胞からなっており，その上に翼細胞，表層細胞と呼ばれる細胞が積み重なっている．基底膜は基底細胞が形成する厚さ50〜60 nm，PAS染色陽性の構造でlamina lucida, lamina densa, lamina fibroreticularis により構成されている．主な成分はIV型コラーゲンとラミニン（laminin）である．角膜上皮の基底部には，接着複合体（adhesion complex）と総称される特殊な連結構造が存在しており，基底膜を介して角膜上皮細胞層をBowman 膜につなぎとめている（図7）．すなわち，基底細胞はヘミデスモソーム（hemidesmosome）に

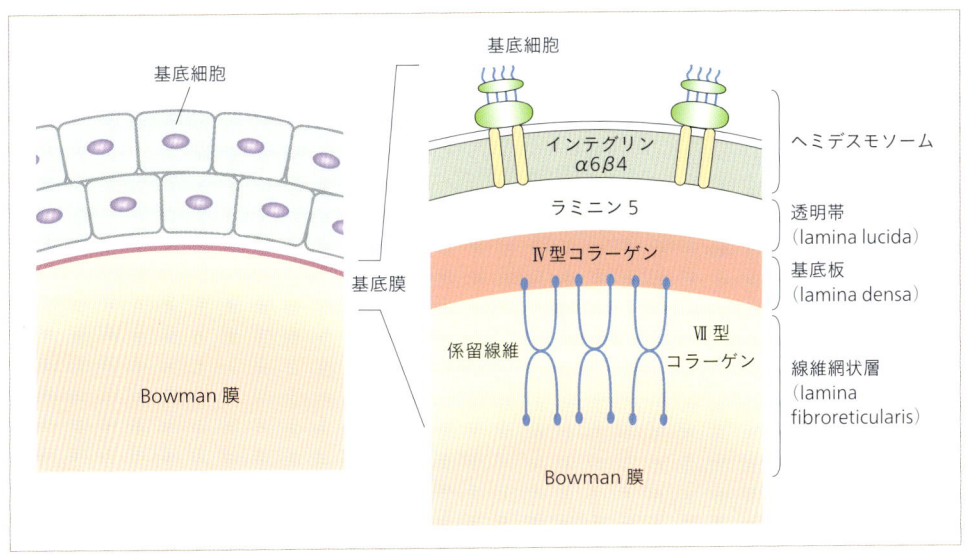

図7　角膜上皮の接着構造

よって基底膜のlamina lucidaに接着し，係留原線維（anchoring filament, Ⅶ型コラーゲン）がlamina densaにつながっている．lamina densaからはlamina fibroreticularisを経由して係留線維（anchoring fibril）がBowman膜にのび，Ⅰ型コラーゲンとanchoring plaqueを形成している．ヘミデスモソームは固定結合の1つで，中間系フィラメントを基底膜に連結する結合であり，角膜上皮細胞では，ケラチンが細胞内に裏打ちされている．リンカー蛋白は細胞外マトリックスの受容体であるインテグリン（integrin）である．

2）角膜上皮の創傷治癒

上皮欠損の範囲によって，創傷治癒のパターンが異なる．

- 角膜上皮欠損の範囲が狭い場合，輪部は反応せずに，上皮欠損の周辺の上皮細胞の伸展と移動，増殖で創傷治癒が行われる（図8a）．
- 大きな角膜上皮欠損が生じた場合には，輪部の幹細胞も反応して増殖活性を増し，創傷治癒に寄与する（図8b）．

これらの2つの再生角膜上皮による創傷治癒には，3段階の過程が存在する（図9）．すなわち，上皮欠損部位へ向かって周辺部上皮細胞が伸展・移動する過程，伸展・移動した上皮細胞が増殖する過程，上皮欠損部位を新たに充填した細胞群が分化する過程である．最後の過程で，上皮細胞の表層細胞間にはタイト結合が発達し，バリアー機能が回復する．角膜上皮の伸展・移動のメカニズムには，フィブロネクチンが重要な役割を果たしている（図10）．伸展する上皮はフィブロネクチン受容体であるインテグリンα5β1を発現し，フィブロネクチンを介して基質と弱く接着している（フォーカルアドヒージョンと呼ばれる）．涙液中に含まれるウロキナーゼ型プラスミノーゲンアクチベータがプラスミノーゲンをプラスミンに変換し，プラスミンがフォーカルアドヒージョンを切断するとともに，細胞内アクチンが収縮することにより，細胞は移動する．

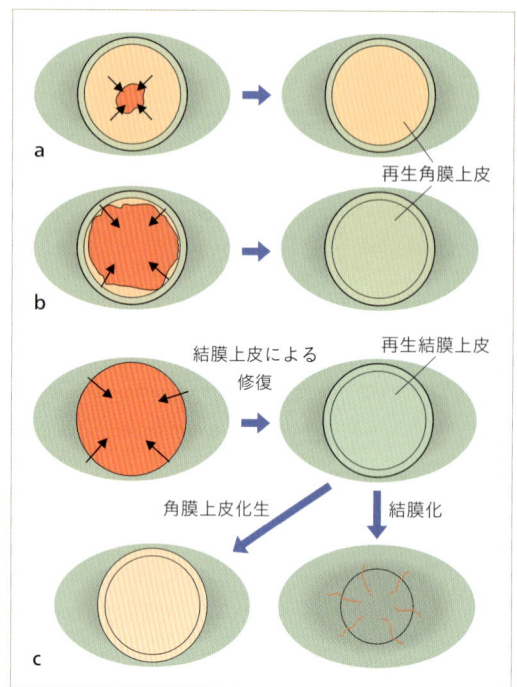

図8 上皮欠損の範囲による創傷治癒のパターンの差異
a：小さな角膜上皮欠損．b：大きな角膜上皮欠損，輪部上皮の一部は残存．c：輪部上皮のすべてを含む全角膜上皮欠損．

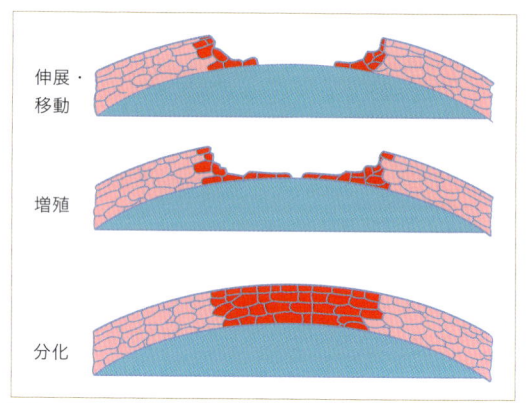

図9 角膜上皮による創傷治癒の3段階

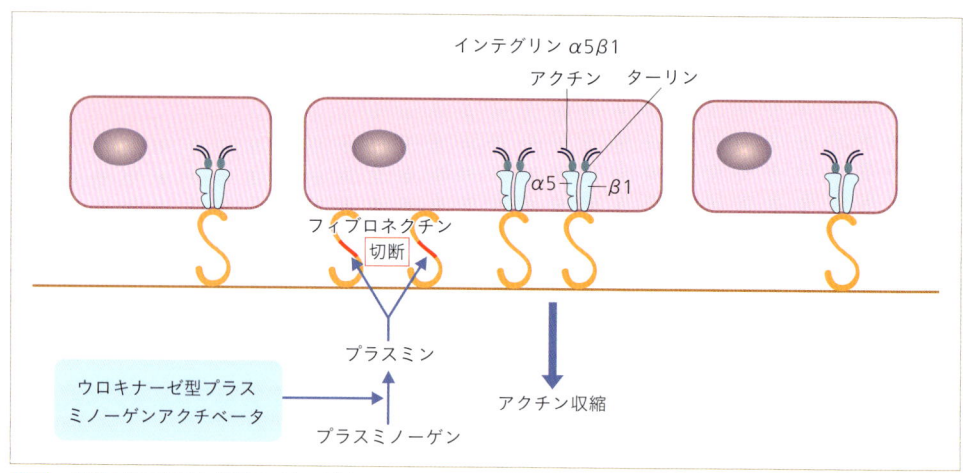

図10 角膜上皮の伸展と移動のメカニズム

- 輪部を超えて全角膜上皮の欠損が生じると，角膜上皮幹細胞も失われるので，結膜上皮による創傷治癒が行われる（図8c）．

　結膜上皮由来の再生上皮で角膜は被覆された後，以下の2つの運命に分かれる．1つは，血管侵入を伴って，角膜表面が結膜化する場合であり，Stevens-Johnson症候群や眼類天疱瘡などで生じやすい．もう1つは，再生結膜上皮が角膜上皮化生し，角膜の透明性が回復する場合であり，熱・化学腐蝕などの続発性の疾患で生じやすい．これらの2つの運命を決定している要因は不明であるが，再生上皮を作り出す結膜上皮の健常性や炎

8　第1章　総説

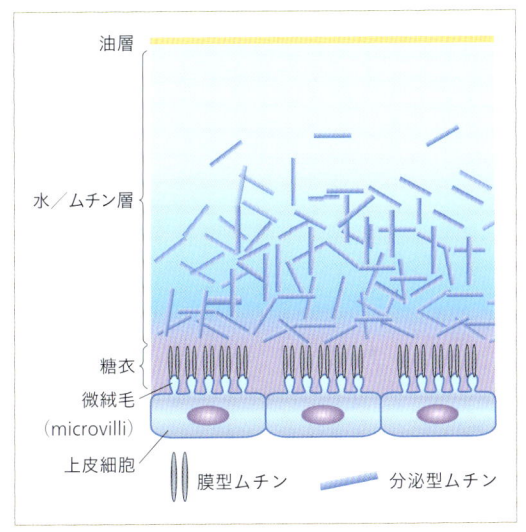

図11　涙液の構造

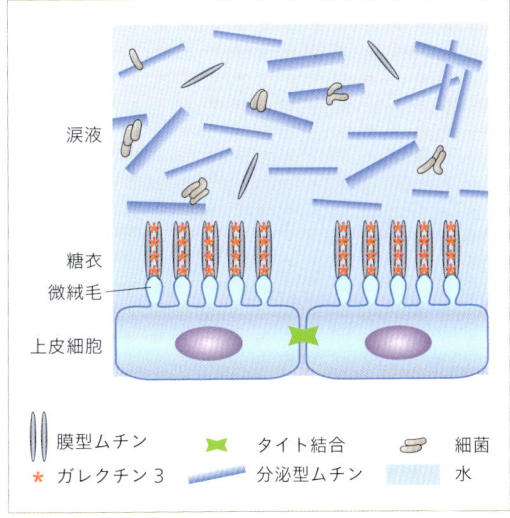

図12　角膜上皮/涙の境界構造

症の有無，上皮下の基質の健常性などが影響すると推察されている．

3）オキュラーサーフェスを取り巻く環境

　角膜上皮は涙液，結膜（球結膜，瞼結膜），眼瞼などに囲まれており，輪部上皮（角膜上皮幹細胞）や角膜実質細胞，三叉神経なども含めて，オキュラーサーフェスが1つのユニットとなり機能している．逆に，これらの角膜上皮を取り囲む環境に異常が生じれば，容易に角膜上皮障害が生じる．代表例は涙液であり，涙液と角膜上皮は機能的にも構造的にも相互に作用しながら，オキュラーサーフェスを維持している．

（1）涙液の構造と角膜上皮／涙の境界構造

　古典的には涙液層は油層，水層，ムチン層の3層からなっていると考えられていたが，最近では，油層と水／ムチン層の2層構造であり，水／ムチン層は結膜の杯細胞由来の分泌型ムチンが，濃度勾配を形成して水の中に存在している層であると考えられるようになっている（図11）．角膜上皮の表層細胞の細胞膜には，角膜表面に涙液を保持するためにmicrovilli（微絨毛），その外側にglycocalyx（糖衣）という特殊な構造が存在している．このglycocalyxの表面にMUC16，MUC1，MUC4という膜型ムチンが表現されている．最近の報告によれば，レクチン関連蛋白であるガレクチン3と膜型ムチンとが結合し，涙液層の拡散が促進されている（図12）．

2. 細隙灯顕微鏡所見と関連疾患

　上述したように，角膜上皮障害のうち，角膜上皮幹細胞には異常を認めないタイプ（XYZ理論でXの低下あるいはZの亢進によって生じるタイプ）は純粋な角膜上皮の異常である．角膜上皮障害の診断はフルオレセイン染色によって行う．点状病変であれば点状表層角膜症（表層細胞の孤立的な脱落），面状病変は角膜びらん（角膜上皮の全層性の欠損）か角膜潰瘍（基底膜を超えて実質に及んでいる欠損）である．

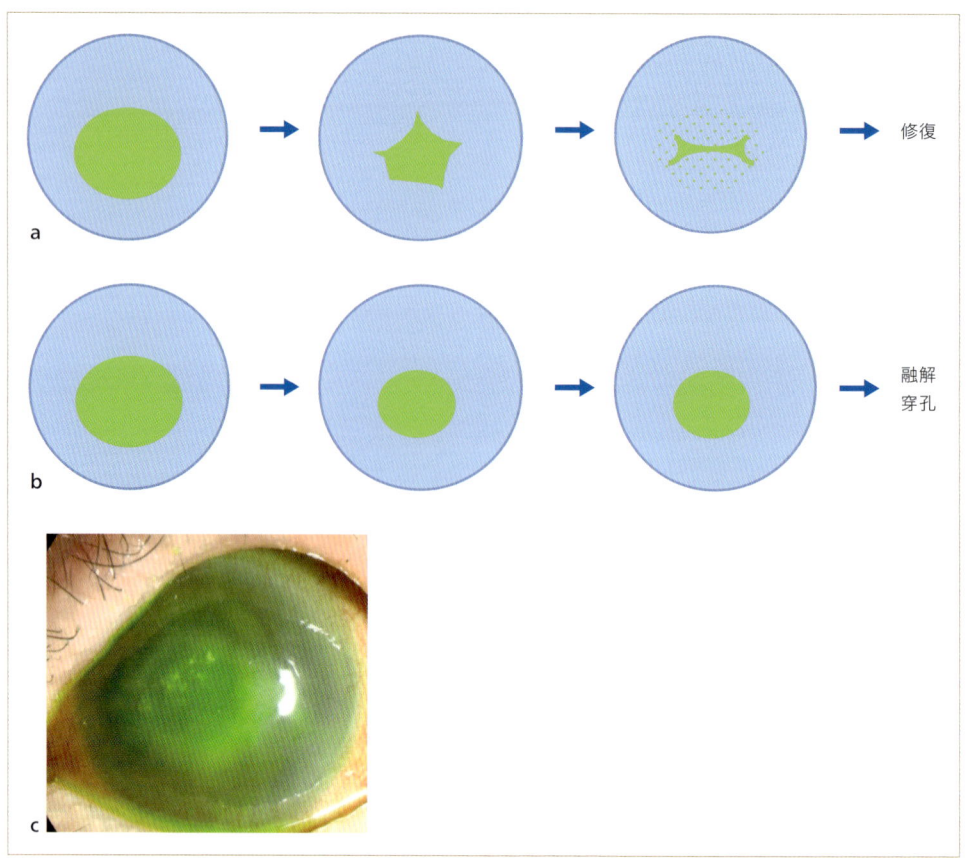

図13　角膜上皮欠損の修復のパターン
a：単純性角膜びらん．b：遷延性角膜上皮欠損．c：遷延性角膜上皮欠損の細隙灯顕微鏡所見（フルオレセイン染色）．

　XYZが正常であれば，角膜びらんは通常数日以内に治癒する．この場合の修復過程のびらんの形は内に凸であり，先端は細い（**図13a**）．その後，偽樹枝状病変から点状病変へと変化し，元の状態に回復する．一方，三叉神経麻痺（神経麻痺性角膜症や角膜移植後）や薬剤毒性角膜症，角膜上皮幹細胞疲弊症などでX↓，Y↓，Z↑の状態が持続すると遷延性角膜上皮欠損（角膜上皮欠損が2週間以上治癒しない病態）に陥る．この場合のびらんは円形で辺縁に盛り上がりがみられる"治りにくい形"を呈する（**図13b**）．フルオレセイン染色で，上皮欠損の範囲を超えてフルオレセインの染色性がみられることが多い（**図13c**）．

　日常臨床で大切な角膜びらんとして，再発性角膜びらんがある．本疾患は，角膜の一定部位にびらんを繰り返す疾患で，紙や爪など（鈍的）の角膜への外傷が契機となって発症する場合や，格子状角膜ジストロフィⅠ型などの角膜ジストロフィに併発する場合があるが，外傷の既往，角膜ジストロフィの併発はない場合も少なからず認められる．フルオレセイン染色により，上皮欠損とともに接着不良な上皮が観察される（**図14a**）．炎症所見が非常に強いことが特徴で，角膜浸潤や前房蓄膿を認めることもある．治癒後に，上皮欠損治癒後に上皮内に細胞残渣様所見がみられる（**図14b**）．この細胞残渣は基底膜レベル

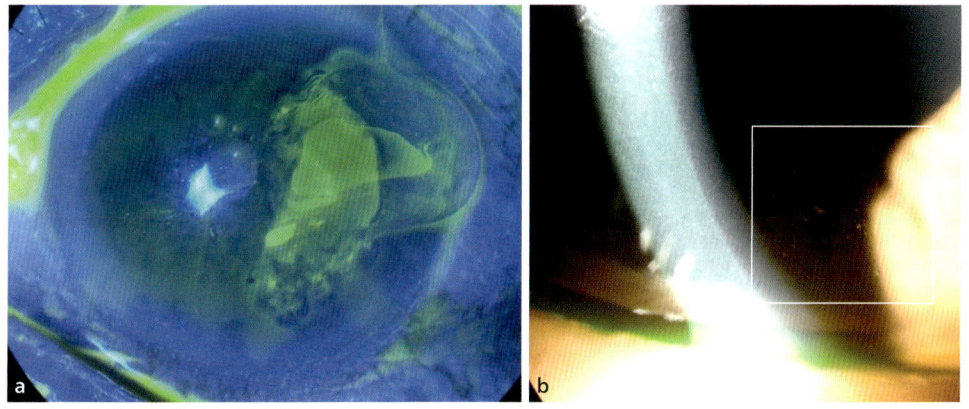

図14 再発性角膜びらんの細隙灯顕微鏡所見
a：フルオレセイン染色により，上皮欠損と接着不良な上皮が観察される．
b：上皮欠損治癒後に上皮内に細胞残渣様所見がみられる．

に存在し，上皮層と基底膜の接着を妨げているとの説がある．

　角膜潰瘍は，角膜実質がさまざまな原因で融解した病態である．部位別に，角膜中央部の潰瘍と，周辺部角膜潰瘍とに大別される．角膜中央部では，感染症や神経麻痺が原因となることが多いのに対して，周辺部角膜潰瘍では，Mooren 潰瘍や関節リウマチに伴う角膜潰瘍など，自己免疫機序によることが多い．

III. 眼表面のバリアー機能の傷害

1. 基盤的知識

1）タイト結合

　角膜上皮の最も大切な機能の1つに，バリアー機能がある．このバリアー機能は表層細胞の細胞間にジッパーのように発達しているタイト結合（tight junction）と涙液層–角膜上皮の界面の構造による．タイト結合は表層細胞の頂端部に発達している密着構造（図15）で，隣接細胞間をぴったりつないで，水溶性分子に対する障壁として働く．タイト結合の細胞外蛋白として ZO-1 や ZO-2 が，細胞内裏打ち蛋白としてオクルーディン（occuludin）やクローディン（claudin）が知られている．

2. 細隙灯顕微鏡所見

　眼表面のバリアー機能の低下は，臨床的にフルオレセイン染色によって判定する．以下の3つのタイプがある．

　1つ目は，角膜上皮が欠損している場合で，この場合はフルオレセインを点入直後に染色される（"early staining" と呼ばれることがある）．2つ目は，角膜上皮欠損を伴わないバリアー機能の低下である．この場合は，角膜上皮細胞の性状の異常（たとえば細胞膜傷

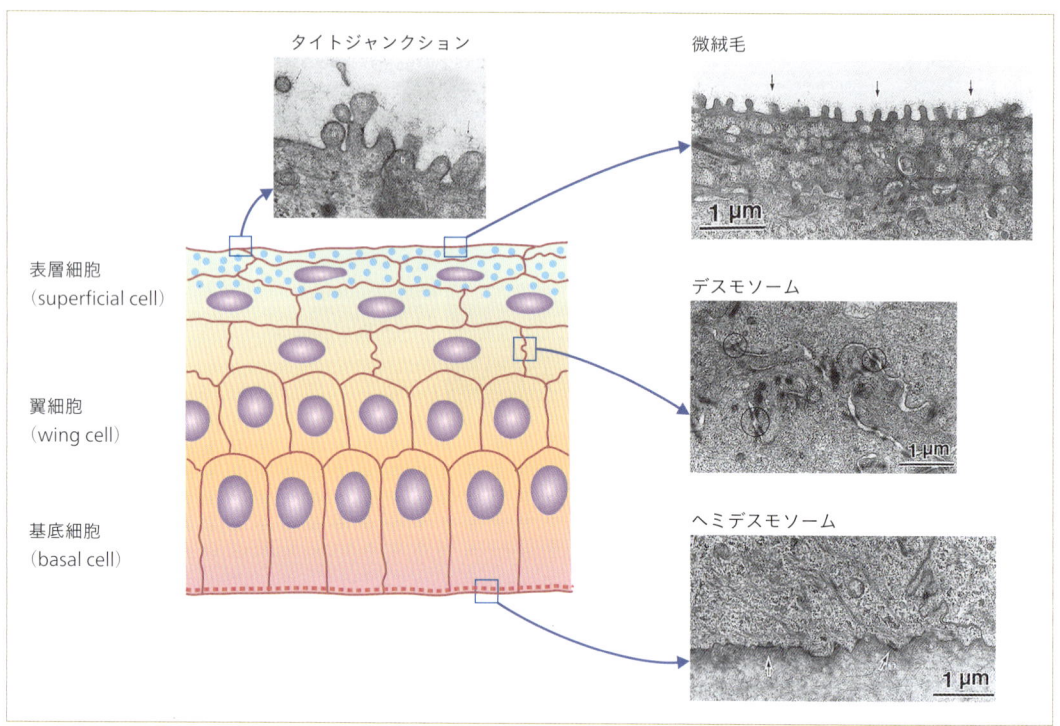

図15　角膜上皮の接着構造

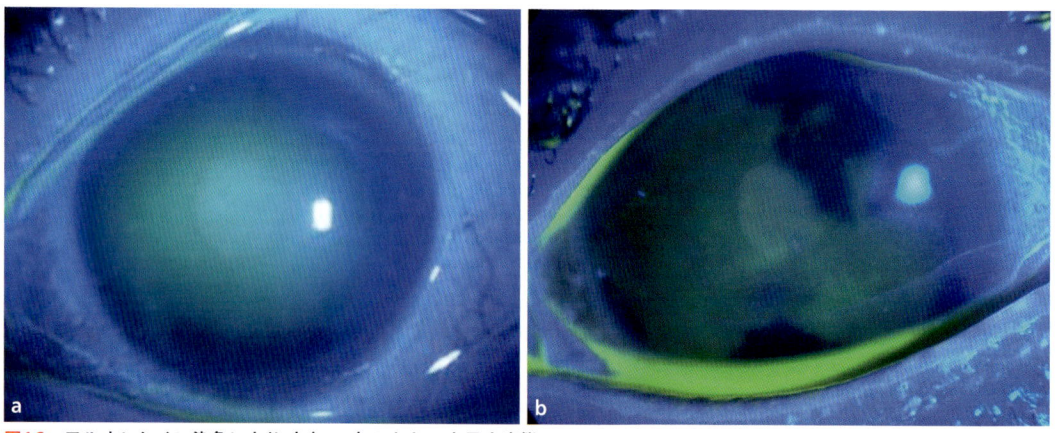

図16　フルオレセイン染色により delayed staining を示す病態
a：薬剤毒性によるバスクリン角膜症．b：膠様滴状角膜ジストロフィ．

害など）により，フルオレセイン点入直後は染色されないが，数十秒から数分後に徐々に角膜実質へ透過していく所見（"delayed staining" と呼ばれることがある）がみられる．3つ目は，性状の異なる上皮が角膜内に存在している場合である（ここでは仮に "differential staining" と呼ぶ）．結膜上皮や腫瘍化した上皮などの性状の異なる上皮は，バリア機能が角膜上皮に比較して弱いので，フルオレセイン染色で描出される．

3. 関連疾患

early staining を認める疾患の程度はさまざまであり，点状表層角膜症，角膜びらん，角

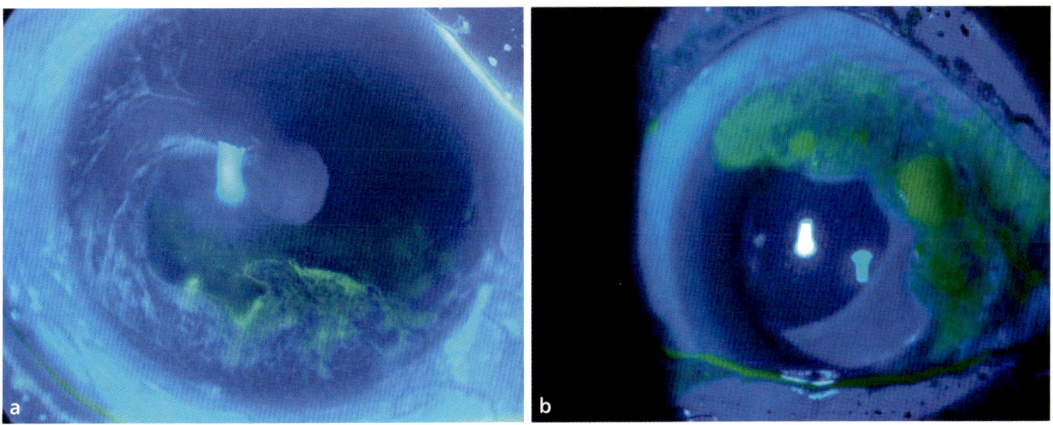

図17 フルオレセイン染色により differential staining を示す病態
a：角膜上皮幹細胞疲弊症で角膜内に侵入した結膜上皮．b：conjunctival intraepithelial neoplasia（CIN）における異常上皮．

膜潰瘍などである（▶9ページ参照）．delayed staining は薬剤毒性によるバスクリン角膜症（図 16a）が代表である．特殊な例として，膠様滴状角膜ジストロフィ（図 16b）があげられる．膠様滴状角膜ジストロフィの原因遺伝子である *TACSTD2*（*M1S1*）は角膜上皮のタイト結合の形成あるいは維持に重要な役割を果たしていることが示唆されている．臨床的にも，膠様滴状角膜ジストロフィの角膜では，上皮欠損を認めないにもかかわらず，あたかも上皮欠損があるかのごとくフルオレセインに delayed staining することが特徴であり，本疾患の診断の助けになっている．differential staining は，角膜上皮幹細胞疲弊症で角膜内に侵入した結膜上皮（図 17a）や conjunctival intraepithelial neoplasia（CIN）や輪部原発の扁平上皮癌（squamous cell carcinoma：SCC）における異常上皮でみられ，その分布や範囲の把握に役立つ（図 17b）．

IV. 角膜混濁

1. 基盤的知識

1）角膜実質の構造と角膜の透明性

　角膜は血管の存在しない透明な組織であり，外側から順に角膜上皮，Bowman 膜，角膜実質，Descemet 膜，角膜内皮の5層構造をしている．角膜全体の厚みは約 500 μm であるが，角膜実質はその90％以上を占め，角膜の組織構造の基本骨格をなしている．角膜実質は規則正しく配列したコラーゲン層とその間隙を埋めるように存在するプロテオグリカン，そしてこれらを産生する実質細胞からなる．コラーゲン層は主にI型コラーゲンから構成され，その他にIII型，V型，VI型コラーゲンが含まれる．角膜は生体内で唯一の透明組織であるが，この理由については不明な部分が少なくない．一説には，コラーゲンの規則正しい配列に基づくものであり，コラーゲン細線維の直径が均一であり，かつ線維間が均一の距離を保っていることが重要であるとされている（格子説，図 18）．

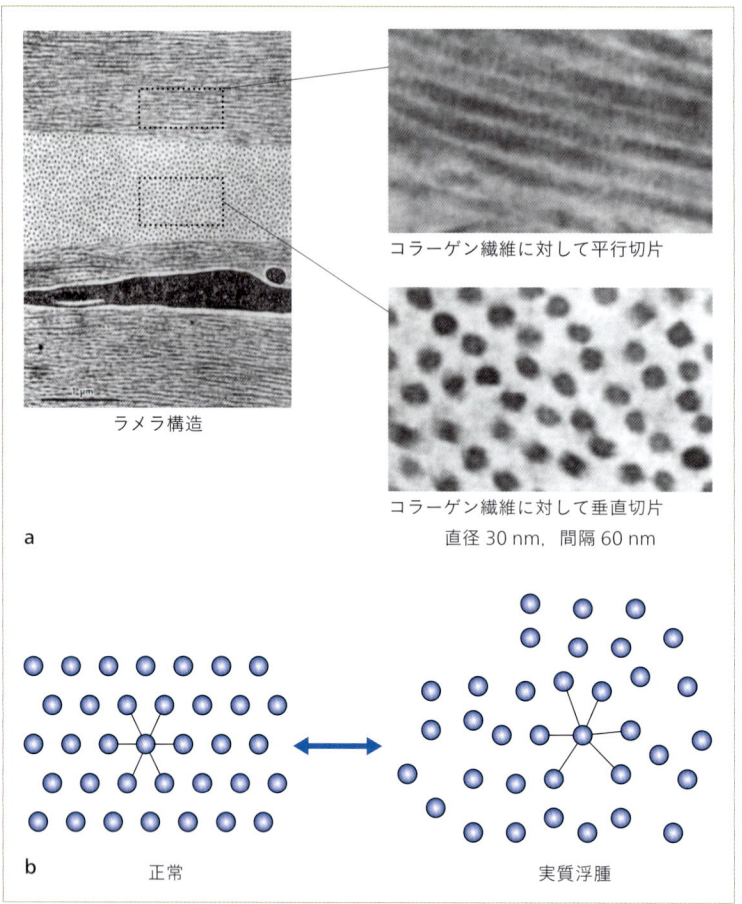

図18 角膜実質コラーゲン線維の層構造と角膜の透明性
a：角膜実質コラーゲン線維の層構造. b：格子説と角膜の透明性.

2）角膜混濁の分類

　角膜混濁は病態によって浸潤，瘢痕，沈着，浮腫の4つに分類して考えると臨床的に有用である．浸潤性混濁は感染，免疫反応，化学腐蝕などで，炎症細胞が角膜実質内に浸潤している像であり，浮腫や毛様充血などの炎症所見を伴うことが特徴である．瘢痕性混濁は外傷後などで創傷治癒が起こった後に，角膜実質内でのコラーゲン線維の配列の乱れが残った状態である．沈着性混濁は角膜実質中に特定の物質が沈着して，角膜混濁を呈したものである．浮腫については他項目に記した（▶17ページ参照）．

2. 細隙灯顕微鏡所見と関連疾患

1）浸潤性混濁

　細隙灯顕微鏡所見は，顆粒状，ないし境界不明瞭な白斑として認められる．炎症を伴うため，病変部位に浮腫と充血を伴うことが特徴である．流行性角結膜炎（EKC）後上皮下浸潤やカタル性角膜浸潤，角膜感染症，周辺部角膜浸潤（関節リウマチ）などにみられ

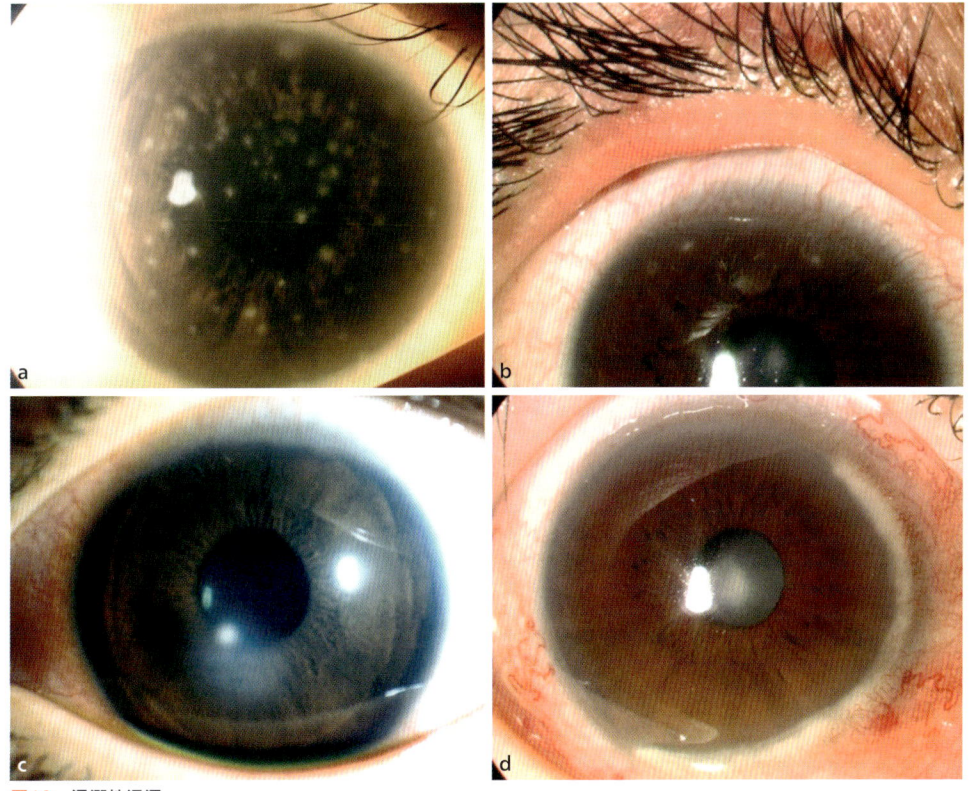

図19 浸潤性混濁
a:EKC 後上皮下浸潤.b:カタル性角膜浸潤.c:角膜感染症.d:周辺部角膜浸潤（関節リウマチ）.

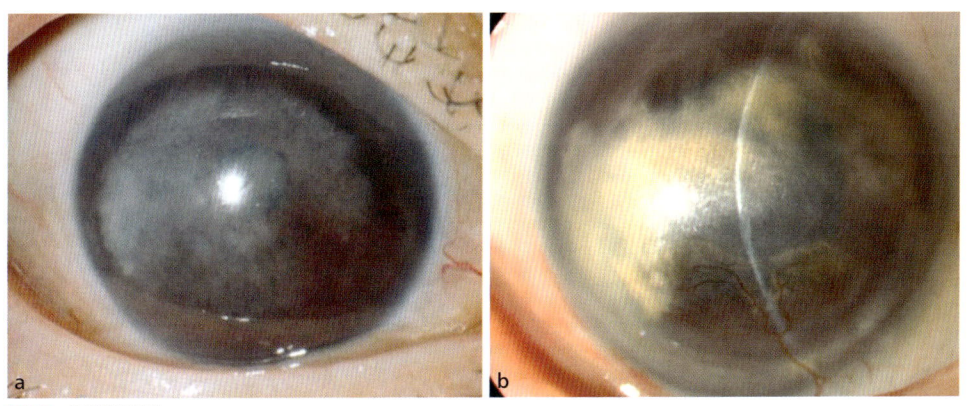

図20 瘢痕性混濁
a:陳旧性角膜実質炎.b:壊死性角膜炎後.

る（図19）.

2）瘢痕性混濁

　角膜実質内でのコラーゲン線維の配列の乱れである．角膜厚は瘢痕収縮で薄い．細隙灯顕微鏡所見として，実質内の不規則な混濁を認め，浮腫や充血などの炎症所見を認めない．陳旧性角膜実質炎や細菌性角膜潰瘍治癒後などにみられる（図20）.

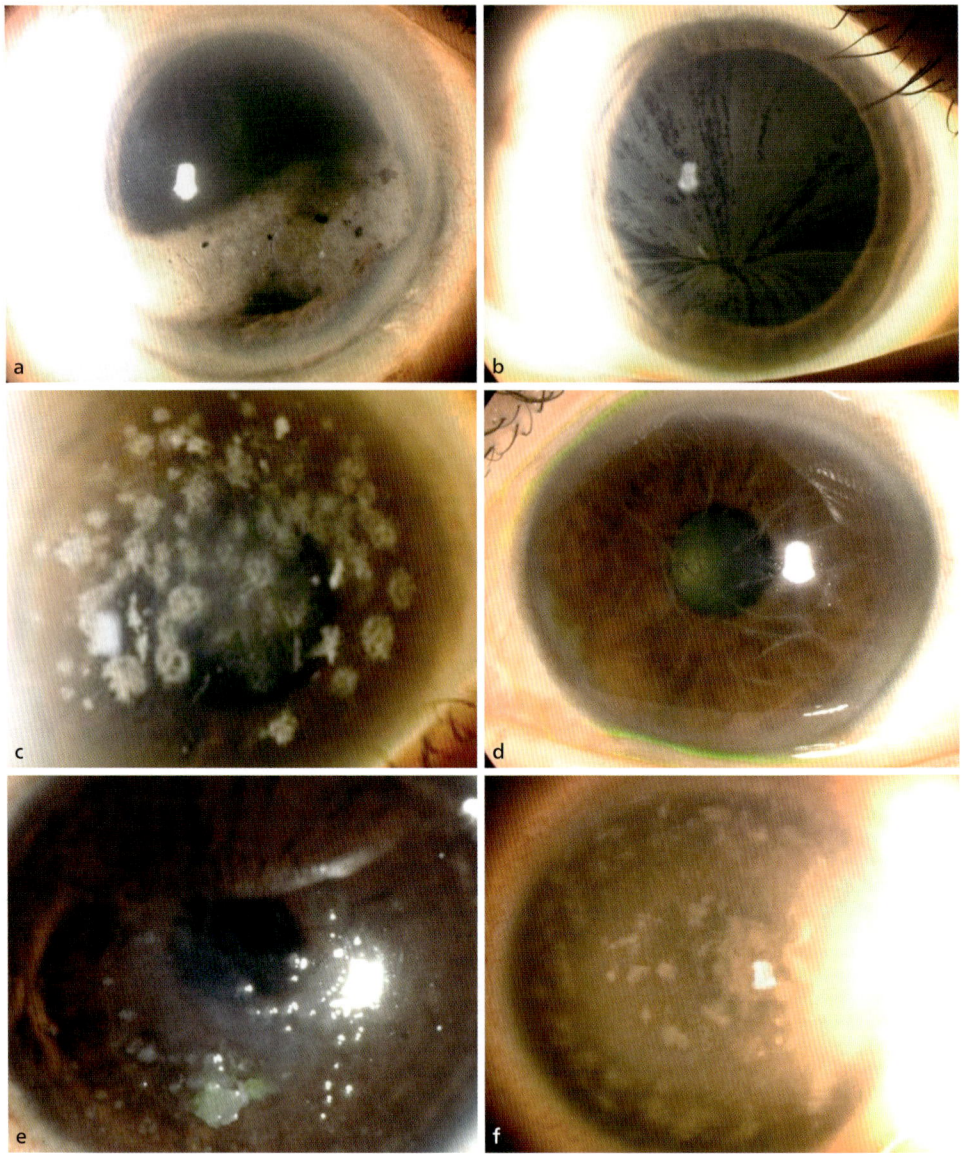

図21 沈着性混濁
a：帯状角膜変性（リン酸カルシウム）．b：Fabry 病による渦状角膜（スフィンゴ糖脂質）．c：顆粒状角膜ジストロフィⅡ型（Avellino 角膜ジストロフィ）（ヒアリン，アミロイド）．d：格子状角膜ジストロフィ（アミロイド）．e：膠様滴状角膜ジストロフィ（アミロイド）．f：斑状角膜ジストロフィ（酸性ムコ多糖）．
括弧の中は沈着物質．

3）沈着性混濁

　先天性代謝異常，角膜ジストロフィ，老人環，血管に伴う脂肪沈着，帯状角膜変性などが原因となる（**図21**）．角膜実質中に特定の物質が沈着して，角膜混濁を呈したものである．沈着物質によって特徴的な形態の角膜混濁を生じるので，沈着物質と角膜混濁の形を記憶する．

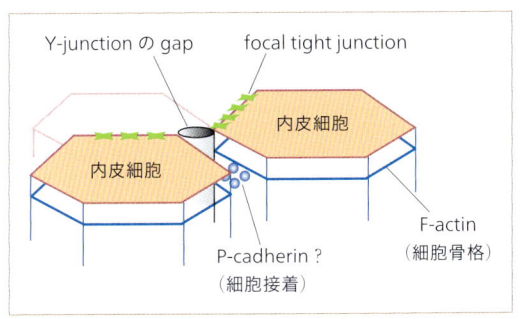

図22　角膜内皮のバリアー機能
〔横井則彦：角膜内皮．眞鍋禮三，木下　茂，大橋裕一（監修）：角膜クリニック，第2版．p301，医学書院，2003を一部改変〕

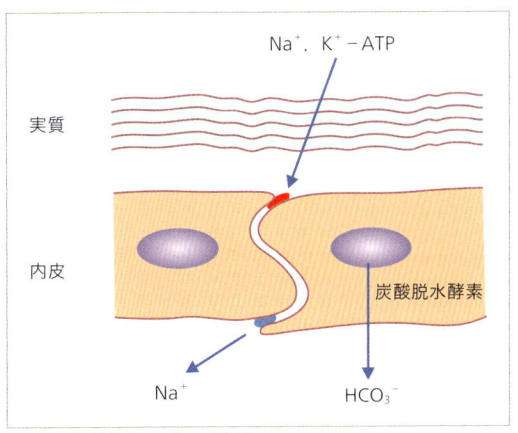

図23　角膜内皮のポンプ機能
〔横井則彦：角膜内皮．眞鍋禮三，木下　茂，大橋裕一（監修）：角膜クリニック，第2版．p301，医学書院，2003を一部改変〕

V. 角膜浮腫

角膜浮腫とは角膜内の含水量が増加した状態であり，主として角膜内皮機能と眼圧の異常により発生する．したがって，角膜内皮疾患のみならず内眼手術後の眼圧上昇や緑内障発作などの診断に，角膜浮腫の把握が重要となる．

1．基盤的知識

1）角膜内皮のポンプ機能とバリアー機能

角膜内皮の機能は角膜内の含水率（78％）を一定に維持することにより，角膜厚および角膜透明性を健常に保つことである．この働きはポンプ機能とバリアー機能に起因している．

バリアー機能については，角膜上皮が強いバリアー機能をもっているのに対して，角膜内皮は弱いバリアーを形成しているといわれている．この理由の1つとして，角膜上皮間にはタイト結合が連続的に発達しているのに対して，内皮細胞間にも前房側の頂部にタイト結合が存在しているが，ところどころにタイト結合がかけているといわれている（focal tight junction，図22）．また，3つの内皮細胞同士が会する部位（Y-junction）はタイト結合の裏打ち蛋白である ZO-1 を欠いており，水分子の容易な出入りがあると考えられている．バリアー機能の維持には，カルシウムイオン，グルタチオン，生理的な温度と pH が必要である．

ポンプ機能は，Na^+，K^+-ATPase を主体としたエネルギー依存性のポンプによっている．この酵素は内皮細胞基底外側の細胞膜に局在して，Na^+ を細胞間隙に能動輸送することによって実質から前房への水輸送を行っている（図23）．このほか，炭酸脱水酵素や HCO_3^- も内皮細胞の水輸送に関与している．内皮細胞のポンプ機能に関連する現象として，temperature reversal がよく知られている．これは，低温保存（4℃）している角膜は

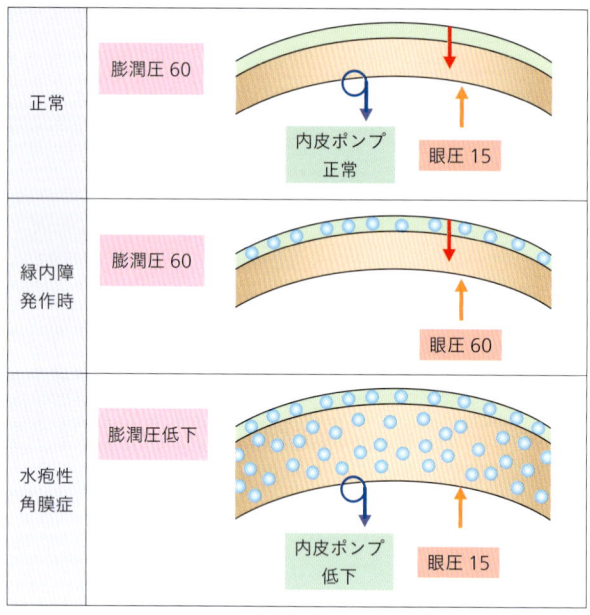
（図中数値の単位：mmHg）
図24 角膜浮腫の発生メカニズム

膨潤して不透明になるが，体温に戻ると角膜内皮ポンプが動き始め，透明化してくる現象である．

2）角膜浮腫の発生メカニズム

正常角膜実質内の膨潤圧（swelling pressure：SP）は50〜60 mmHgで，眼圧（15 mmHgとする）との差の約35〜45 mmHgが角膜実質の吸水圧（fluid pressure：FP）である．この力で角膜実質は水を吸い込んで膨潤しようとするが，角膜内皮はバリアー機能とポンプ機能という2つの機序によってこの実質の膨潤を防いでいる．角膜実質の膨潤圧，吸水圧，眼圧（intraocular pressure：IOP）の間に，FP＝SP-IOPという均衡が維持されて，角膜厚が一定に保たれている（**図24**）．眼圧15 mmHgの正常眼では，約45 mmHgの陰圧が働き，上皮層は陰圧によって実質に吸引され，浮腫は生じない．一方，角膜上皮細胞間に存在するタイト結合も水分を涙液から角膜実質に流入するのを防いでおり，角膜内の含水率を一定に維持する役割を果たしている．

緑内障発作で眼圧がSPを超えると，FPは陰圧になり，実質内から水が流れ出ようとする力が働く．涙側への水移動は角膜上皮細胞間のタイト結合のため不可能であるため，角膜上皮内に水がたまり，角膜上皮浮腫となる．一方，眼球癆で眼圧が0となった場合，FPは陽圧になるので上皮浮腫は生じないが，眼圧が0であるので実質は厚くなり実質浮腫の状態になる．内皮機能障害である水疱性角膜症では，実質膨潤のため，SPが著しく低下しており，眼圧の影響がそのまま陽圧のFPとなり，正常眼圧でも上皮浮腫の状態になる．したがって，水疱性角膜症では実質浮腫と上皮浮腫という所見となる．

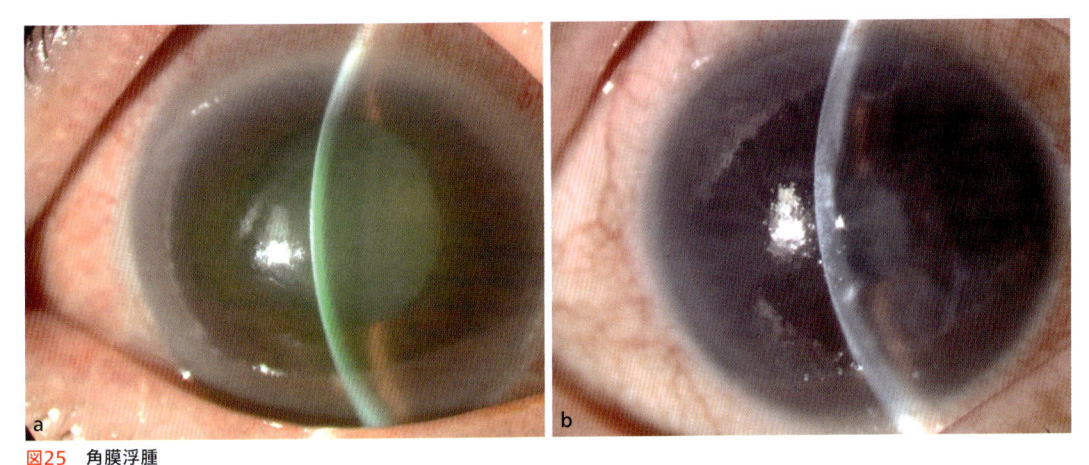

図25　角膜浮腫
a：角膜上皮浮腫（緑内障発作）．b：角膜実質＋上皮浮腫（水疱性角膜症）．

2. 細隙灯顕微鏡所見と関連疾患

　角膜浮腫は上皮浮腫と実質浮腫に大別される．その発生は眼圧と内皮細胞の障害の程度に規定される．臨床的には，高眼圧（緑内障発作など）で上皮浮腫（**図25a**），内皮機能不全（水疱性角膜症など）で実質浮腫と上皮浮腫（**図25b**），極端な低眼圧（眼球癆など）で実質浮腫のみの所見となる．角膜所見を細隙灯顕微鏡で観察する際には，いくつかの照明方法を用いて，多角的に観察することが重要である．ディフューザー法，細隙灯顕微鏡法，フルオレセイン染色法で観察することにより，浮腫の範囲や程度を把握することができる．上皮浮腫では上皮面がすりガラス状に淡く混濁している所見が特徴で，多数の小水疱状の所見が上皮内・上皮下に観察される．フルオレセイン染色してスリット光で観察すると，上皮のバリアーが破綻しているので，角膜実質にフルオレセインが透過している像が観察される．また，フルオレセイン染色すると，上皮面の小水疱状の所見がよくわかる．大きな水疱（bulla）がみられることもある．実質浮腫の特徴的所見は，角膜厚の拡大とDescemet膜皺襞，淡い実質の浮腫性混濁である．

　本項では，日常臨床で角膜疾患に遭遇した際に，どのような基礎的知識を思い起して，診断や治療の判断をしていくべきかの道筋を示した．本項ですべてのオキュラーサーフェス疾患について網羅できなかったが，臨床の中で「病態から診断・治療に結びつけていく思考」を，読者諸氏が習得していただけることを願う．

〈西田幸二〉

II オキュラーサーフェス疾患における細隙灯顕微鏡の使い方

　オキュラーサーフェス診察は細隙灯顕微鏡に始まり細隙灯顕微鏡に終わると言ってもよいくらい，細隙灯顕微鏡が診察の中心にある．もちろん，細隙灯顕微鏡観察に入る前の主訴，現病歴，既往歴などの聴取や，眼瞼を含めた顔面の視診が重要であることは言うまでもない．オキュラーサーフェス疾患の診察においてまず気をつけたいのは，主たる病変があると考えられる部位のみを観察するのではなく，オキュラーサーフェスを構成する眼瞼，結膜，涙液，角膜を，オキュラーサーフェスという一体のものととらえながら診療に当たることである．

　たとえば，経験の浅い医師では，角膜潰瘍を見つけると，角膜潰瘍の部分だけを細隙灯顕微鏡で観察してカルテに記載する場合が多いが，角膜病変は，結膜，涙液，眼瞼などの異常から発生してくることも多く，角膜だけでなく，まわりの結膜，涙液，眼瞼なども詳細に観察する必要がある．

I. 細隙灯顕微鏡を用いた診察における照明法

　オキュラーサーフェスの診察の基本は細隙灯顕微鏡による観察であり，細隙灯顕微鏡の使い方，とくに照明法に習熟する必要がある．そこでスリットでの各種照明法について述べる．

1. 直接照明法（図1）

　スリット光の作る光学切片を観察する方法で，細隙灯顕微鏡の照明法の基本である．スリット光の強度は強めに設定する．とくに病変の深さの観察に適する．図2を見てどのような状態か判断できるであろうか？　現病歴としては複数回のレーザー角膜内切削形成術（laser in situ keratomileusis：LASIK）を受けている．細隙灯顕微鏡観察所見としては，浮腫を伴い若干混濁した表層角膜があり，その下にスペースがあり，さらにその前房側に薄い角膜実質があるという所見である．この症例では度重なるLASIKで角膜ベッドが穿

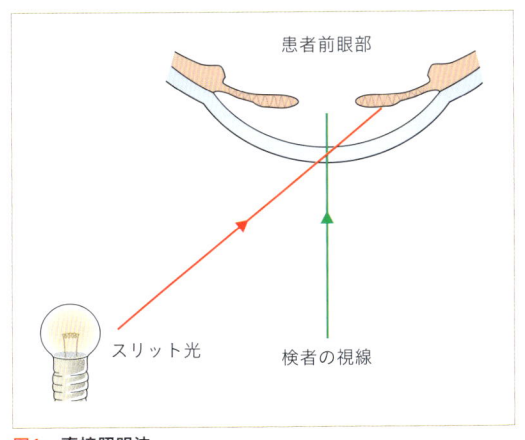

図1 直接照明法
スリット光の作る光学切片を観察する方法.

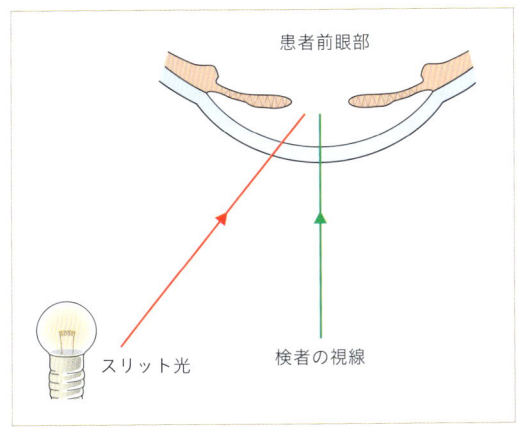

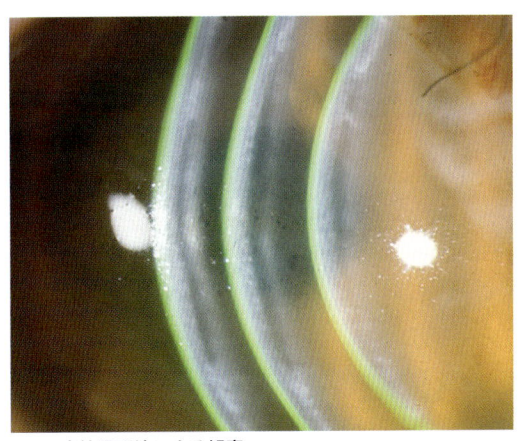

図2 直接照明法による観察
LASIK 複数回後.

図3 間接照明法
スリット光の近傍組織を散乱光で観察する方法.

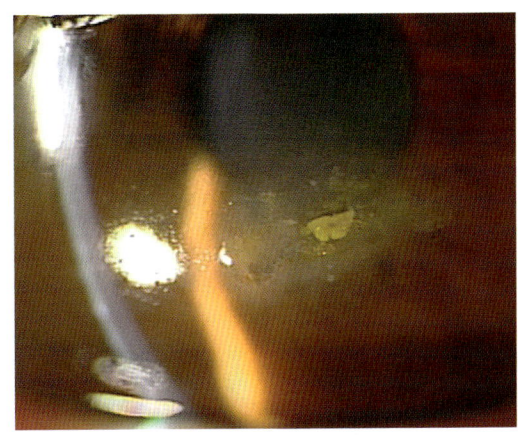

図4 間接照明法による観察
角膜実質の石灰化混濁を間接照明法で観察した像.

孔してしまい前房水がフラップ下に貯留している状態である.スリット光の直接照明で観察することで,層別にどのような状態であるかを把握することが可能となる.

2. 間接照明法（図3）

スリット光の近傍組織を散乱光で観察する方法である.スリット光の光学切片を直接観察するわけではない.浸潤や沈着病変の程度など角膜内病変の観察に適する.図4は角膜実質の石灰化混濁を間接照明法で観察した像である.

3. 広汎照明法（図5）

ディフューザー等で広汎に照明して全体を観察する方法である.病変のスクリーニング,病変の広がりの観察に適している.図6は広範囲におよぶ角膜脂肪変性と角膜新生血管を観察している.

図5 広汎照明法
ディフューザー等で広汎に照明して全体を観察する方法.

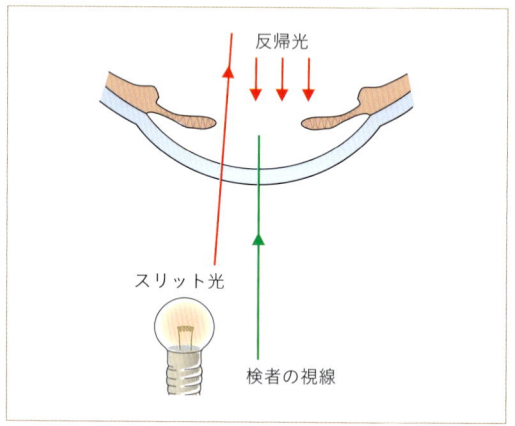

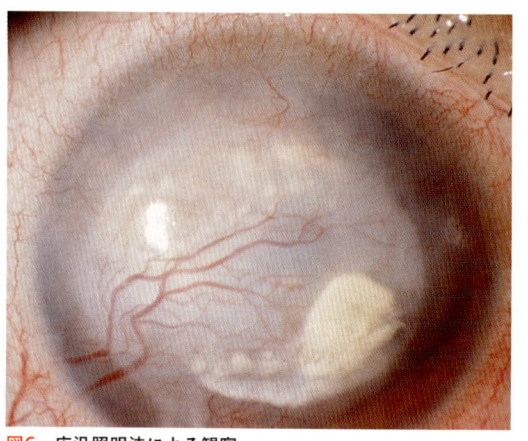

図6 広汎照明法による観察
広範囲におよぶ角膜脂肪変性と角膜新生血管を観察した像.

図7 反帰光線法
虹彩面，眼底などから返ってくる光線で観察する方法.

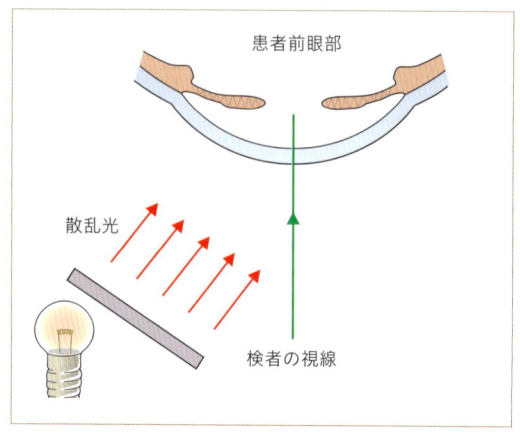

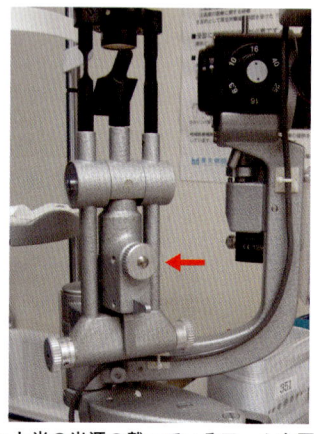

図8 スリット光の光源の載っているアームを固定しているねじ（赤矢印）
反帰光線法で観察するためにはスリット光の光源の載っているアームを固定しているねじを緩ませてスリットの角度を振る必要がある.

4. 反帰光線法（図7）

　虹彩面，眼底などから返ってくる光線で観察する方法である．スリット光の角度を振って虹彩面や眼底からの反帰光線をうまくとらえるようにする．スリット光の角度を振るためにはスリット光の光源の載っているアームを固定しているねじ（図8）を緩ませてスリットの角度を変える必要がある．拒絶反応線や上皮浮腫など微細な変化の全体像をとらえるのに適している．図9は posterior polymorphous corneal dystrophy の症例における内皮面の広い範囲にわたる病巣を眼底からの反帰光線で観察している．

5. 強膜散乱法（図10）

　スリット光の角度を振って輪部付近にスリット光を当て，実質内を走る光束で浮かび上がる角膜内の像を観察する方法である．この場合もスリット光の角度を振るために，スリット光の光源の載っているアームを固定しているねじを緩ませてスリットの角度を変え

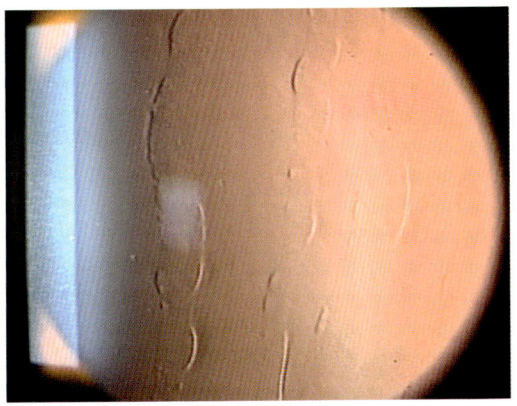

図9 反帰光線法による観察
posterior polymorphous corneal dystrophy の症例における内皮面の広い範囲にわたる病巣を眼底からの反帰光線で観察した像.

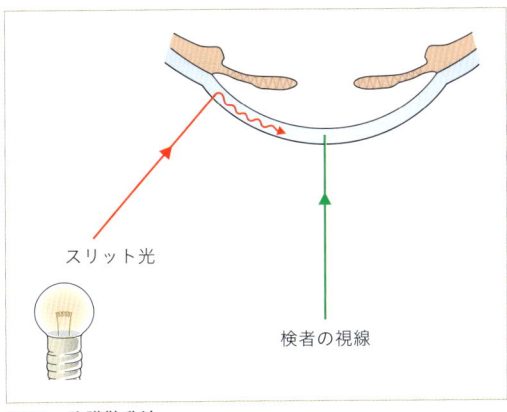

図10 強膜散乱法
輪部付近に光を当て実質内を走る光束で浮かび上がる像を観察する方法.

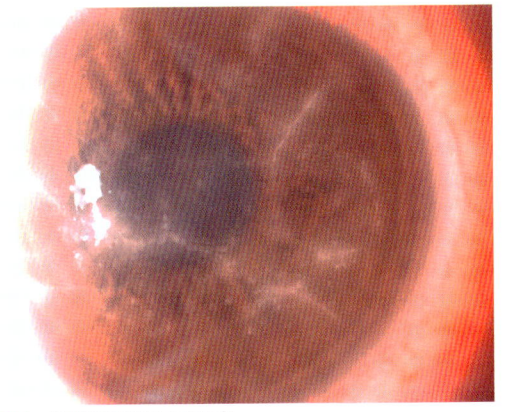

図11 強膜散乱法による観察
アカントアメーバ角膜炎の初期における radial neuritis の広がりを強膜散乱法で観察した像.

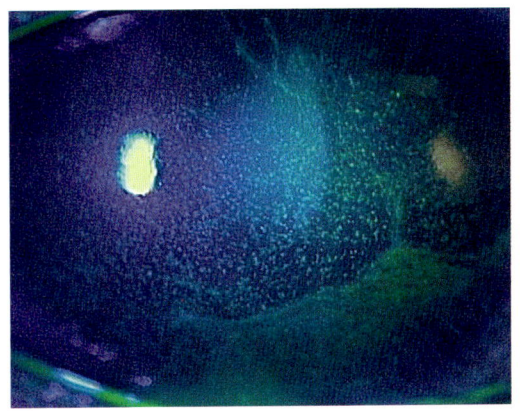

図12 コバルトブルー照明での観察
涙液減少型ドライアイ症例での角膜における多数の点状表層角膜症.

る必要がある．角膜内の浸潤や沈着の全体の広がりを観察するのに適した方法である．**図11** はアカントアメーバ角膜炎の初期における radial neuritis の広がりを強膜散乱法で観察しているところである．

6. コバルトブルー照明

コバルトブルー照明をすると円錐角膜眼における Fleischer 輪が黒く浮かび上がり観察しやすくなる．フルオレセイン点眼で生体染色した際にコバルトブルー照明をすることで，フルオレセイン染色された点状表層角膜症部や角膜上皮欠損部を明瞭に観察することができる．**図12** は涙液減少型ドライアイ症例での角膜における多数の点状表層角膜症である．

フルオレセイン染色とコバルトブルー照明に，さらにブルーフリーフィルターを観察系に入れると結膜におけるフルオレセインによる染色を詳細に観察することができる．**図13** は涙液減少型ドライアイ症例での球結膜における，多数の点状フルオレセイン染色を示している．

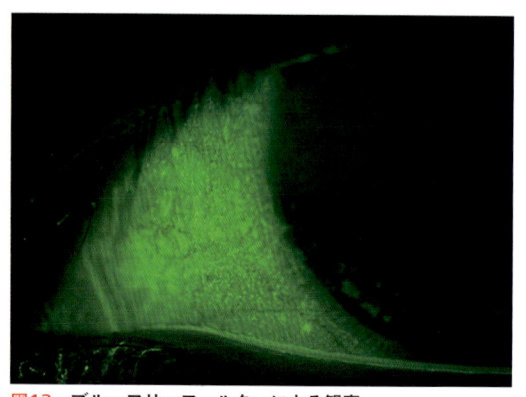

図13 ブルーフリーフィルターによる観察
涙液減少型ドライアイ症例での球結膜における多数の点状フルオレセイン染色.

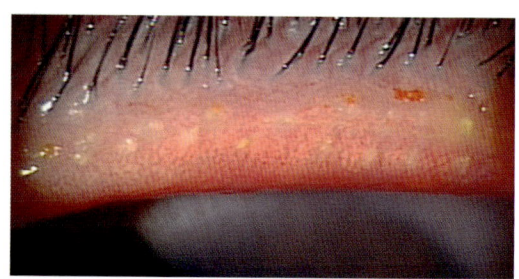

図14 マイボーム腺開口部付近の観察
充血, 開口部閉塞などの所見をチェックする.

7. 細隙灯顕微鏡による角膜内皮細胞の直接観察

　角膜内皮細胞の密度や形状の定量的観察にはスペキュラマイクロスコープが有用である. ただスペキュラがなくても, 細隙灯顕微鏡を用いることでスペキュラと同じ原理で角膜内皮細胞を直接観察することができる. 少し細めで縦幅を短くしたスリット光を角膜に斜めから当てると, 表面から強く光の反射が返ってくるポイントがある. そのポイントでスリットを固定して, そのスリット光が内皮面にあたる部分を強拡大で観察することで, 角膜内皮細胞がずらっと並んでいる状態を見ることができる. 滴状角膜の症例ではこの観察方法で guttata が内皮面に存在することを見ることができる. スペキュラのある施設であれば, 細隙灯顕微鏡を用いてこの方法でまず角膜内皮細胞を見ておき, 同じ目をスペキュラで測定して角膜内皮密度を測定してフィードバックをかけることで, 細隙灯顕微鏡での見え方で大体の細胞密度をとらえることができるようになる.

II. 細隙灯顕微鏡を用いた前眼部診察の手順

　最初に書いたように, オキュラーサーフェスの診察にあたっては, オキュラーサーフェスを構成する眼瞼, 結膜, 涙液, 角膜を, オキュラーサーフェスという一体のものととらえながら診療に当たることが重要である. したがって, 一定の決められた手順に則って, 眼瞼, 結膜, 涙液, 角膜を診察していく.

1. 眼瞼, 瞬目の観察

　眼瞼皮膚の観察はまずは顕微鏡を使わない視診で異常病変の有無をチェックした後, 異常病変がある場合は, 細隙灯顕微鏡の観察倍率を最も低倍率にしてディフューザーからの散乱光の照度を落として眼瞼の皮膚の観察を行う. 眼瞼皮膚における発赤・腫脹などの炎症所見, 腫瘍性隆起などの有無を観察する. 眼瞼縁では, マイボーム腺開口部付近の変化に注意を払う (図14). 瞬目については, 自然瞬目の状態で, 瞬目の回数や完全瞬目し

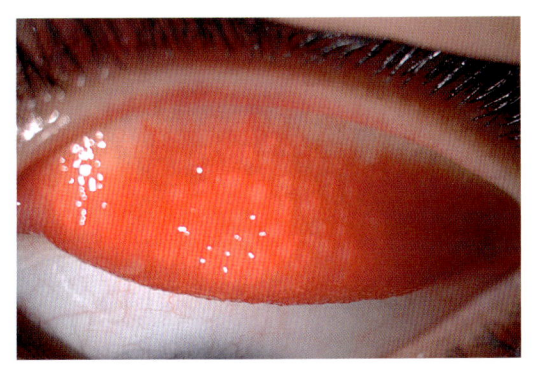

図15 乳頭増殖

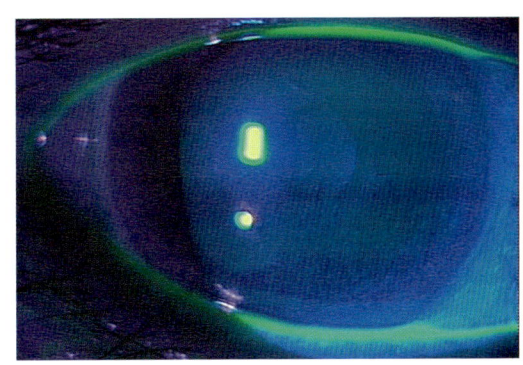

図16 涙液メニスカスの観察

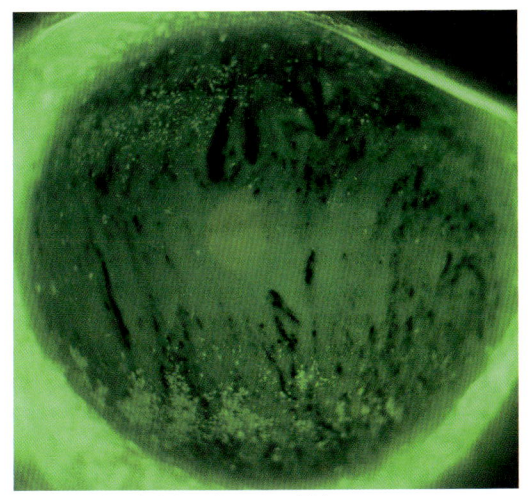

図17 涙液層破壊時間（BUT）の測定

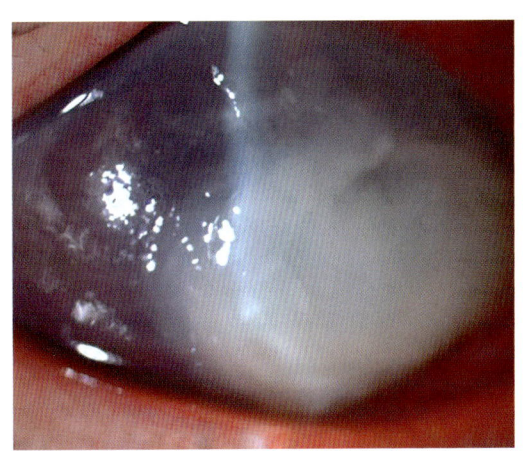

図18 浸潤による角膜混濁

ているかなどの観察を行う．

2. 瞼結膜，球結膜の観察

　結膜の観察においてもスリット光は不要で，観察倍率を最も低倍率にしてディフューザーからの散乱光の照度を落として観察を行う．上下の眼瞼とも翻転して，瞼結膜における充血・発赤などの炎症所見，乳頭増殖（図15），石垣状乳頭増殖，濾胞形成などの所見の有無をチェックする．球結膜も同様に低倍率で照度を落とした散乱光で観察する．結膜上皮の状態はフルオレセイン染色後のブルーフリーフィルターでの観察やリサミングリーン染色後の観察を行うことでより微細な変化の観察が可能となる．

3. 涙液の観察

　涙液はフルオレセイン染色を行ってから観察する．染色時には涙液量に影響を与えないために，フルオ紙に生理食塩液などを滴下したのち，できるだけ液体を振り切ってからごく少量のフルオレセイン液を瞼結膜に滴下するようにする．上下の涙液メニスカス（tear meniscus）を観察することで涙液の貯留量や分泌量が判断できる（図16）．目を開けさせ

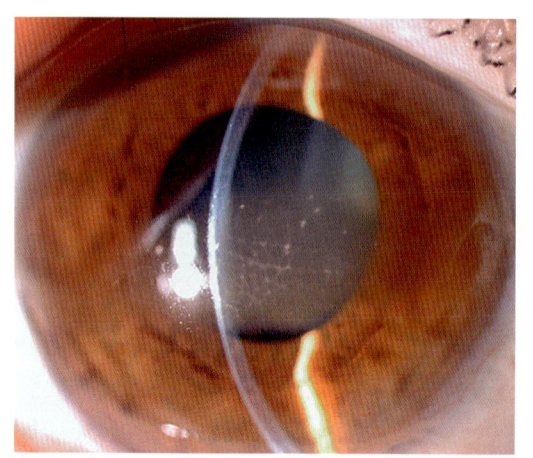

図19　石灰化による角膜混濁

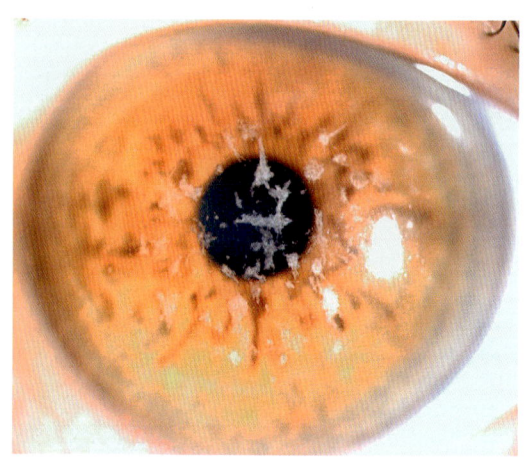

図20　沈着による角膜混濁

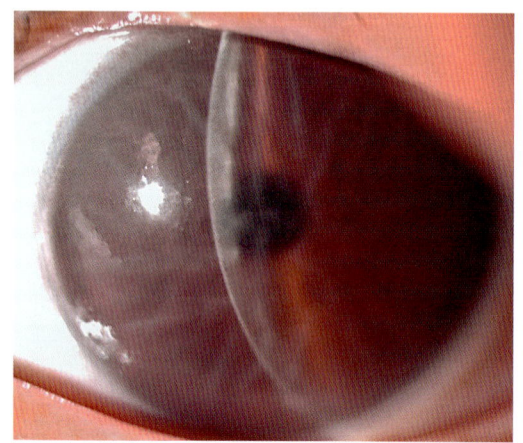

図21　浮腫による角膜混濁

てからフルオレセインで染色された涙液層が切れるまでの時間である涙液層破壊時間（tear film breakup time：BUT）を測定することで涙液の安定性を測定できる（**図 17**）．

4. 角膜の観察

　角膜病変の観察は，まずは低倍率でディフューザーからの散乱光の照度を落として，全体の観察を行った後に，詳細な観察が必要な部位に対しては，高倍率や上記したような直接照明法，間接照明法，反帰光線法，強膜散乱法などの各種照明法を駆使して，病変の性状，横への広がり，深さの広がりなどを観察する．角膜ではとくに混濁病変の鑑別が重要である．浸潤（**図 18**），石灰化（**図 19**），沈着（**図 20**），浮腫による混濁（**図 21**）などを鑑別するためには，やはりある程度の数の症例を経験することで，鑑別する目を養うことが必要となる．

（天野史郎）

第2章

角膜疾患の鑑別診断

I 点状表層角膜症の鑑別

　角膜の最表層に位置する角膜上皮は種々の原因で傷害を受けるが，点状の多発性上皮障害をとくに点状表層角膜症（superficial punctate keratopathy：SPK）と呼ぶ．SPK は表層上皮細胞が傷害された状態である（図1）．一方，上皮層全層が傷害された状態を角膜上皮びらん，上皮びらんに実質障害を伴っている場合を角膜潰瘍と呼ぶ．SPK は日常臨床で最も遭遇する角膜所見の1つであるが，背景に存在する疾患は多岐にわたるため，その原因の特定に苦慮する場合も少なくない．
　本項では SPK の鑑別診断を行う際のポイントについて順を追って述べていく．

I. 点状表層角膜症の鑑別のポイント

　SPK を鑑別するにあたって，まずはその分布に注目すると考えやすい．続いて，角膜以外の眼瞼や結膜所見を参考に，角膜上皮の恒常性から SPK が生じている病態を考え，鑑別を行う．

1．分布

　SPK の発生部位は大別すると上方，中央，下方，びまん性の4パターンに分けられる（図2）．原因ごとに分布がある程度決まっているため，どのパターンにあてはまるかが診断するうえで大きな手がかりになる．

2．角膜上皮の恒常性

　角膜上皮のメンテナンスについては Thoft & Frend が提唱した XYZ 理論が支持されている（第1章I項図2▶4ページ，第2章II項図4▶46ページ参照）．これは，X（角膜上皮基底細胞の増殖），Y（角膜輪部から中央部へ向かう細胞移動），Z（角膜最表層からの上皮細胞の脱落）の間に X+Y=Z という均衡が保たれ，角膜上皮の恒常性が維持されているという理論である．SPK は最表層の角膜上皮のみが傷害を受けた状態であることから，Z の亢進が主な原因である場合が多いと言えるが，X の低下に起因する場合も考慮する必要がある．前者には物理的摩擦，炎症，ドライアイ，兎眼，軽症の薬剤毒性が挙

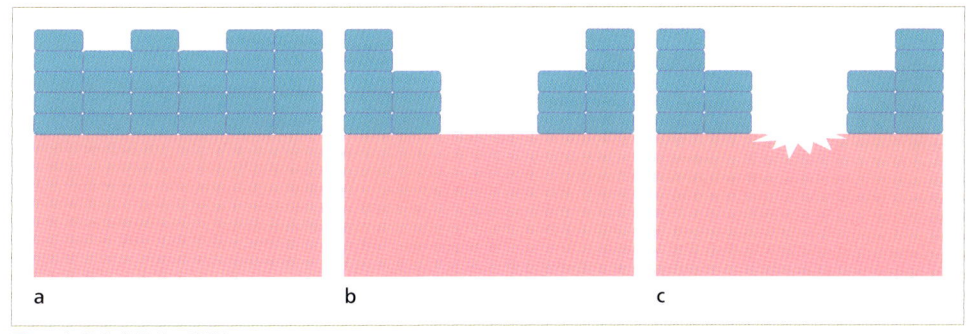

図1 角膜上皮障害の種類
角膜上皮障害の程度および実質障害の有無によって点状表層角膜症（a），角膜上皮びらん（b），角膜潰瘍（c）に分かれる．

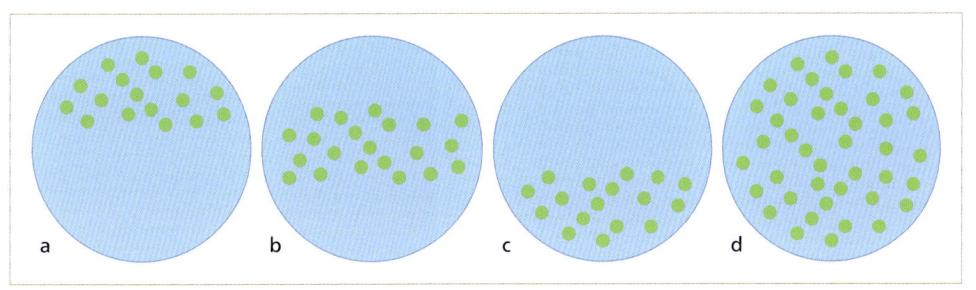

図2 点状表層角膜症の分布パターン
上方（a），中央（b），下方（c），びまん性（d）の4つに大別される．

げられる．後者では重症の薬剤毒性や，角膜知覚が低下する脳外科手術後や角膜移植後，角膜ヘルペス，糖尿病性角膜症などを考える必要がある．

3．眼瞼所見

眼瞼の異常はSPKを引き起こす原因となりうる．睫毛乱生や眼瞼縁炎，マイボーム腺炎の有無をチェックする必要がある．

4．結膜所見

結膜の所見はSPKの原因を考えるうえで非常に重要である．後述する眼瞼結膜のlid-wiperや乳頭所見，異物の有無，結膜上皮障害を観察する．

II. 角膜上方の点状表層角膜症

角膜上方に分布するSPKでは，上眼瞼が疾患の主座である場合が多い．瞬目時の上眼瞼・角膜間の摩擦に起因する疾患群である上輪部角結膜炎（superior limbic keratoconjunctivitis：SLK）やlid-wiper epitheliopathy（LWE），重症のアレルギー疾患であるアトピー性角結膜炎（atopic keratoconjunctivitis：AKC）や春季カタル（vernal conjunctivitis：VKC），さらに結膜異物が鑑別に挙がる．

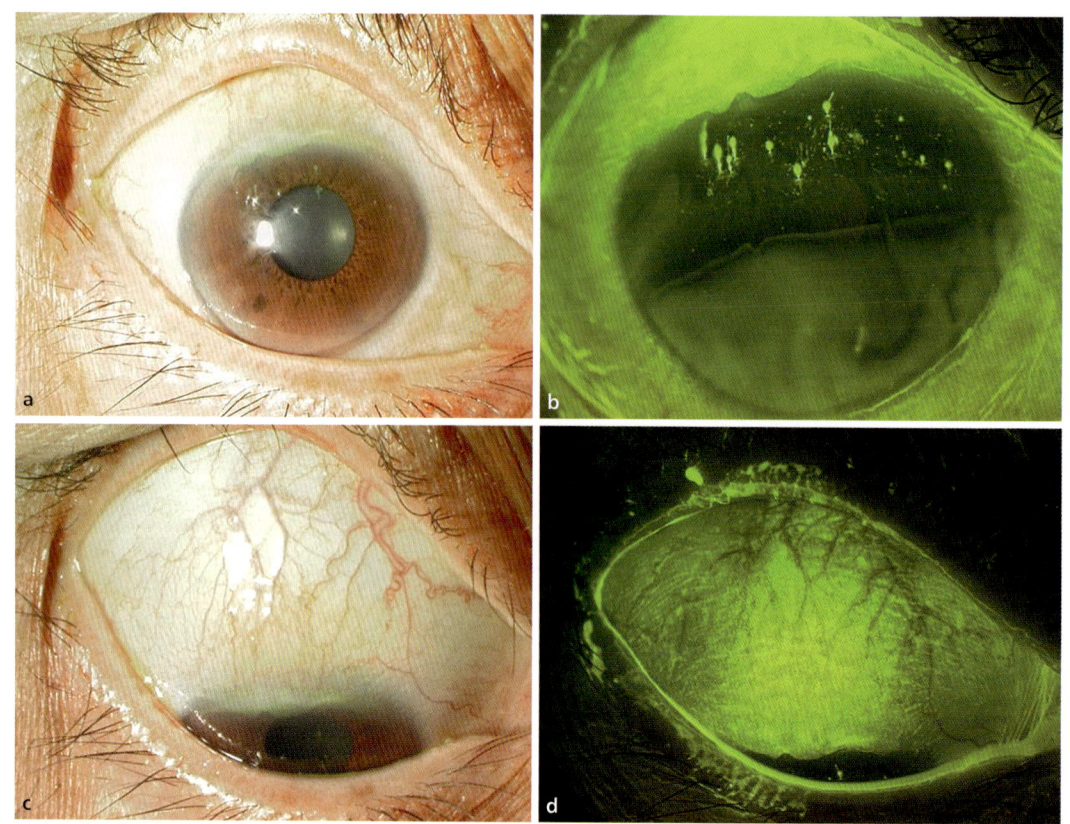

図3 上輪部角結膜炎
a, c：角膜上方に糸状角膜炎を伴う SPK を認める.
b, d：フルオレセイン染色（ブルーフリーフィルター）にて上方の球結膜障害が確認できる.

1. 上輪部角結膜炎

　上輪部結膜に限局した充血および肥厚がみられ，その部位で結膜上皮が点状に染色される．隣接した上方角膜には SPK を認め，しばしば糸状角膜炎を伴う（図3）．また，上眼瞼結膜には充血および乳頭増殖を認めるが，上輪部角結膜炎でみられる乳頭は小型で均一である．重症例では上輪部に堤防状の隆起を伴ってくる．上方結膜における持続性の異物感や灼熱感，流涙で，慢性結膜炎として治療されていることが多い．糸状角膜炎を生じている場合は強い疼痛を伴う．多少の左右差はあるものの基本的に両眼性である．中高年の女性に多くみられるのが特徴である．本症患者の30％前後に甲状腺機能異常が合併し，50～70％に涙液減少を認める．上方の球結膜弛緩があり，瞬目に伴って生じる上輪部結膜と上眼瞼結膜との間の機械的な刺激が関与していると考えられている．さらに，ドライアイが合併すると，両者の摩擦がさらに増加するため，機械的刺激が増加し病状が進行すると推測される．

2. lid-wiper epitheliopathy

　眼瞼下溝から粘膜皮膚移行部にかけて眼表面との摩擦が生じやすい部位（lid-wiper）が

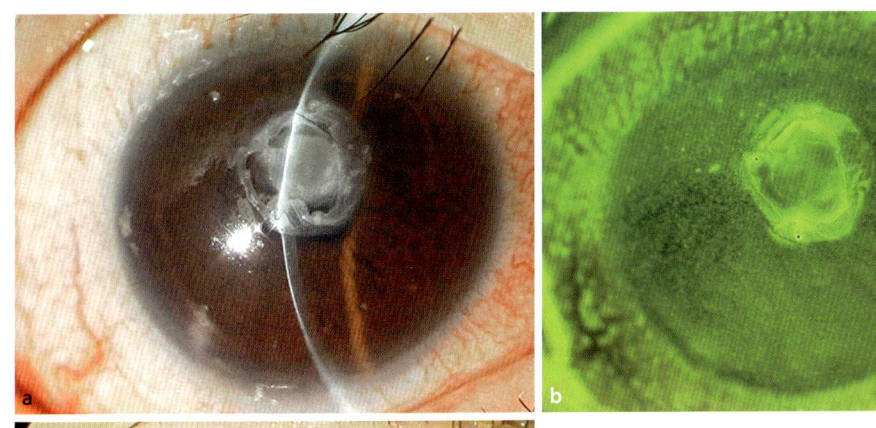

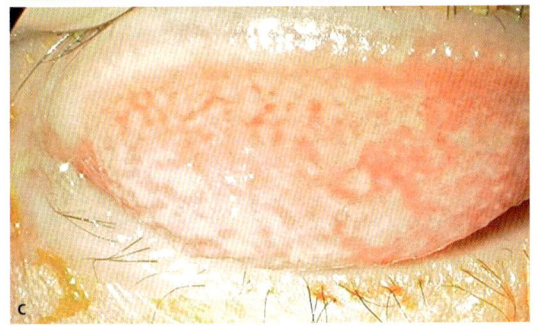

図4 アトピー性角結膜炎
a, b：角膜中央部にプラーク形成を伴うシールド潰瘍を認める．SPKは角膜全面に生じている．
c：上眼瞼結膜の乳頭増殖が著明である．

あり，この部位の特異な上皮障害を lid-wiper epitheliopathy（LWE）と呼ぶ．上眼瞼結膜のLWEでは，対側の上方角膜にSPKが生じる場合がある．結膜の上皮障害であるためリサミングリーン染色がその検出に有効である．コンタクトレンズ（contact lens：CL）装用者にみられる場合が多い．ドライアイとの関連は明らかではない．

3．アトピー性角結膜炎，春季カタル

重症のアレルギー疾患であり，特徴的な所見として落屑様のSPKを角膜上方から中央に認める．重症例ではびまん性のSPKやシールド潰瘍やプラーク形成を認める（図4，5）．眼瞼を翻転して上眼瞼の巨大乳頭を確認することが必須である．

4．結膜異物

主に角膜上方（〜角膜中央）に線状の擦過傷を認める場合，本疾患を疑う．異物感や疼痛，充血，流涙が一般的な症状として挙げられる．眼瞼を翻転して異物が確認できれば確定診断となる．金属片や石などの外来性の異物の飛入，結膜結石（図6）などによって引き起こされるが，明らかなエピソードがなくても，過去の重瞼手術の際に埋没した縫合糸が露出し上皮障害の原因になっている場合があり（図7），詳細な問診が重要となってくる．

I　点状表層角膜症の鑑別

図5　春季カタル
a, b：角膜中央〜下方にシールド潰瘍を認める．SPK は角膜全面にあり，糸状角膜炎を伴っている．
c：上眼瞼結膜に乳頭増殖を認める．

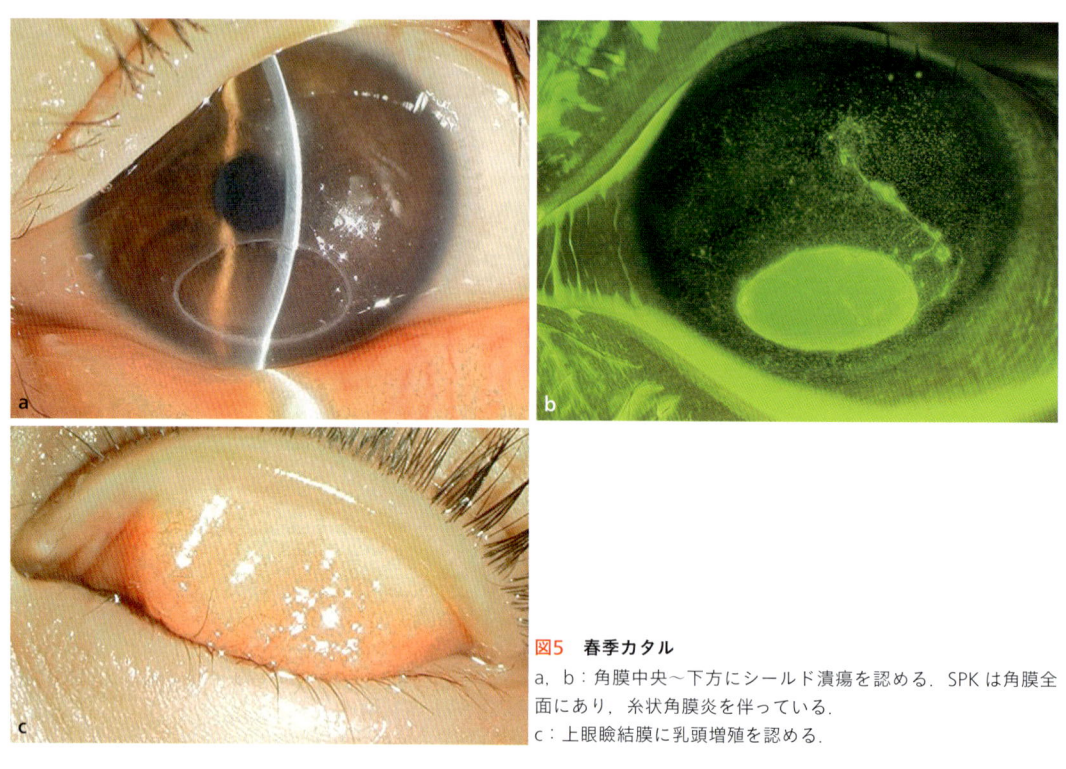

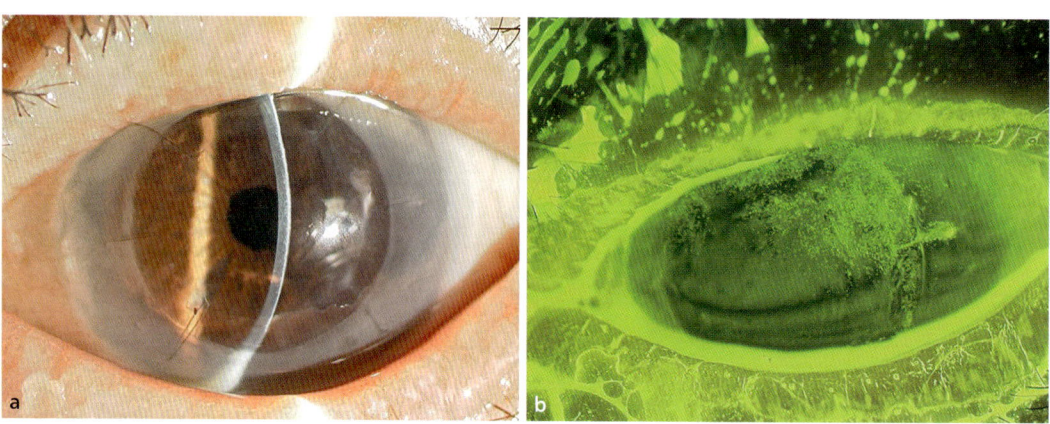

図6　結膜結石
全層角膜移植後．上眼瞼の結膜結石により上耳側角膜に集簇した SPK を認める．

III. 角膜中央の点状表層角膜症

　角膜中央の SPK の原因としては神経麻痺性角膜症，ブドウ球菌性眼瞼結膜炎（staphylococcal blepharoconjunctivitis），Thygeson 点状表層角膜炎，睫毛乱生，眼瞼内反症，ハードコンタクトレンズ（hard contact lens：HCL）装用が挙げられる．ドライアイや軽症の薬剤毒性で角膜中央に SPK が生じる場合もあるが，角膜下方およびびまん性に SPK を生じる頻度が高い．

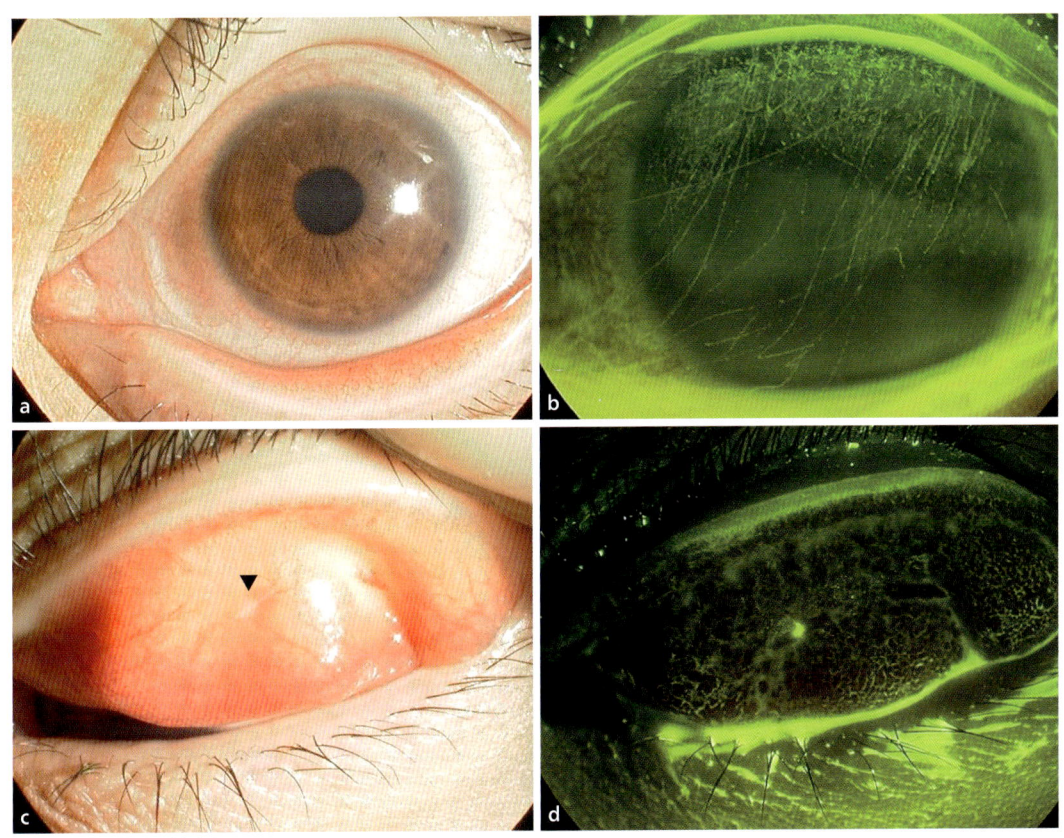

図7 重瞼手術時の縫合糸
上方から鼻側に結膜充血を認め（a），フルオレセイン染色にて角膜上方を中心に擦過傷が多数生じている（b）．
c, d：眼瞼を翻転すると，上眼瞼結膜に重瞼手術時の縫合糸が露出している（矢頭，フルオレセイン染色陽性）．

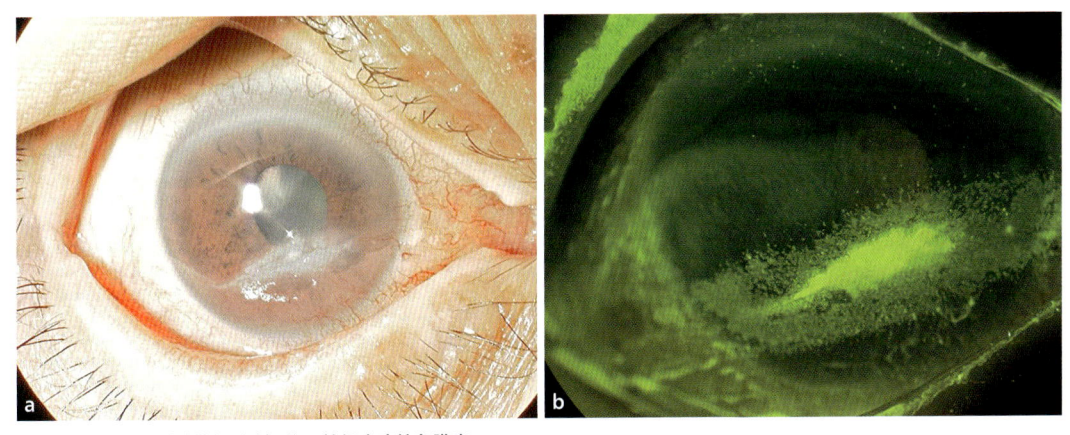

図8 脳外科手術（聴神経腫瘍）後の神経麻痺性角膜症
角膜下方よりの中央に SPK を伴う角膜潰瘍を認める．

Ⅰ　点状表層角膜症の鑑別

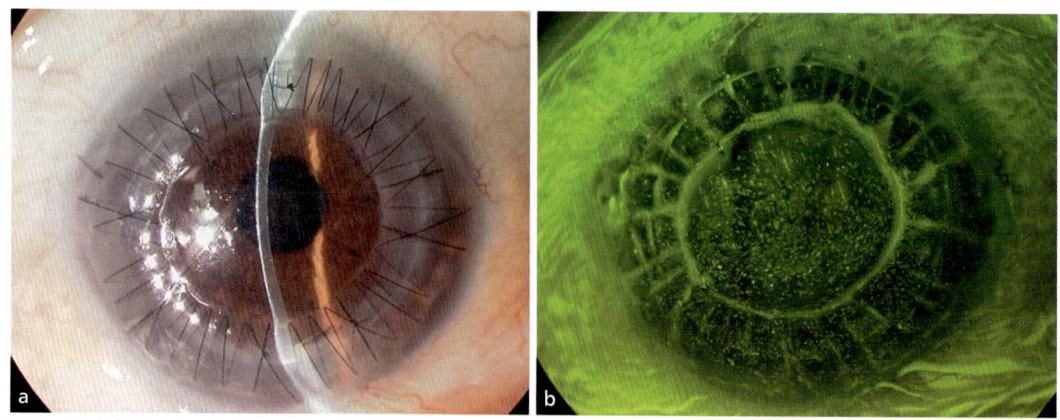

図9　全層角膜移植後
角膜中央を中心にハリケーン状のSPKを認める.

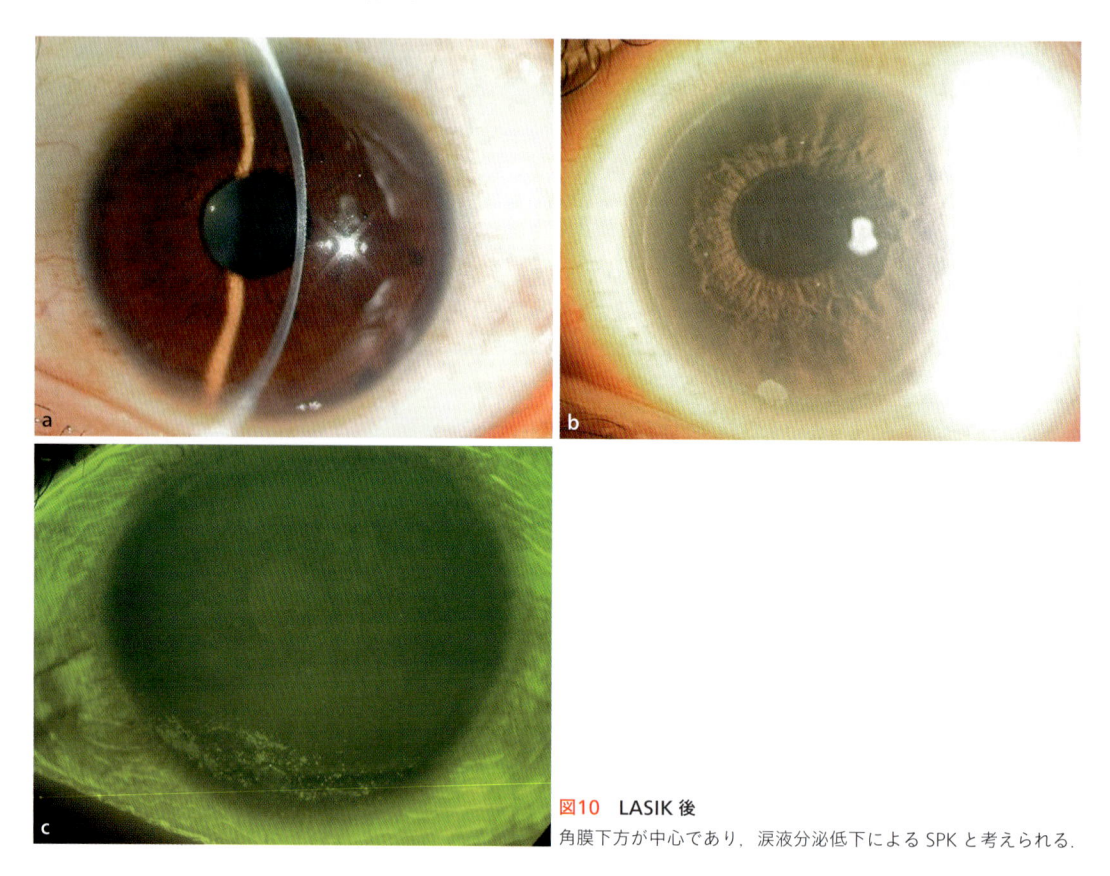

図10　LASIK後
角膜下方が中心であり，涙液分泌低下によるSPKと考えられる.

1. 神経麻痺性角膜症

　角膜知覚を支配する三叉神経が種々の原因で低下した場合に，角膜中央のSPKが生じる．具体的には三叉神経が物理的に切断される脳外科手術後（図8）や角膜移植後（図9），レーザー角膜内切削形成術（laser *in situ* keratomileusis：LASIK）後（図10），知覚が低下する角膜ヘルペス後や糖尿病性角膜症が挙げられる．また，NSAID（nonsteroidal anti-inflammatory drug）や眼圧下降薬であるβ遮断薬の一部は表面麻酔作用を有するため

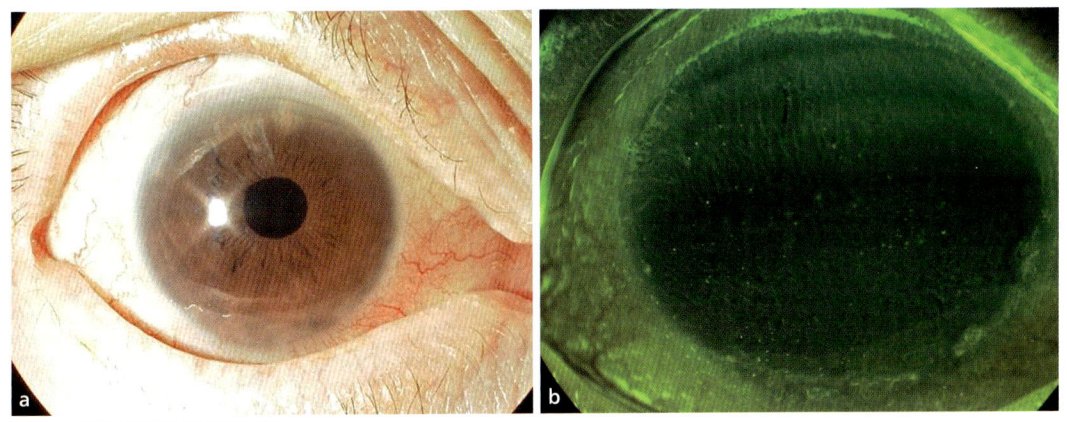

図11 ブドウ球菌性眼瞼結膜炎
角膜中央を中心に SPK を認める.

角膜知覚低下の原因となる．知覚低下に伴う涙液の反射性分泌低下も SPK を生じる一因と考える．軽症例では SPK を呈するが，重篤になると epithelial crack line を形成し遷延性上皮欠損に至る．

2. ブドウ球菌性眼瞼結膜炎

眼瞼皮膚の常在菌であるブドウ球菌によって生じる眼瞼皮膚から睫毛根部に起こる炎症である．眼瞼縁炎や毛囊炎，結膜炎といった臨床像を呈し，角膜では中央から下方に生じる SPK の原因となる（図11）．特徴的な所見として，皮膚表面に析出したフィブリンが持ち上がって睫毛に付着している collarette を認める．SPK はブドウ球菌が産生する外毒素に対する角膜上皮の反応と考えられる．菌体抗原に対する免疫反応により周辺部角膜（2時，4時，8時，10時）に浸潤性病変（カタル性角膜潰瘍）を発症することもある．治療は眼瞼の清拭および抗菌薬の投与となる．浸潤性病変にはステロイド薬を併用する．

3. Thygeson 点状表層角膜炎

中央部を中心に，角膜上皮内に多発する灰白色の微小な点状混濁の集合を認める（図12）．両眼性で再発性の病変である．上皮病変以外の炎症所見に乏しく，増悪期にはやや隆起性の病変を呈する．

4. 睫毛乱生，眼瞼内反症

睫毛の物理的な接触により角膜上皮障害が生じる．中央部に限らず，睫毛が接触するどの部位でも生じうる．眼瞼の観察により診断は容易である．眼類天疱瘡などの瘢痕性角結膜上皮疾患では眼瞼内反症をきたすとともに，正常の睫毛付着部よりも内側に睫毛乱生が多発する場合がある（図13）．このような疾患では上皮欠損そのものが病勢の増悪や感染症のリスクがあるため，厳格な睫毛管理が重要である．

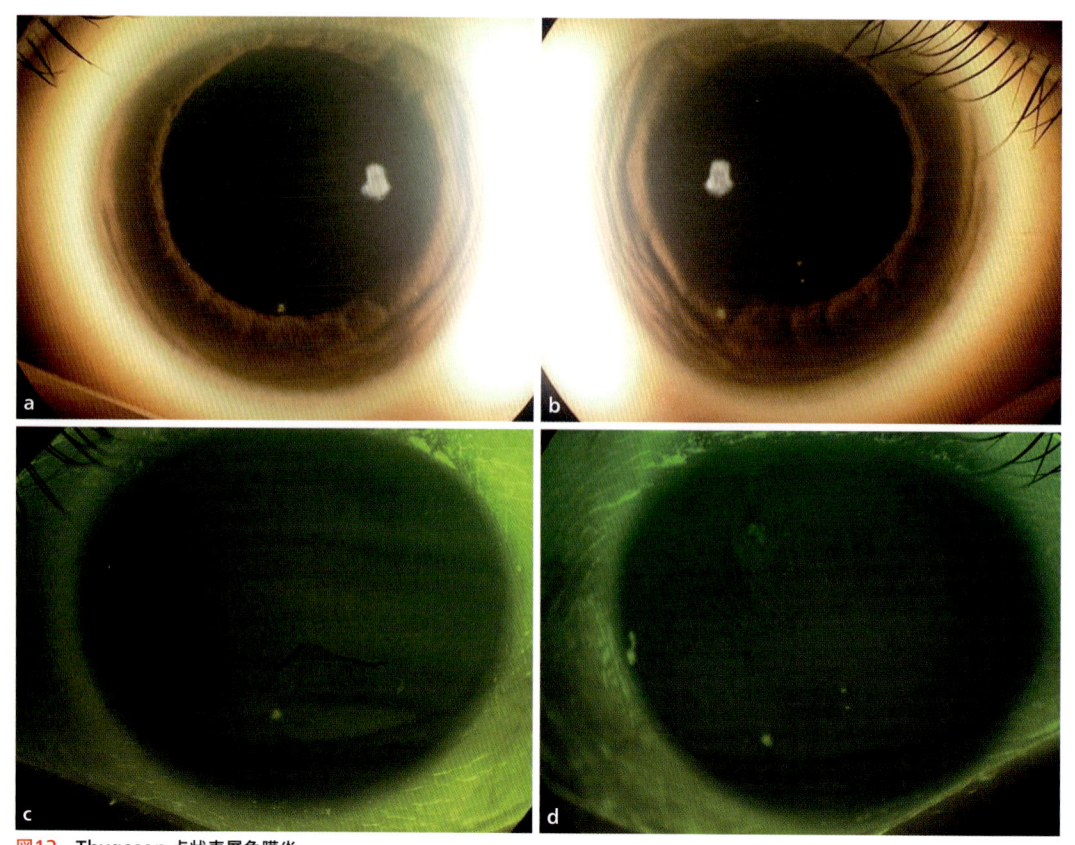

図12 Thygeson 点状表層角膜炎
両眼性に角膜上皮内にフルオレセインにて染色される複数の灰白色の混濁を認める.

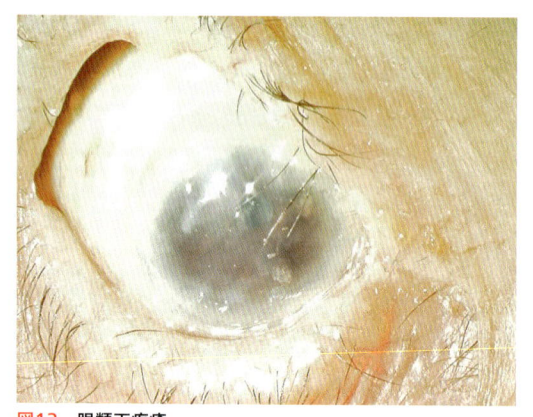

図13 眼類天疱瘡
鼻側上眼瞼において正常の睫毛付着部の内側に睫毛乱生を認める.

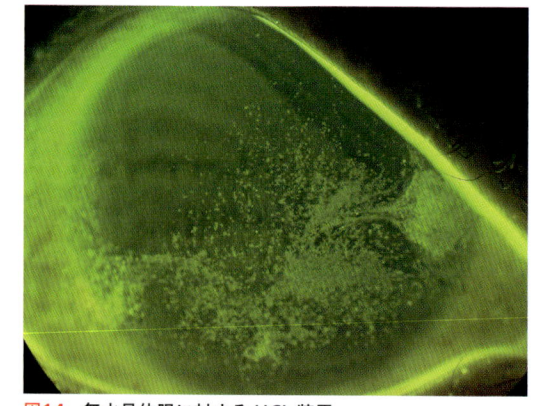

図14 無水晶体眼に対する HCL 装用
3 時 9 時 staining および角膜中央の SPK を認める.

5. ハードコンタクトレンズ装用

　HCL 装用者に特異的にみられる上皮障害で，3 時，9 時の周辺角膜および結膜に SPK を認める（**図 14**）．HCL のベベル部分に涙液が貯留するためその周辺側の涙液分布が悪くなり，SPK を生じると考えられている．

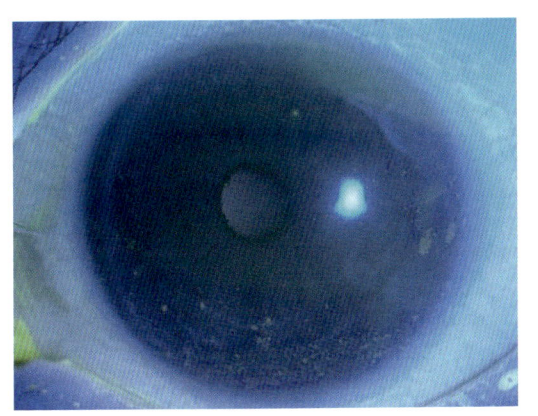

図15　涙液減少型ドライアイ
角膜下方に SPK を認める.

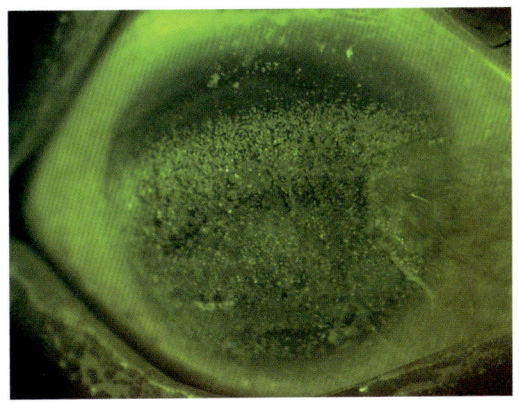

図16　Sjögren 症候群に伴う重症ドライアイ
角膜全面にびまん性の SPK を認める.

IV. 角膜下方の点状表層角膜症

角膜下方に生じる SPK の原因としてドライアイ（dry eye），結膜弛緩症（conjunctivochalasis），兎眼（lagophthalmos），マイボーム腺機能不全（meibomian gland dysfunction：MGD），ソフトコンタクトレンズ（soft contact lens：SCL）装用が考えられる.

1. ドライアイ

角膜下方の SPK の原因として最多である．とくに涙液減少型ドライアイでは下方の SPK から生じる（図15）．重症になればびまん性の SPK を認める（図16）．細隙灯顕微鏡所見では涙液メニスカス（tear meniscus）の観察により，涙液量が類推できるが，Schirmer I 法，涙液層破壊時間（tear film breakup time：BUT）測定を行い，ドライアイの診断を行う.

ドライアイでは一般的に角膜上皮に先駆けて眼球および眼瞼結膜上皮びらんが生じるとされており，結膜の観察は必須である．後述する薬剤毒性角膜症では結膜上皮障害は認めないため，鑑別のポイントとなる．加えて，ドライアイでは Sjögren 症候群をはじめとした自己免疫疾患に伴うものも少なくないので，疑われた場合は全身的な検査を行う. Sjögren 症候群では涙腺および唾液腺がリンパ球の浸潤によって破壊される．診断基準には，眼科検査が含まれ，Schirmer I 法が 5 mm 以下かつ SPK ありで基準を満たす．その他，口唇や涙腺の生検，唾液腺造影や唾液分泌量，血清検査（抗 Ro/SS-A 抗体，抗 La/SS-B 抗体）が含まれる．その他に眼類天疱瘡や Stevens-Johnson 症候群（図17）といった瘢痕性角結膜上皮疾患，移植片対宿主病（graft versus host disease：GVHD，図18）でも重症のドライアイを生じる.

2. 結膜弛緩症

加齢に伴い，球結膜が弛緩した状態．下方の涙液メニスカスが弛緩した結膜で占拠されているのが細隙灯顕微鏡所見で確認できる．この弛緩した結膜が瞬目時に角膜と接触する

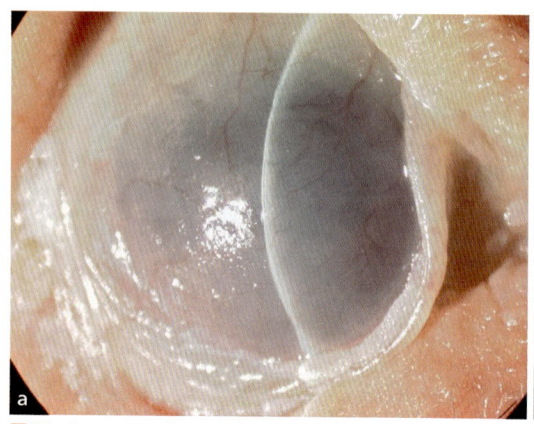

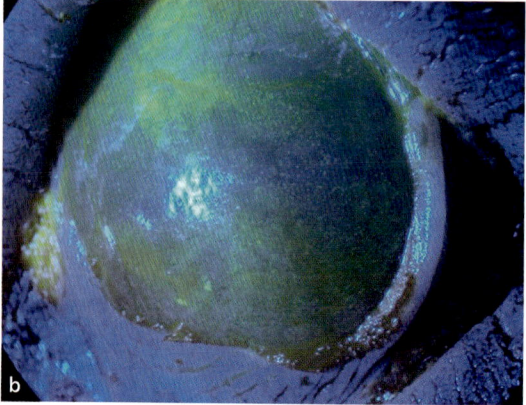

図17 Stevens-Johnson症候群に伴うドライアイ
角膜全面にSPKを認める．結膜は角化している．

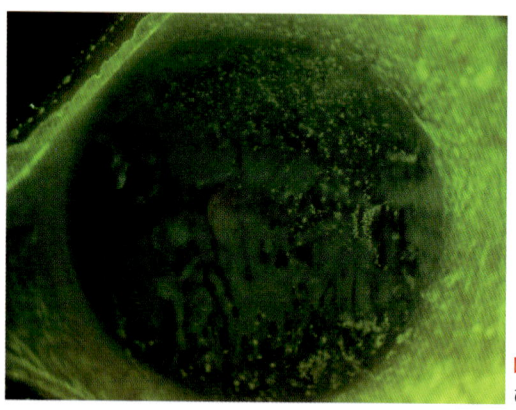

図18 移植片対宿主病（GVHD）に伴うドライアイ
びまん性にSPKを認める．

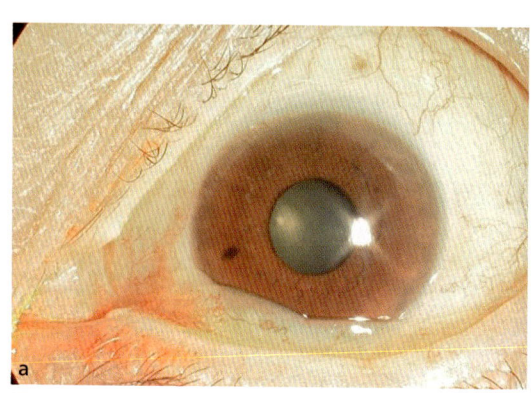

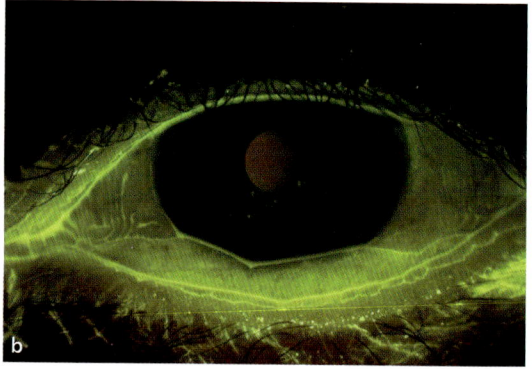

図19 結膜弛緩症
弛緩した結膜が涙液メニスカスを占拠した結果，下方にSPKを生じている．

ことによって下方のSPKを生じる（図19）．本症では結膜下出血が起こりやすいことが特徴である．

3．兎眼

瞬目もしくは閉瞼不全により角膜表面の涙液分布が不十分になった結果，主に角膜下方に上皮障害を生じる（図20）．瞬目させると上眼瞼下端が到達する位置に沿って線状の

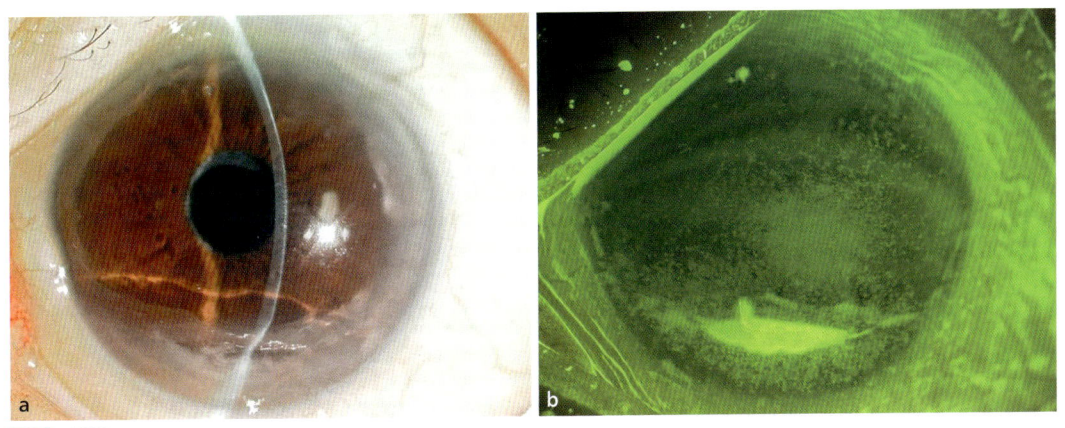

図20　兎眼
顔面神経麻痺による兎眼．角膜下方にびらんを伴う SPK を認める．

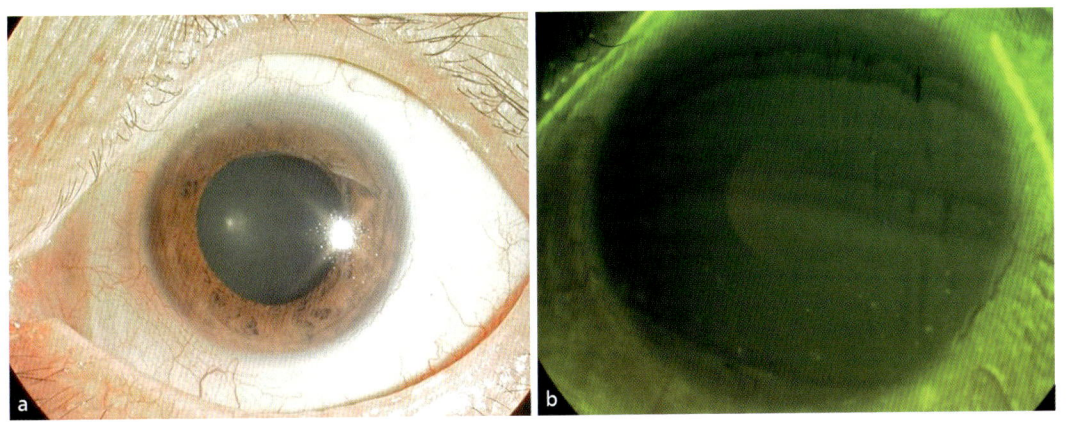

図21　マイボーム腺機能不全
マイボーム腺のプラグ形成を認める．角膜下方に SPK が生じている．

フルオレセインの濃淡が観察される．臨床的には，顔面神経麻痺によって生じる兎眼が多い．顔面神経麻痺は特発性を除くと聴神経腫瘍など耳鼻科的手術後に生じやすい．また，夜間兎眼や加齢による下眼瞼下垂によっても生じる．

4. マイボーム腺機能不全

　マイボーム腺の正常な機能が失われ，閉塞もしくは分泌過剰な状態を MGD と呼ぶ．臨床所見としては眼瞼縁の血管拡張，開口部の閉塞，萎縮，プラグ形成，圧迫による脂質の圧出を認める．マイボーム腺開口部の後方に皮膚粘膜移行部に一致して分布するマイボライン（Marx's line）が不整を示す．本疾患に伴う SPK は角膜中央から下方に分布することが多い（図21）．MGD では，涙液の質的異常により上皮障害をきたし，マイボーム腺炎では細菌感染に伴う上皮障害であると考えられるが，厳密な区別は困難である場合が少なくない．近年，赤外光でマイボーム腺を観察するマイボグラフィーが登場し，マイボーム腺の蛇行や脱落を非侵襲で観察することが可能になった（第5章 I 項 Topics ▶ 277ページ参照）．治療は眼瞼の清拭や長期間のマクロライド系抗菌薬の投与となる．

I　点状表層角膜症の鑑別　39

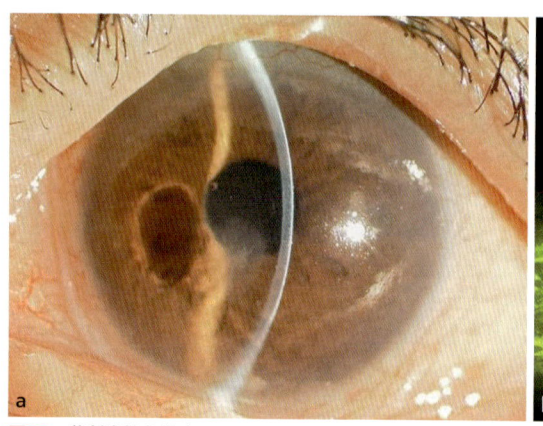

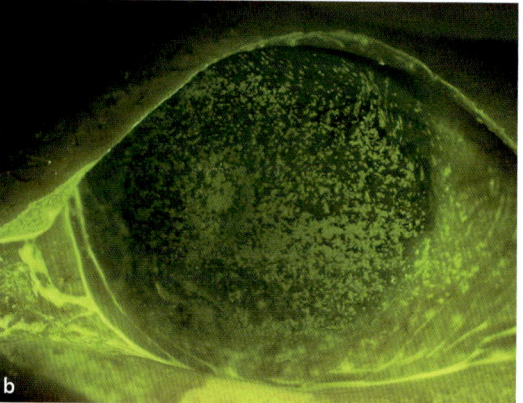

図22　薬剤毒性角膜症
複数の抗緑内障薬点眼によって角膜全面に SPK が生じている．

5. ソフトコンタクトレンズ装用

　中央よりの下方角膜に弧状の SPK を認める．SCL 装用者に特異的にみられる所見である．SCL の乾燥によって眼表面の涙液分布が低下し，ドライアイと同様の機序で SPK が生じると考えられている．

V. びまん性の点状表層角膜症

　角膜全体にびまん性に SPK がみられる場合，点眼薬による薬剤毒性角膜症や経口抗腫瘍薬に伴う角膜上皮障害，マイボーム腺炎角膜上皮症，Meesmann 角膜上皮ジストロフィ，アデノウイルス角結膜炎を考える．涙液減少型の重症ドライアイや SCL 装用でもびまん性 SPK が生じる．

1. 薬剤毒性角膜症

　投与している点眼薬によって生じる上皮障害である．防腐剤（塩化ベンザルコニウム）が代表であるが，緑内障点眼（β 遮断薬，プロスタグランジン製剤）や NSAID，アミノグリコシド抗菌薬，抗ウイルス薬などによって起こりうる．薬剤による角膜上皮細胞の脱落亢進もしくは基底細胞の分裂抑制が原因と考えられる．検眼鏡的に SPK が角膜全面に認められ（図22），進行するとハリケーン状の SPK や epithelial crack line を呈し，フルオレセイン染色後の delayed stain に代表される．さらに進行すると遷延性上皮欠損にまで及ぶ．結膜上皮障害をほとんど認められないことがドライアイに伴う SPK との大きな鑑別ポイントである．結膜上皮では，角膜上皮と比較してバリア機能が低く，薬剤毒性を引き起こす原因物質が上皮層に留まりにくいため，その結果として上皮障害が生じにくいと推測されている．また，下眼瞼結膜，特に円蓋部に濾胞を生じる薬剤性濾胞性結膜炎を呈する場合がある．

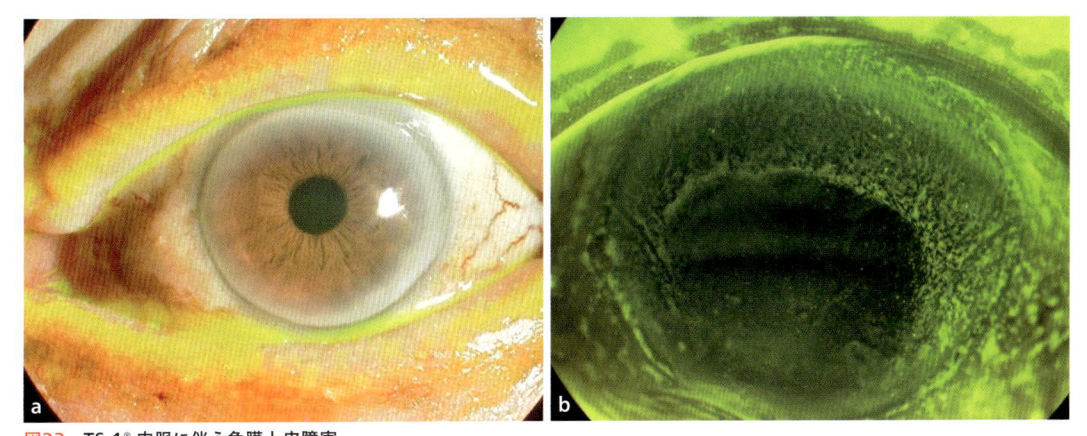

図23　TS-1® 内服に伴う角膜上皮障害
輪部幹細胞が疲弊した結果，広範囲に周辺角膜から結膜侵入をきたしている．角膜中央に SPK を認める．

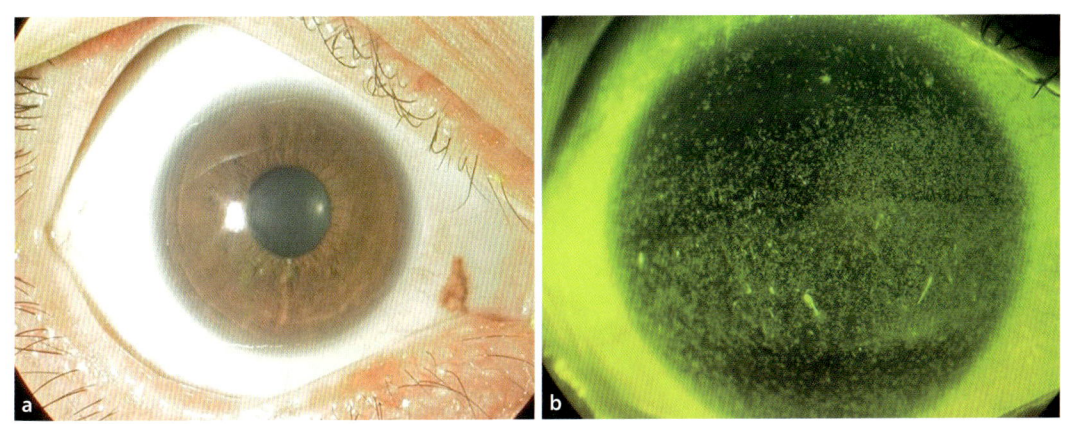

図24　マイボーム腺炎角膜上皮症
角膜全面に SPK を認める．周辺角膜から軽度の結膜侵入を認める．

2. 経口抗腫瘍薬に伴う角膜上皮障害

　TS-1®（テガフール，ギメラシル，オテラシルカリウム）をはじめとした抗腫瘍薬の副作用によって角膜上皮障害が生じる（図23）．上皮幹細胞，基底細胞の分裂抑制が原因である．積極的な問診が重要になる．抗腫瘍薬の中止，休薬により改善するが，全身状態に依存するため他科との連携が必須である．TS-1® では涙道狭窄による流涙を合併する場合も少なくない．涙液中に含まれる薬剤により，涙道粘膜の炎症，涙道扁平上皮の肥厚と間質の線維化が起こり，涙道狭窄が生じると考えられている．

3. マイボーム腺炎角膜上皮症

　マイボーム腺炎を合併した閉塞型のマイボーム腺機能不全において，角膜上皮障害を伴うもの．マイボーム腺の擦過培養を行うと *Propionibacterium acnes*（*P. acnes*）が高率に検出される．本症の典型例は，角膜に表層性血管侵入を伴う結節性細胞浸潤が生じる角膜フリクテンである．一方，非フリクテン型のマイボーム腺炎角膜上皮症では SPK を認める

Ⅰ　点状表層角膜症の鑑別

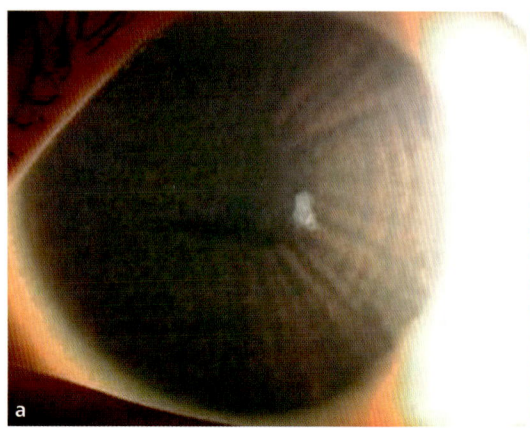

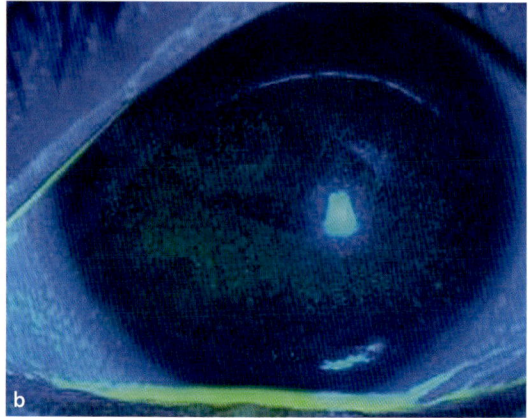

図25 Meesmann 角膜上皮ジストロフィ
強膜散乱法にて角膜上皮内に無数の点状混濁が観察される．一部はフルオレセインに染色され，SPK 様の所見となる．

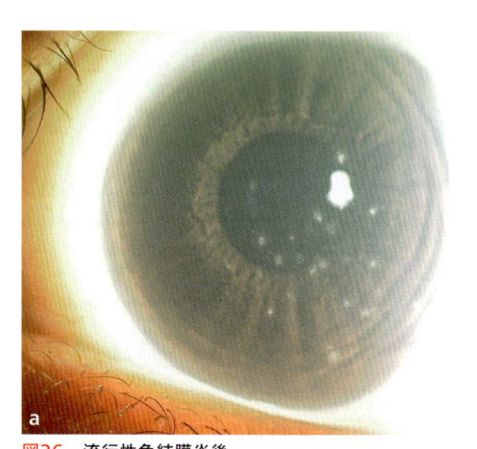

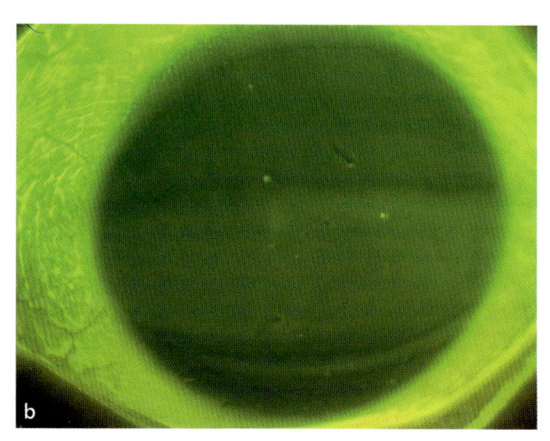

図26 流行性角結膜炎後
角膜中央に多発性の上皮下浸潤を認める．一部フルオセインで染色され，SPK 様となっている．

が，結節性病変はない．重症例ではびまん性に SPK が拡大する（**図 24**）．周辺角膜からの表層性血管侵入を認める場合も少なくない．若年者，女性に多い傾向がある．

4．Meesmann 角膜上皮ジストロフィ

　本疾患は角膜上皮内に微小囊胞を認める非常に稀な遺伝性疾患である．遺伝形式は常染色体優性遺伝であり，1997 年 Irvine および Nishida らによって角膜上皮型ケラチンであるケラチン 3（*KRT3*）およびケラチン 12（*KRT12*）が責任遺伝子であることが報告された．

　前眼部所見としては，両眼の角膜上皮内に無数の点状混濁として観察される円形の微小囊胞が特徴的である（**図 25**）．直接法にて観察可能であるが，間接法や反帰光線法を用いると灰色の囊胞がより鮮明に観察できる．上皮基底部で生じた囊胞は上皮の turnover に伴って表層へ移動し，表面に達すると破裂して角膜びらんとなる．そのため，フルオレセイン染色を施すと，表層に達した囊胞が染色され SPK 様の所見を呈する．微小囊胞は通常びまん性に観察されるが，一部が融合し一塊もしくは直線状に観察される場合もある．

5. アデノウイルス角結膜炎

アデノウイルスによる流行性角結膜炎の急性期に，フルオレセインで染色される点状の微細な上皮混濁を認める場合がある．その後角結膜炎は2〜3週で治癒するが，消炎が不十分な場合や若年者では，多発性の上皮下浸潤となり（図26），視軸にかかると視力低下や羞明の原因となる．急性期，上皮内でウイルスが増殖し，消退後はアデノウイルス抗原に対する遅延型過敏反応により上皮下浸潤が生じると考えられている．

日常診療で遭遇する機会が多い点状表層角膜症は，細隙灯顕微鏡所見で観察するのは容易である一方，原因疾患が多岐にわたるため，鑑別診断が非常に重要となってくる．まずは，部位別のどのパターンにあてはまるかを考えてみることで，比較的容易に原因疾患にたどりつける場合が少なくない．さらに，上皮のメンテナンス機構から病態を思い浮かべ，眼瞼や結膜といった角膜以外の所見を手がかりにすると，正確な診断にたどりつくことができる．

参考文献

1) Thoft RA, Friend J: The X, Y, Z hypothesis of corneal epithelial maintenance. Invest Ophthalmol Vis Sci 24: 1442-1443, 1983
2) Irvine AD, Corden LD, Swensson O, et al: Mutations in cornea-specific keratin K3 or K12 genes cause Meesmann's corneal dystrophy. Nat Genet 16: 184-187, 1997
3) Nishida K, Honma Y, Dota A, et al: Isolation and chromosomal localization of a cornea-specific human keratin 12 gene and detection of four mutations in Meesmann corneal epithelial dystrophy. Am J Hum Genet 61: 1268-1275, 1997

（相馬剛至）

II 角膜上皮欠損の鑑別

　角膜上皮欠損は，日常診療のなかで頻繁に遭遇する疾患である．角膜上皮は，輪部にある角膜上皮幹細胞から上皮の供給をうけて，基底層にTA細胞（transient amplifying cell）として分布し，表層に向かって分化・脱落を繰り返す重層扁平上皮である．角膜は無血管組織であるので，角膜上皮の代謝は，涙液中に溶解する酸素や前房水からの供給によって成り立っている．角膜上皮欠損は，機械的な傷害によって生じるのはもちろんのこと，上皮細胞の需要と供給がくずれたり，実質との接着不良になったり，栄養障害になったりなど，さまざまな原因によって生じる．上皮欠損を起こしている真の犯人をみつけて治療に当たることが大事である．

　そこで本項では，角膜上皮の生理と病態からみた角膜上皮欠損の鑑別について解説する．

I.　角膜上皮の生理

　角膜上皮は，輪部にある角膜上皮幹細胞から上皮の供給を受けている．角膜上皮幹細胞は細胞周期の遅いslow cycling cellで，普段は分裂能が遅いため，1段階分化したTA細胞が上皮の基底層に存在し，細胞分裂を繰り返している．基底細胞から表層細胞まで7日間程度で分化し脱落していく．角膜上皮の恒常性は，上皮の供給，分裂，脱落のバランスによって維持されている．これは，Thoft & FriendのXYZ理論と言われ，角膜上皮の生理を理解するうえで非常に役に立つ．このうちのどこかのバランスがくずれると，上皮欠損を生じる．次項の鑑別のポイントにて詳細に解説する．

　原因疾患としては，コンタクトレンズなどに伴う外傷の要因が多いが，糖尿病や遺伝性疾患により角膜上皮と基底膜との接着が悪くなった場合（図1），ドライアイやマイボーム腺機能不全（meibomian gland dysfunction：MGD）関連眼症などオキュラーサーフェスの異常（図2），あるいは春季カタル（図3），眼瞼結膜異物などによっても上皮欠損は生じる．

　遷延性角膜上皮欠損は，基底膜の異常や三叉神経麻痺などに伴う神経栄養障害性など，なんらかの上皮の修復機転が障害され，角膜上皮欠損が持続する状態をいう．どの程度角膜上皮欠損が継続すれば遷延性と呼ぶのかについては明確な定義はないが，改善傾向のな

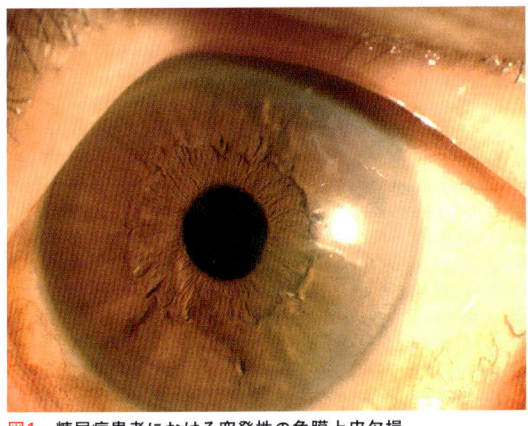

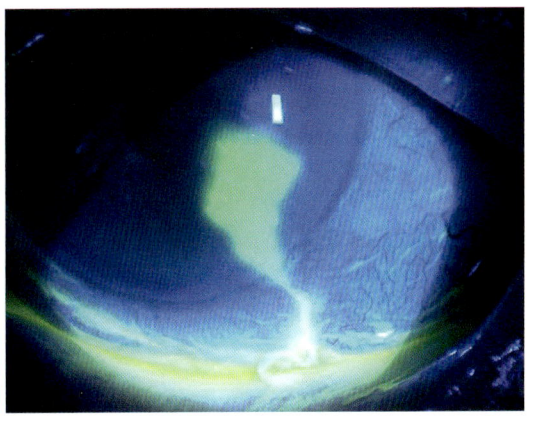

図1 糖尿病患者における突発性の角膜上皮欠損
単純糖尿病にて通院中の患者が，起床時からの異物感を訴えて来院．白内障手術は1年前に施行されている．処方している点眼薬はなし．結膜充血は軽度で，自覚的な眼痛も軽度であった．抗菌薬眼軟膏による加療を行ったが，治癒には3週間程度かかった．

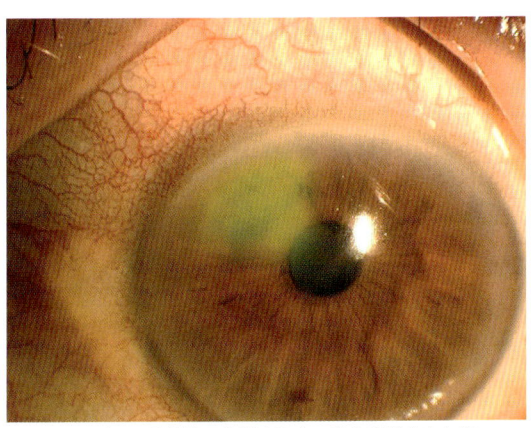

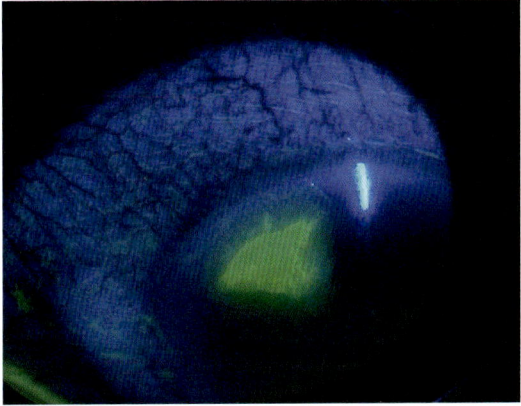

図2 マイボーム腺機能不全関連眼症に伴う角膜上皮欠損
10時の部位の結膜充血および角膜欠損を認める．抗菌薬および低濃度ステロイド薬の点眼および眠前の抗菌薬眼軟膏にて治癒した．

い状態が1, 2週間持続するものをそう見なすことが多い．

II. 原因別にみる角膜上皮欠損の鑑別のポイント

ThoftらのXYZ理論をもとに考えるのが最も理解しやすいと思う（**図4**）．

1. 表層よりの脱落亢進（Z）

表層からの角膜上皮の脱落が亢進する状態としては，機械的あるいは化学外傷に伴うもの，ドライアイや兎眼などによる瞬目時の眼瞼との摩擦の増加，春季カタルなどでの眼瞼との影響や眼表面の炎症に伴うものなどがある（**図3, 5**）．

外力による機械的外傷では，子どもの手が当たったなど外傷を契機に発症する（**図6, 7**）．鋭利なものであれば実質に病変がおよび角膜穿孔なども引き起こすが，強いずり応力が働くと角膜上皮欠損を生じる．上皮欠損そのものは，眼軟膏や圧迫眼帯などの処置に

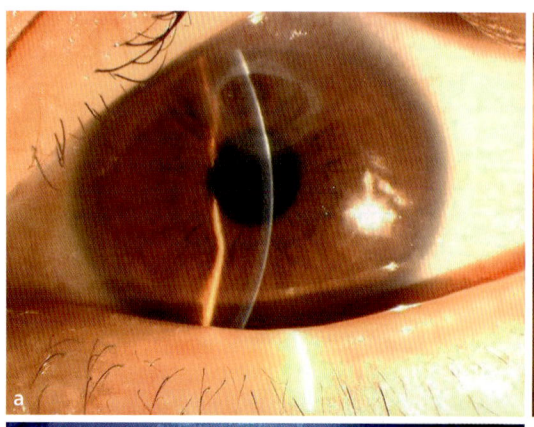

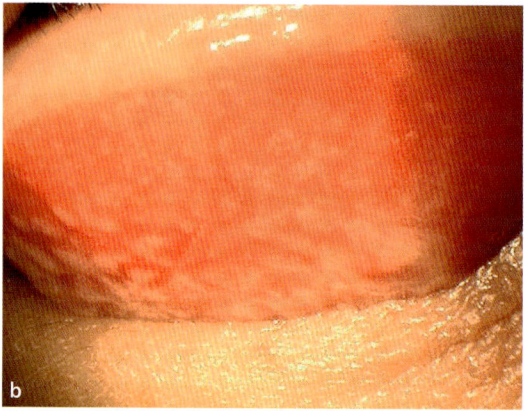

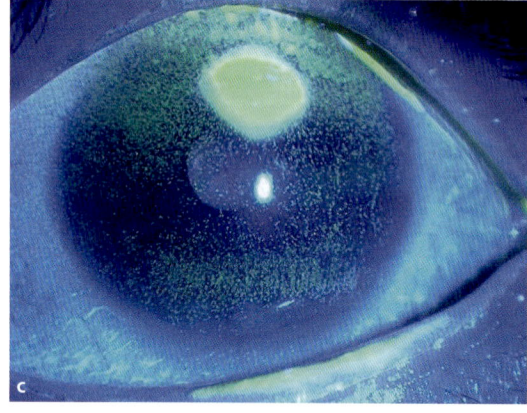

図3 眼瞼の炎症（春季カタル）に伴う角膜上皮欠損
上眼瞼の裏に著明な乳頭増殖を認め（b），角膜上方にシールド潰瘍を認める（a, c）．眼軟膏の処方とともに，原疾患の治療として，ステロイド薬および免疫抑制剤の点眼を開始し，治癒した．

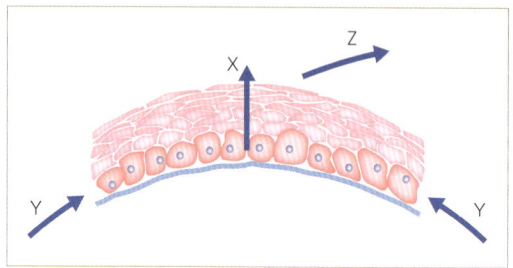

図4 XYZ 理論
X：細胞の分裂．Y：細胞の移動．Z：細胞の脱落．
X＋Y＝Z というバランスが保たれて，角膜上皮層が維持されている．

て数日で軽快するが，上皮と Bowman 膜の接着が脆弱になると，上皮が修復されても上皮欠損を起こした部位とその下の Bowman 膜や角膜実質との接着不良によって，とくに起床時などの開瞼時に角膜上皮欠損が再発する．接着が弱いサインの1つとして，上皮下に小さな沈着物や上皮内の囊胞（cyst）が見える．このサインがあるうちは，眠前の眼軟膏を継続することが重要である．数か月続くことも珍しくない．

酸やアルカリなどの化学外傷によっても角膜上皮欠損を生じる（**図8**）．眼表面のどの程度まで障害を受けたかによって予後は変わってくる．アルカリは組織内への深達度が大きいために，角膜潰瘍などを生じたり，角膜輪部が障害されれば，結膜上皮の侵入などを

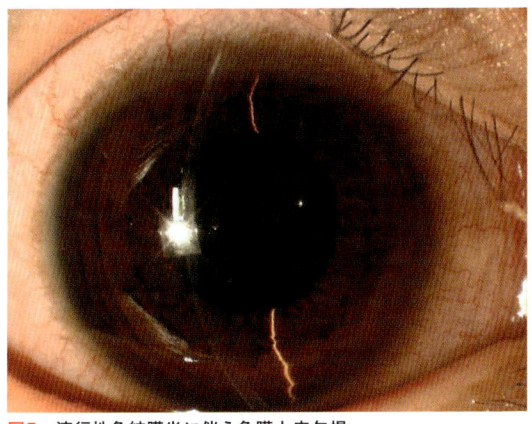

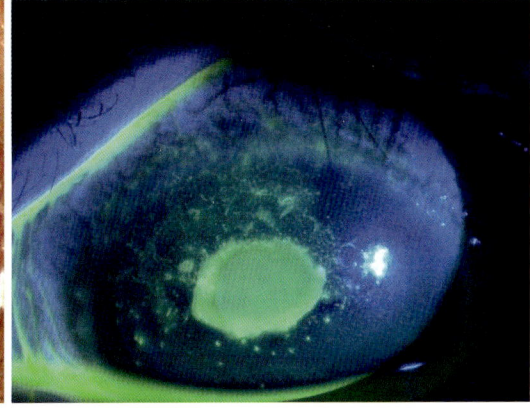

図5 流行性角結膜炎に伴う角膜上皮欠損
結膜充血および多量の眼脂を認め，角膜上皮欠損を生じていた．抗菌薬の眼軟膏の使用とともに，ステロイド点眼を用いた積極的な消炎によって，上皮欠損は治癒した．

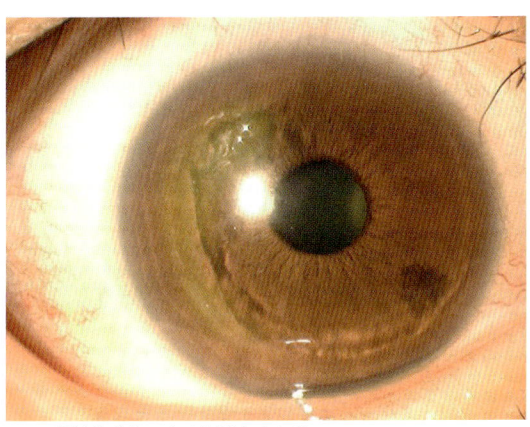

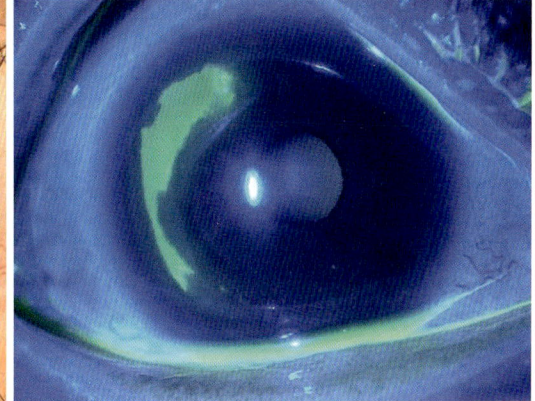

図6 機械的外傷による角膜上皮欠損
ボタンが飛入して受傷した．レーザー角膜内切削形成術（Laser *in situ* keratomileusis：LASIK）手術の既往がある．眼軟膏を処方し，1週間程度で治癒した．

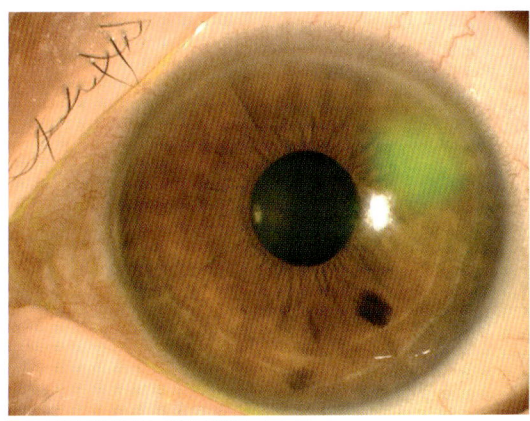

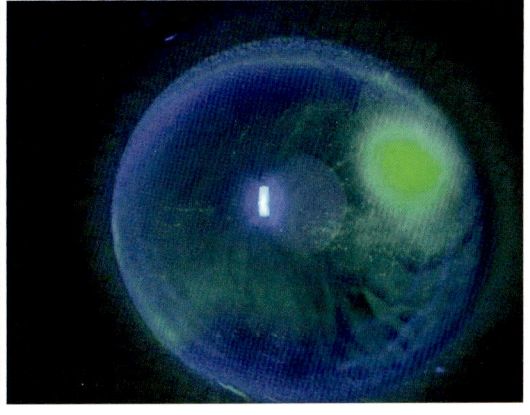

図7 機械的外傷に伴う角膜上皮欠損
ふとんの角がぶつかって受傷した．角膜上皮欠損と引っ掻いたような点状表層角膜症を認める．抗菌薬眼軟膏の処方により治癒した．

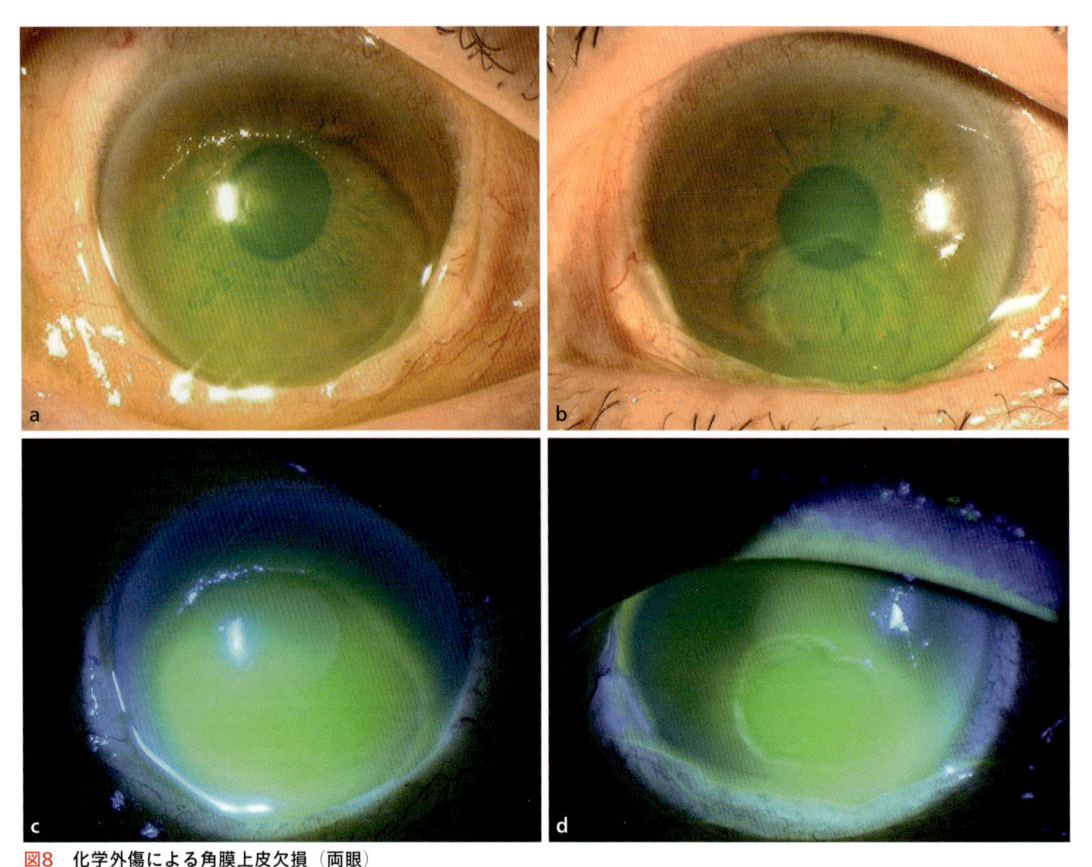

図8　化学外傷による角膜上皮欠損（両眼）
仕事中に両眼に希硫酸が飛入した（右眼：a, c，左眼：b, d）．両眼に角膜上皮欠損を認めるが，輪部の傷害が軽度であったため，抗菌薬の眼軟膏およびステロイド薬内服処方にて治癒した．

きたす．眼表面や眼内の炎症を強く起こすので，治療はステロイド薬による消炎と，感染予防のための抗菌薬軟膏などが基本になる．上皮欠損が広範囲にあって，ステロイド薬の局所投与がためらわれる場合には，ステロイド薬の内服を投与する．

　点眼薬に含まれる防腐剤や薬剤そのものの毒性に伴う角膜上皮欠損もある．点眼薬では，アミノ配糖体抗生物質点眼，ピマリシン点眼，アシクロビル眼軟膏，β遮断薬点眼，イソプロピルウノプロストンなどに注意が必要である．治療は，点眼薬の中止である．

　糖尿病や Meesmann 角膜ジストロフィ，格子状角膜ジストロフィ1型などの遺伝性疾患の患者では，角膜上皮と Bowman 膜との接着不良のため，角膜上皮欠損をきたすことがある．治療は，抗菌薬の軟膏が基本となるが，再発性角膜上皮びらんのときと同様に，眠前の眼軟膏の長期継続が必要になる．

　眼瞼裏の異物などによっても，瞬目時に上皮が機械的に擦過されて角膜上皮欠損を生じることがある．治療は異物の除去を行い，眼軟膏などを併用すれば，数日で軽快する．

2. 基底細胞，TA 細胞の分裂減少（X）

　人間の体は痛みを感じて，そのシグナルによって反応を起こすが，角膜上皮も欠損が起こると痛みを感じて，上皮の分裂や涙液分泌の上昇などが起こる．脳外科手術後やヘルペ

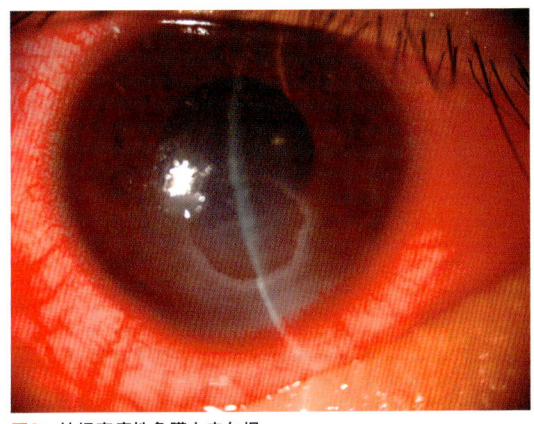

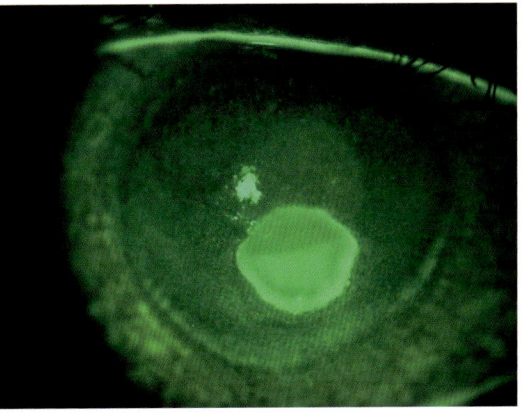

図9　神経麻痺性角膜上皮欠損
脳外科での聴神経腫瘍への手術後の三叉神経麻痺から角膜上皮欠損が発生した．

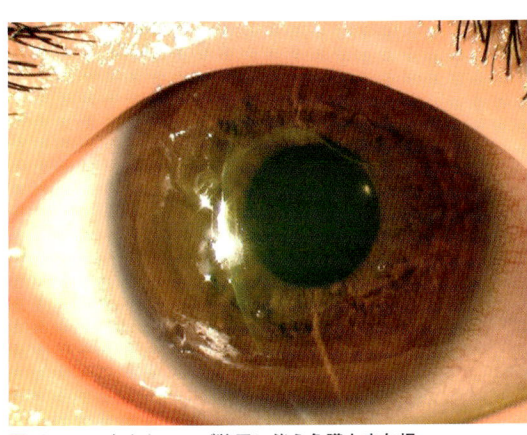

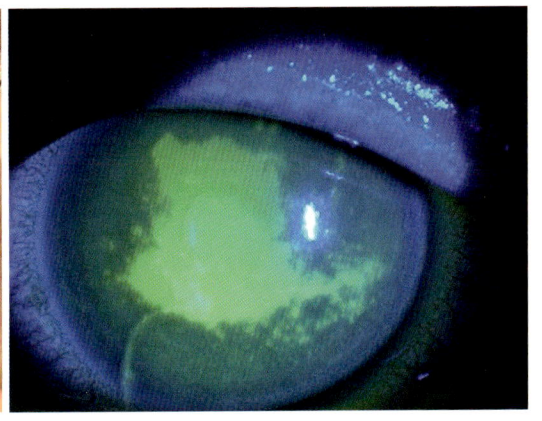

図10　コンタクトレンズ装用に伴う角膜上皮欠損
コンタクトレンズをつけっぱなしで就寝してしまい，眼痛を訴えて受診した．角膜は全体的に浮腫状で，中央に角膜上皮欠損を認める．抗菌薬および低濃度ステロイド点眼薬，抗菌薬眼軟膏にて治癒した．

ス感染などで三叉神経麻痺が起こると，痛み刺激がなくなり，基底細胞の分裂が減少してしまい角膜上皮欠損を生じる（図9）．これを神経麻痺性角膜上皮欠損という．非常に治療が難しい疾患であるが，自己血清点眼や最近ではサブスタンスPとインスリン様成長因子-1の点眼が有用であるとの報告もある．

近年はコンタクトレンズの酸素透過性が向上しているために少ないが，酸素透過性の低いコンタクトレンズを長期装用したりつけっぱなしで就寝したりすると，酸素不足から基底細胞の分裂が減少して上皮欠損を生じたり，またコンタクトの貼り付きによってコンタクトレンズを取るときに上皮欠損を生じることもある（図10）．

3. 輪部からの供給低下（Y）

角膜上皮幹細胞疲弊症と呼ばれるStevens-Johnson症候群や眼類天疱瘡（図11），化学外傷や熱傷などの疾患では，角膜上皮幹細胞が消失しているため，角膜上皮が供給されない．結膜上皮の侵入をきたしたり，角膜上皮欠損を生じる．輪部移植や角膜上皮幹細胞を含む角膜上皮シート移植など原疾患の治療が必要である．

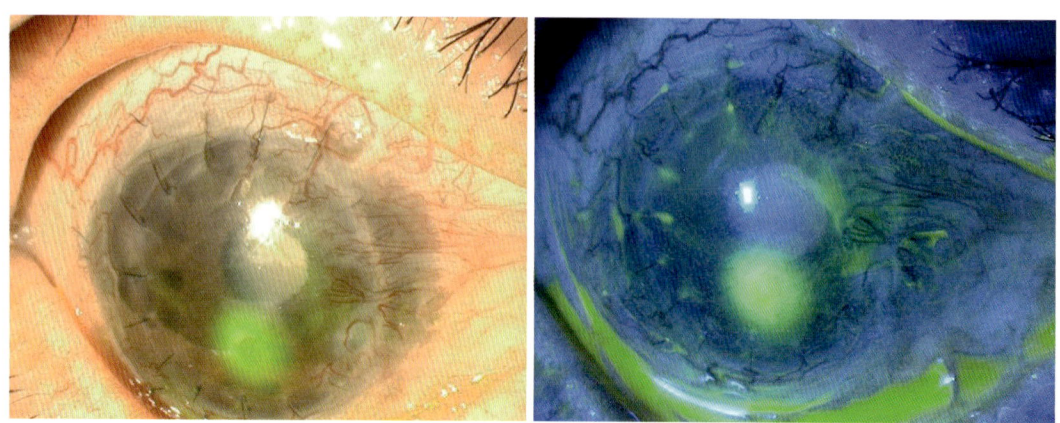

図11 角膜上皮幹細胞疲弊症に伴う角膜上皮欠損
眼類天疱瘡にて，以前に角膜移植術や輪部移植，羊膜移植を受けている．術後は治療用ソフトコンタクトレンズを装用しているが，角膜上皮欠損が遷延している．瞼球癒着も進行しているので，再度の羊膜移植と輪部移植が必要である．

　角膜上皮欠損の鑑別について，病態から理解できるように解説した．角膜上皮欠損は，機械的なものを除いて，原因となる病態が必ず存在する．角膜上皮欠損に対する治療はある程度共通しているが，対症療法のみを行うのではなく，炎症性のものであれば消炎する，異物が原因であればそれを除去するなど，角膜上皮欠損を生じさせている原因を理解し，それに対する根本的な治療を行うことが最も大切である．

〔久保田享〕

III 角膜潰瘍の鑑別

　角膜潰瘍（corneal ulcer）は角膜上皮，Bowman 膜を越えた角膜組織の欠損を指し，通常は炎症を伴う．角膜潰瘍診断のファーストステップかつ最も重要なのは，潰瘍の原因が感染性なのか，非感染性なのか，ということである．よって角膜潰瘍を診たら，感染のリスク，潰瘍発症の局所因子，外傷などの外的因子，全身疾患などの内的因子について詳細な問診をとり，そして注意深い病巣の観察に基づき鑑別診断を行う．

I. 感染性か？　非感染性か？

1. 既往歴，危険因子（表1）

　感染性角膜潰瘍は，上皮障害によりバリアーが破綻することで微生物が角膜内へと侵入することによって発症する．よってコンタクトレンズ装用の既往，角膜異物，外傷，屈折矯正手術や角膜移植術などの角膜手術の既往などは感染の危険因子となる．ステロイド点眼，局所麻酔薬点眼，ドライアイなどの局所の宿主防御機能の低下をきたす因子や，再発性角膜びらん，水疱性角膜症，多剤の点眼薬治療など，上皮バリアーへの障害の生じやすさも感染性潰瘍の危険因子である．また全身性には，糖尿病，後天性免疫不全症候群（acquired immunodeficiency syndrome：AIDS），悪性腫瘍，ステロイド薬投与中の自己免疫性疾患などは感染の危険因子であり，一方，自己免疫性疾患のなかでも，関節リウマチ，Wegener 肉芽腫症は周辺部角膜潰瘍をきたす全身疾患として重要である．

2. 病変部位

　多くの感染性角膜潰瘍は角膜の周辺部には形成されず，角膜中間部から中央部に発生することが多い．角膜上皮には Langerhans 細胞という樹状細胞が存在し，輪部血管より供給されている．Langerhans 細胞は角膜周辺部に多く，中央では少ないため，微生物は輪部血管から離れた部位では感染免疫から逃れ，増殖しやすいと考えられる．一方，免疫学的な機序による非感染性角膜潰瘍では，輪部付近の血管網が発達している部位から漏出した白血球と角膜組織とに免疫応答が生じるので，角膜周辺部に浸潤と潰瘍を形成すると推

表1 感染性角膜潰瘍の危険因子

- コンタクトレンズ装用
- 角膜異物
- 外傷
- 角膜手術の既往
- ステロイド点眼
- 局所麻酔薬点眼
- 点眼薬の多剤，長期使用
- ドライアイ
- 再発性角膜びらん
- 水疱性角膜症
- 糖尿病
- AIDS
- 悪性腫瘍

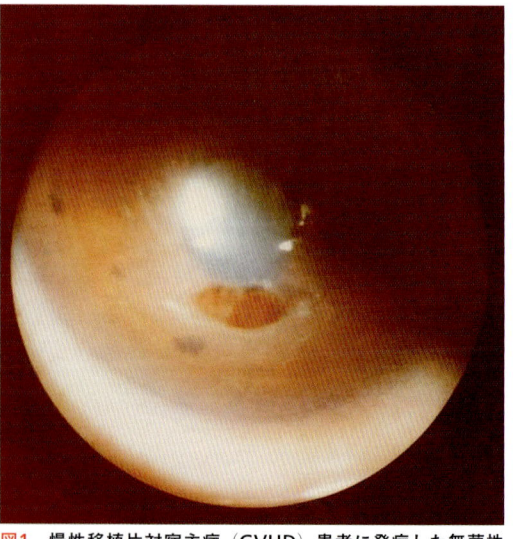

図1 慢性移植片対宿主病（GVHD）患者に発症した無菌性角膜潰瘍による中間部角膜穿孔

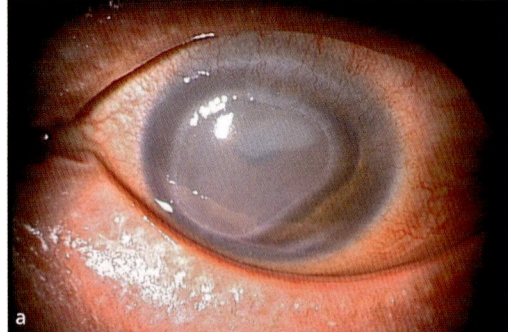

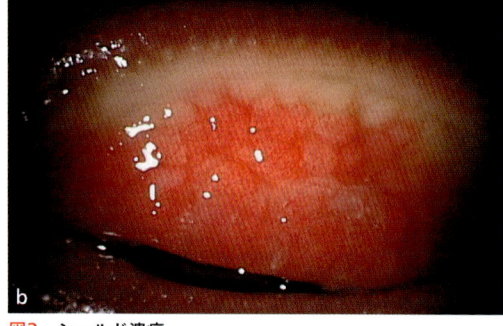

図2 シールド潰瘍
42歳，男性．上眼瞼結膜には活動性の高い石垣状乳頭増殖を認める．

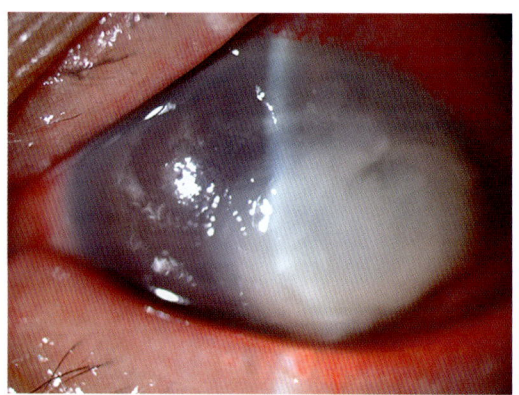

図3 感染性角膜潰瘍における角膜膿瘍

測される．ただし Sjögren 症候群や骨髄移植後の移植片対宿主病（graft versus host disease：GVHD）など重度のドライアイでは，感染がなくとも角膜中間部や中央に非感染性の潰瘍を生じることもある（図1）．

また知っておくべき角膜中央部の非感染性潰瘍に，春季カタルで生じるシールド潰瘍が挙げられる（図2）．シールド潰瘍では活動性の高い乳頭増殖を上眼瞼結膜に認め，やや混濁した潰瘍周辺部，灰色の潰瘍底を示す．これらの中央部非感染性潰瘍の場合，膿瘍は呈さない．

3. 病巣

膿瘍（図3），濃厚な浸潤巣は感染性潰瘍を疑わせる所見である．そのほかにも感染性潰瘍では，前房内炎症，前房蓄膿，内皮プラーク（図4）など，前房内反応を認めることもある．ただし，非感染性潰瘍であっても，反応性虹彩炎と前房蓄膿を認めることがある（図5）．一方，周辺部非感染性潰瘍は輪部に沿って，細長く，または弓状に潰瘍を形成す

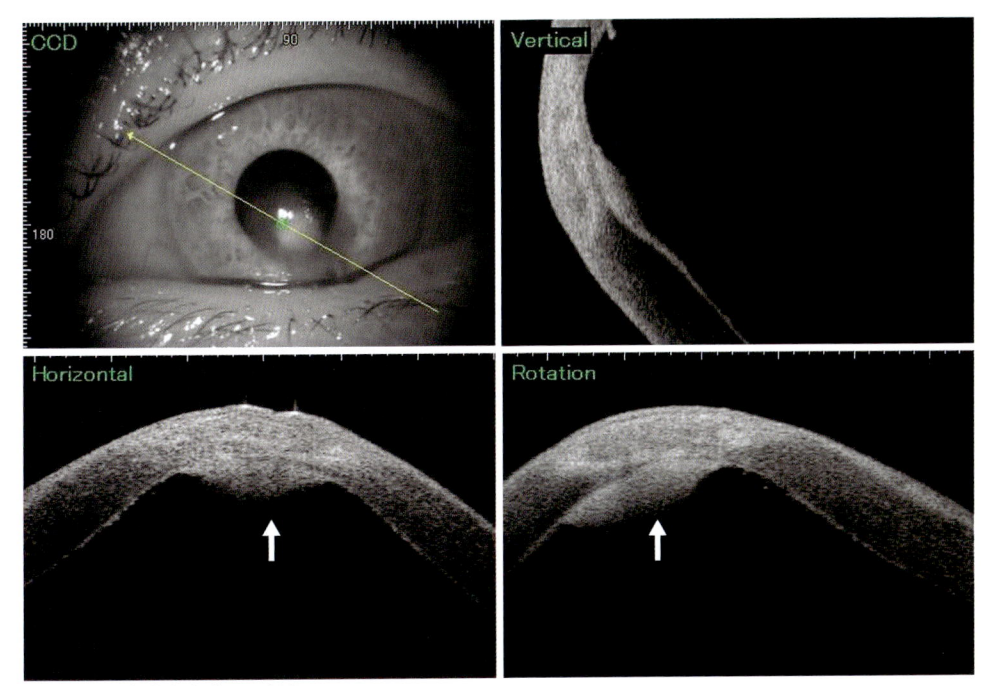

図4 真菌性角膜潰瘍（カンジダ）
膿瘍直下の内皮プラーク（矢印）が OCT でみられる．

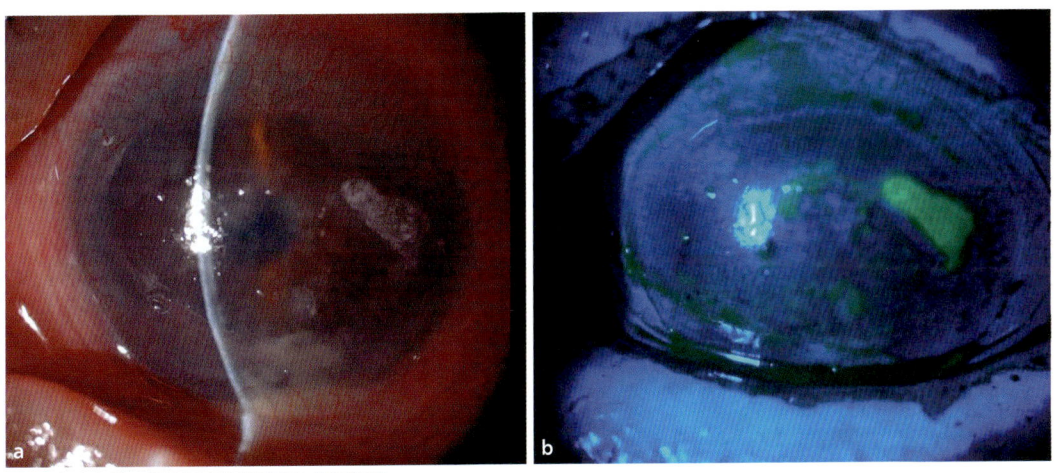

図5 上皮欠損に伴う反応性虹彩炎と前房蓄膿
85歳，女性．上皮欠損の治癒とともに虹彩炎や前房蓄膿も軽快した．

る（図6）．浸潤も認めるが，軽度であることもある．

II. 感染性角膜潰瘍の鑑別

　感染性角膜潰瘍の診断で最も重要なのは病原体の同定である．病原体の同定ならびに除去を目的に角膜擦過を行うが，この際細菌性角膜潰瘍では角膜実質の融解から角膜が軟らかいことが多く，一方，真菌やアメーバでは擦過の手応えが硬い感じのことが多いとも言われ，診断の一助となる．擦過塗抹標本，培養，PCR などによって病原体の検出を試み

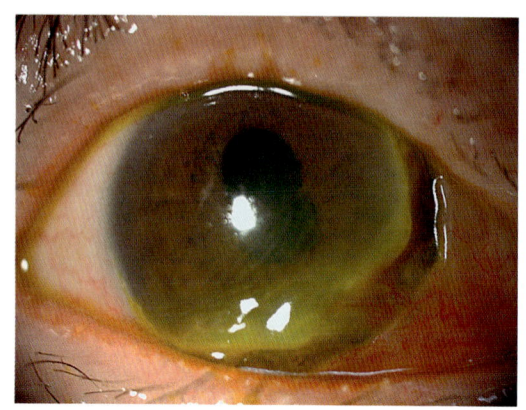

図6　弓状潰瘍

るが，その検出力は決して高くはなく，また同定や薬剤感受性が判明するまで時間を要する場合もある．

　擦過塗抹標本に対する染色法にはギムザ染色，グラム染色，ファンギフローラY®染色，蛍光抗体法等がある．ギムザ染色は多目的スクリーニング染色であり，多核球主体でみられれば細菌，真菌，アメーバを考え，単核球優位であればウイルス感染を疑う．また好酸球はアレルギー性疾患で認める．グラム染色は細菌，真菌，アメーバが疑われるときに行う．真菌やアメーバはグラム陽性に染色される．ファンギフローラY®染色は真菌やアメーバのシストを検出する鋭敏な染色法である．蛍光抗体法はウイルス抗原の直接的な証明法であり，ヘルペスウイルス感染が疑われる際に行われるが，近年は免疫クロマトグラフィを用いた検出キットも販売されている．

　疫学的知識も感染性角膜潰瘍鑑別の一助となる．ブドウ球菌，肺炎球菌，緑膿菌，モラクセラが細菌性角膜潰瘍の4大起因菌と言われ，これらで細菌性角膜潰瘍の約4割を占める．コンタクトレンズ装用者の角膜潰瘍は緑膿菌などのグラム陰性桿菌やアカントアメーバを念頭に置く．

　感染性角膜潰瘍は治療が遅れると重篤な視機能障害を残すため，臨床所見や経過，病態からある程度起因菌を推測し，治療薬を選択することが重要となる．

1. 病歴

1) 発症の契機

　外傷による感染性角膜炎は細菌，真菌ともに考慮しなければならないが，植物外傷ではとくに真菌（糸状菌）に注意する．

　感染性角膜潰瘍の一大原因であるコンタクトレンズ装用の既往は大切なポイントである．種類，使用方法などを問診し，適切な使用を行っていたかどうか確認する．角膜擦過だけでなく，コンタクトレンズケースの培養によって起因菌を同定可能なこともある．

　ステロイド薬や免疫抑制剤の長期使用患者，アトピー性皮膚炎，糖尿病，高齢者等，日和見感染が考えられる患者では，感染の重要な危険因子であり，細菌感染のリスクに加え

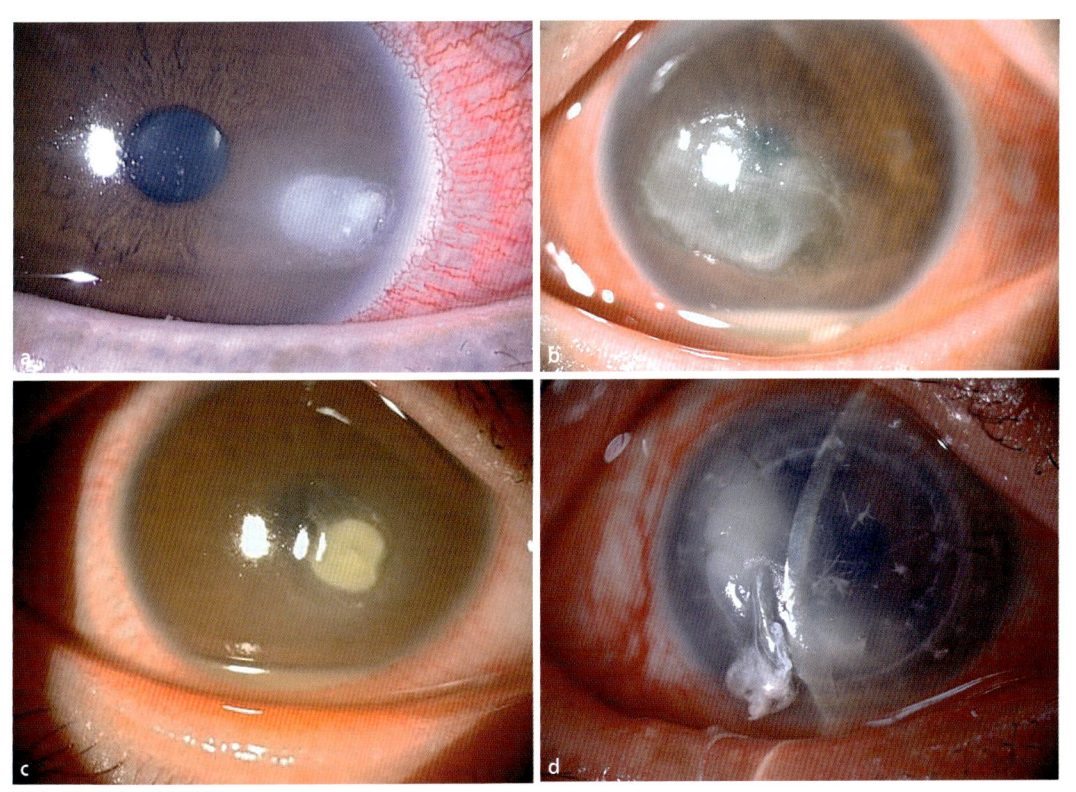

図7　細菌性角膜潰瘍初期
a：ブドウ球菌性角膜潰瘍．膿瘍以外では比較的透明性が保たれている．
b：モラクセラによる角膜潰瘍．コントロール不良の糖尿病患者に発症した．前房蓄膿も認める．
c：コンタクトレンズ装用者に発症した緑膿菌による角膜潰瘍．膿瘍部位以外でも浮腫性変化が強い．
d：連鎖球菌による角膜潰瘍．infectious crystallin keratopathy も認める．

て，真菌感染症（とくにカンジダなどの酵母様真菌），耐性菌〔メチシリン耐性黄色ブドウ球菌（methicillin-resistant *Staphylococcus aureus*：MRSA）など〕，ヘルペスを発症しやすいことに留意する．また紫外線，ストレスや過労もヘルペス発症の危険因子と言われている．

2）発症の経過

　一般的に真菌やアメーバでは進行が緩徐であり，ゆっくり病巣が拡大してくることが多い．そのため，自覚症状が出現してから1～2週してから眼科にかかることも少なくない．一方，多くの細菌感染では急速な伸展様式をとり，数日で病巣が拡大してくるため，自覚症状発症からすぐに来院することが多い．

2．潰瘍の性状

　感染性角膜潰瘍において，病巣の性状のみで診断することは不可能であるが，鑑別の一助となるため，特徴的な所見は押さえておくべきである．

　一般にグラム陽性菌の細菌性角膜潰瘍初期では浸潤巣の辺縁がスムースであることが多く，円形または類円形の限局性膿瘍を呈し，その周囲の浮腫は比較的軽度で周辺角膜は透明なことが多い（図7）．ただし膿瘍が拡大した進行例では Descemet 膜皺襞や前房蓄膿

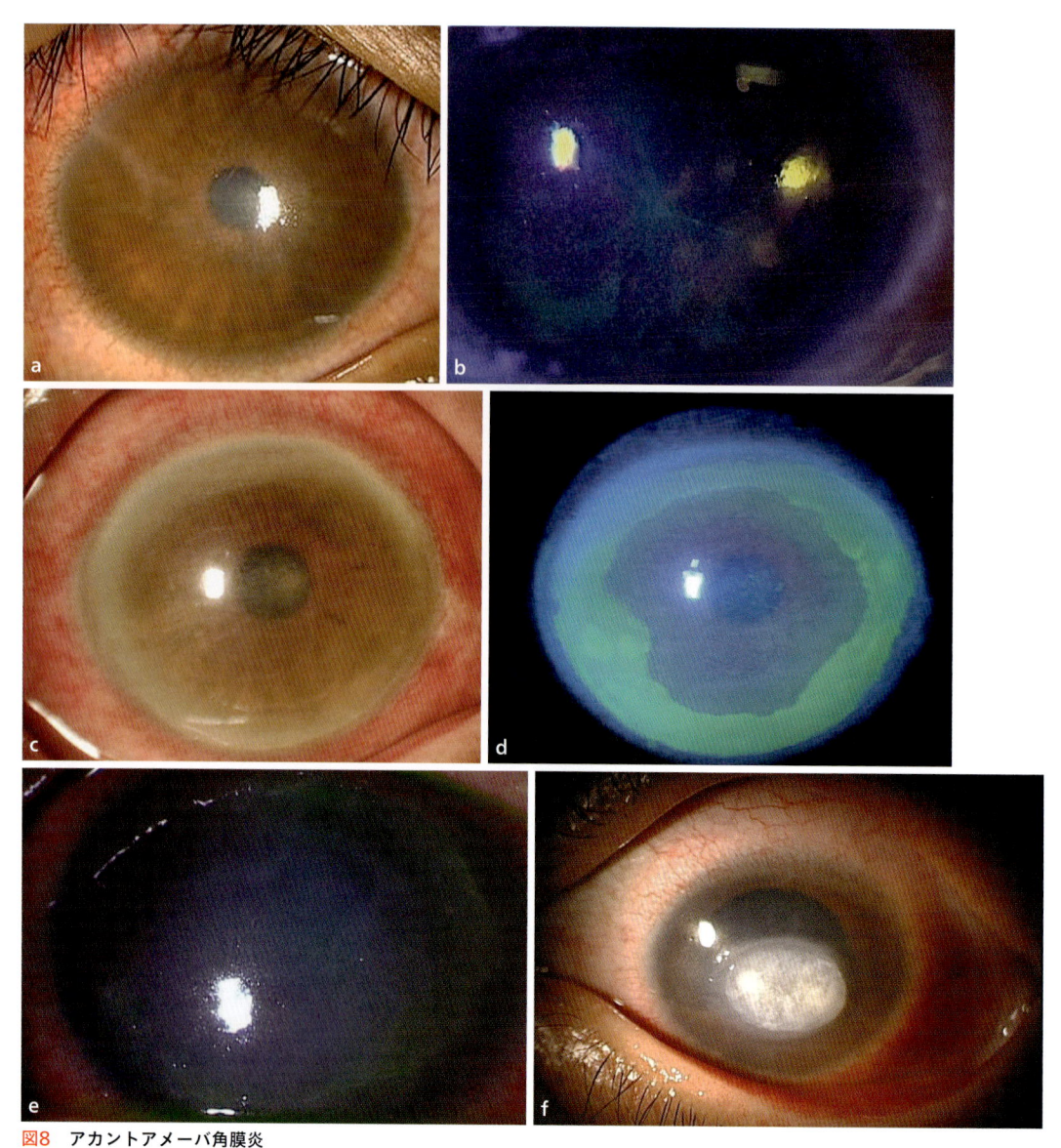

図8 アカントアメーバ角膜炎
a, b：初期. 放射状角膜神経炎, 偽樹枝状潰瘍. c, d：移行期. 特徴的な輪状潰瘍. e, f：完成期. 広範な円盤状混濁.

を伴うこともあり，ほかの感染性角膜潰瘍との鑑別は困難である．

　一方，緑膿菌感染では初期においても強い球結膜充血と浮腫を伴う濃厚な浸潤を認め，浸潤周囲にも角膜浮腫が及び，角膜全体がすりガラス状に混濁する（図7）．潰瘍は急速に進行し，病巣が拡大すると特徴的な輪状膿瘍を呈する．潰瘍表面には膿性分泌物や融解した角膜実質が付着していることが多い．輪状膿瘍はアカントアメーバ角膜炎（図8）の移行期でもみられるが，前述のごとく擦過の際の手応え（緑膿菌は軟らかく，アメーバは硬い）や潰瘍の性状（緑膿菌では全体の上皮欠損，アメーバでは膿瘍に沿ったドーナツ状の上皮欠損），経過（緑膿菌は急速に進行，アメーバは進行が緩徐）が異なる．

　肺炎球菌による角膜潰瘍では，初期では限局性潰瘍であるが，潰瘍病巣が急速に伸展

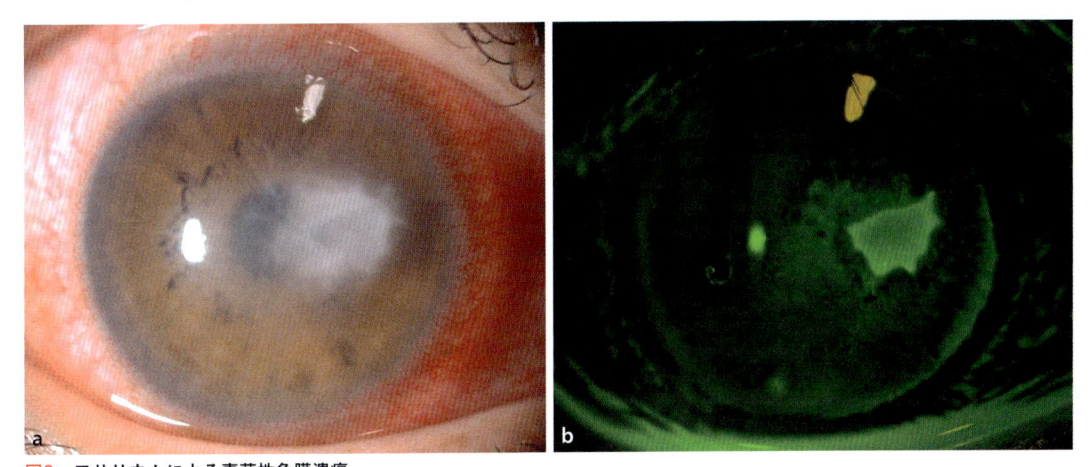

図9　フサリウムによる真菌性角膜潰瘍
潰瘍辺縁は毛羽立っている（hyphate ulcer）．全身性エリテマトーデス（systemic lupus erythematosus：SLE）でステロイド治療を受けていた．

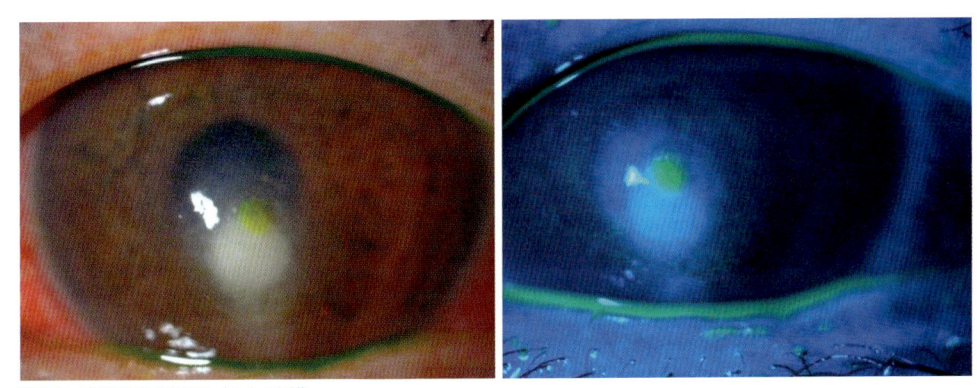

図10　真菌性角膜潰瘍（カンジダ）
小さな上皮欠損と hyphate ulcer を認める．

し，角膜中央へと移動することがあり，匐行性性角膜潰瘍と呼ばれる．肺炎球菌は菌体表面に莢膜をもち，好中球による貪食や抗菌薬に抵抗性である．それゆえ病巣が深部，中央部へと拡大しやすく，病変が匐行性になると考えられている．

　真菌感染でも，酵母様真菌では円形または類円形の限局性膿瘍を形成し，その周囲の浮腫や浸潤が軽度なことから，ブドウ球菌などのグラム陽性菌と類似している．しかし真菌感染では上皮欠損や潰瘍を伴わない場合もあり，浸潤巣と比較して潰瘍の程度が軽度のときは真菌感染を疑う根拠となり，鑑別に有用である（図9，10）．真菌，とくに糸状菌ではhyphate ulcerと呼ばれる膿瘍周囲が毛羽立っている所見を認め（図9），さらに主膿瘍のそばに，小円形の衛星病巣を認めることがある．潰瘍周囲の免疫輪（immune ring）も真菌感染でよくみられる所見である．真菌はとくに湿潤した環境を好むため，病変が角膜深層へと発展しやすく，潰瘍部に一致した内皮面にプラークを形成することもある．内皮面のプラークは浸潤層の裏面にかくれ，細隙灯顕微鏡検査では観察しにくいときもあるが，前眼部光干渉断層計（optical coherence tomography：OCT）を用いると描出可能であり，診断や病状掌握の一助となる（図10）．

Ⅲ　角膜潰瘍の鑑別

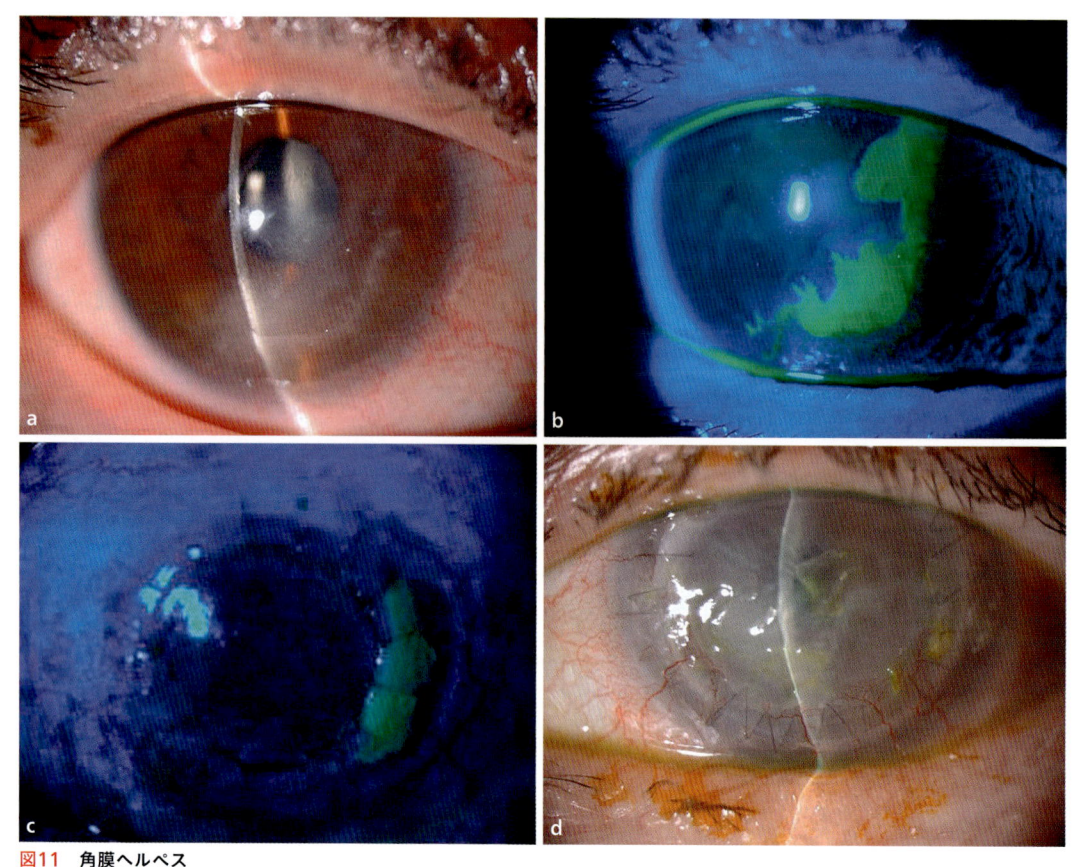

図11 角膜ヘルペス
a, b：ヘルペス地図状角膜潰瘍．c：全層角膜移植後の graft host junction に発症した上皮型角膜ヘルペス．d：栄養障害性角膜潰瘍．

　上皮型角膜ヘルペスでは特徴的な樹枝状角膜潰瘍，地図状角膜潰瘍を呈する（図11a, b）．樹枝状角膜潰瘍は，枝分かれがあり，潰瘍はある程度の幅をもち，先端部が瘤状に膨らんだいわゆる terminal bulb を示し，上皮内細胞浸潤を伴う．上皮型から実質型に移行すると，実質内浸潤が増強する．角膜移植後では長期にステロイド投与を行うことからヘルペス発症のリスクが高い．この場合，graft host junction をまたぐように地図状角膜潰瘍が発症するのが特徴的である（図11c）．繰り返す再発例では壊死性の栄養障害性角膜潰瘍を呈し，菲薄化，さらに穿孔することもある（図11d）．

III. 非感染性角膜潰瘍（周辺部角膜潰瘍）の鑑別

　感染性角膜潰瘍のほとんどが，上述のごとく角膜中央部に形成されるのに対し，非感染性角膜潰瘍は，重度ドライアイによる無菌性角膜潰瘍や春季カタルでみられるシールド潰瘍をのぞいて，ほとんどが角膜周辺部に形成される．周辺部角膜潰瘍の鑑別すべき疾患として，カタル性角膜潰瘍（図12），周辺部角膜ヘルペス，Mooren 角膜潰瘍（図13），リウマチ性角膜潰瘍（図14），Wegener 肉芽腫症（図15），Terrien 角膜辺縁変性（図16）などが挙げられる．

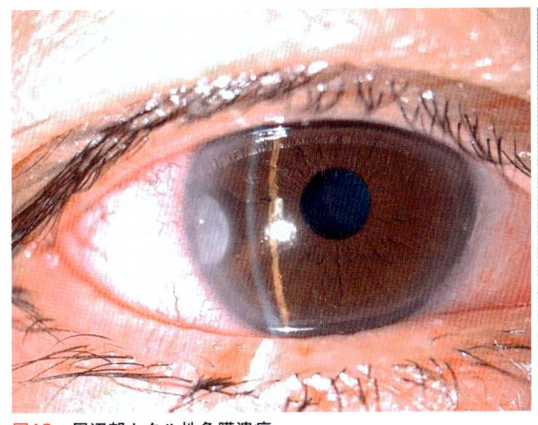

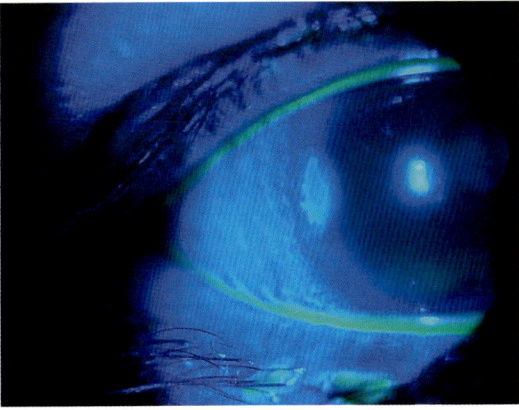

図12 周辺部カタル性角膜潰瘍
輪部と浸潤巣の間に透明帯を認める．

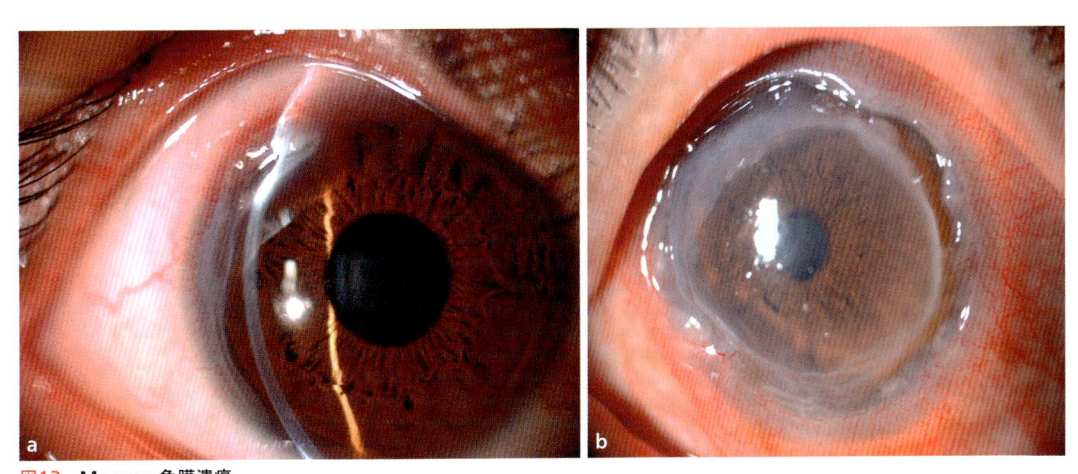

図13 Mooren 角膜潰瘍
a：22 歳，男性．耳側角膜周辺部に弓状の潰瘍を認める．透明帯はない．毛様充血を認めるが強膜炎はなくきれいである．
b：59 歳，男性．全周性の Mooren 角膜潰瘍．

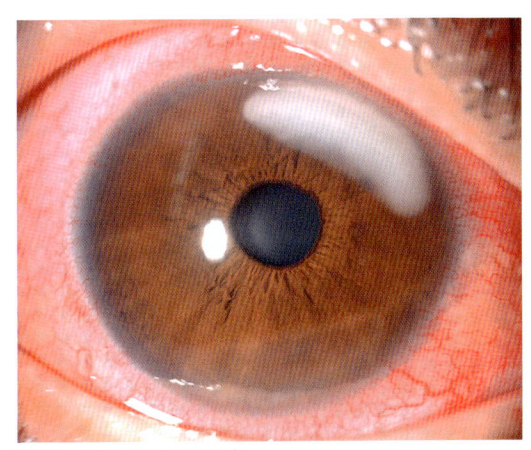

図14 リウマチ性角膜潰瘍

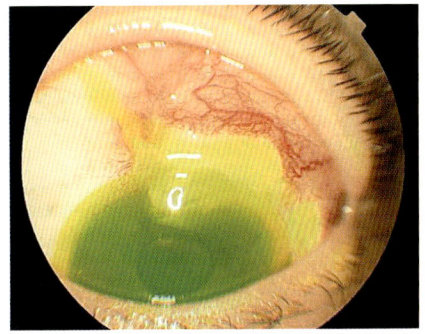

図15 Wegener 肉芽腫症による強角膜潰瘍
顕著な強膜炎と周辺角膜と強膜の菲薄化がみられる．

Ⅲ　角膜潰瘍の鑑別　59

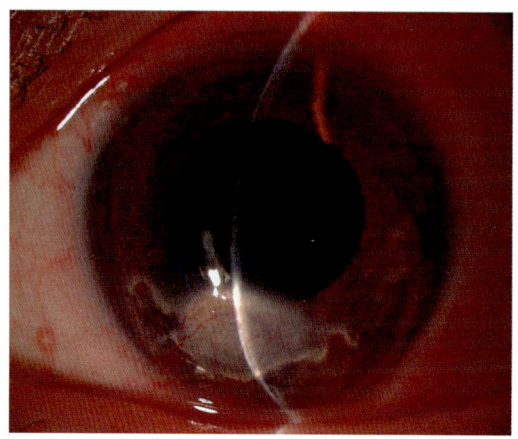

図16 Terrien 角膜辺縁変性
下方角膜は血管新生と脂肪沈着を伴う菲薄化を認めるが，上皮欠損はない．

　非感染性の周辺部角膜潰瘍では強膜炎の有無が1つの鑑別ポイントとなる．よって角膜所見ばかりでなく，弱拡大で強膜の状態を観察することが重要である．また自己免疫性疾患に伴う角膜潰瘍を疑った場合，眼所見のみならず，全身検索，自己抗体などの血液検査を必ず行い，必要に応じて内科医と綿密な連携のもと診療を行う．
　また疼痛の程度も疾患により異なる．カタル性角膜潰瘍では疼痛は軽度で異物感程度のことが多いが，Mooren 角膜潰瘍，リウマチ性角膜潰瘍，Wegener 肉芽腫症では強い疼痛を訴える．Terrien 角膜辺縁変性は上皮欠損がないため，通常疼痛はない．

1. 潰瘍の性状

　周辺部角膜潰瘍の代表的疾患であるカタル性角膜潰瘍（図12）では，角膜輪部と浸潤巣との間に透明帯（lucid interval，浸潤のない部分）が存在する．潰瘍は浅く，輪部に沿った比較的境界明瞭で淡い浸潤病巣が主体である．病変に接触する眼瞼に発赤，腫脹，マイボーム腺開口部の閉鎖などの慢性眼瞼炎やマイボーム腺炎の所見をしばしば認める．角膜ヘルペスが周辺部に生じることもあるが，その初期は潰瘍主体で浸潤はそれほど強くなく，上皮病変が拡大した後から浸潤が出現する．
　Mooren 角膜潰瘍（図13）やリウマチ性角膜潰瘍（図14）では輪部に沿って弓状の潰瘍を認める．これらの潰瘍では透明帯を認めない．Mooren 角膜潰瘍の初期は周辺に浸潤と浅い潰瘍を呈し，カタル性角膜潰瘍と類似するが，数週のうち undermining や overhanging edge と呼ばれる下掘りの形状をした特徴的な潰瘍を呈するようになる．Mooren 角膜潰瘍とリウマチなどの膠原病による角膜潰瘍の鑑別のポイントは強膜炎の有無である．Mooren 角膜潰瘍の強膜は毛様充血のみで強膜の融解や炎症はみられないのに対して，リウマチ性角膜潰瘍では多くの場合で強膜炎や強膜融解の所見を伴う．またリウマチ患者の多くは Sjögren 症候群を合併しており，僚眼の観察も診断の一助となる．
　Wegener 肉芽腫症（図15）の周辺部角膜潰瘍は強膜炎を伴い，強膜融解も稀ではない．強膜炎は全身状態と平行するといわれており，治療の際には必ず内科医と連携をと

り，全身状態を見ながら治療に当たる必要がある．

　Terrien角膜辺縁変性（**図16**）は，その多くが両眼性であり，疼痛はなく，血管新生や脂肪沈着を伴う周辺部角膜実質の菲薄化が見られる．偽翼状片を認めることもある．上皮欠損や炎症細胞浸潤は通常みられないが，若年者では炎症を繰り返し急速に進行する例も報告されている．

2. 好発部位

　カタル性角膜潰瘍は眼瞼と接する2時，4時，8時，10時に好発する．両眼性であることが多い．Mooren角膜潰瘍は耳側，鼻側の順に発症頻度が高く，上方では少ないとされており，全周性に発展する例は全体の6％と少ないことが報告されている．リウマチ性角膜潰瘍は特に好発部位はないとされており，どこからでも潰瘍を発症しうる．

参考文献

1) 感染性角膜炎診療ガイドライン（第2版）．日眼会誌　117：467-509，2013
2) Zhivov A, Stave J, Vollmar B, et al: In vivo confocal microscopic evaluation of langerhans cell density and distribution in the corneal epithelium of healthy volunteers and contact lens wearers. Cornea 26: 47-54, 2007
3) Suzuki M, Usui T, Kinoshita N, et al: A case of sterile corneal perforation after bone marrow transplanation. Eye (Lond) 21: 114-116, 2007
4) 宇野敏彦，福田昌彦，大橋裕一，他：重症コンタクトレンズ関連角膜感染症全国調査．日眼会誌 115：107-115，2011
5) Srinivasan M, Zegans ME, Zelefsky JR, et al: Clinical characteristics of Mooren's ulcer in South India. Br J Ophthalmol 91: 570-575, 2007

〈臼井智彦〉

Topics

前眼部 OCT

①前眼部 OCT で何がわかるか

光干渉断層計（optical coherence tomography：OCT）は生体の断面構造を詳細に観察可能にした画像解析装置である．前眼部 OCT は，近赤外線波長の光を利用することにより，涙液，角膜，結膜，虹彩，水晶体前面，隅角，強膜の前眼部のあらゆる組織の断層画像を取得できる（図1）．また機種によっては3次元解析が可能である（図2）．角膜形状解析装置（トポグラファー）としても有用な機器であり，涙液層に影響を受けず，プラチド式あるいはスリットスキャン式の角膜トポグラファーでは測定不可能であった高度の角膜形状異常や混濁があっても測定可能である（図3）．このため，さまざまな前眼部疾患の病態掌握，屈折矯正手術や角膜手術の術前術後評価，隅角や濾過胞の評価に利用され，その普及が急速に進んでいる．

②前眼部 OCT の種類（表1）

OCT の撮影方式には time domain（TD-OCT）と Fourier domain（FD-OCT）とがあるが，測定速度や解像度の点で有利で，かつ3次元解析が可能な FD-OCT が主流となっている．FD-OCT では測定光の分光方式により，光源自体に可調律レーザーを利用する swept source OCT（SS-OCT）と分光計を利用する spectral domain OCT（SD-OCT）がある．

SS-OCT（TOMEY 社の CASIA®）は波長が1,310 nm で，組織深達度が高く，角膜，前房，虹彩，水晶体，隅角とほぼすべての前眼部を一画面で画像化可能で，前眼部専用の機器となっている．一方，SD-OCT は従来眼底用の 840 nm の波長のものに前眼部用のアタッチメントを用いて撮影する．測定範囲は狭く，前眼部全域を描出することはできないが，840 nm のほうが 1,310 nm と比較して高倍率，高解像度の断面が得られる．

③前眼部 OCT の特徴

前眼部 OCT の特徴として，以下のものが挙げられる．

非侵襲である

非接触の撮影装置であり，術後早期であっても安心して撮影することができる．

測定スピードが速い

SS-OCT における通常の撮影モードでは 2.4 秒，角膜形状解析に特化した撮影モードではわずか 0.3 秒で検査可能である．測定時間の短縮は，被検者の眼球運動の影響を最小限にする．また動画撮影が可能なため，たとえば固視が悪い子供でも，検査後ビデオファイルから静止画像を選択し，解析することが可能である．

まぶしくない

前述のごとく，前眼部 OCT は 1,310 nm の近赤外光を用いている．近赤外光は従来の測定機器で用いている可視光光源や青色 LED と比較して，被検者が羞明を感じない．よってこれも固視が得られやすいことにつながる．

再現性がよい

測定が短時間でかつ固視が得られやすいため，非常に再現性が高いことが報告されている．

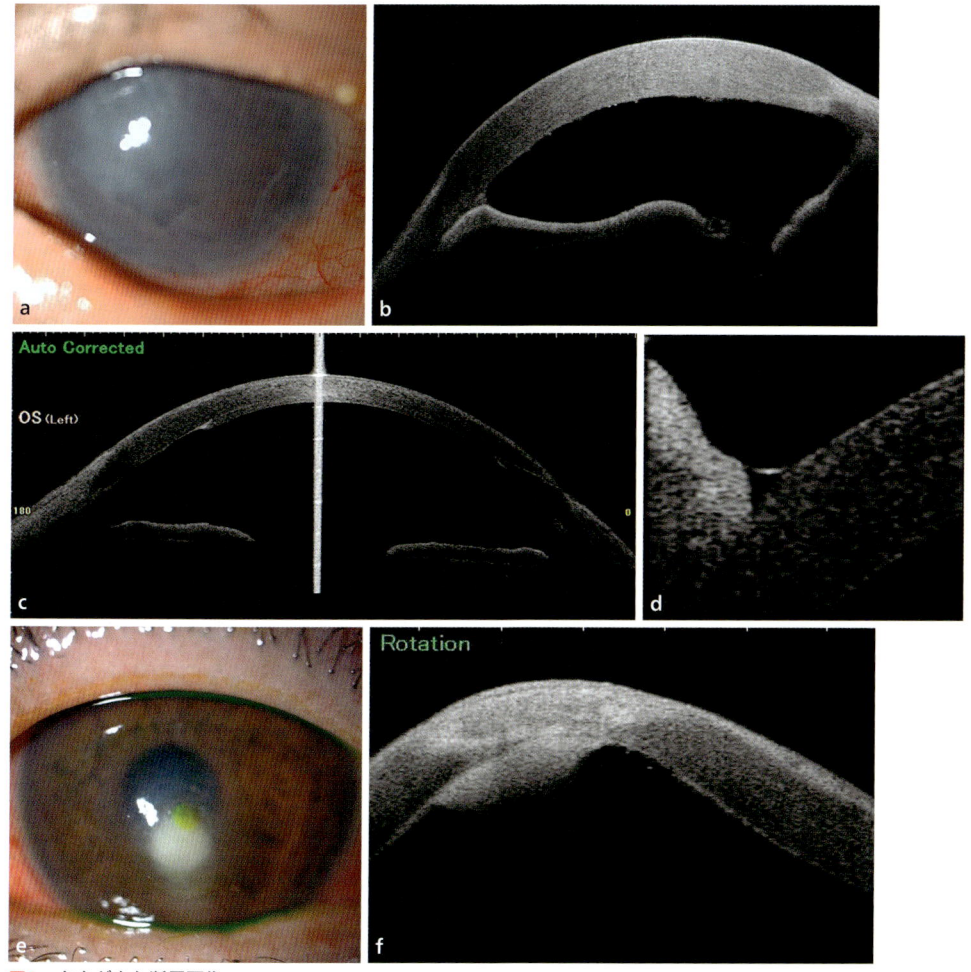

図1 さまざまな断層画像

a：高度な水疱性角膜症．前房内の状態は通常の細隙灯顕微鏡検査ではよくわからない．b：aの前眼部OCT画像．高度な角膜浮腫と虹彩前癒着，瞳孔偏位がわかる．c：角膜内皮移植（Descemet stripping automated endothelial keratoplasty：DSAEK）術後．移植片が角膜裏面に接着している．d：涙液メニスカス．涙液メニスカス高，断面積，体積が測定可能である．e：角膜真菌症．f：eの前眼部OCT画像．角膜裏面に内皮プラークが付着している．

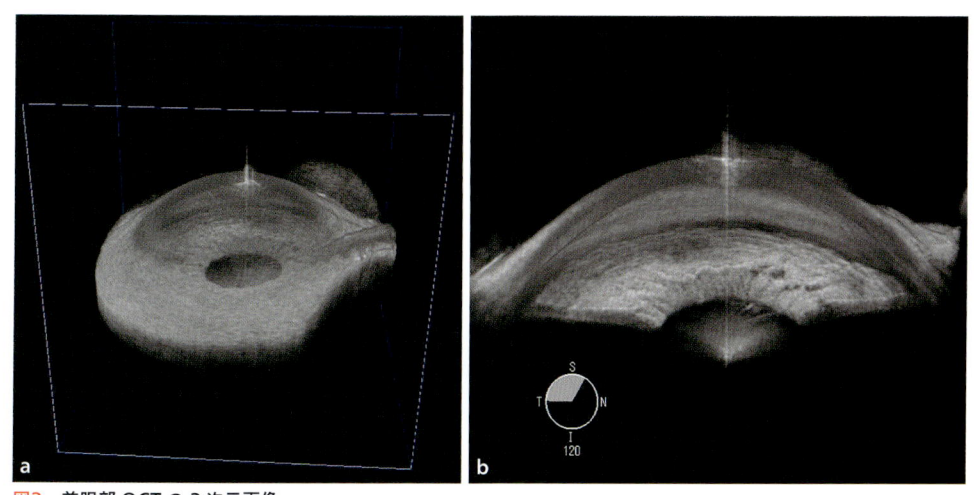

図2 前眼部OCTの3次元画像
a：rotation view，b：gonioscopic view

前眼部OCT 63

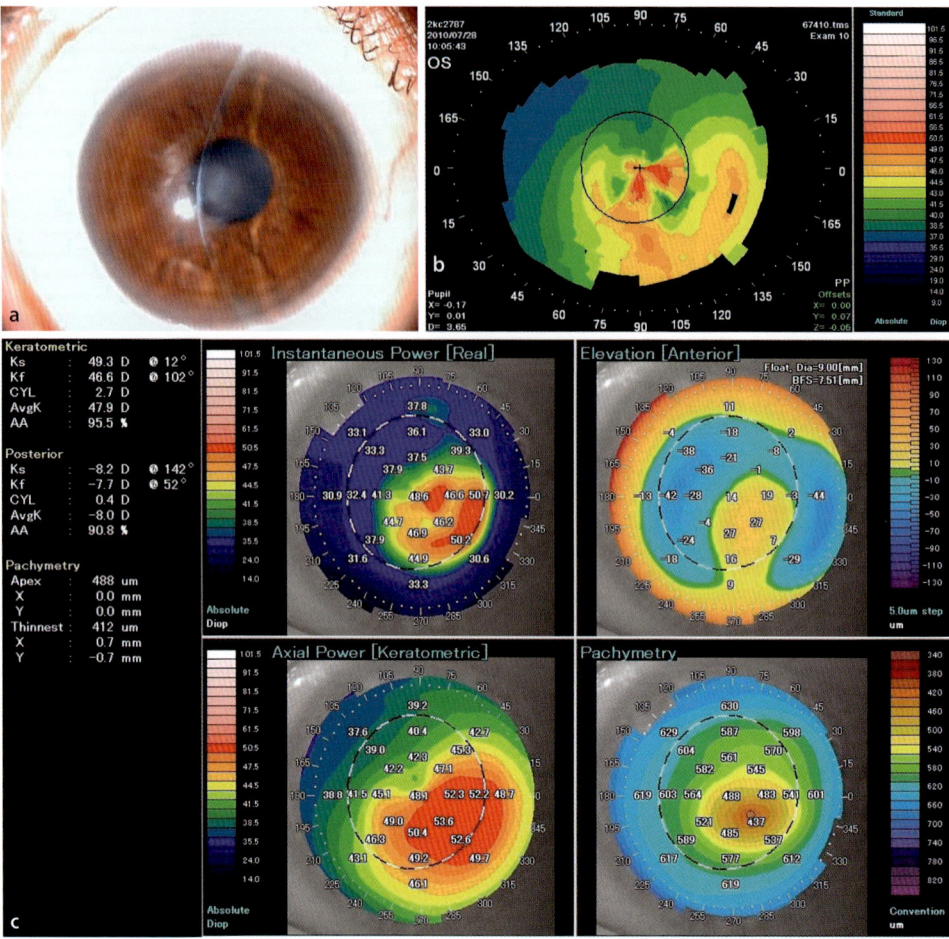

図3 角膜混濁を伴った中等度円錐角膜
a：角膜中央部に混濁を伴う円錐角膜の前眼部細隙灯顕微鏡写真．b：プラチド式の角膜トポグラファー（TOMEY社のTMS4®）ではエラーが見られる．c：前眼部OCT（TOMEY社のCASIA®）ではエラーなく形状測定可能である．

表1 前眼部OCTの種類

機種名	会社名	測定原理	波長（nm）	解像度（um）	測定範囲（mm）	A mode scan（/sec）	アタッチメント
SL-OCT	Heidelberg Engineering	time domain	1,310	20×25	15×7	200	不要
Visante-OCT	Carl Zeiss Meditec	time domain	1,310	60×18	16×6	2,000	不要
3D OCT-1000 MARK II	トプコン	spectral domain	840	20×5	6×2.3	27,000	要
Cirrus HD-OCT	Carl Zeiss Meditec	spectral domain	840	10×5	3×2	27,000	不要
RT-Vue	Optovue	spectral domain	840	15×5	6×2.3	26,000	要
SS-1000 CASIA	TOMEY	swept source	1,310	30×10	16×6	30,000	不要
iVue	Optovue	spectral domain	840	15×5	6×2.3	25,000	要
3D-OCT-2000	トプコン	spectral domain	840	20×5	6×2.3	50,000	要

高解像度

解像度（分解能）は TD-OCT で軸方向 18×横方向 60 um，SS-OCT で軸方向 8 um×横方向 30 um，SD-OCT では軸方向 5 um×横方向 10～20 um と非常に高い（**表 1**）．これによって，涙液メニスカス，角膜厚，角膜体積，前房深度，前房容積，隅角パラメーター，濾過胞容積，虹彩体積などさまざまな生体計測をより正確に行うことが可能である．

混濁や形状不整の影響を受けにくい

長波長を用いているため，混濁や形状不整があっても深部の情報が得られる．

暗所でも撮影可能

測定に光を必要としないため，暗所下における自然散瞳状態でも測定が可能である．よって隅角閉塞が生じやすい条件下での画像を得ることができ，隅角評価の一助となる．

④前眼部 OCT の今後

今回述べたような使用応用以外にも，トーリック眼内レンズ（intraocular lens：IOL）のマーキングや白内障，IOL の混濁の評価や円錐角膜スクリーニング，偏光 OCT による組織弁別のカラー表示化，さらに術中 OCT（intraoperative OCT：iOCT）など，さらなる応用が考えられており，その一部はすでに現実に使用されている．前眼部 OCT は今後ますます眼科診療において不可欠な機器になっていくと思われる．

参考文献

1) 前田直之：前眼部 OCT でわかること．臨床眼科 65：419-424，2011
2) Reinstein DZ, Gobbe M, Archer TJ: Anterior segment biometry: a study and review of resolution and repeatability data. J Refract Surg 28: 509-520, 2012
3) Fukuda R, Usui T, Miyai T, et al: Tear meniscus evaluation by anterior segment swept-source optical coherence tomography. AM J Ophthalmol 155: 620-624, 2013
4) Fukuda R, Usui T, Miyai T, et al: Corneal thickness and volume measurements by swept source anterior segment optical coherence tomography in normal subjects. Curr Eye Res 38: 531-536, 2013
5) Jancevski M, Foster CS: Anterior segment optical coherence tomography. Semin Ophthalmol 25: 317-323, 2010

〔臼井智彦〕

IV 角膜浸潤の鑑別

　角膜浸潤（corneal infiltration）の鑑別について述べる前に，角膜浸潤とはそもそも何かということをまず把握しておく必要がある．これが意外にわかっているようでわかっていない．

　角膜浸潤は角膜混濁の1つであるということに異論はないであろう．角膜混濁には沈着性角膜混濁，炎症性角膜混濁，瘢痕性角膜混濁の3種がある．このうち炎症性混濁＝浸潤と考えるのが最もわかりやすい考え方だろう．

　浸潤については，感染性角膜炎診療ガイドラインに次のような定義が書かれている．

　「角膜上皮あるいは実質に生じる好中球やリンパ球を主体とする細胞集積像の総称で，角膜炎における代表的臨床所見の1つである」．

　しかし，炎症性角膜混濁には膿瘍というのもある．感染性角膜炎診療ガイドラインでは，「角膜内に侵入した細菌や真菌に対して主として好中球が集簇したものである．浸潤した炎症細胞内に含まれる蛋白質分解酵素や活性酸素などにより組織破壊が生じる．治癒後には通常，組織の菲薄化が生じる」とある．さらに潰瘍というものもある．こちらは「角膜上皮全層および実質に欠損が生じた状態をいい，多くは浸潤から発展する．典型的な感染症のパターンでは，好中球やリンパ球を主体とした炎症細胞の集積を角膜実質内に伴う」とある．この3者をどう区別すればよいかというとなかなか難しい．

　この3つを簡便に整理してみると（もちろんいろいろの例外はあるだろうが），浸潤のうち好中球の割合が多くて濃いものを膿瘍と呼び，潰瘍はこの両者と重なるものの少しずれた概念と考えるとわかりやすいだろう（図1）．浸潤と膿瘍の境界がどこにあるかはきわめて難しいが，これを厳密に区別することで診断・治療が変わるわけではないので，炎症性混濁として総括的にとらえるということでよいのではないかと思われる．

　角膜潰瘍の鑑別に関する項目である第2章III項と重なる部分が多分にあると思われるが，主眼が鑑別にある以上，潰瘍を呈する疾患も視野に入れて述べていきたい．

I. 角膜浸潤の原因

　浸潤の原因を大別すると，①角膜局所に原因があるもの，②角膜周囲組織に原因がある

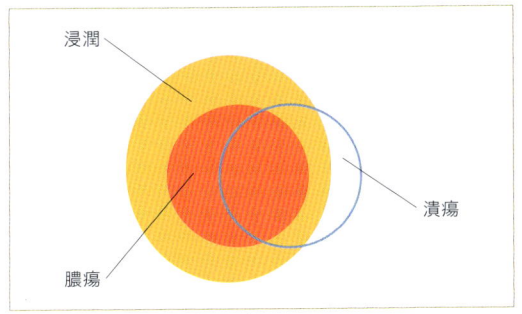

図1 浸潤，膿瘍，潰瘍の関係
浸潤のうち好中球の割合が多くて濃いものを膿瘍と呼び，潰瘍はこの両者と重なるものの少しずれる．

もの（涙腺，涙囊，眼瞼，結膜，マイボーム腺），③全身疾患に原因があるもの，に分けることができる．

そしてそれぞれにおいて，①微生物の感染によるもの，②微生物の感染によらないもの，に分けることができる．ただ複合型というか，どちらと考えるか難しい例もある．

現状で原因不明のものであったとしても本当は上記のどれか，あるいはその複合タイプに入るはずであり，われわれがまだそれを特定できるレベルに達していないということになる．

角膜浸潤を認めた各患者がこれのどこに入るかをしっかり把握することによって，その患者の診断・治療の大方針を決めることができる．

II. 角膜浸潤の鑑別のポイント

1. 浸潤であることの鑑別

浸潤（膿瘍を含む）の原因疾患を鑑別する前に，まず浸潤であることを鑑別しなければならない．浸潤の特徴として以下のようなものがあげられる（図2）．
①やわらかい（wet な）混濁．
②隙間のない均一な混濁．
③炎症細胞の数が多いほど濃く白くなる．
これと比較して，瘢痕性の角膜混濁の特徴は以下のようなものがある（図3）．
①かたい（hard な）混濁．
②隙間のある不均一な混濁．
③濁りの中に線が見える．
④しばしばその表面が平坦化している．

浸潤はその治療過程において，瘢痕性混濁に移行していくので，当然その中間の状態が存在する．炎症性実質混濁と瘢痕性実質混濁の関係については以下のような諸点に気をつける必要がある．
①瘢痕性混濁になっているとそれ以上よくならない．その代わり悪くはならない．

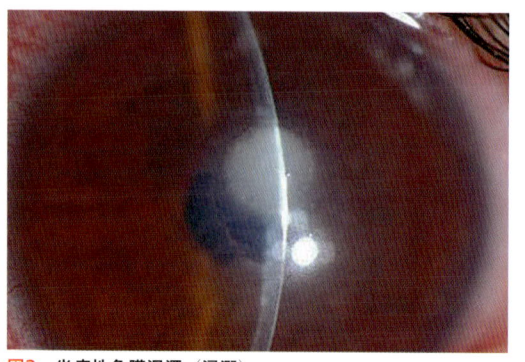

図2 炎症性角膜混濁（浸潤）
やわらかく（wet）隙間のない均一な混濁．

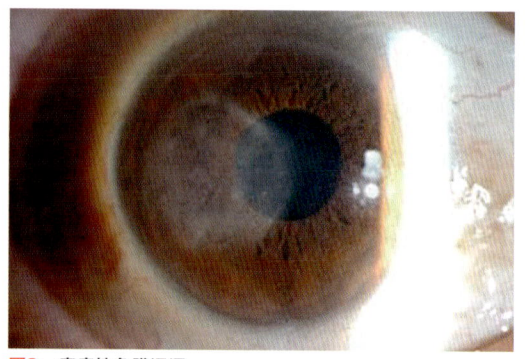

図3 瘢痕性角膜混濁
かたく（hard）隙間のある不均一な混濁で，濁りの中に線が見える．

②逆に炎症性混濁ならまだよくなる．ただし悪くなる可能性もある．
③炎症性混濁から瘢痕性混濁への移行が不明確だと治療をやめるタイミングが難しい．
　例：真菌性角膜炎，アカントアメーバ角膜炎．
④炎症性混濁があるということが，感染性微生物が残存していることをただちに意味しない．

　ちなみにもう1つ浸潤と鑑別を要する沈着性角膜混濁の特徴は以下のとおりである．
①かたい（hardな）混濁．
②境界明瞭．
③浮腫・角膜後面沈着物・前房細胞・充血などの炎症所見を伴わない．
④沈着物によって特異な部位・形態をとる．

　以上のようなことを勘案して浸潤であることを判断した後，最も重要なのは，その原因に感染が関与しているかどうかを判断することであり，それが治療方針の大方針を決めることにつながる．

　認められた浸潤が感染であることを示唆するポイントは以下のようなものである．
①前房細胞（−）よりも（＋）．
②角膜後面沈着物（−）よりも（＋）．
③角膜浮腫（−）よりも（＋）．
④小浸潤よりも大浸潤．
⑤周辺よりも中央．

2．病歴聴取のポイント

　角膜浸潤に関してコンタクトレンズ（contact lens：CL）に関する病歴は重要である．特に最近はCL装用に伴う感染が増えており，感染以外にも無菌性浸潤やMPS（multipurpose solution）アレルギーなどを起こす．CLの種類，商品名，装用方法，装用日数・時間，誤用の有無，CLの洗浄（とくにこすり洗いやレンズケースの定期交換，CL装用時の手洗い），消毒の種類とMPSの商品名，水道水使用の有無，などを詳しく問診することが原因究明だけでなく，患者教育にも役立つ．

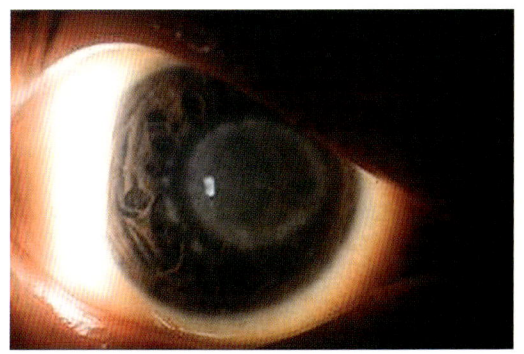

図4 実質型角膜ヘルペスにおける円板状角膜炎（disciform keratitis）
角膜中央部浅層に境界の比較的鮮明な正円の混濁を認める．
（井上幸次：臨床所見から推理する！．大橋裕一編：眼科プラクティス28　眼感染症の謎を解く．p35，文光堂，2009　図1より）

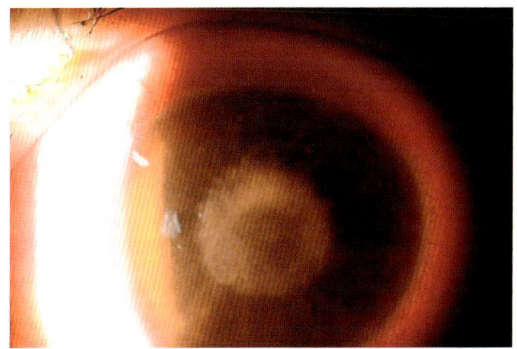

図5 アカントアメーバ角膜炎における円板状浸潤
横長楕円の混濁で不整な辺縁を示し，浸潤自体にもむらがある．

外傷の既往はCLと同様に感染と関連しており，とくに植物による外傷では糸状菌が疑われる．アデノウイルス結膜炎の既往，眼部帯状疱疹や水痘の既往を聞けば，それだけで原因がわかることがある．再発の有無（角膜ヘルペス，カタル性角膜浸潤，角膜フリクテン），全身疾患の有無（結核，梅毒，関節リウマチなど），ステロイド薬や抗菌薬の使用の有無などの聴取も重要である．

3. 臨床所見のポイント

角膜浸潤の位置，濃さ，大きさ，形，数をとらえることが重要である．中央部に認められれば原因として感染性が多く，周辺部に生じた場合は非感染性のことが多い．

中央で濃厚で上皮欠損を伴っていれば原因として細菌や真菌が疑わしい．中央の多発性の上皮欠損のない淡い混濁の場合，斑状で境界不明瞭，上皮が不整ならアカントアメーバ角膜炎，境界が明瞭な場合は，均一で小さい上皮下浸潤ならアデノウイルス結膜炎後，比較的大きく実質浅層ならヘルペス性のものを示唆する．

円板状角膜炎（disciform keratitis）は実質型角膜ヘルペスの代表的病型であり，角膜中央部浅層に境界の比較的鮮明な正円の混濁を認める（図4）．角膜浮腫・角膜後面沈着物・毛様充血を伴う．同じ円板状でもアカントアメーバによるものは横長楕円の混濁で不整な辺縁を示し，浸潤自体にもむらがあるのが特徴である（図5）．

CL装用者で周辺部の直径1mm以下の小さい混濁ならCLによる無菌性浸潤，CL装用・非装用にかかわらず透明帯（lucid interval）を伴った単発性の浸潤（しばしば輪部に平行に伸びる）ならカタル性角膜浸潤を考える．カタル性角膜浸潤は瞼縁と重なる部位に多く生じる．無菌性浸潤・カタル性角膜浸潤いずれも浸潤に血管は認められないが，血管を伴った隆起性の浸潤なら角膜フリクテンが考えられる．頻回交換CL装用者で角膜最周辺部に非常に小さい浸潤が多発する場合はMPSアレルギーが考えられる．また最周辺部の透明帯を伴わない弧状の潰瘍に伴った浸潤の場合はMooren潰瘍などが考えられる．

浸潤の性状以外に副次的所見も重要である．たとえば前房細胞や角膜後面沈着物，Descemet膜皺襞の存在は感染を強く疑わせる．たとえ周辺部の比較的小さい浸潤であっても，そのような所見があれば感染を疑う．また放射状角膜神経炎が認められればアカントアメーバ角膜炎と診断できるので非常に重要である．また，睫毛根のカラレットやマイボーム腺炎を確認することは，その部の細菌感染の存在の確認となり，カタル性角膜浸潤や角膜フリクテンの診断に役立つ．

4．検査のポイント

感染が疑われた場合は浸潤病巣を擦過して塗抹検鏡・培養を行う．ヘルペスによる円板状角膜炎や多発性浸潤が疑われる場合は，角膜知覚低下の確認と涙液や前房水のポリメラーゼ連鎖反応（polymerase chain reaction：PCR）による単純ヘルペスウイルス（herpes simplex virus：HSV）や水痘帯状疱疹ウイルス（varicella-zoster virus：VZV）のDNA検出を行う．

周辺部の浸潤についても，前述したように前房反応などから少しでも浸潤部位の感染が疑われる場合は，やはり浸潤部位を擦過して塗抹検鏡・培養を行い，無菌であることを確認したほうがよい．可能ならマイボーム腺の内容物を圧出してその培養〔ただし原因として *Propionibacterium acnes*（*P. acnes*）が多いので嫌気培養が必要〕を行う．周辺の弧状潰瘍の場合は膠原病を除外診断するため血液検査が必要である．

また，血管を伴う周辺部の角膜実質内の浸潤を認めた場合は角膜ヘルペス以外にごく稀に梅毒や結核もあるので，梅毒血清反応，胸部X線，ツベルクリン反応などを行う．

III. 周辺部角膜浸潤をきたす疾患

1．カタル性角膜浸潤

カタル性角膜潰瘍（catarrhal corneal ulcer）との病名が一般的であるが，実はあまり実質の菲薄化はきたさず，浸潤が主体であることからカタル性角膜浸潤のほうがより病名としては適切である．marginal infiltration，staph. allergy，staphylococcal marginal hypersensitivity（SMH）などの名称がある．後2者は原因菌がブドウ球菌であることからきている．ブドウ球菌などの菌体成分が抗原となって，角膜内で免疫反応が生じている病態であるが，細菌性角膜炎と異なり，生きた菌は角膜病巣にはいないと考えられている．

角膜周辺部に比較的濃いがあまり大きくない浸潤を認め，とくに眼瞼縁と接触する部位に好発する．前房反応を伴わず，輪部との間に透明な部分がある（透明帯，lucid interval）のが特徴で（図6），後述するMooren潰瘍と決定的に異なる．また，フリクテンのように盛り上がったり，血管侵入を伴ったりすることはない．繰り返し生じる場合は血管が侵入してくるが，その先進部から透明帯をおいて発症する．原因は瞼縁に常在しているブドウ球菌と考えられているが，その局在についてはマイボーム腺（後部眼瞼縁），結膜，睫毛根部（前部眼瞼縁）など諸説ある．

予後良好な疾患であるが，再発することが多く，発症時に罹患眼および対側眼の角膜周辺部をよくみると淡い瘢痕が認められることがある．

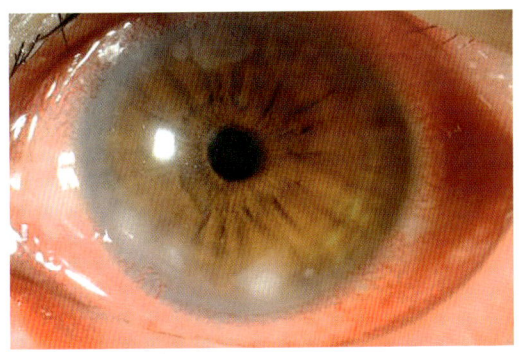

図6　カタル性角膜浸潤
角膜周辺部に比較的濃いがあまり大きくない浸潤を認め，輪部との間に透明な部分（lucid interval）がある．

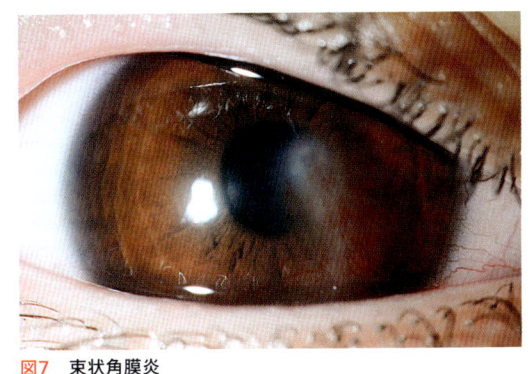

図7　束状角膜炎
角膜の中心部まで血管が侵入し，その先端に浸潤を認める．

　治療は抗菌点眼薬とステロイド点眼薬の組み合わせであるが，ステロイド点眼薬は角膜への直接の感染でないことを見極めてから使用することが重要である．

2. マイボーム腺炎角膜上皮症

　マイボーム腺炎角膜上皮症（meibomitis-related keratoconjunctivitis）はマイボーム腺炎をベースとして，角膜フリクテンや表層性血管侵入を伴った点状表層角膜症を生じてくる疾患であるが，カタル性角膜浸潤と異なり，予後が不良となることもあるので注意が必要である．若い女性に好発する疾患であり，性ホルモンとの関連が推察されている．欧米でよく認められるが日本には少ない酒皶ざ瘡（acne rosacea）と共通点が多い疾患である．マイボーム腺に常在している *P. acnes* が原因と報告されており，*P. acnes* に効果の高いセファロスポリン系やマクロライド系抗菌薬を全身投与することによって改善し，再発も生じなくなる．

　フリクテンは菌由来の抗原に対して遅延型過敏反応が生じる疾患で，結膜充血とその中心の白色に盛り上がった病巣を認めるフリクテン結膜炎（結膜フリクテン），角膜へ血管侵入を生じその先端に白色に盛り上がった病巣を認めるフリクテン角膜炎（角膜フリクテン）がある．角膜フリクテンは再発を繰り返すたびに角膜中心に向かって侵入してくるが，角膜の傍中心部あるいは中心部まで侵入したものも束状角膜炎という（図7）．昔はフリクテンの原因の多くは結核菌であったが，現在はほとんどがこのマイボーム腺炎関連のものである．

　マイボーム腺炎角膜上皮症で血管侵入を伴った点状表層角膜症を生じる病態については，細菌毒素によるとの説もあるが，*P. acnes* はもともと酵素や毒素を出さないので，やはりなんらかの免疫反応と考えざるをえないかもしれない．

　フリクテンは稀に穿孔することもあり，この疾患の予後が必ずしもよくないことを示す．

3. 無菌性浸潤

　CL装用者にはしばしば境界明瞭な小さい（直径1 mm以下）円形の浸潤を生じることがある．深さのレベルは上皮～実質浅層であり，前房炎症は伴わず，角膜上皮の欠損もな

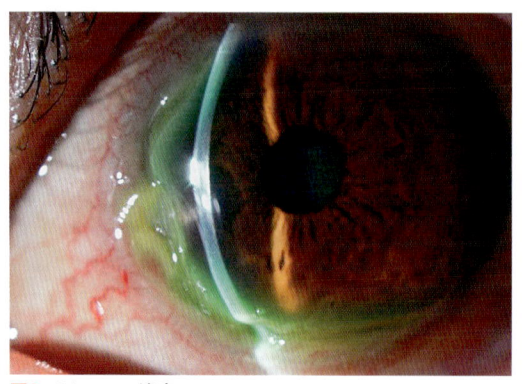

図8 Mooren 潰瘍
輪部に沿って急峻な掘れ込みを伴う円弧状潰瘍を認める．浸潤を伴っている．

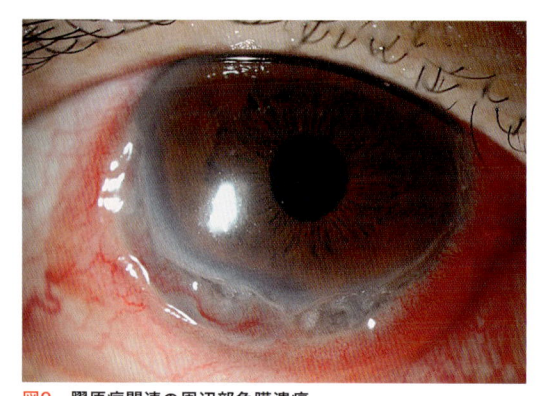

図9 膠原病関連の周辺部角膜潰瘍
この例のように臨床所見上，Mooren 潰瘍と区別のつかないことがある．

いか軽度である．好発部位は角膜周辺部から中間周辺部で，比較的上方に多い．眼脂・眼痛など感染で認められるような自覚症状も少ない．発生機序としてはストレス（CL による機械的障害，低酸素状態，ケア用品による障害など）が加わった角膜上皮が炎症性サイトカインを出し，これが引き金となって実質細胞がケモカインを産生し，好中球などの炎症細胞の浸潤が生じると考えられている．角膜には生きた細菌が直接感染していないが，CL や CL ケースにいる細菌の出す毒素や菌体成分が免疫反応を引き起こして生じるという説もある．

4. Mooren 潰瘍に伴う角膜浸潤

進行性・難治性の疾患であり，角膜周辺に生じる特徴的な進行性角膜潰瘍で菲薄化だけでなく，必ず浸潤を伴う．膠原病を伴うものは一応除外して考えることとなっている．急性に発症する輪部に沿って生じる円弧状潰瘍で，細胞浸潤を伴う，潰瘍は急峻な掘れ込みを伴う，透明帯を伴わない，輪部に平行して潰瘍が進展，毛様充血を伴う，などの特徴がある（図8）．

角膜上皮あるいは実質抗原に対して自己免疫が生じた病態と考えられており，強力なステロイド治療が必要だが，しばしばステロイド薬だけではコントロールできず，免疫抑制剤の投与や，結膜切除・角膜上皮形成術などの外科的治療が必要となる．

角膜上皮が欠損した状態で強い免疫抑制を行うので，感染を合併するとその診断・治療はさらに困難となる．

5. 関節リウマチなど膠原病関連の周辺部角膜浸潤

関節リウマチなどの膠原病に関連して，周辺部に浸潤を生じるが，上記の Mooren 潰瘍と区別のつかない臨床所見を呈すこともある（図9）．Mooren 潰瘍では前房炎症は通常認めないが，膠原病関連の場合は前房炎症を認めることもある．浸潤を全く示さない菲薄化（marginal furrow）や，周辺部でなく傍中心部に浸潤を認めずに突然菲薄化を生じて穿孔する paracentral corneal perforation などの所見があるが，いずれにしてもその病態はよ

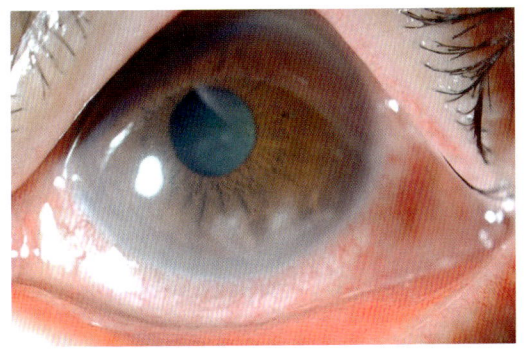

図10 周辺部角膜ヘルペス
強い角膜浸潤を伴う周辺部の樹枝状病変を認める.

くわかっていない.周辺部の原因不明の潰瘍・浸潤をみた場合は問診にて関節リウマチなどの既往の有無を確かめるとともに,必ず血液検査を行って,膠原病について検索する必要がある.

6. 周辺部角膜ヘルペス

角膜ヘルペスは,通常は角膜の中心部や傍中心部に発症することが多い.とくにウイルスの増殖が主体となる上皮型ヘルペスはほとんどがそれらの部位に発症する.しかし,周辺部に上皮型角膜ヘルペスを発症することもある(marginal herpes).

上皮型角膜ヘルペスが周辺部に生じた場合,定型的な形をとらず,非定型的な形をとることが多く,terminal bulb がわかりにくい偽樹枝状を呈することもある.また,当初から強い角膜浸潤を伴ってくることも多い(図10).これは角膜周辺部が中心部よりも免疫力が強いことが関連していると考えられる.

そのため,周辺部角膜ヘルペスの細隙灯顕微鏡所見のみによる診断は難しくなる.また,角膜知覚低下は上皮型角膜ヘルペスの特徴とされているが,周辺部の発症例,とくに初発ではあまり低下しないために,診断上は役に立たないことが多い.さらに,ヘルペスの既往があれば情報として重要であるが,周辺部のヘルペスはしばしば初発の形をとる.このように通常のヘルペスであれば,診断のポイントとなる特徴的な臨床所見・角膜知覚低下・再発性が役立たないことが多く,ウイルス分離や免疫クロマトグラフィ法,あるいはPCRによって診断を確かめることが必要になってくる.

IV. 中央部角膜浸潤をきたす疾患

1. 細菌性角膜炎

典型的な細菌性角膜炎の場合は,診断に迷うことはないが,小さい浸潤の場合は細菌感染かどうかの判断が難しいケースがある.前房炎症や角膜後面沈着物を伴っている場合は感染と考えて対応したほうがよい.

病巣を擦過し，塗抹検鏡・培養にて原因菌の検索を行うとともに，安易にステロイド点眼薬を使用せず，抗菌点眼薬のみにて経過をみることが重要である．

詳しくは第2章Ⅲ項を参照されたい（▶ 53ページ参照）．

2. 真菌性角膜炎

上記の細菌性角膜炎と同じような対応を行う．とくに植物による外傷例においては真菌を強く疑う．糸状菌感染では，初期の小さい病巣の段階の場合浸潤があっても上皮欠損が浸潤より小さかったり，認められなかったり，一部樹枝状を思わせる欠損であったりして，感染でない，あるいはヘルペス感染であると誤って判断してしまうこともある．また，真菌感染では，炎症をほとんど伴わず，真菌が付着したような形でゆっくりと増殖する場合もあり，これも感染でないように見えるので注意が必要である．いずれにしても病巣を擦過して塗抹検鏡・培養を行うことと，安易なステロイド点眼薬を避けることは細菌性角膜炎と同様，あるいはそれ以上に重要である．

詳しくは第2章Ⅲ項を参照されたい（▶ 53ページ参照）．

3. 実質型角膜ヘルペス（円板状角膜炎）

実質型は角膜実質内に蓄積したウイルス抗原に対するホストの免疫反応として生じる．基本的な病型は円板状角膜炎であり，主として角膜中央部に白色の角膜後面沈着物を伴った境界不明瞭な角膜浮腫と混濁を生じる．反応している細胞はリンパ球が主体である．再発を繰り返すうちに血管侵入を生じた場合は好中球の浸潤によりさらに強い混濁を生じるため，壊死性角膜炎といわれており，実質型の重症型といえる．

典型的な円板状角膜炎はきれいな円形の淡い実質混濁と実質・上皮浮腫を示し，混濁は中央よりも周辺に強い免疫輪（immune ring）の様相を呈し，病変中央の角膜後面沈着物と毛様充血を伴う．

円板状角膜炎は浮腫を生じることから内皮炎とされることもあり，欧米ではそのように記載された論文などが多い．確かに浸潤がほとんどなく浮腫が主体の円板状角膜炎もあり，そのようなものは内皮炎と考えてよいが，多くの円板状角膜炎は実質に病巣の首座があり，その反応が強いために内皮にも二次的に炎症が及んでいるにすぎず，これを内皮炎と称することには問題がある．円板状角膜炎のなかに実質型と内皮型があり，多くは前者であることを理解しておく必要がある．

円板状角膜炎は前述したようなきれいな円板状を常に示すわけではなく，さまざまな形で生じうる（図11）．とくに再発を繰り返すに従ってしだいに不整形となり，深い層にも混濁を生じるようになる．壊死性では血管侵入を伴って不整形の，より濃厚な実質混濁を認める．実質型角膜ヘルペスではそれ以外にも種々のタイプの混濁・浮腫を生じてくるが，その場合細隙灯顕微鏡所見のみでは診断は困難である．

実質型角膜ヘルペスではウイルスを培養したり，蛍光抗体法や免疫クロマトグラフィ法でウイルスを証明することは難しく，臨床所見と再発性から診断することになるが，角膜知覚検査は角膜ヘルペス診断を行ううえで有力な検査で，とくに何度も再発を繰り返している実質型の症例では著明な角膜知覚の低下を認める．Cochet-Bonnet 角膜知覚計が簡便

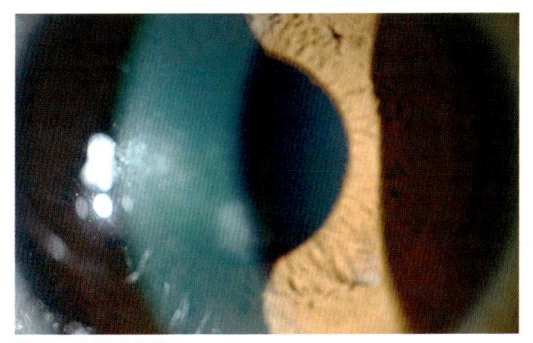

図11 実質型角膜ヘルペス
この例では小浸潤を複数認める．

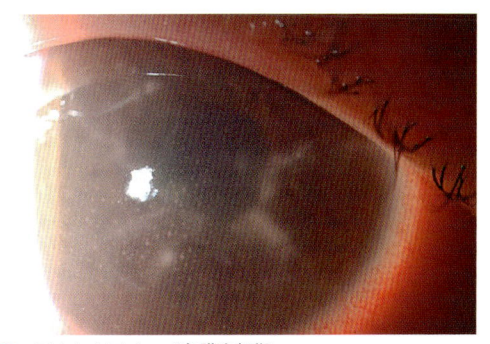

図12 アカントアメーバ角膜炎初期
多数の放射状角膜神経炎を認める．

で，しかも程度を段階づけできるので有用である．非罹患眼を先に測定して，患者の反応を確かめた後，罹患眼をチェックする．

　PCR は有用な補助診断法であるが，HSV は正常者でも低レベルの再活性化を無症候性に認める spontaneous shedding という現象があるため，涙液に PCR で HSV が証明されたからといって診断を確定することはできない．通常の PCR ではなく，量的な評価ができる real-time PCR を行ったほうがよいが，それでも実質型ヘルペスの診断の決め手にすることは難しいと思われる．

　治療はアシクロビル眼軟膏の投与に加えて，ステロイド点眼による免疫反応の抑制が必要である．

4. アカントアメーバ角膜炎

　アカントアメーバ角膜炎では，緩徐に病変が進行するため，病期によって特徴的な所見を示すが，角膜浸潤がその主体となる．初期は一般に感染から1か月以内の時期に相当し，角膜上皮・上皮下の散在性の浸潤（点状，斑状，線状）を認め，強い毛様充血と輪部浮腫を伴う．時に偽樹枝状角膜炎を呈し，角膜ヘルペスとの誤診を生む1つの原因となっている．初期のアカントアメーバ角膜炎の最も特徴的な所見は輪部から中央へ向かう神経に沿って認められる線状の浸潤，放射状角膜神経炎（radial keratoneuritis）であり（図12），これがあればほぼアカントアメーバ角膜炎と考えて間違いない．

　完成期に至ると角膜中央の輪状浸潤，円板状浸潤の状態となり，ここで再び角膜ヘルペスに類似した病変を形成する．これも角膜ヘルペスと誤診されやすい臨床所見である．しかし，前述したように同じ円板状でもアカントアメーバによるものは横長楕円の不整な辺縁で，浸潤自体にもむらがあり，粗糙なのが特徴である．横長の楕円となることについては，そもそも角膜が横長の楕円であり，輪部から等距離をおいて病変をつくるからであると考えられている．上皮欠損を生じて輪状潰瘍，円板状潰瘍となる場合もある．時に豚脂様角膜後面沈着物，前房蓄膿を伴う．

　診断は特徴的な臨床所見に加えて，病巣を搔爬して塗抹検鏡・培養を行って診断を確定する．塗抹検鏡にあたってはアカントアメーバシストを蛍光色に染色できるファンギフローラ Y® 染色が有用である．

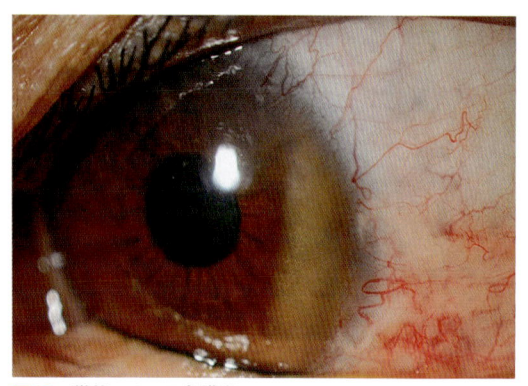

図13 帯状ヘルペス角膜炎
この例では耳側の角膜実質深層に浸潤を認める.

アカントアメーバの治療はアメーバに対する特効薬がないため，非常に困難であり，時間もかかる．病巣掻爬と抗アメーバ作用のある薬剤の局所投与と抗真菌薬の全身投与を組み合わせて行う三者併用療法が基本的な治療である．

アカントアメーバ角膜炎はもともときわめて稀な病気であり，外傷によるものが時に認められるだけであったが，近年，CLに関連した感染が増加している．特に，最近は頻回交換CLに伴うアカントアメーバ角膜炎が急増している．アカントアメーバは煮沸すれば死滅するが，最も広く使用されているケア用品であるMPSのアカントアメーバに対する効果は商品による多少の差はあるとはいえ，きわめて低い．現状ではCLおよびケア用品の使用を決められたようにきちんと行い，こすり洗いなどをしっかり行うよう患者啓発をする以上のよい予防対策はない．

5. 帯状ヘルペス角膜炎

眼部帯状疱疹はVZVの再活性化に伴う病態であるが，種々の眼合併症があり，角膜炎としては偽樹枝状角膜炎，角膜ぶどう膜炎などがあるが，周辺部の多発性角膜上皮下浸潤，銭型角膜炎，円板状角膜炎，深部角膜炎（図13）などさまざまな浸潤の病型も示す．

ウイルス分離は困難であり，PCRが診断に有用である．HSVと異なりspontaneous sheddingはないと考えられており，たとえDNAだけでも検出されると病因の可能性がきわめて高い．また，血清抗体価も帯状疱疹に伴って上昇するため，HSVの場合と異なり診断上役に立つ．

ほかの眼合併症として，結膜炎（カタル性結膜炎の形をとる），強膜炎，上強膜炎，虹彩炎（豚脂様角膜後面沈着物を伴う肉芽腫性虹彩炎），虹彩萎縮，眼筋麻痺，涙腺炎などに注意を払う必要がある．

帯状ヘルペスにおける実質炎症に対してはより積極的にステロイド薬を使用してよいが，遷延や再燃があることから，アシクロビル眼軟膏の併用は必要であり，また，ステロイド薬もかなり長期間をかけて漸減する必要がある．

なおVZVの初感染である水痘に際しても，頻度は低いながら，種々のタイプの角膜炎が報告されている．輪部のフリクテン様病変，周辺部角膜浸潤，円板状角膜炎，偽樹枝状

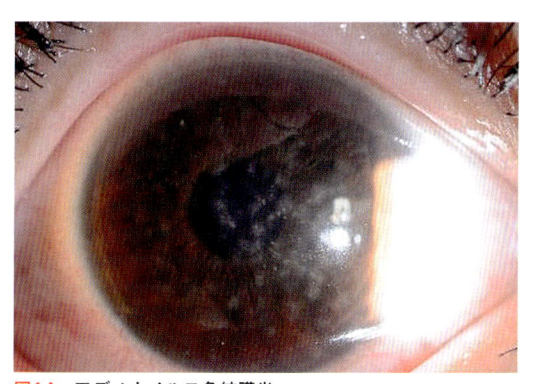

図14　アデノウイルス角結膜炎
顕著な多発性角膜上皮下浸潤を認める．

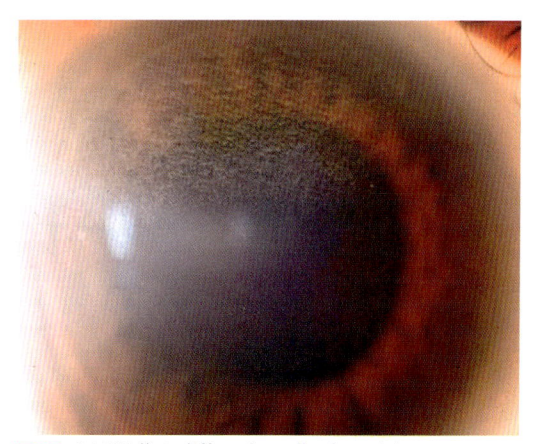

図15　LASIK 後の diffuse lamellar keratitis
角膜上方のフラップ下に砂漠の風紋のように見える淡いびまん性浸潤を認める．

角膜炎などがあるが，視力的に最も問題となるのは円板状角膜炎である．
　好発年齢は水痘罹患年齢の小児．発症は水痘発症 1～4 か月後であり，治療はステロイド薬とアシクロビル眼軟膏によるが，ステロイド緑内障やステロイド薬中止に伴うリバウンド，弱視などの問題があり，良好な視力を得ることが難しい．

6. 梅毒性角膜実質炎

　先天梅毒による角膜実質炎の多くは 10 歳前後に重度の両眼性の角膜実質炎を発症し，角膜に血管新生をきたして強い角膜浸潤を生じる．やがてそれが沈静化して浸潤は瘢痕化し，一部で角膜は菲薄化し，血管新生はやがて ghost vessel となる．患者はそのため幼少時から視力が不良であるが，発症年齢のこともあって，弱視にはなっていないことが多い．角膜後面に retrocorneal membrane（retrocorneal ridge）を認めることがある．また，眼底に網脈絡膜の瘢痕を伴う場合もある．
　現在，新鮮な梅毒性角膜実質炎に出会うことはきわめて稀だが，血管侵入を伴った原因不明の角膜浸潤の場合，鑑別のために梅毒血清反応は確認したほうがよい．結核についても同様である．

7. 流行性角結膜炎に伴う多発性角膜上皮下浸潤

　アデノウイルス結膜炎の際に生じる多発性角膜上皮下浸潤（multiple subepithelial corneal infiltrates：MSI）は特徴的な病変で，病歴と特徴的な多発性の発症により，診断自体は容易である（図14）．多発性角膜上皮下浸潤の病態としては，結膜炎を生じた際に角膜実質表層にアデノウイルスの抗原が蓄積し，それに対する遅延型過敏反応を生じてくると考えられているが，感染後半年以上たって視力低下や羞明などの症状が出てくる例や数年たっても鎮静化しない例もあり，HSV のような潜伏感染があるのではないかという考えもある．治療としてはステロイド点眼薬を使用することになるが，漸減しながらかなり長期にわたって使用しないと，中止によってまた再燃するので，治療はなかなか難しい．

8. LASIK 後の diffuse lamellar keratitis

　LASIK 術後にフラップ下にびまん性の角膜浸潤を生じることがある（図 15）．その性状が砂漠の風紋に似ていることから sands of the Sahara 症候群との別名もある．

　詳細は第 2 章 XI 項を参照されたい（▶ 181 ページ参照）．

参考文献

1) 井上幸次，大橋裕一，浅利誠志，他：感染性角膜炎診療ガイドライン（第 2 版）．日眼会誌　117：467-509, 2013
2) Robboy MW, Comstock TL, Kalsow CM: Contact lens-associated corneal infiltrates. Eye Contact lens 29: 146-154, 2003
3) Wilhelmus KR, Hamill MB, Jones DB: Varicella disciform stromal keratitis. Am J Ophthalmol 111: 575-580, 1991
4) Waring GO, Font RL, Rodrigues MM, et al: Alterations of Descemet's membrane in interstitial keratitis. Am J Ophthalmol 81: 773-785, 1976
5) 鈴木　智，横井則彦，佐野洋一郎，他：マイボーム腺炎に関連した角膜上皮障害（マイボーム腺炎角膜上皮症）の検討．あたらしい眼科　17：423-427, 2000

〔井上幸次〕

Topics

multiplex PCR

① PCR の原理と応用

　ポリメラーゼ連鎖反応（polymerase chain reaction：PCR）は，特定の DNA 断片を増幅する分子生物学的技術である．目的とする DNA 領域をはさむ 2 種類のプライマーと，DNA を合成する酵素である DNA ポリメラーゼを用いて DNA 合成反応を行う．このプロセスは機械にて厳密にコントロールできて，DNA 合成に関してもわずか数分で可能である．繰り返す温度上昇と降下のサイクルのなかで，DNA 2 重鎖の分解（denaturation），1 本鎖 DNA へのプライマー接合（annealing），ポリメラーゼによる DNA 伸長反応による新たな DNA 合成（extension）という過程を経て，単一もしくは数個の DNA 断片から数百万倍の DNA を産出することが可能である．DNA 産物はゲル泳動によって確認される．

　1986 年に報告されて以降，その画期的な有効性から，PCR は遺伝子研究分野研究のみならず，医療において多岐にわたる応用にて必要不可欠なものとなっている．そのなかでも，感染微生物の同定および診断は最も有効なものであり，とくに，ウイルス感染の診断には治療に直結する検査結果として眼科領域でも応用されている．微量な検体に対しても，検体 DNA を DNA 抽出してマイナス 20℃以下に留置すれば長期に安定保存が可能である．検体採取時より時間が経過して，再検査したり，ほかの鑑別診断に対する PCR 検査を行う際にも使用できる．

② multiplex PCR

　上述の基本的な従来法の PCR 反応は，単一の領域を特異的に増幅することが目的のために，プライマーは 1 領域に対する 1 対が原則である．非特異的増幅をなくすことが，最も重要な条件決定になるために，余計なものを取り除くには至極当然である．しかし，同一サンプルに対して，増幅目的領域が多い場合，それに伴って反応系が増えて手間も増え，サンプル量自体が少ない場合に，検索できる目的領域数に制限ができるという問題が存在した．

　このような背景から，近年従来型 PCR の応用型として multiplex PCR（多重 PCR）が開発された．一口に言うと，数組のプライマーセットを 1 つの PCR アッセイで同時に用いる方法である．multiplex PCR の最大の利点としては，複数項目の DNA 領域が，1 つの反応内で同時に陽性もしくは陰性かの判定ができることである．サンプル処理から PCR 反応までの時間が数時間程度と，結果を得るまでの時間が非常に短いことを考えあわせると，サンプルの取り扱いが最小限ですむので，労力・時間・費用が節約でき，クロスコンタミネーションの危険性を減らせることから，スクリーニングに非常に適している．眼科領域では，涙液，角膜擦過物，前房水，硝子体液等が対象になる．血液等と異なり，検体量が絶対的に少ない眼科サンプルには有利である．定性的判定であるが，陽性曲線グラフから曲線の大きさを目安にして半定量的評価も可能である．

③手順と評価

　手順としては，検体からの DNA 抽出はフェノールクロロホルム抽出およびイソプロパノール沈殿を用いるか，抽出用の遠心カラムを用いて行う．PCR Taq ポリメラーゼとそれぞれの抗原とな

る特異的プライマーを複数用いて，複数のキャピラリーを用いて同時にPCR反応を行う．各標的鋳型DNAに対して，一方のプライマーは配列のセンス鎖と相補して，もう一方は同じ配列のアンチセンス鎖と相補して，プライマーを伸長して増幅する．1つの反応内に入れる各抗原に対するPCR産物は，融解温度（melting temperature：Tm）値が異なる値になるように，各プライマー配列を設定しておく．PCR反応が終了してから，PCR産物が標的DNA配列と特異的であるかを検出するために，目的DNA配列特異的ハイブリダイゼーションプローブを用いる．PCR産物とプローブの液を遠心して混合する．その後，PCR産物DNAの解析のため，融解曲線分析を行う．高温でDNA2本鎖を1本鎖に変性して，温度を一気に下げてプローブを結合させる．さらに，温度を上昇させながら，蛍光分子からほかの分子へ励起エネルギーが移動する現象である蛍光共鳴エネルギー移動（fluorescence resonance energy transfer：FRET）による励起蛍光の強度を測定する．各プローブの固有Tmに到達するとFRETが消失するので，時間軸に対する蛍光強度の値によって，ピークのあるTm値から標的DNA断片の種類が決定できる．また，微量検体において検体自体のDNAが十分とれていることを内在性コントロールの測定にて確認して，標的DNA領域の偽陰性を否定する．

　上記のスクリーニングを目的とする反面，multiplexPCRは，同時に複数の標的DNAを検討するため，プライマーのデザイン（配列決定），1反応あたりの各プライマー必要量の最適化，プローブ自体の設計と，安定したPCR条件の準備には容易ではない．多数のプライマー配列の存在により，プライマーの重合やPCR産物の偏った合成などが考えられる．とくに，プライマーの3相補性を避けることが重要である．また，そのバランスと各産物の特異性を重視するために，プライマー1組のPCR反応に比較して感度が及ばない可能性もあるので，使用と評価にあたっては注意を要する．

④利点と問題点

　本法はウイルスなどの外来抗原のスクリーニング同定にはとくに有用である．単純ヘルペスウイルス，水痘帯状疱疹ウイルス，サイトメガロウイルスといったヒトヘルペスウイルス属（human herpes virus：HHV）はHHV-1からHHV-8まで8種類存在する．オキュラーサーフェス疾患において，ヘルペス性角結膜炎・角膜ぶどう膜炎などの関連疾患の鑑別は非常に重要である．とくに重症例では，角膜移植の有無，ステロイド薬もしくは免疫抑制剤の使用による局所的宿主免疫抑制状態の関連にて，ヘルペスウイルス疾患が起こりやすく，臨床的病態も修飾されて典型的でない場合も多いので，不明の炎症性疾患が存在する場合に鑑別診断として，症例検体テンプレートDNAに対して，8つのHHVプライマーを用いて，本システムで検索すれば，ヘルペス感染の有無のスクリーニングが可能となりうる．

　multiplex PCRによるスクリーニングの結果において，半定量にて検体量が少なく，偽陽性が疑われる場合，定量的検査であるreal-time PCRを用いて確認するとよりデータの信頼性が高まる．両者の結果が異なる場合は，各施設内で解釈を定めておくことが重要である．定量的real-time PCRから正確な病変におけるDNAコピー数を把握できるので，病勢の評価，治療薬の種類・量などの決定，臨床経過における治療中のコピー数の変化などから治療終了のタイミングの決定といった治療モニタリングが可能になる．目標抗原が少数に定まっている場合は，最初からreal-time PCRを用いたほうが簡便などの議論があるのは事実だが，多くの標的に対する網羅的検索という観点ではmultiplex PCRは非常に有用である．また，multiplex real-time PCRも行われるようになってきており，今後もさらに網羅的に病原微生物の検索がなされるシステムの構築が期待される．

参考文献

1) Saiki RK, Scharf S, Faloona F, et al: Enzymatic amplification of beta-globin genomic sequences and re-

striction site analysis for diagnosis of sickle cell anemia. Science 230: 1350-1354, 1985
2) Sugita S, Shimizu N, Watanabe K, et al: Use of multiplex PCR and real-time PCR to detect human herpes virus genome in ocular fluids of patients with uveitis. Br J Ophthalmol 92: 928-932, 2008
3) Caliendo AM: Multiplex PCR and emerging technologies for the detection of respiratory pathogens. Clin Infect Dis 52: S326-330, 2011

（井上智之）

V 角膜沈着病巣の鑑別

　角膜にはさまざまな物質が異常に沈着し特有の臨床所見を呈する状態が多数存在する．もともと透明な角膜に沈着するのであるから，細隙灯顕微鏡を用いた観察でその存在を特定することは比較的容易である．しかし原因として考えられることは，内因性，外因性に分けられ，内因性のものでは眼に特有のものと全身疾患に伴うもの，外因性のものでも局所的なものや全身的なものなど多く存在する．したがって角膜沈着病巣の原因として想起すべきものは多種多様であり，診断に苦慮することも少なくない．
　そこで本項では，角膜沈着病巣の鑑別に必要なポイントを順に解説していく．

I. 角膜沈着病巣の鑑別のポイント

　角膜の沈着病巣の鑑別点はいくつかあるが，まず重要なのは沈着物が沈着している深さに注目することである．図1に示すように，それが上皮層に限局しているのか，上皮層から実質層まで達しているのか，実質層のみなのか，Descemet膜直上の実質層なのか，Descemet膜および内皮面なのかに着目することが必要である．次に沈着物の色調，形状，数の特徴が重要である．とりわけ色調はその主成分を特定する重要な手がかりとなるため注意深い観察が必要である．さらに角膜にある混濁を観察する際，その物質が炎症に伴って存在した混濁か，全く炎症が関連しない混濁であるかといった視点も常にもっておかなくてはならない．また遺伝子異常によるジストロフィ（遺伝子の変性，dystrophy）や全身に関連する沈着は発症時期が異なることはあるにせよ，原則として両眼性発症であるのに対し，その他の変性（degeneration）や点眼薬の影響するものは片眼性であることも原因を特定するうえで参考になる．これらのことを踏まえて，まず沈着物質が沈着する角膜の深さに注目して角膜沈着病巣を分類しながら，それぞれの鑑別点を解説していく．

II. 角膜上皮層のみの沈着

　角膜上皮に沈着するものは，色素性のメラニンまたは鉄の沈着で黄色から茶色を呈するものか，白色か灰白色を呈する非色素性の薬剤などの沈着に分けられる．上皮層に限局す

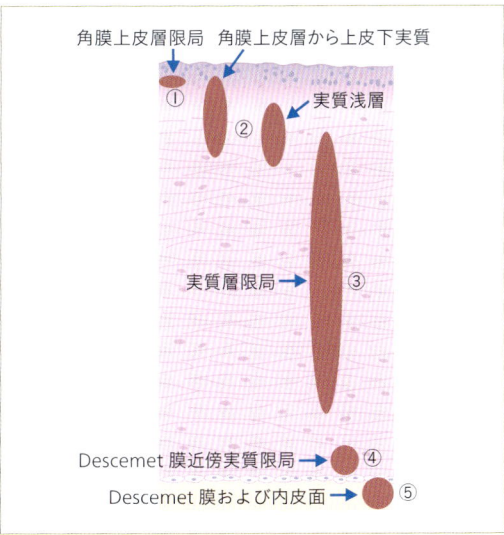

図1 角膜沈着物の鑑別に重要な沈着部位
角膜沈着物の鑑別をするには，角膜のどの層に沈着物が沈着しているかが鑑別の重要な鍵となる．細隙灯顕微鏡で沈着部位を特定することで沈着物質がある程度絞られていく．本項ではその沈着部位により，①角膜上皮層限局，②角膜上皮層から上皮下実質，実質浅層，③実質層限局，④Descemet膜近傍実質限局，⑤Descemet膜および内皮面に分類した．

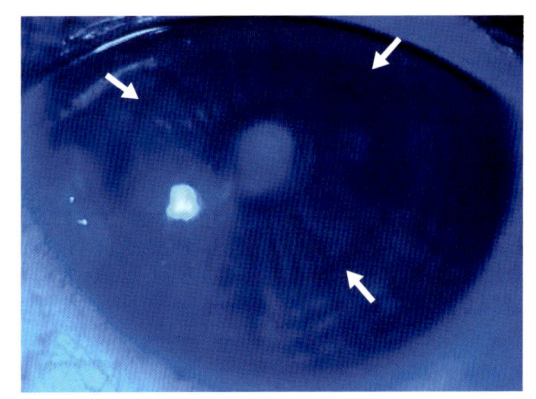

図2 ヘモジデリンの沈着
円錐角膜では突出した角膜周辺の上皮層にヘモジデリンが沈着する．ブルーライトで照らすと沈着部位が黒く見やすくなる．角膜上皮層へのヘモジデリンの沈着は，角膜および角膜近傍の本来の曲率が変形し突出している周辺に認められる特徴をもつ．涙液動態との関連が考えられる．白矢印の先端をつなぐ部位にヘモジデリンの沈着が観察される．

る沈着は，それ自体が視機能に影響のないものがほとんどであるが，角膜上皮の細胞供給や涙液の動態を考えるうえで参考になる．稀ではあるが上皮に限局して発症するジストロフィにMeesmann角膜ジストロフィがある．なんらかの沈着が上皮層に限局してみられる場合は，以下のものを考える．

1. ヘモジデリンの沈着

ヘモジデリンは，ヘモグロビン由来の鉄を含む褐色の顆粒状あるいは結晶様の色素成分で，細隙灯顕微鏡ではブルーのライトで照らすと黒っぽく見え，観察が容易となる．多くの50歳以上の正常角膜にも瞳孔領のやや下に水平の線状のヘモジデリンの沈着がみられることがあり，Hudson-Stahli線と呼ばれる．角膜上皮層へのヘモジデリンの沈着でとくによく知られているのは円錐角膜で，円錐状の角膜を取り囲むように観察される（Fleischer輪，図2）．そのほか翼状片の頭部から角膜中央寄り（Stocker線）や濾過手術後の濾過胞近くの角膜上皮層などにもみられることがある．Hudson-Stahli線は涙液メニスカスの近くで涙液が長時間たまりやすい部位にでき，角膜や角膜近傍の表面に隆起性の変化が起こると，涙液のたまりやすい隆起性変化の麓にヘモジデリンの沈着が起こりやすいということであり，涙液の動態と関連があるものと考えられる．

2. メラニン色素の沈着

2つのタイプのメラニン色素の沈着がある．1つは，先天的に角膜上皮や結膜上皮の基底細胞層にみられるメラニン色素である（図3）．増大傾向はなく，悪性化の可能性もな

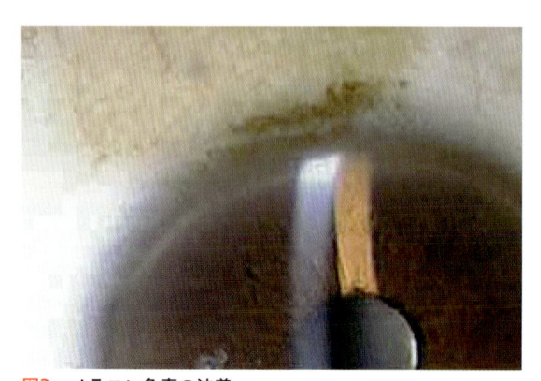

図3 メラニン色素の沈着
結膜上皮に加えて，より濃いメラニン色素が角膜輪部上皮に沈着している．

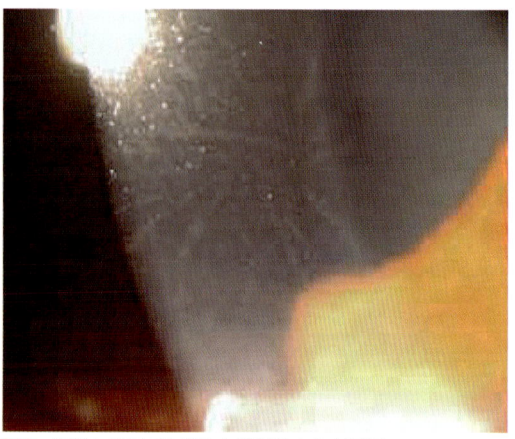

図4 角膜上皮層の沈着した薬剤性の上皮混濁
アミオダロンやクロロキンが有名だが，この写真はβ遮断薬のテノーミン®錠内服患者にみられたもので比較的珍しい．瞳孔中央やや下方から周辺に向かって放射状に広がっている．
（東京大学　臼井智彦先生ご提供）

いものである．

　もう1つのタイプは，外傷や炎症後に生じる上皮層の色素沈着でBowman膜と上皮基底層の間に生じる．角膜輪部に存在する色素が炎症刺激などに伴って透明角膜へ移動してきたものと考えられ，角膜輪部に存在する幹細胞由来の細胞移動の軌跡を反映しているものと考えられる．上皮の細胞移動の過去の外傷や炎症エピソードの痕跡を示すが，これもメラニン色素沈着自体に病的意義はない．

3．薬剤の沈着

　薬剤の全身投与により角膜上皮層に渦状，らせん状，放射状の白色から灰白色を呈する混濁を示すことがあり，瞼裂に一致した部位に好発する（図4）．こういった形態を示すのは，全身投与された薬剤が涙液を介して涙液メニスカス付近の角膜上皮層に沈着し，角膜輪部上皮幹細胞から常に再生を続ける上皮細胞移動の流れにそって，その沈着が混濁としてトレースされていくものと考えられる．原因となる薬剤としては，アミオダロン，クロロキンなどがよく知られている．一般に視力に及ぼす影響はないため，全身的に必要があればこれらが観察されても中止する必要はない．

4．脂質の沈着

　薬剤沈着所見と類似の所見を呈する疾患にFabry病がある．Fabry病は脂質代謝異常の1つでα-ガラクトシダーゼの欠損によるもので，全身の組織や血管壁に脂質が沈着する．角膜上皮層に脂質が沈着し渦状角膜を呈するのが特徴的で，四肢疼痛発作，被角血管腫などの皮膚病変，腎不全などの存在が薬剤の沈着病変との鑑別の参考になる．

5．Meesmann角膜ジストロフィ

　常染色体優性遺伝で両眼性に発症する変性症であり，角膜上皮細胞内に細かい小囊胞が

多数出現する．幼少期から発症し，進行性で異物感や羞明感が強いの特徴である．角膜上皮細胞の分化細胞マーカーとなっているサイトケラチン 3 と 12 のどちらかの遺伝子異常により発症し，細胞は PAS 陽性でムコ多糖が沈着している．

III. 角膜上皮層から実質層および実質浅層の沈着

　上皮層のみの沈着とは異なり，上皮層から実質層，実質浅層の沈着は視力低下の原因となる沈着が多く，臨床的にも問題となることが多い．

1．カルシウムの沈着

1）帯状角膜変性（band keratopathy）

　角膜上皮下にカルシウムが沈着する変性で，瞼裂に一致する部位に好発し，硬い感じの白色から灰白色の沈着が角膜周辺部から中央部へ広がってくる．全身的な高カルシウム血症に伴うものはむしろ稀で，眼局所の疾患に伴うものや原因不明のものが多数を占める．特徴的な所見は，角膜の神経の通過部位にはカルシウムが沈着しないため円形に沈着物が抜けることである．

2）点眼液によるカルシウムの沈着

　角膜移植後にリンデロン点眼液®（ベタメタゾンリン酸エステルナトリウム液，塩野義製薬）を使用していると硬い感じの白色沈着物が現れることがある（図5）．角膜移植後のステロイド薬は拒絶反応予防に必須で，リンデロン点眼液®は広く用いられているステロイド薬であるため原因が特定できず重症になるケースもある．この沈着物を採取し，電子線マイクロアナライザーで解析したところリン酸カルシウムの沈着であった．さらにリンデロン点眼液®の添加剤と原末で別々にカルシウム溶液を混合したところ，添加剤とカルシウム溶液の混合により，リン酸カルシウムが析出したことから（塩野義製薬内部資料），本沈着は涙液中のカルシウムにリンデロン点眼液®の添加剤が反応し，リン酸カルシウムの結晶をつくったことによると判明した．もともと涙液分泌減少症があるか，上皮欠損が比較的長期間継続する角膜移植後角膜に硬い感じの灰白色の沈着を見た場合は，リン酸カルシウムの沈着である可能性が高く，ほかのステロイド薬に速やかに変更すべきであり，変更後に沈着が増加することはない．また白内障術後に経験することがないことから，リンデロン点眼液®が通常の環境下でカルシウムを沈着させることはないようである．

2．点眼液主成分の沈着

　シプロフロキサシン，ノルフロキサシンなどのキノロン系点眼液点眼中にこれらの原末が角膜実質浅層に沈着することがあり，白色の混濁として観察される．これらのキノロン系点眼液はpHが酸性になっているため，中性の涙液と合わさると原末が析出しやすくなる（図6）．ただしこれも通常の眼表面の状態では起こりにくく，ドライアイ患者の角膜

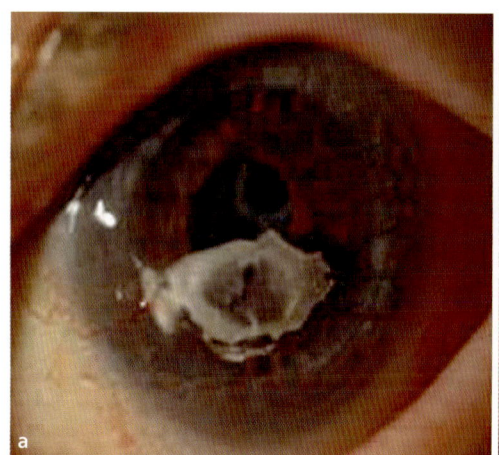

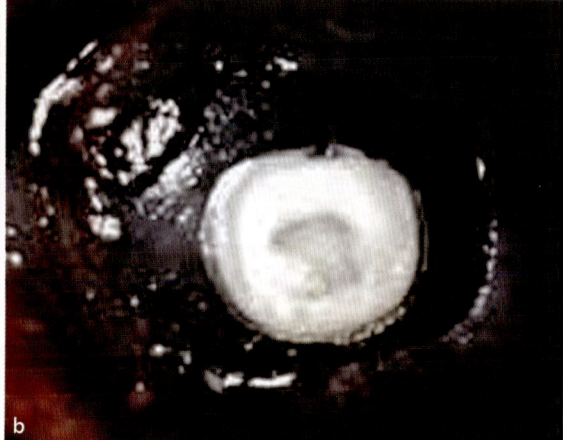

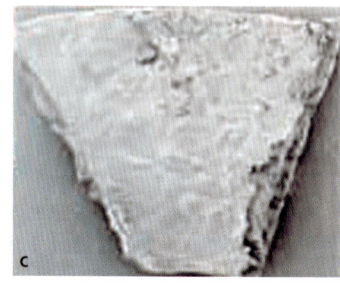

図5 角膜移植後に移植片に沈着したカルシウム

a：角膜移植後リンデロン®点眼中に発生したカルシウムの沈着．
b：ドライアイのある角膜移植後症例で術後のリンデロン®点眼中に上皮欠損が続いていた．本症例では，カルシウムの沈着を除去した際，角膜穿孔を起こした．
c：aの症例から採取されたリン酸カルシウムの走査電子顕微鏡所見．リンデロン点眼液®の添加剤のリン酸塩が高濃度であるために涙液中のカルシウムと反応しリン酸カルシウムの結晶を析出しやすい．

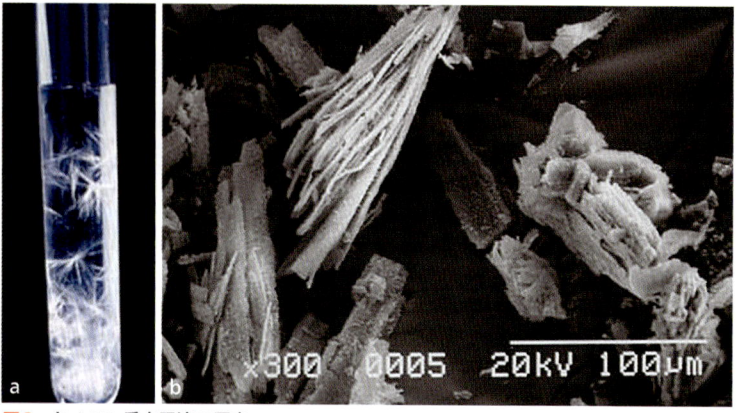

図6 キノロン系点眼液の原末

a：ノルフロキサシン点眼液のpHを下げることで析出したノルフロキサシン原末の結晶．キノロン系の原末は酸性溶液にしか溶解しないことが多い．
b：ノルフロキサシン点眼液から採取された原末の走査電子顕微鏡所見．

移植後で上皮細胞欠損状態がながく続いている場合など，特殊な条件がそろった場合に起こることが多い．

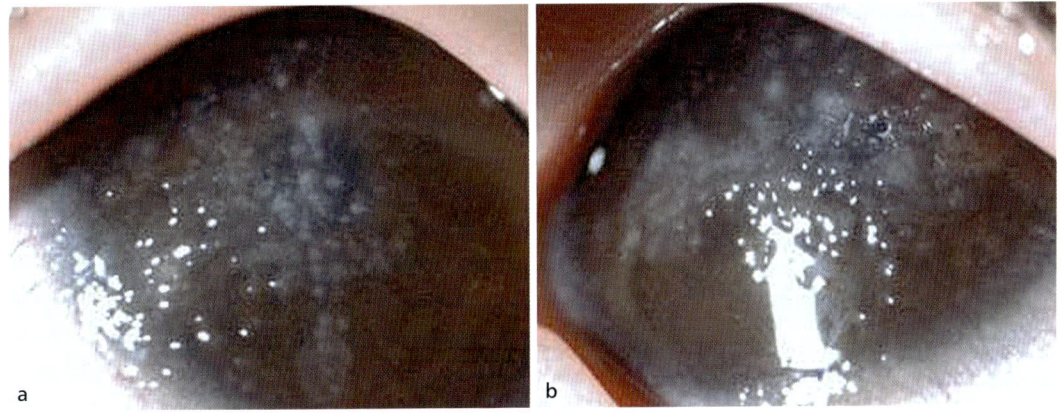

a　b
図7　膠様滴状角膜ジストロフィ
6歳，男子．コンゴーレッド染色陽性の多数のアミロイドが角膜上皮下の実質浅層にかけて沈着している．ゼラチン状の隆起性病変と病変の間も混濁しており，視力低下が著しい．沈着物は柔らかいので掻爬する際，実質層のコラーゲンとの区別は容易につく．aは右眼，bは左眼で，本症例では右眼に血管侵入はみられるがまだわずかである．

3．アミロイドの沈着

1）膠様滴状角膜ジストロフィ（gelatinous drop-like corneal dystrophy）

　角膜上皮下にアミロイドが沈着する常染色体劣性遺伝の疾患で，責任遺伝子は1番染色体の tumor associated calcium transducer 2（*TACSTD2*）遺伝子である．角膜上皮下に沈着するアミロイドはラクトフェリンが原因蛋白の主成分である．角膜上皮のバリア機能はタイト結合（tight junction）によって維持されているが，タイト結合の構成蛋白でクローディン（claudin），オクルーディン（occludin），および zonula occludens-1（ZO-1）の発現低下，発現位置異常があるため，バリア機能が低下した角膜上皮を通って涙液が角膜内に侵入した結果であると考えられている．独特のゼラチン状の多発性の隆起が両眼性にあれば診断は比較的容易である（図7）．

4．Reis-Bückler 角膜ジストロフィ

　両眼性に角膜上皮基底層，Bowman 膜から実質浅層にわたり白色の粉状，地図状混濁がびまん性に広がる．*TGFBI* 遺伝子異常による常染色体優性遺伝のジストロフィである（図8）．格子状角膜ジストロフィタイプⅠと同様に再発性角膜上皮びらんで受診し診断に至ることもある．

Ⅳ．角膜実質層の沈着

　角膜実質層における沈着病巣は角膜ジストロフィによるもの，ジストロフィ以外で全身疾患と関連のあるもの，眼局所だけに原因のあるものに分けられる．

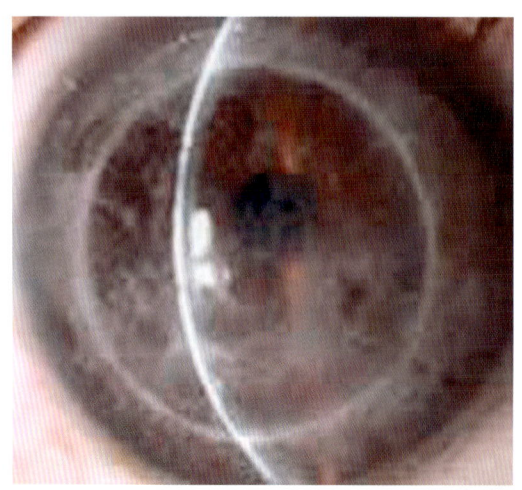

図8 Reis-Bückler 角膜ジストロフィ
角膜移植後の再発症例．角膜周辺部に著明な Bowman 膜を中心としたびまん性の粉状混濁が移植片まで広がってきている．細隙灯顕微鏡所見から Bowman 膜から角膜実質浅層に限局した混濁であることがわかる．

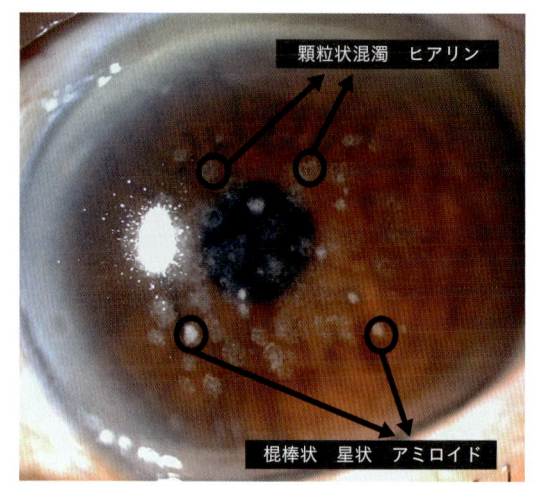

図9 顆粒状角膜ジストロフィタイプⅡ（従来の Avellino 角膜ジストロフィ）
ヒアリンによる角膜実質浅層の顆粒状，輪状の混濁に加えて，アミロイドによる実質中層の棍棒状，星状の混濁が存在する．臨床上は，このアミロイドの沈着の有無により顆粒状角膜ジストロフィタイプⅠおよびタイプⅡの鑑別が容易に行える．わが国ではほとんどがタイプⅡである．

1．角膜実質のジストロフィ

両眼性に発症する顆粒状角膜ジストロフィタイプⅠ，Ⅱ，格子状角膜ジストロフィタイプⅠ，ⅢA は臨床像が大きく異なるが，*TGFBI* 遺伝子の異常により発症することが明らかになっており，常染色体優性遺伝の形式をとる．角膜実質層に存在する染色体をもつ細胞は，角膜実質細胞と単球・マクロファージ系の細胞以外には存在しないので，角膜実質層の異常物質による混濁はすべて角膜実質細胞により産生されたものと考えられる．

1）顆粒状角膜ジストロフィタイプⅠ（従来の顆粒状角膜ジストロフィ）とタイプⅡ（従来の Avellino 角膜ジストロフィ）

顆粒状角膜ジストロフィタイプⅠ，タイプⅡとも，ヒアリンによる角膜実質浅層の輪状の白色混濁を中心に構成されている点では両者に差はない．しかしタイプⅡでは，それに加えて混濁のどこかに必ずアミロイドによる実質中層の棍棒状，星状の混濁が存在するので，これを見つければ顆粒状角膜ジストロフィタイプⅡ（従来の Avellino 角膜ジストロフィ）と診断できる（図9）．稀ではあるが変異がホモ接合体の顆粒状角膜ジストロフィタイプⅠでは，ヒアリン沈着による角膜実質浅層の白色混濁が密で幼少期から強い混濁を示す．顆粒状角膜ジストロフィタイプⅡでも変異がホモ接合体である場合は，幼少期から充実性の円形白色混濁が角膜最周辺部を除く角膜全面に広がり，強い視力低下をきたす．

2）格子状角膜ジストロフィタイプⅠ，Ⅱ，Ⅲ，Ⅳ

格子状角膜ジストロフィタイプⅠ，ⅢA，およびⅣが，*TGFBI* 遺伝子の異常による常

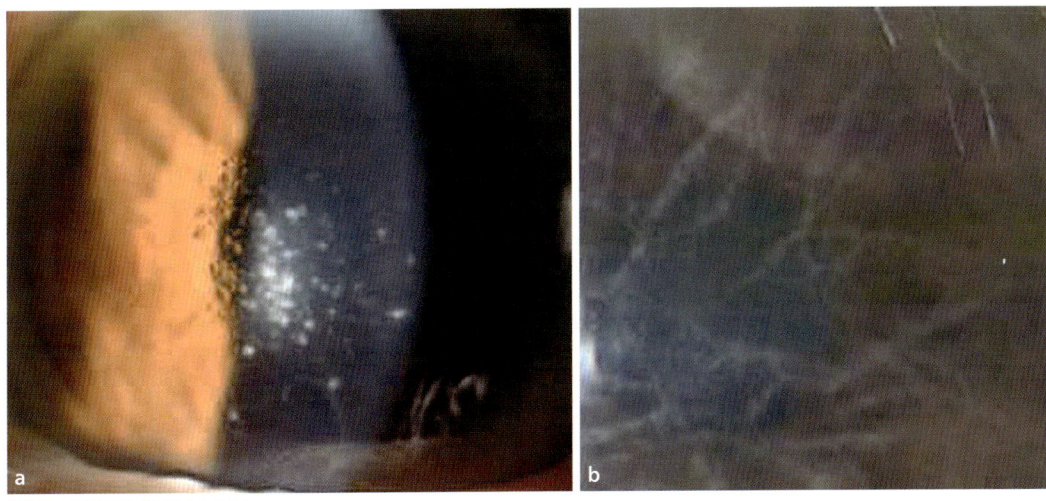

図10 格子状角膜ジストロフィ
a：格子状角膜ジストロフィタイプⅠの角膜所見．角膜中央部を中心に混濁が強く，中央部やや下方に線状の混濁が認められる．
b：格子状角膜ジストロフィタイプⅢAの角膜所見．太い格子状，線状の混濁が広がっている．

　染色体優性遺伝の形式をとる．いずれも両眼性だが，初期には片眼がごく軽度の格子状病変のためわかりにくいこともある．タイプⅠは，線状混濁が瞳孔領から始まり円形，楕円形となり，周辺部に広がって行く（図10）．この段階では，角膜中央部の混濁のなかに格子状病変を見つけるのは困難なことが多く，混濁の周辺部を探すと小さい格子状の病変を見つけやすい．再発性角膜上皮びらんで受診し，格子状角膜ジストロフィタイプⅠが見つかることも多い．タイプⅡは全身のアミロイドーシスの一症状として現れ，両眼性の格子状の混濁が周辺部から中央部に広がっていく．格子状角膜ジストロフィタイプⅢ，ⅢAは，角膜周辺部から太い格子状，線状の混濁が中央部に向かって広がっていくのが特徴で診断がつけやすく，常染色体優性遺伝が確認できれば格子状角膜ジストロフィタイプⅢAと分類する（図10）．このタイプでは，再発性角膜上皮びらんはまず発症しない．
　またエキシマレーザーによる治療後は，角膜移植よりもはるかに再発が早い．顆粒状角膜ジストロフィや格子状角膜ジストロフィでは角膜表層移植や全層移植後の数年後には再発する．グラフト内の角膜実質細胞にも前駆細胞は存在しており，角膜移植後には，そこから角膜実質細胞が供給されるが，ホスト由来の角膜実質細胞も必ずグラフトの角膜実質に侵入していき，細胞を供給していることを意味している．これは角膜移植後の角膜実質細胞の細胞移動を直接眼に見える形でわれわれに教えてくれる貴重な出来事である．

2. 斑状角膜ジストロフィ（図11）

　常染色体劣性遺伝の形式をとり，両眼性に灰白色の斑状混濁が角膜中央部から周辺部に広がる．混濁は初期には実質浅層から始まり，徐々に深層に広がっていく．沈着物質はムコ多糖で，角膜実質細胞内外に分布する．劣性遺伝ということもあり，わが国では顆粒状角膜ジストロフィタイプⅡや格子状角膜ジストロフィに比べて稀である．

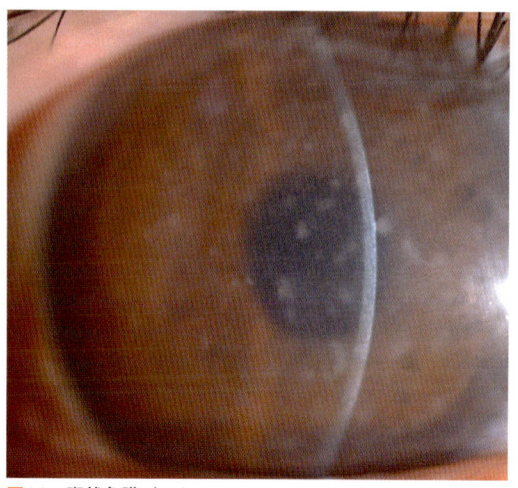

図11 斑状角膜ジストロフィ
角膜実質浅層に種々の大きさの斑状混濁が角膜中央部から周辺部にかけて広がり，その周囲もびまん性の淡い混濁が広がっている．

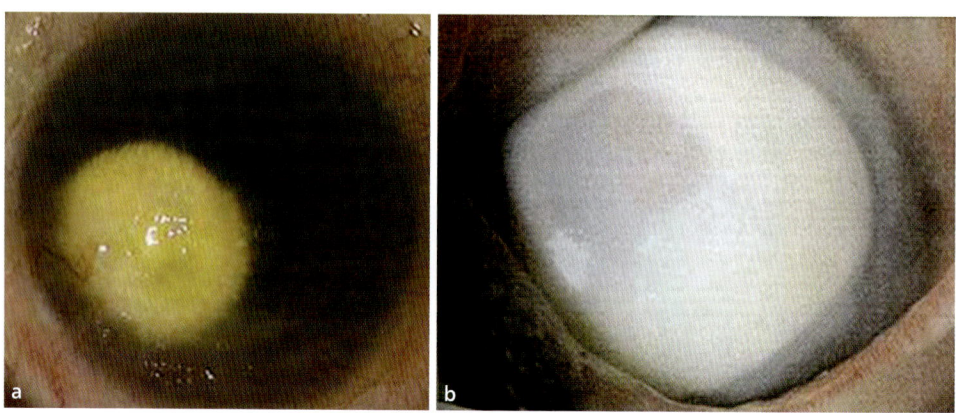

図12 角膜脂肪状変性
a：顔面神経麻痺による兎眼の患者に発症した角膜脂肪状変性．兎眼のため角膜上皮障害を繰り返したため角膜血管侵入が起こっていた．侵入した血管の末端から脂質が漏出したと考えられる．
b：翼状片切除後に発症した脂質角膜症．角膜をほぼ全面カバーする高度の角膜脂肪状変性で，角膜移植により治療し，予後は良好であった．

3. 角膜脂肪状変性

　角膜実質層に脂質が沈着することがあり，角膜脂肪状変性と呼ばれている．色調は，白色から黄白色を呈し混濁の程度が強いことが多い．原因として共通しているのは，脂質沈着部位には血管の末端が侵入している点であり，角膜血管侵入なくして急速に進行する角膜脂肪状変性は起こらないとも考えられる．もとから存在している血管に比し続発的に形成される血管は血管壁の構造が不完全で，そのため血液中の脂質成分が漏出しやすく脂肪状変性となりやすいものと考えられる（図12）．加齢変化の老人環も脂質成分の沈着であるが，存在している角膜輪部血管網は若年者では正常であるため進行はきわめて遅く，末梢血管の透過性が亢進する老年期以降（65歳以上）脂質沈着が顕著となる．組織学

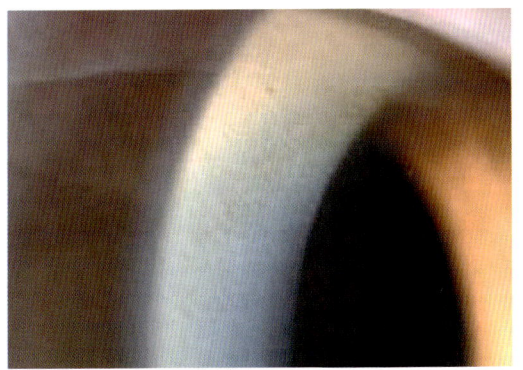

図13 Wilson病でみられるKayser-Fleischer輪
Descemet膜のレベルに茶褐色の混濁が存在する．角膜輪部から広がるため，周辺部の混濁のほうが強い傾向にある．

にはBowman膜直下からDescemet膜直上まで広範に脂質沈着が広がる．

V. Descemet膜近傍の角膜実質層の沈着

　Descemet膜近傍の角膜実質深層に沈着する疾患で重要なのは，全身疾患に関連して，銅や金などが沈着するものが挙げられる．これらは全身疾患に関する情報が診断に重要となる．

　またこの実質深層の角膜中央部にみられるいくつかの変性，ジストロフィによる混濁があり，それほど頻度も高いものではなく鑑別が難しいことも多い．

　まず以下に挙げた疾患を想起し，その特徴的な臨床像から診断をつけていくことになる．

1. 角膜内の金属沈着

　Wilson病ではDescemet膜のレベルに茶褐色の混濁が輪部から1〜3 mmの範囲に透明帯をはさまずに観察され，Kayser-Fleischer輪と呼ばれる（図13）．金の沈着は関節リウマチに対する金療法により発症する諸臓器への金の沈着の1つとして，角膜中央部のDescemet膜のレベルから始まる黄褐色の微細な顆粒として観察される．鑑別には全身的な疾患，治療法の情報が欠かせない．

2. 粉状角膜

　粉状角膜（cornea farinata）は高齢者の両眼で角膜中央部の実質深層にみられる白から灰白色の細かい点状の混濁である．点状の沈着がDescemet膜前ジストロフィ（pre-Descemet's membrane dystrophy）より小さく均一である点で鑑別する．

3. Descemet膜前ジストロフィ

　粉状角膜と同様，角膜実質深層にみられる沈着である．ただ沈着物は粉状角膜に比べ，いろいろな形のものが混在しており，やや大きめであることで粉状角膜と鑑別できる．混

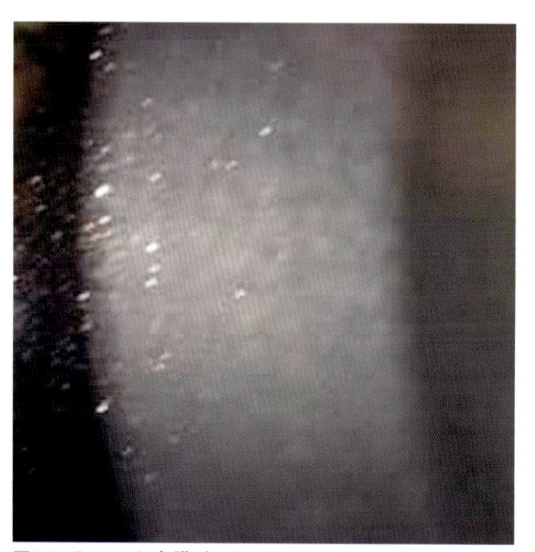

図14 François 角膜ジストロフィ
大きめのモザイク状の混濁を両眼の角膜実質深層に認める．

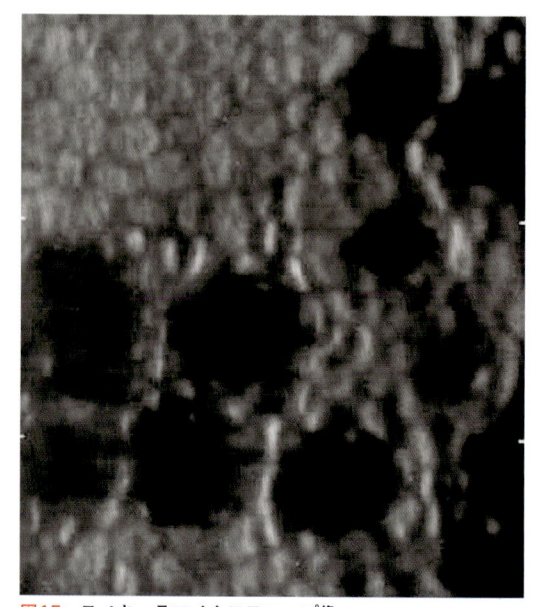

図15 スペキュラマイクロスコープ像
6角形細胞の中に円形の dark area が観察される．dark area の部位に一致する角膜内皮細胞は実際には存在するが，ほかの内皮細胞と高さが異なるため写真には写らない．

濁は角膜実質深層の異常な角膜実質細胞が原因とされ，角膜実質細胞の部位に一致して混濁部位が形成される．

4. François 角膜ジストロフィ

常染色体優性遺伝の角膜ジストロフィで角膜中央部に発症する両眼性の混濁である．posterior crocodile shagreen 様のモザイク状の混濁を示し，混濁の首座は角膜実質深層であることは診断上重要である（図 14）．類似の所見は posterior crocodile shagreen でも認められるが，posterior crocodile shagreen は高齢者にのみ認められるので鑑別できる．また同じく角膜中央部に発症する Schnyder クリスタルジストロフィ（Schnyder crystalline dystrophy）は，混濁の首座が角膜実質深層ではなく浅層であること，細隙灯顕微鏡所見で針様の混濁がみられる点で鑑別される．

VI. Descemet 膜から角膜内皮面の沈着

Descemet 膜から角膜内皮面にかけての沈着病変は，角膜内皮細胞が遺伝子異常によりあるいは炎症によりコラーゲンを産生するもの，前房内あるいは角膜の炎症に伴って前房内から炎症細胞が付着するものに分けられる．

1. 滴状病変

角膜内皮の滴状病変は，角膜内皮細胞が産生したコラーゲン様物質が角膜内皮細胞と Descemet 膜の間に沈着したもの．滴状病変をもった多くはそのまま無治療で問題ない．

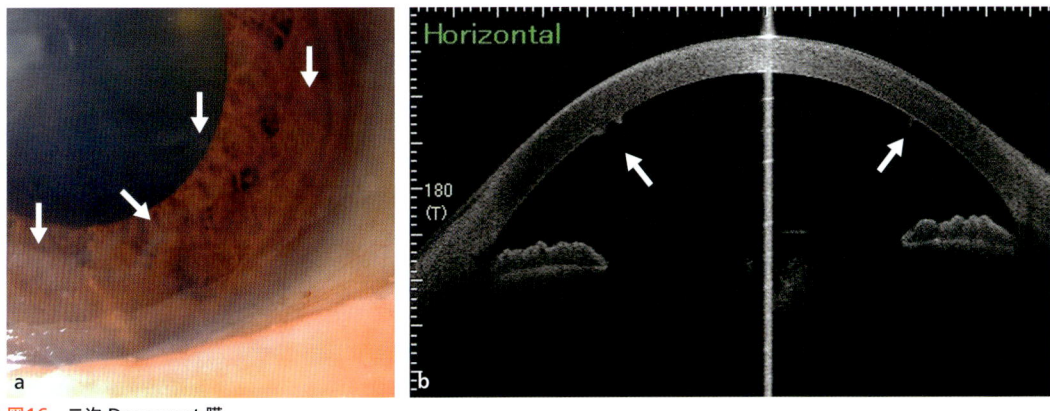

図16 二次 Descemet 膜
a：過去に原因不明の前房内炎症を繰り返した眼の角膜内皮面に観察された二次 Descemet 膜．白矢印は二次 Descemet 膜の存在部位を示す．
b：前眼部 OCT 所見で内皮面に突出した小隆起として観察される．白矢印は二次 Descemet 膜の存在部位を示す．

一部は Fuchs 角膜内皮ジストロフィとして角膜内皮移植術や全層角膜移植術の適応となるものもあるが，欧米に比べて，わが国では稀である．細隙灯顕微鏡所見では，角膜中央部の Descemet 膜に，beaten-metal appearance といわれる金属板を金槌でたたいてデコボコにしたような独特な光沢を示す．スペキュラマイクロスコープでは，沈着したコラーゲンにより内皮細胞がまわりの内皮細胞よりも浮き上がっているため滴状病変の高さでは細胞が写らず，dark area として黒抜けして観察されるが（図15），滴状病変部位にも内皮細胞は存在している．また滴状病変にはしばしば顆粒状の色素沈着を伴っているが由来などは明らかでない．

2. 二次 Descemet 膜

前房内炎症，梅毒性角膜実質炎，内皮面に切開を加える佐藤氏手術を行ったなど，なんらかの形で角膜内皮細胞が刺激された場合に角膜内皮面に現れるもので，半透明からやや白みがかった線状，樹枝状の隆起性の沈着物である．梅毒性角膜実質炎後のものは，retrocorneal hyaline ridge と呼ばれるが，基本的には同一のものと考えられる．炎症反応後に角膜内皮細胞が活性化され，続発的に産生したコラーゲンと考えられる（図16）．病理学的には，サイトケラチン7や筋芽細胞マーカーのα平滑筋アクチン（alpha smooth muscle actin：α SMA）といった本来角膜内皮細胞が産生するものとは異なったマーカーを発現する．

3. 角膜後面沈着物

前房内に現れた炎症細胞が集簇して角膜内皮面に沈着したもので，前房内や角膜の炎症の特徴を反映しており，鑑別診断上参考になることが多い．角膜後面沈着物は，虹彩炎など前房内全体の炎症時に角膜後面のやや下方を中心に広い範囲に接着することが多いが，角膜移植後拒絶反応時には，移植片の内皮面に限局し，かつ Khodadoust 線といわれる一列に並んだ角膜後面沈着物を形成する（図17）．また角膜内皮炎やヘルペス性角膜実質

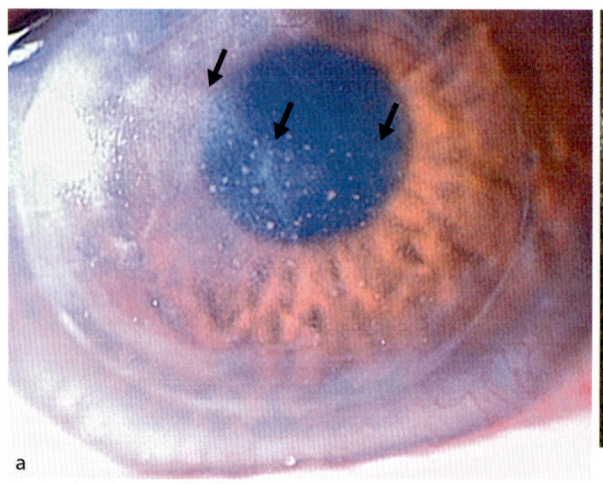

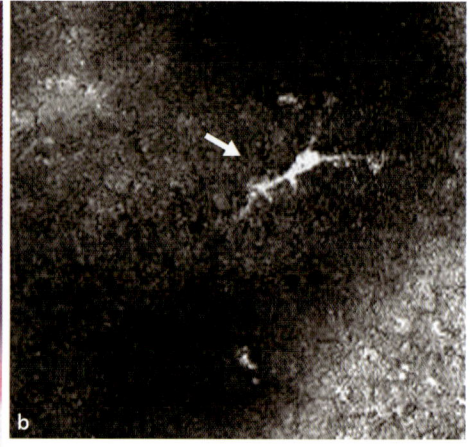

図17 全層角膜移植後拒絶反応時に観察された豚脂様角膜後面沈着物
a：移植片の下方半分以上の範囲に豚脂様角膜後面沈着物が付着し，上方の炎症を伴わない部位と明瞭な境界，いわゆるKhodadoust線を形成している（黒矢印）．
b：共焦点顕微鏡で球状に集簇した細胞以外に認められた樹状細胞（白矢印）．拒絶反応時には，リンパ球，単球，マクロファージに加えて強い抗原提示能をもつ樹状細胞も内皮面に付着している．
（b：広島大学　近間泰一郎先生ご提供）

　炎など炎症の首座が角膜自体にある場合には，角膜後面沈着物が炎症のある角膜の部位に一致して認められ，前房内全体の虹彩炎なのか角膜ぶどう膜炎（keratouveitis）なのかの鑑別に役に立つ場合がある．角膜実質や内皮細胞の炎症時には，炎症局所の内皮細胞や実質細胞が活性化され，まず単球・マクロファージ系細胞や好中球を誘導するケモカインが産生され，intercellular adhesion molecule（ICAM）-1などの細胞接着因子がその部位に多く産生される．結果として選択的に集められたいくつかの種類の白血球が角膜内皮面に局所的に付着し，角膜後面沈着物として認められると考えられる．

　角膜の沈着病巣の鑑別に焦点を当てて概説した．角膜沈着病巣は，まず沈着物の沈着する深さ，次に両眼性か片眼性か，周辺部か中心部かをはっきり区別すれば絞り込みはかなり済んだことになる．また沈着病巣の原因を基点に，涙液を含めた角膜上皮細胞，角膜実質細胞および角膜内皮細胞の特徴や細胞生物学などに思いをはせることができれば，さらに角膜に対する理解が進むものと考えられる．

（山上　聡）

Topics

角膜疾患の遺伝子診断

　遺伝性角膜疾患では，疾患特異的な所見が認められることが多く，家族歴や出身地などを参考にすれば，細隙灯顕微鏡所見より診断はある程度可能であるが，従来の分類では診断に苦慮する症例もあるため，最終的には角膜移植等の外科的治療時に採集した組織検査の結果をもとに診断されることもあった．しかしながら，最近の遺伝子解析の進歩によって，生物学的に明確な疾患の細分類が可能になったため，細隙灯顕微鏡所見からだけでもより詳細な診断ができるようになった．

　診断に迷う症例の場合は，患者の血液を用いた遺伝子診断が可能である．この遺伝子診断は，特異性が高く，最も信頼できる診断法の１つである．診断材料は，角膜ではなく患者の血液でよいので，患者の苦痛は最小限と思われる．たとえば，顆粒状角膜混濁をきたす疾患は，以前は顆粒状角膜変性症と１つにまとめられていたが，原因遺伝子と変異部位が明らかになった結果，顆粒状角膜ジストロフィとAvellino角膜ジストロフィという２つのタイプが存在すること，さらにそれぞれホモ接合体とヘテロ接合体があり，すべて細隙灯顕微鏡所見が異なることがわかった．したがって，現在では細隙灯顕微鏡所見から診断するだけでなく，遺伝子診断も行うことで詳細な分類までもが可能となった．次ページに具体的な症例を挙げる．

　遺伝子診断の問題点は，診断のためには高額な機器等の設備や費用，人員確保が必要であることや，診断に対する費用の請求はできないため，大学病院や研究施設など一部の限られた施設でしかできないことであるが，原因遺伝子と変異部位がわかっていれば（**表1**），患者への負担は少なく，診断の精度は高いので，必要がある場合は推奨される診断法であると思われる．詳細についてはOMIM（http://www.omim.org/）で調べることができる．

表1 遺伝性角膜疾患の原因遺伝子と変異部位

	遺伝形式	原因遺伝子	変異部位
Meesmann角膜ジスロフィ	AD	keratin3	E509K
	AD	keratin12	V143L, R135T, R135G, R135I, Y429D
Reis-Bücklers角膜変性症	AD	TGFBI	R124L, R555Q, 3-BP DEL
格子状角膜ジストロフィ　Ⅰ型	AD	TGFBI	R124C, A546D, P551Q, L518P
ⅢA型	AD	TGFBI	P501T, A622H, H626A
Ⅱ型	AD	GSN	D187N, D187Y
Avellino角膜ジストロフィ	AD	TGFBI	R124H
顆粒状角膜ジストロフィ	AD	TGFBI	R555W
Schnyder角膜ジストロフィ	AD	UBIAD1	N102S, G177R, R119G, T175I
Fuchs角膜内皮ジストロフィ	AD	COL8A2	Q455K
膠様滴状角膜ジストロフィ	AR	TACSTD2	Q118X, 632delA, Q207X, S170X
斑状角膜ジストロフィ　Ⅰ型	AR	CHST6	K174R, D203E, D187N
Ⅱ型	AR	CHST6	promotor gene異常

症例

【主訴】羞明

【細隙灯顕微鏡所見】角膜中央の上皮下混濁と細かい沈着物を認め（図1），フルオレセイン染色では上皮のバリア機能不全が疑われた．

【経過】39歳，男性．膠様滴状角膜ジストロフィに典型的な膠様隆起物や血管侵入は認めなかったが，兄が膠様滴状角膜ジストロフィであったため（図2），遺伝子診断を行ったところ *Q118X* の変異を認め（図3，1：兄，2：本症例，C：コントロール），非典型的な細隙灯顕微鏡所見ではあったが，膠様滴状角膜ジストロフィと診断がついた．

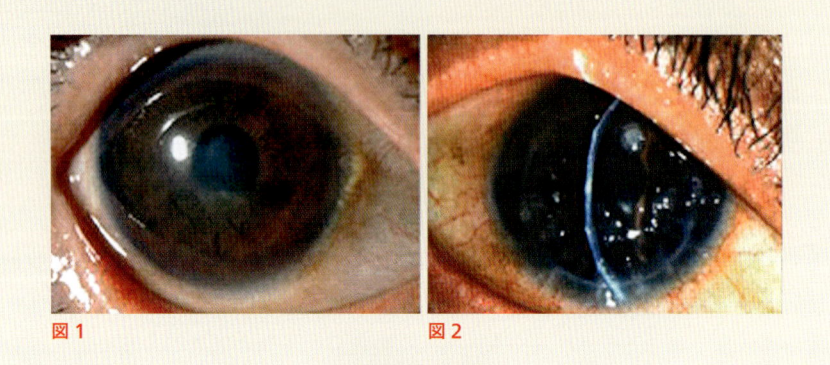

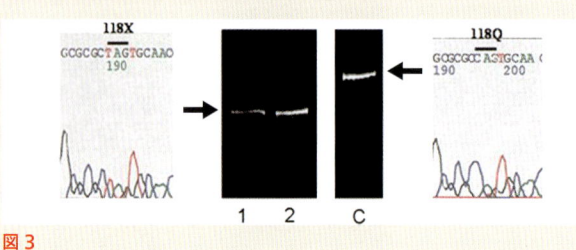

図1

図2

図3

（図1～3 ともに Tsujikawa M, Maeda N, Tsujikawa K, et al: Chromosomal sharing in atypical cases of gelatinous drop-like corneal dystrophy. Jpn J Ophthalmol 54: 494-498, 2010 より）

以下に遺伝子診断の手順について簡単に述べたい．

まず患者の血液を採取し，そこからゲノム DNA を抽出する．これらは，精製すれば長期保存可能であるので，後日まとめて診断することも可能である．ただ，血液を採取するためにはゲノム倫理委員会の承認が必要である．

次に，ゲノム DNA の解析を行う．たとえば，角膜上皮疾患の Meesmann 角膜上皮ジストロフィの原因遺伝子はケラチン3（K3）とケラチン12（K12）であることがわかっているので，このケラチン3と12の遺伝子のゲノム配列を入手する．ゲノム配列は無償提供しているサイトがある．生体で合成される蛋白のもとであるアミノ酸は3つの連続するDNA配列により規定される．

ところでゲノム DNA には，エクソンとイントロンがあるが，アミノ酸合成にかかわる DNA はゲノム DNA のなかでエクソンのみである．したがって，ゲノム DNA のイントロンではなく，エクソンを解析することになるのだが，通常のサン

プルでは量が少なく解析できないため，解析前にエクソンを増幅する必要がある．ポリメラーゼ連鎖反応（polymerase chain reaction：PCR）は，プライマーというものを用いて，目的のDNAのみを増幅させる方法である．プライマーとは人工的に合成したDNAである．入手したゲノム配列をもとに目的のエクソンのみを増幅するプライマーをデザインし，患者のゲノムDNAと混ぜてPCRを行うと目的のエクソンのみが増幅できる．増幅したエクソン（DNA）は精製後DNA配列を調べることができる（シーケンス反応）．

患者のDNA配列を正常者のそれと比較して，異なる部位が**表1**のデータと一致すれば，疾患の診断となる．たとえばMeesmann角膜上皮ジストロフィの原因遺伝子であるケラチン12（K12）の変異部位の1つに*R135G*がある．これは135番目のアミノ酸が正常者ではアルギニン（一文字表記でR）であるが，患者ではグリシン（一文字表記でG）に変化しているということであり，RとGを規定するDNA配列を見比べると，正常者ではC（シトシン）であるところが患者ではG（グアニン）になっているということである．そこが証明されれば，その患者はMeesmann角膜上皮ジストロフィと診断される．

遺伝性角膜疾患の原因遺伝子は，角膜特異的に高発現している遺伝子であることが多い．たとえば角膜上皮では，クラスタリン，ケラチン3や12，*TGFBI*，*ALDH3*などが組織特異的に高発現していると言われているが，ケラチン3や12はMeesmann角膜上皮ジストロフィの原因遺伝子であり，*TGFBI*は顆粒状角膜ジストロフィやAvellino角膜ジストロフィの原因遺伝子である．新たな原因遺伝子および変異部位を突き止めることは，遺伝子診断に貢献できるばかりでなく，膠様滴状角膜ジストロフィのように外科的治療に抵抗する難治の疾患に対しては，原因遺伝子の機能解析によって，標準的治療レジュメの確立や新規治療法の創出につながる可能性がある．この分野の研究を成功させるためには，洗練された技術はもとより莫大な費用や時間と労力が必要となるが，さらなる発展を期待したい．

参考文献

1) 渡辺　仁：実質混濁．眞鍋禮三，大橋裕一，木下　茂（監修）：角膜クリニック，第2版．pp78-85，医学書院，2003
2) Nishida K, Honma Y, Dota A, et al：Isolation and chromosomal localization of a cornea-specific human keratin 12 gene and detection of four mutations in Meesmann corneal epithelial dystrophy. Am J Hum Genet 61：1268-1275, 1997
3) Tsujikawa M, Kurahashi H, Tanaka T, et al：Identification of the gene responsible for gelatinous drop-like corneal dystrophy. Nat genet 21：420-423, 1999

（豊川智加，中村孝夫）

VI 角結膜瘢痕の鑑別

　角膜上皮の幹細胞は輪部と呼ばれる結膜と角膜の境界領域の基底部に存在することが知られている．ここから分化したTA（transient amplifying）細胞がさらに増殖することで角膜上皮細胞がturn overしており，古い上皮が常に脱落しているので恒常性が保たれていると考えられている（**第1章Ⅰ項図1b** ▶ 3ページ参照）．角膜上皮幹細胞が完全に消失すると角膜上皮幹細胞疲弊症と呼ばれる状態となり，角膜上には血管を伴った結膜上皮が侵入して混濁して視力低下の原因となる．角膜上皮幹細胞疲弊症の原因となる疾患には先天性のものとして無虹彩症や強膜化角膜，外因性（続発性）のものとしてアルカリ腐蝕や熱傷，内因性（原発性）のものとしてStevens-Johnson症候群や眼類天疱瘡，そのほか特発性のものが挙げられる．これらの疾患においては角結膜に瘢痕を形成することになるし，角膜上に混濁や血管を伴った異常組織が侵入することで視力低下を引き起こす．

I. 角結膜瘢痕の鑑別のポイント

　角結膜瘢痕を引き起こす角膜上皮幹細胞疲弊症の原因疾患は**表1**のように分類される．共通所見は輪部に認められるpalisades of Vogt（POV）の消失，角膜血管新生，結膜の角膜上への侵入である．鑑別についてだが，いずれも病歴聴取と細隙灯顕微鏡所見によって分類できることが多い．無虹彩症では角膜輪部や角膜上所見に加えて，虹彩の部分もしくは完全欠損を認める．強膜化角膜においては角膜全体が強膜化しており，透明性が失われている．Stevens-Johnson症候群（SJS）および眼類天疱瘡は両眼性であり，瞼球癒着や結膜囊の短縮など細隙灯顕微鏡所見は類似しているが，SJSは急性発症の病歴があり，眼類天疱瘡にはない．熱化学腐蝕ではこれらの外傷歴聴取によって鑑別されるし，薬剤毒性による偽類天疱瘡は点眼歴（とくにβ遮断薬など緑内障治療薬）の聴取が重要となる．これらいずれにも含まれないものは特発性として分類される．

II. 角膜上皮幹細胞

　幹細胞とは「多分化能」（複数種類の細胞へ分化する能力）および「自己複製能」（自分

表1　角膜上皮幹細胞疲弊症の原因分類
- 先天性：無虹彩症，強膜化角膜
- 原発性：Stevens-Johnson症候群，眼類天疱瘡
- 続発性：熱化学腐蝕，薬剤毒性
- 特発性

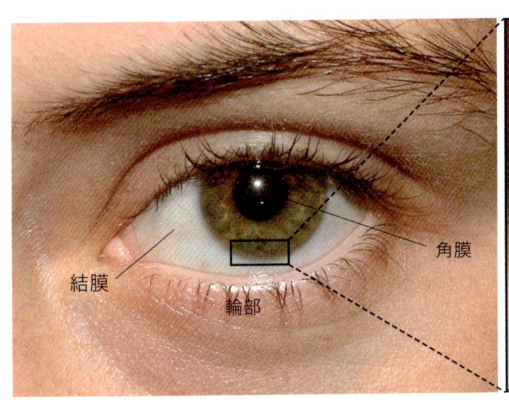

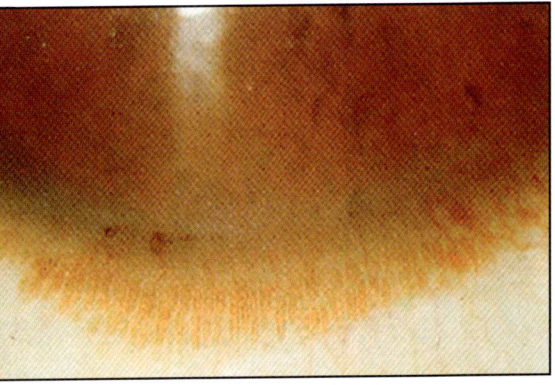

図1　palisades of Vogt
細隙灯顕微鏡での観察では，輪部にはPOVと呼ばれる，色素沈着を伴った皺襞構造が認められる．

自身と同じ性質をもった細胞を産生する能力）を有した未分化な細胞と定義される．幹細胞には体性幹細胞と胚性幹細胞の2種類がある．体性幹細胞は骨髄，皮膚，肝臓，角膜などの各臓器や組織に存在する幹細胞で，それぞれの組織に少量存在して，ゆっくりとしか分裂しない（quiescent）が，なんらかの刺激があると活発に分裂する．一般に小型で細胞質に対する核の比率（N/C比）が高いという形態的な特徴をもつものが多い．そして周囲の微小環境（niche）が，幹細胞の維持にきわめて重要であると考えられている．さらに幹細胞から少し分化した，TA細胞が速い速度で分化増殖することで，大量の分化細胞を作り出す仕組みになっている．一方，胚性幹（ES）細胞は，初期胚から樹立される細胞で，胎盤以外のすべての細胞へ分化する多分化能（pluripotency）を有しており，試験管内（in vitro）で非常に活発に増殖する．

角膜上皮幹細胞が存在する輪部には，細隙灯顕微鏡を用いた眼科診察ではPOVと呼ばれる，しばしば色素沈着を伴った皺襞状の構造が観察され，臨床的にはPOVが確認される場合には輪部の幹細胞機能が正常であると判断される（図1）．

III. 先天性の原因疾患

1. 無虹彩症

無虹彩症はホメオボックス遺伝子であるPAX6遺伝子の変異によって引き起こされる比較的稀な疾患である．PAX6は眼の発生に重要な役割を果たしていることが知られており，その異常によって眼球にさまざまな表現型が出ることが知られている．無虹彩症は虹

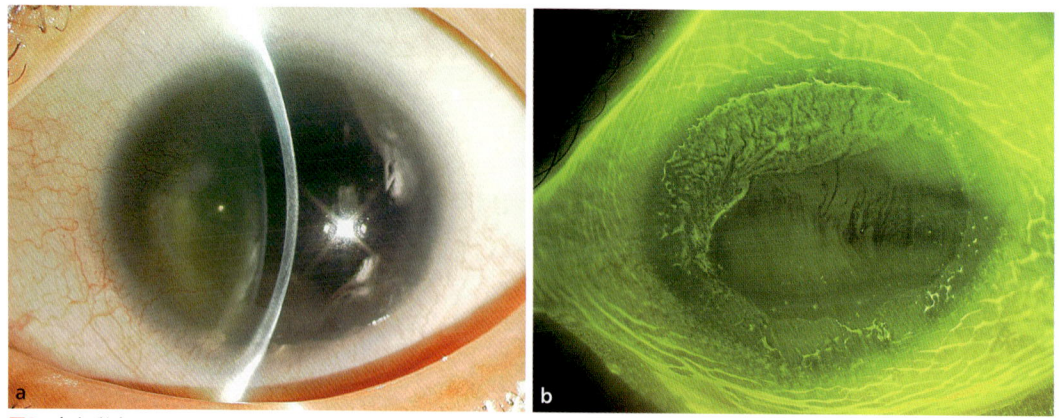

図2 無虹彩症
虹彩の欠損を認め（a）, フルオレセイン染色では角膜周辺部への結膜の侵入を認める（b）.

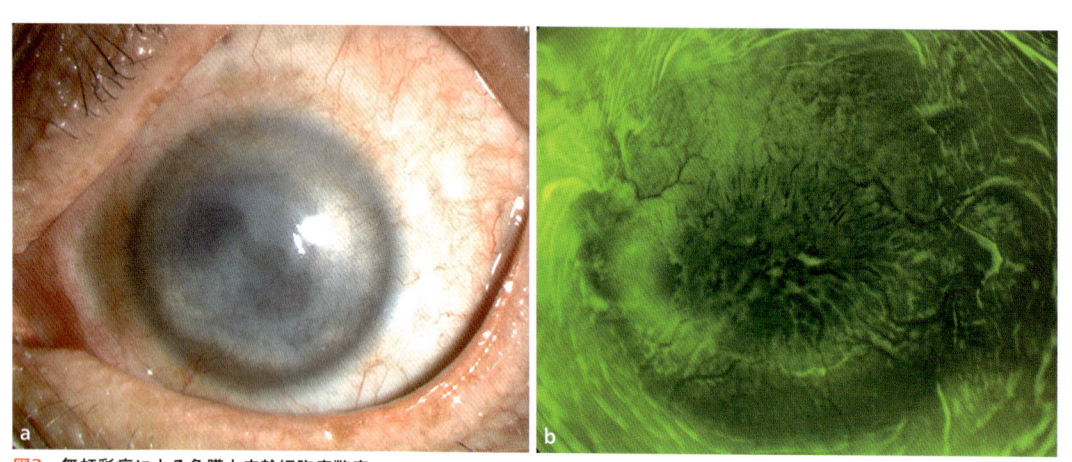

図3 無虹彩症による角膜上皮幹細胞疲弊症
POVは消失し（a）, 角膜上は結膜によって完全に被覆されている（b）.

彩の部分もしくは完全欠損が特徴的であり（図2），しばしば緑内障，白内障，黄斑低形成，視神経低形成，眼振を伴う．また角膜上皮幹細胞疲弊症を合併することも多い．角膜上皮幹細胞疲弊症は輪部の幹細胞機能が部分的に障害される部分角膜上皮幹細胞疲弊症（partial limbal stem-cell deficiency, 図2）から全角膜上皮幹細胞疲弊症（total limbal stem-cell deficiency, 図3）までさまざまな段階がある．結膜上皮の角膜中への侵入がゆっくりと進行していく．全角膜上皮幹細胞疲弊症に対しては輪部移植や培養上皮移植による眼表面再建術が適応となる．

2. 強膜化角膜

強膜化角膜は非進行性，非炎症性の先天異常で，正常の強膜組織が輪部を越えて角膜へ侵入して血管新生や混濁を引き起こす疾患である（図4）．角膜は白く混濁して弱視の原因となり，緑内障を合併することも多い．通常両眼性であり，角膜全体が混濁する重症例から，周辺部の血管新生を起こす軽症例まで重症度はさまざまである．原因としては胎生期の角膜上皮と内皮の間への神経堤細胞の遊走（いわゆる second wave）の異常によるも

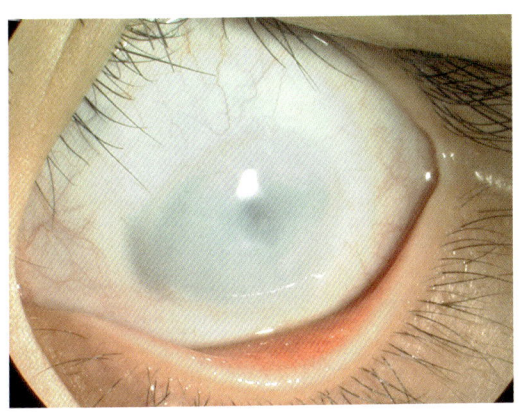

図4 強膜化角膜
角膜周辺部は白色化している．中央部にやや透明な部分を認める．

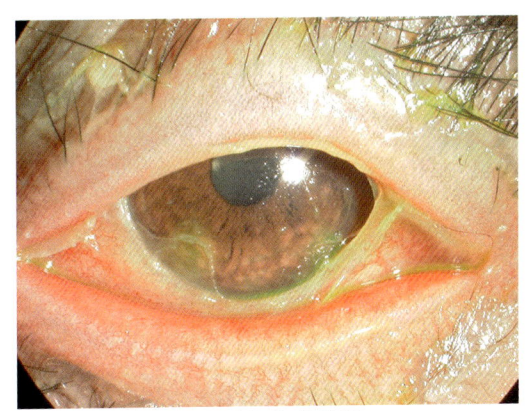

図5 Stevens-Johnson 症候群（急性期）

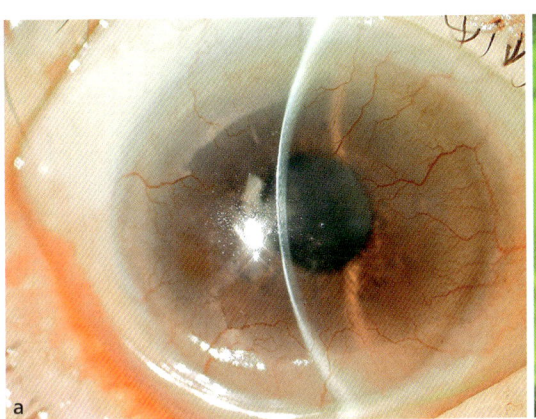

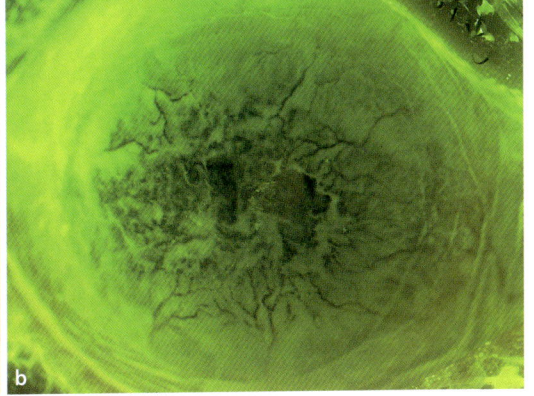

図6 Stevens-Johnson 症候群（慢性期）
POV は消失し（a），周辺部から結膜上皮が侵入している（b）．

のと考えられている．治療としては全層角膜移植が考えられるが予後は不良である．

IV. 原発性の原因疾患

1. Stevens-Johnson 症候群

　Stevens-Johnson 症候群は全身の急性炎症性疾患であり，皮膚や粘膜を傷害する．解熱鎮痛薬や抗菌薬の投与後，ウイルス感染症後に発症することがあるが，とくに契機なく発症することもある．病理学的には壊死性血管炎が病気の本態である．急性期の眼合併症としては偽膜性結膜炎であり，両眼の充血，異物感が生じる．また結膜に偽膜を発生する（図5）．急性期の炎症によって角膜上皮幹細胞を消失すると慢性期に角膜上皮幹細胞疲弊症を発症することになる（図6）．ほかには瞼球癒着（図7），結膜囊の短縮，涙点閉塞，ドライアイ，睫毛乱生を合併することが多い．最重症例においては眼表面の皮膚化を伴うこともある（図8）．急性期の治療としては，消炎がきわめて重要であり（ベタメサゾン

Ⅵ　角結膜瘢痕の鑑別　101

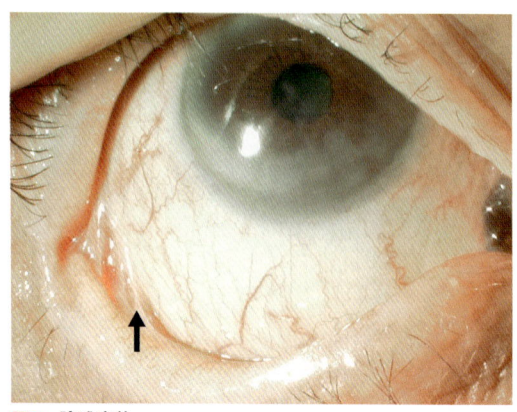

図7 瞼球癒着
上方視すると耳側に瞼球癒着（矢印）を認める．

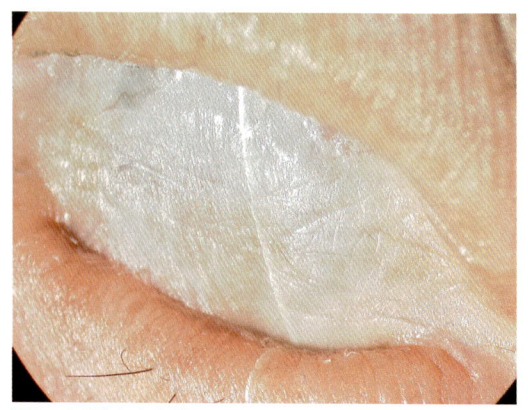

図8 皮膚化した角膜
角膜上は完全に皮膚化している．

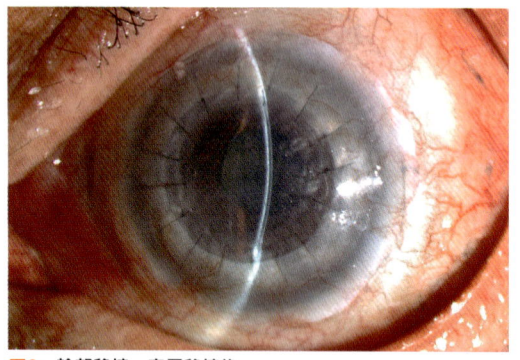

図9 輪部移植，表層移植後
Stevens-Johnson症候群による角膜上皮幹細胞疲弊症の症例に対して輪部移植，表層移植を行った．

軟膏5回など），消炎が不十分であると角膜上皮幹細胞の消失を招きやすく，慢性期において角膜上皮幹細胞疲弊症を発症する．さらに上皮欠損を伴いやすく，角膜感染症には十分に注意が必要である．慢性期の治療として，角膜上皮幹細胞疲弊症に対しては輪部移植（図9）を行う．しかしながら重症のドライアイや慢性炎症を合併することも多く，長期予後は不良である．

2．眼類天疱瘡

眼類天疱瘡は粘膜類天疱瘡（mucous membrane pemphigoid：MMP）の一型であると考えられ，基底膜に対する自己免疫疾患であると考えられている．おもにβ_4 integrinやepiligrin（laminin5のα_3 subunit）などの基底膜関連蛋白に対する自己抗体が出現することが知られている．また自己抗体が出現するのみならず，T細胞の異常も示唆されている．男女比はおよそ1：2で女性に多く，60〜70歳代に好発すると考えられている．比較的稀な疾患であるが，初期においては診断が困難であることから，報告されているよりも好発年齢が低く，有病率が高い可能性もある．

初期には結膜の炎症，灼熱感，充血，眼脂といった症状がみられ，不定愁訴として片づ

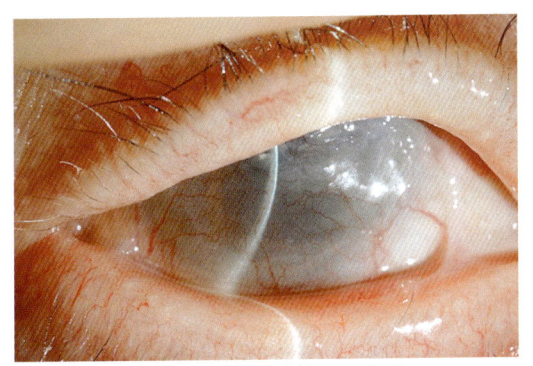

図10 眼類天疱瘡による角膜上皮幹細胞疲弊症
POVは消失し，角膜上には混濁を伴った結膜上皮の侵入および血管新生を認める．下眼瞼には瞼球癒着を認める．

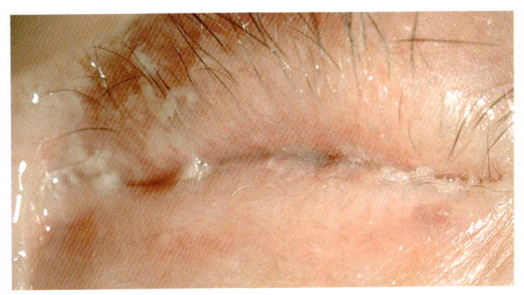

図11 瞼縁癒着
上下の眼瞼および球結膜と角膜が完全に癒着している．

けられていることも多い．しかしながら，細隙灯顕微鏡で観察すると結膜下の線維化や眼角部の結膜の短縮がみられる．進行に伴い，結膜嚢の短縮（円蓋部が浅くなる）や瞼球癒着（眼球結膜と眼瞼結膜の癒着）がみられる．さらに結膜上皮下の線維化によって主涙腺や副涙腺の導管が閉塞すると，涙液が減少してドライアイを生じる．また進行とともに結膜に存在する杯細胞（ムチンを分泌して涙液の保持を行う）が消失することもドライアイの症状を悪化させる．

　進行例においてはこれが完全に消失して角膜上皮幹細胞疲弊症となる（図10）．また，無治療で放置されると上下の眼瞼および球結膜と角膜が完全に癒着し，瞼縁癒着の状態となることもある（図11）．

　ある程度進行した症例では，上記の両眼における結膜上皮化の線維化，結膜嚢の短縮，瞼球癒着，POVの消失などの前眼部所見および患者病歴から臨床的には診断がつくことが多い．しかしながら初期の症例においては診断が困難なことも多い．

　確定診断を下すには結膜生検や口腔粘膜の生検が必要であり，MMPの診断とも合わせて皮膚科との連携が重要であると考えられる．結膜生検での所見としては，結膜上皮基底膜領域のヘミデスモソームや透明帯（lamina lucida）における免疫反応物の沈着であり，これによって確定診断がなされる．また病勢によって程度の異なるT細胞をはじめとした炎症細胞の集積が認められ，特徴的な結膜瘢痕はマクロファージによって引き起こされた上皮下線維化によるものである．また杯細胞の減少や消失がみられる．

　眼表面の管理は，まずドライアイを合併することが多いことから，人工涙液やヒアルロン酸点眼液，涙点プラグなどによる治療を行う（進行例では涙点が閉鎖していることも多い）．眼瞼や結膜に角化を伴う場合には細菌の増殖を助長することがあり，これらによる眼瞼炎や角膜炎に注意すべきである．炎症の急性期に眼瞼や眼表面に対して外科的治療を行うことは，さらなる炎症を惹起する可能性があることから禁忌と考えられ，寛解期に行うべきである．寛解期であっても，白内障や眼瞼手術などを行う場合には十分に免疫抑制を行うべきである．われわれの施設では白内障手術時には角膜移植と同量のステロイド薬（リンデロン®錠を当日から3日間2 mg，その後1 mgの内服を2週間程度）の投与を行っている．角膜上皮幹細胞疲弊症の症例に対する外科治療としては輪部移植を行う（図

Ⅵ　角結膜瘢痕の鑑別　103

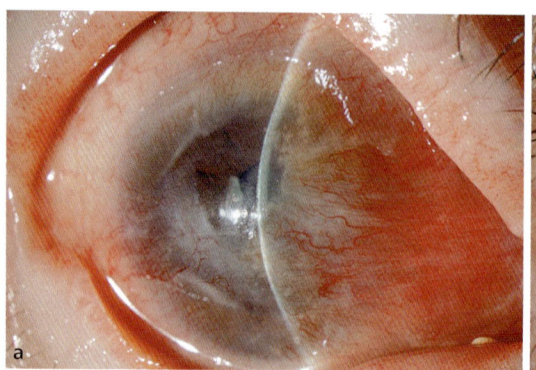

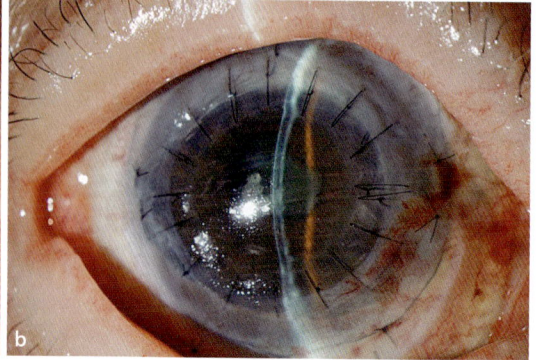

図12 眼類天疱瘡に対する輪部移植術前，術後
POV は消失し，角膜上に結膜組織の侵入を認める（a）．輪部移植および表層角膜移植を行った．角膜は透明化している（b）．

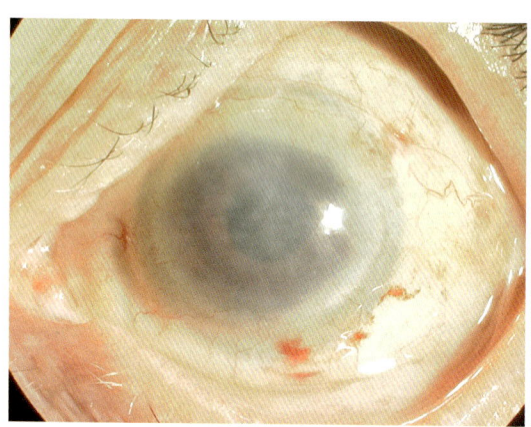

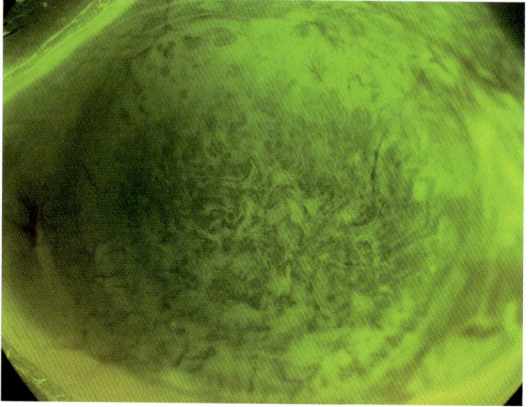

図13 偽眼類天疱瘡
角膜上は結膜上皮によって被覆されている．

12）．また免疫抑制剤を用いる場合にはネオーラル® 50 mg カプセル 2 カプセルを分 2 で投与し，1 週間後に採血をしてトラフ値を 50〜100 ng/ml に保つように投与量をコントロールする．

V. 続発性の原因疾患

1. 偽眼類天疱瘡

　緑内障点眼薬をはじめとした長期投薬患者において，眼類天疱瘡様の眼所見を見ることがある．すなわち結膜囊の短縮や POV 消失とそれに伴う角膜上皮幹細胞疲弊症である（図 13）．原因としては β 遮断薬やエピネフリン，ピロカルピンなどの緑内障治療薬の長期投与，酒皶性眼瞼結膜炎，アトピー性結膜炎，扁平苔癬などによるものが報告されている．治療としては，原因と考えられる薬剤の中止や重症例でのステロイド点眼の局所あるいは全身投与である．また角膜上皮幹細胞疲弊症となった症例に対しては，輪部移植を行う（図 14）．

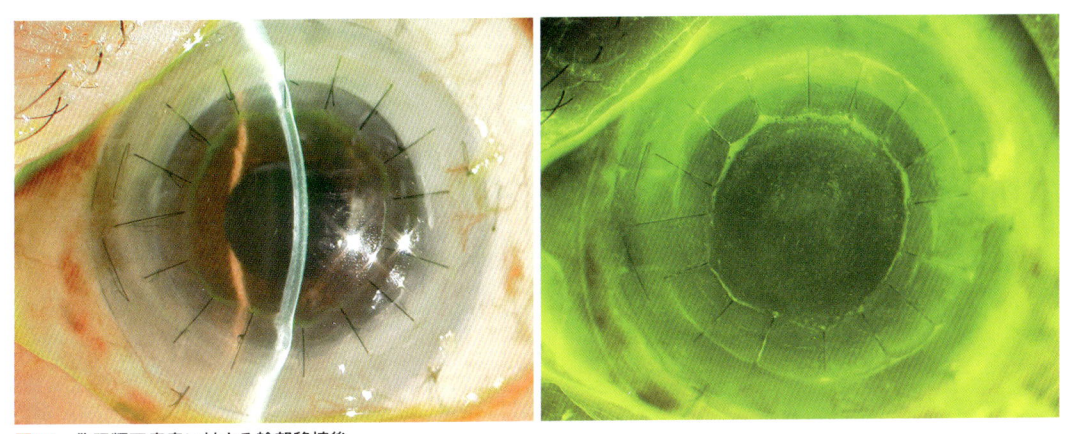

図14 偽眼類天疱瘡に対する輪部移植後
偽類天疱瘡による角膜上皮幹細胞疲弊症の症例に対して，輪部移植および表層移植術を行った．角膜は角膜上皮によって被覆され，透明化した．

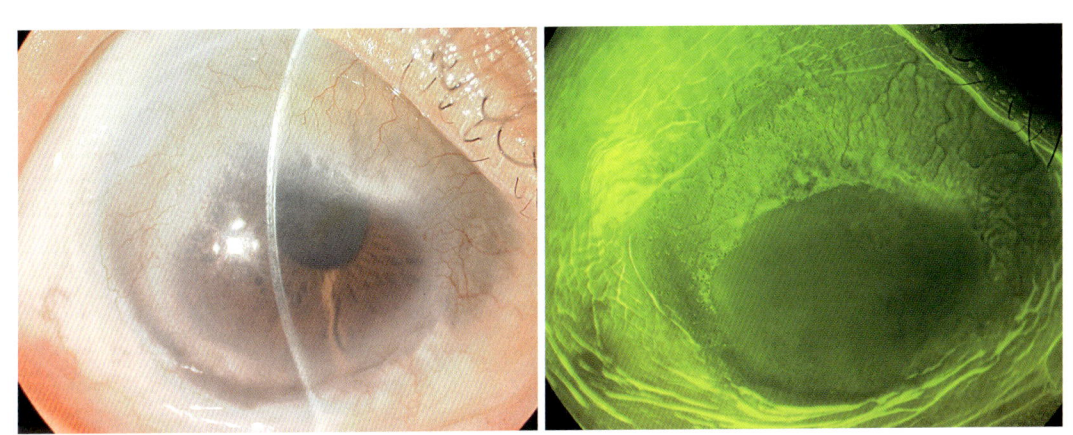

図15 アルカリ腐蝕眼
上方のPOVは消失し，結膜の侵入を認める．

2. 熱化学腐蝕

　酸やアルカリ，熱によって角結膜上皮が障害されるものである．いずれも労働災害によって発生することが多い．酸としては塩酸，硫酸，硝酸などが原因となるし，アルカリとしては生コン，石灰，アンモニアなどが原因となる．酸外傷では上皮の蛋白凝固が引き起こされ，酸のそれ以上の浸透が限定されるのに対し，アルカリは脂溶性であり，眼球への浸透は早い．化学腐食の急性期においては十分量の生理的食塩水での洗眼が必須であり，pH試験紙を用いて，中性になるまで結膜嚢を洗浄する．重症例においては，慢性期において角膜上皮幹細胞疲弊症となることがある（**図15**）．

VI. 特発性角膜上皮幹細胞疲弊症

　特発性角膜上皮幹細胞疲弊症は，その原因が上記のいずれにも分類されないものである．女性に多いと報告されており，上方からの血管新生や結膜侵入がほかの部位に先行す

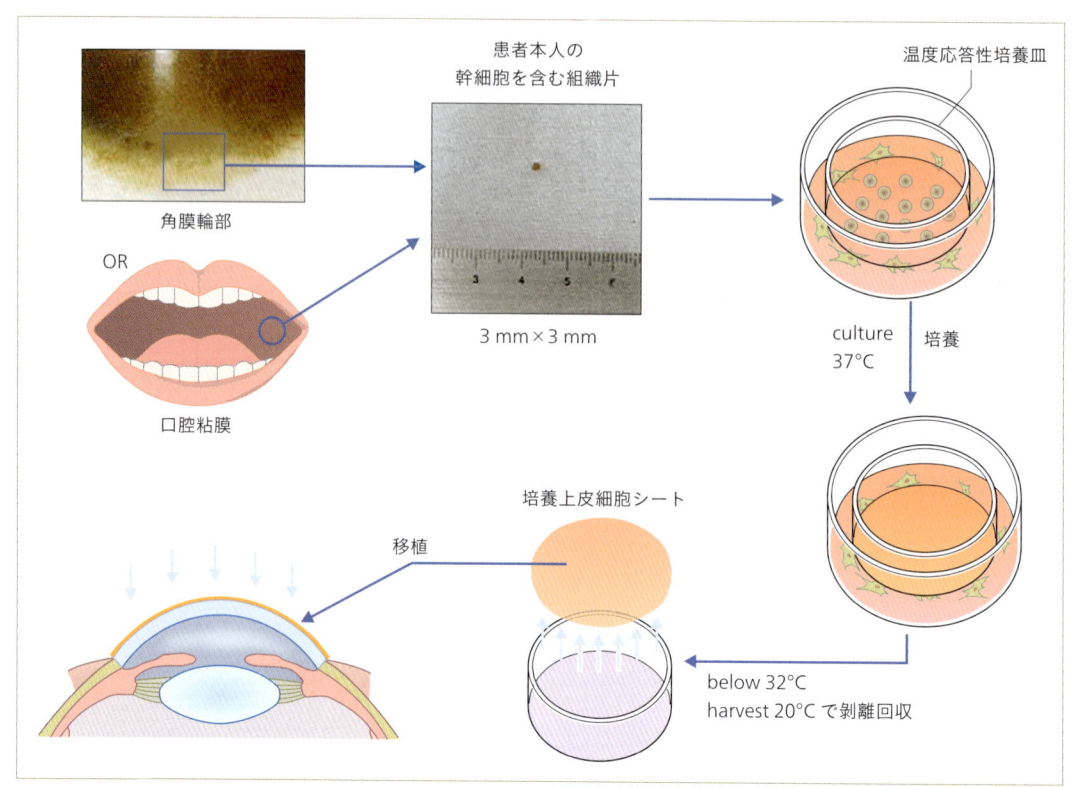

図16 自家培養口腔粘膜上皮細胞シート移植
患者自身の口腔粘膜上皮細胞を採取し，温度応答性培養皿上で培養して上皮細胞シートを作製する．これを剥離して患者自身の眼に移植する．

る．角膜表面に結膜が侵入することで羞明や視力低下を引き起こし，インプレッションサイトロジーでは角膜上に杯細胞を認める．治療方針はほかの疾患の角膜上皮幹細胞疲弊症と同様であり，進行例に対しては輪部移植や培養上皮細胞シート移植を行う．

VII. 培養細胞シート移植

ここで，近年行われている角膜再生治療について述べる．角膜上皮幹細胞疲弊症に対して従来はアイバンクへ献眼のあった角膜を用いた他家角膜移植を行ってきた．しかしながら以下に挙げる2つの大きな問題がある．1つめは拒絶反応の問題である．とりわけ角膜上皮疾患である角膜上皮幹細胞疲弊症に対して行われている輪部移植においては，拒絶反応が高率であることが知られており，免疫抑制剤を使用してもなお予後が不良である．もう1つはドナー不足の問題である．日本アイバンク協会によると，平成21年現在で待機患者数が2,604人であるのに対し，年間の献眼数は961人と，深刻なドナー不足の状態に陥っている．

そこで角膜移植の2つの大きな問題点を解決するために，角膜の再生治療が発展してきた．すなわち患者自身の細胞を培養して増やし，治療に用いる手法である．この方法では，拒絶反応の問題，ドナー不足の問題を解決することもできる．

角膜の分野における再生治療についての初めての報告はイタリアのPellegriniらによる

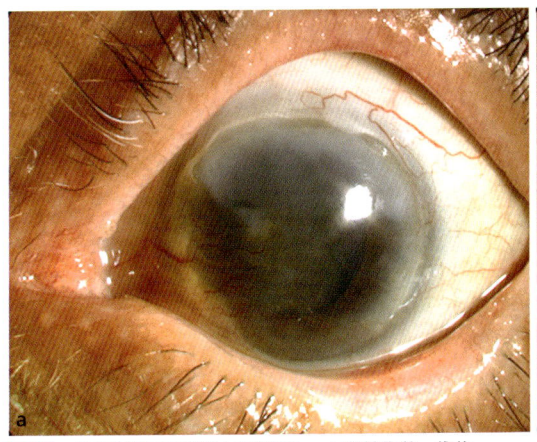

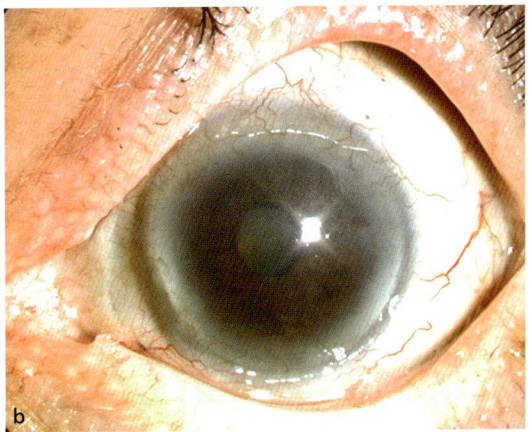

図17 自家培養口腔粘膜上皮細胞シート移植術前，術後
a：術前．結膜上皮の侵入を認め，視力は手動弁で失明状態．0.01まで低下していた．
b：術後（14か月後）の前眼部写真．角膜は透明化し，視力も0.8まで回復した．

ものである．PellegriniらはGreenらが皮膚のkeratinocyteを培養したのと同じ方法で輪部に存在する角膜上皮細胞を培養して移植した．具体的には片眼性のアルカリ熱傷の患者2例に対し，健常眼から採取した角膜上皮細胞を培養して自家移植を行った．2年以上の長期の経過観察後にも，上皮は安定しているとの報告であった．この画期的な報告を皮切りに，フィブリンや羊膜などをキャリアとして培養した角膜上皮細胞を移植する手法による治療の有効性の報告が多数の研究者からなされた．この手法によって，健眼から大きな輪部組織を採取する必要があった従来の移植法にくらべて，少量の自家組織から移植用の角膜上皮細胞を用意することが可能となり，大きな進歩となった．さらに彼女らは100例以上の多数例での臨床成績についても発表しており，76.6%の症例で長期的な角膜上皮化が得られている．

しかしながら，この方法は両眼の角膜上皮細胞が完全に消失した患者には適応できないという欠点があった．この欠点を補う方法としてわれわれは，口腔粘膜上皮細胞を細胞源として角膜上皮類似の上皮細胞シートを作製し，自家移植する方法を開発し，臨床応用している（図16）．具体的には移植を受ける患者自身から口腔粘膜上皮を採取し，培養して幹細胞を含む重層化上皮細胞シートを作製する．口腔粘膜上皮細胞を細胞源とすることで，角膜上皮が消失した患者に対しても自家細胞を用いた治療を行うことができるようになった．さらに上皮細胞シートは温度応答性培養皿上で培養しており，従来酵素処理が必要であった上皮細胞シートの剝離が20℃の低温処理のみによって可能となった．温度応答性培養皿は32℃以上では疎水性（細胞接着表面）であり，それ以下では親水性（細胞遊離表面）となる．すなわち通常の培養条件である37℃では細胞シートは培養皿に接着しているものの，20℃に細胞シートを置くことで剝離することができるわけである．この方法によって酵素処理による細胞シート回収時の細胞へダメージを回避し，カドヘリンなどの細胞間接着分子およびインテグリンなどの基底膜との接着分子を残したままでの細胞シートの回収が可能である．すなわち移植用の培養上皮細胞シートをまさにready to useの状態で用意することが可能となったわけである．われわれのグループではこの画期

Ⅵ　角結膜瘢痕の鑑別　107

的な方法を用いた上皮細胞シート移植の臨床応用により，良好な治療成績を収めている（**図 17**）．今後はこの治療がさらに広く一般に用いられることが期待されている．

参考文献

1) Cotsarelis G, Cheng SZ, Dong G, et al: Existence of slow-cycling limbal epithelial basal cells that can be preferentially stimulated to proliferate: implications on epithelial stem cells. Cell 57: 201-209, 1989
2) Nishida K: Tissue engineering of the cornea. Cornea 22: S28-S34, 2003
3) Pellegrini G, Traverso CE, Franzi AT, et al: Long-term restoration of damaged corneal surfaces with autologous cultivated corneal epithelium. Lancet 349: 990-993, 1997
4) Rama P, Matuska S, Paganoni G, et al: Limbal stem-cell therapy and long-term corneal regeneration. N Engl J Med 363: 147-155, 2010
5) Nishida K, Yamato M, Hayashida Y, et al: Corneal reconstruction with tissue-engineered cell sheets composed of autologous oral mucosal epithelium. N Engl J Med 351: 1187-1196, 2004

〔大家義則〕

Topics

コンフォーカルマイクロスコピー

①コンフォーカルマイクロスコピーとは

コンフォーカルマイクロスコピーは，光源，サンプル，受光部が共役位置にある顕微鏡である．サンプルの1点をレーザー光などで照らし，その反射光をピンホールで1点に集めて受光することで，焦点をはずれた反射光をカットしてコントラストの高い画像を得ることができる．レーザー光で高速にスキャンを行うことにより，厚みのあるサンプルであっても任意面の高解像度画像を得ることができ，非侵襲的に生体で細胞レベルの変化を観察することが可能である．光干渉断層計（optical coherence tomography：OCT）も生体組織の形態学的変化を描出する機械であるが，OCTが断層像（Z軸に水平な像）を取得するのに対して，コンフォーカルマイクロスコピーは角膜内皮スペキュラーのようにZ軸に垂直な像を描出する．

現在わが国で主に使用されている前眼部コンフォーカルマイクロスコピーは，視神経乳頭の画像解析装置であるHeidelberg Retina Tomograph（HRT）2または3に前眼部観察用のアタッチメントであるRostock Cornea Module（RCM）をとりつけたものである（図1）．光源には670nmのダイオードレーザーが使用されており，光学解像度は公称1μm以下とされている．

②コンフォーカルマイクロスコピーで得られる所見

コンフォーカルマイクロスコピーを用いることにより，角膜上皮の表層細胞から基底細胞まで，Bowman層，角膜実質細胞や神経叢，Descemet膜，内皮細胞などが明瞭に描出され，画像解析に

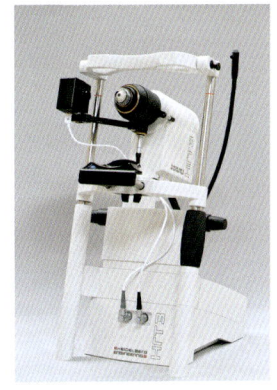

図1 HRT3-RCM（Heidelberg Retina Tomograph 3 with Rostock Cornea Module）®
対物レンズに装着したディスポーザブルのキャップに検査用ジェルをつけ，角膜に接触させて検査を行う．

より細胞密度や輝度を定量化できる．組織を切片化することなく浸潤や沈着などの像を細胞レベルで観察することができる（図2）．

いままでに多くの所見が報告されており，正常角膜所見では角膜モザイクの原因と考えられる構造がBowman層の下に新たに発見された．異常所見では各種の角膜ジストロフィや変性などの所見が報告されており，病態把握に寄与している．角膜感染症の診断などにも応用されており，起因菌の培養同定に比べて，速やかに結果が得られる点で優れている．アカントアメーバ角膜炎ではアメーバシストが，真菌性角膜炎では菌糸が描出され，その診断や治療の効果判定に有用と報告されている．また角膜だけでなく結膜やマイボーム腺も観察可能であり，浸潤炎症細胞数や腺の大きさを定量することによりアレルギー性結膜炎やマイボーム腺機能不全の状態を詳細に把握できるという報告がなされている．

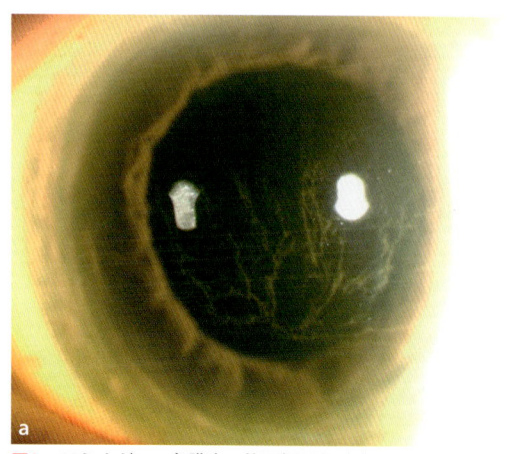

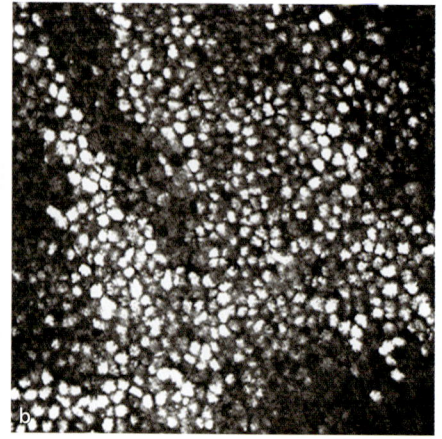

図2 アミオダロン角膜症の前眼部写真（a）とコンフォーカルマイクロスコピー所見（b）
a：渦巻き状の角膜混濁を認めた．b：角膜上皮への薬剤沈着を示唆する高輝度な細胞を認めた．
（東邦大学医療センター佐倉病院眼科　堀　裕一先生ご提供）

③コンフォーカルマイクロスコピーの測定や評価における注意点

　撮影部位やスキャン深度の調整はマニュアルで行うため，良好な検査結果を得るためには検者の経験と被検者の協力がある程度必要である．高倍率な像を撮影するので，評価の再現性を確保するためには，撮影部位をモニターや肉眼で常に確認する必要がある．スキャン面が傾くと，上皮と実質のように深さの違う構造が描出されるため，同一細胞層内の画像を得るためには角膜と対物レンズの角度が垂直となるように調整しなければならない．深さ（Z軸）方向の位置情報は基準点からの距離で表示されるため，基準点の設定が不適切であると正確な評価できないので注意が必要である．

　コンフォーカルマイクロスコピーは，組織を切片化することなく非侵襲的に生体の細胞を観察できるため，さまざまな疾患の病態把握，診断，治療効果判定などに広く応用可能である．近年普及がめざましい前眼部OCTは断層像での層構造描出に優れており，両者を併用することでより多くの知見が得られる可能性がある．

参考文献

1) Kobayashi A, Yokogawa H, Sugiyama K: In vivo laser confocal microscopy of Bowman's layer of the cornea. Ophthalmology 113: 2203-2208, 2006
2) Matsumoto Y, Dogru M, Sato EA, et al: The application of in vivo confocal scanning laser microscopy in the management of Acanthamoeba keratitis. Mol Vis 13: 1319-1326, 2007
3) Takezawa Y, Shiraishi A, Noda E, et al: Effectiveness of in vivo confocal microscopy in detecting filamentous fungi during clinical course of fungal keratitis. Cornea 29: 1346-1352, 2010
4) Kobayashi A, Yoshita T, Sugiyama K: In vivo findings of the bulbar/palpebral conjunctiva and presumed meibomian glands by laser scanning confocal microscopy. Cornea 24: 985-988, 2005
5) Wakamatsu TH, Okada N, Kojima T, et al: Evaluation of conjunctival inflammatory status by confocal scanning laser microscopy and conjunctival brush cytology in patients with atopic keratoconjunctivitis (AKC). Mol Vis 15: 1611-1619, 2009

〈中川智哉〉

VII 角膜浮腫の鑑別

　角膜浮腫は角膜上皮，角膜実質，もしくはその両方に液が貯留する状態である．これにより角膜の透明性減弱や不正乱視を惹起し，視力障害をきたすことも多い．角膜浮腫の鑑別は多岐にわたるが，病歴聴取，細隙灯顕微鏡を用いた詳細な観察，さらに眼圧測定やスペキュラマイクロスコープなど補助的な検査を行うことにより正しい診断を導くことが可能であり，それは治療方針の決定にも不可欠である．
　本項では角膜浮腫の鑑別において重要なポイントを解説する．

I. 角膜浮腫の鑑別のために必要な生理学

　角膜浮腫の鑑別および理解のために，角膜の液制御の正常生理学について簡単に述べておく．角膜実質の吸水膨潤圧により角膜内に吸い上げられた液は，上皮および内皮のタイト結合で角膜内に閉じ込められる．眼圧も実質内への液の移動を促す．これらはいずれも角膜内に液を貯留させる方向に働く．その一方で角膜内から液を排出する要因としては，上皮および内皮での角膜外へのイオン輸送に伴う角膜内浸透圧の低下，涙液の蒸発に伴う涙液浸透圧の上昇が挙げられる．角膜外が角膜内に比べ相対的に浸透圧が上昇することで，角膜内に貯留した液は角膜外へ排出される．角膜浮腫では，背景にこれらの液制御バランスの崩れがあることを意識しながら診察を行う．

II. 角膜浮腫の鑑別のポイント

　病歴の聴取が診断のための大きなヒントとなることが多いので，まずは詳細な問診を行う．片眼性か両眼性か，発症年齢，症状の期間，症状の昼間変化，疼痛の有無，角膜疾患の家族歴，眼疾患の既往，全身疾患の既往，眼手術の既往，コンタクトレンズの装用などを問診する．
　次に細隙灯顕微鏡による観察を行う．浮腫の存在する部位にとくに注目する．すなわち，角膜上皮と実質のうちどの部分に浮腫を生じているのかを正確に把握する．水疱性角膜症などでは上皮と実質にまたがって浮腫が存在する．浮腫の広がりがびまん性か限局性

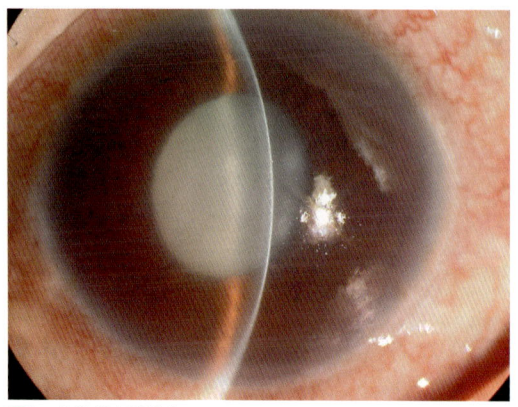

図1 急性緑内障発作
膨隆白内障に伴い急性緑内障をきたした症例．眼圧は60 mmHgで，びまん性の上皮浮腫，毛様充血を認め，中等度に散瞳している．前房水は高眼圧により実質内から上皮側へ押し上げられているため，実質浮腫は認めない．

かもあわせて確認する．さらに，浮腫に付随して，毛様充血，角膜後面沈着物，guttata，前房内炎症などの所見がみられる場合，診断の大きな助けとなるので，それらの所見を見逃さないようにする．

また，眼圧測定，スペキュラマイクロスコープ（角膜厚，角膜内皮細胞数）などを補助的に用いることで診断はより確実となる．

本項では，角膜浮腫の存在する部位別に分類し，それぞれの鑑別点を解説していく．

III. 角膜上皮浮腫

角膜上皮浮腫のみをきたすものとしては，高眼圧，内眼手術時，コンタクトレンズのオーバーウェアが挙げられる．Meesmann角膜ジストロフィはケラチンの異常により微小嚢胞を形成する疾患であるが，浮腫とは異なるため他項に譲る．

1. 高眼圧

高度な眼圧上昇では，前房水が実質内へ過剰に移行し，さらに眼圧の作用で上皮側へ押し上げられる．上皮にはバリアー機構が存在するため，ここに液が貯留し上皮浮腫をきたす．これは急性緑内障発作のように50 mmHgを超えるような高眼圧の際に生じる．一方で，内皮機能不全（後述）による浮腫が正常眼圧により上皮側に移動することもある．よって，高眼圧と内皮機能不全がさまざまな割合で組み合わさった状況下においても上皮浮腫を生じる．主に急激な高眼圧による上皮浮腫では，自覚症状としては眼痛，視力低下，羞明，流涙などを認める．細隙灯顕微鏡ではびまん性もしくは角膜中央部に上皮浮腫を認め，毛様充血を伴う（図1）．

2. 内眼手術時

ドライアイ，手術侵襲，眼圧上昇，長時間にわたる手術，術中の内皮障害などにより術中に上皮浮腫を生じうる．上皮浮腫を生じると術中の視認性が落ちるため，上皮剝離が必要になることもある．

3. コンタクトレンズのオーバーウェア

とくに低酸素透過性で涙液交換性が悪いコンタクトレンズのオーバーウェアや不適切なフィッティングにより，角膜上皮は低酸素，高二酸化炭素状態となり，嫌気性代謝が進む．すると，基底細胞間に乳酸が蓄積しpHが低下し，Sattler veilと呼ばれる急性上皮浮腫を生じる．細隙灯顕微鏡では照射光の周囲に光輪（halo）を伴う角膜混濁として捉えられる．上皮浮腫に加えて角膜びらんを伴うことがあり，過度装用症候群（over wear syndrome）と呼ばれる．これらの現象はハードコンタクトレンズで多く，ソフトコンタクトレンズではよりびまん性で目立たない上皮浮腫をきたす．Sattler veilでは角膜厚は変化せず，角膜上皮内での液の分布異常の結果である．実質浮腫に比べると前方散乱が強く，視力は低下するものの，装用中止で回復する．

IV. 角膜実質浮腫，水疱性角膜症

角膜実質浮腫は角膜内皮機能の異常に起因するものが多い．この場合，実質浮腫の一部が眼圧により上皮側に押し上げられ，上皮浮腫も同時に伴う場合もある（水疱性角膜症）．眼球癆では低眼圧であるため，上皮浮腫を伴うことはない．上皮側の要因で実質浮腫をきたすものとしてはコンタクトレンズによる実質浮腫がある．

水疱性角膜症は角膜内皮障害に起因する角膜浮腫で，上皮浮腫と実質浮腫の両方を認めるものである．内皮細胞密度が400個/mm^{2}以下になると，内皮細胞の前房内へのイオン輸送能力が低下し，実質膨潤圧により実質内に入った前房水を排出できなくなり，実質浮腫を生じる．Bowman膜の形状に変化はなく，実質は前房方向に膨張し，Descemet膜に皺襞を生じる．上皮側に移行した液は水疱を形成し，その水疱が破裂することで神経終末が露出し，非常に強い疼痛をきたす．以下に列挙する疾患のうち，角膜内皮障害に起因する角膜浮腫はすべて水疱性角膜症を引き起こしうる．なお，スペキュラマイクロスコープによる所見も記載しているが，重度浮腫の存在下では観察困難であり，疾患によっては浮腫のない僚眼の所見を参考にするとよい．

1. 手術に伴うもの

1）手術侵襲に伴う角膜実質浮腫

術中使用する薬剤で角膜内皮障害をきたすことがある．すなわち，真鍮を分解するための無菌技術や消毒用2%グルタールアルデヒド，5～10%リドカイン，ベンザルコニウムクロライド保存の粘弾性物質，1.0 mg/mL以上のバンコマイシン，5～10%ポビドンヨー

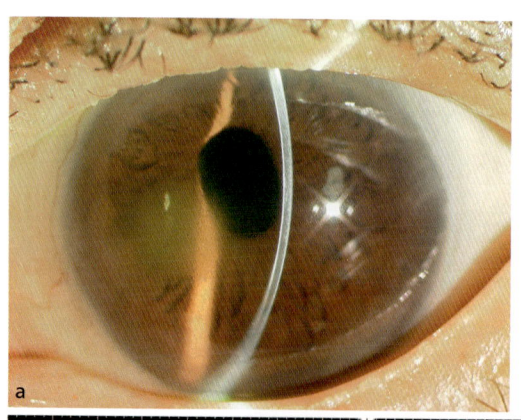

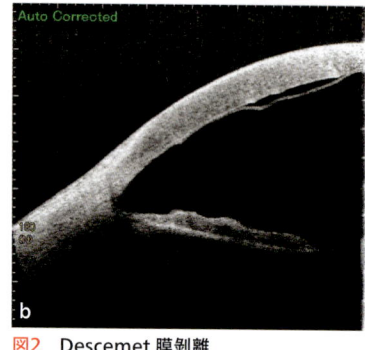

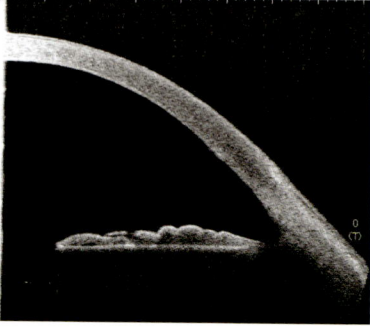

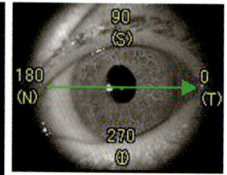

図2 Descemet 膜剝離

a：白内障手術後に認めた Descemet 膜剝離．術中の機械的損傷によって生じたものと考えられる．Descemet 膜剝離に一致した実質浮腫を認める．
b：前眼部 OCT でも剝離した Descemet 膜が観察される．

ドなどの前房内投与があげられる．また，濾過手術でのマイトマイシン C や前房隔壁のない症例の硝子体手術でのシリコンオイル使用での内皮障害も報告がある．手術操作としては，超音波乳化吸引や眼内レンズ挿入時の内皮との接触，破囊後の硝子体切除が角膜内皮障害をもたらす主因である．その他，機械的損傷や粘弾性物質の誤注入などにより Descemet 膜剝離を生じ，その剝離が広がった場合，当該部位に実質浮腫を生じる（**図2**）．広範囲の剝離で長期に復位しないと水疱性角膜症に進行する．

術後においては，不適切な眼内レンズ挿入によるハプティクス（支持部）の角膜内皮への接触，虹彩や硝子体の内皮への接触，慢性の炎症が実質浮腫のリスクである．

とくに，白内障手術後に角膜内皮障害により水疱性角膜症を生じるもののうち，無水晶体眼に生じるものを無水晶体性水疱性角膜症（aphakic bullous keratopathy：ABK，**図3**），前房型眼内レンズ挿入眼に生じるものを偽水晶体性水疱性角膜症（pseudophakic bullous keratopathy：PBK）と呼ぶ．

2）移植片不全

全層角膜移植（penetrating keratoplasty：PKP），角膜内皮移植（Descemet stripping automated endothelial keratoplasty：DSAEK）後になんらかの原因で角膜内皮細胞が減少し水疱性角膜症をきたした状態である．内皮機能不全，primary graft failure，内皮型拒絶反

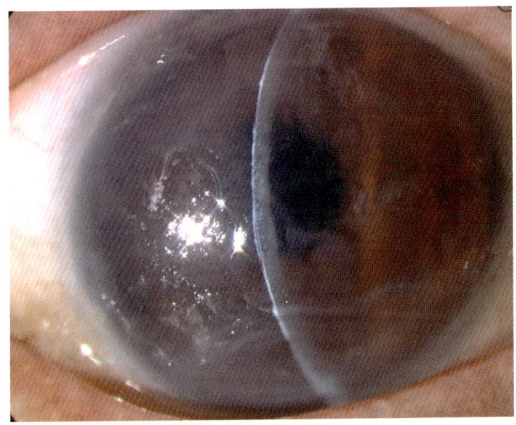

図3 無水晶体性水疱性角膜症(ABK)
無水晶体眼において上皮浮腫および高度の実質浮腫を認める．

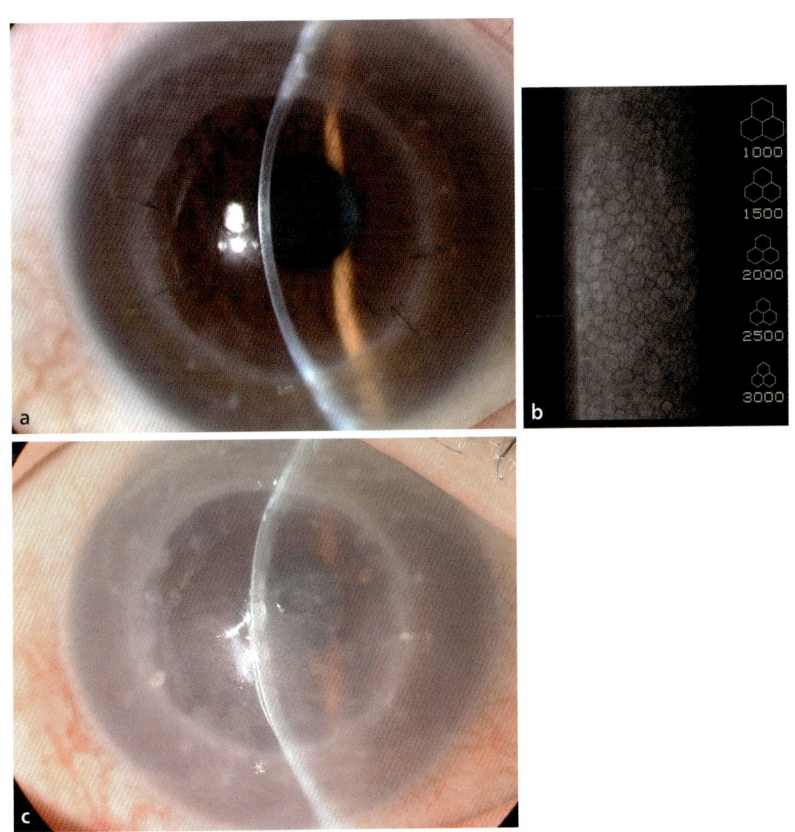

図4 移植片不全(内皮機能不全)
a：全層角膜移植後 7 年の時点では移植片に浮腫は認めず，透明性を維持している．
b：a の時点では角膜内皮密度は 2,000 個/mm² 程度と十分に保たれている．
c：同症例の全層角膜移植後 14 年の写真．徐々に進行した内皮機能不全により水疱性角膜症をきたしている．

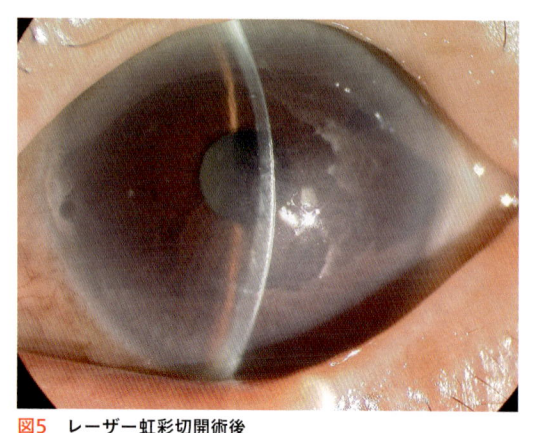

図5 レーザー虹彩切開術後
レーザー虹彩切開術後5年で生じた水疱性角膜症．下方角膜に浮腫を認める．耳上側にレーザー虹彩切開による虹彩穿孔部が確認できる．

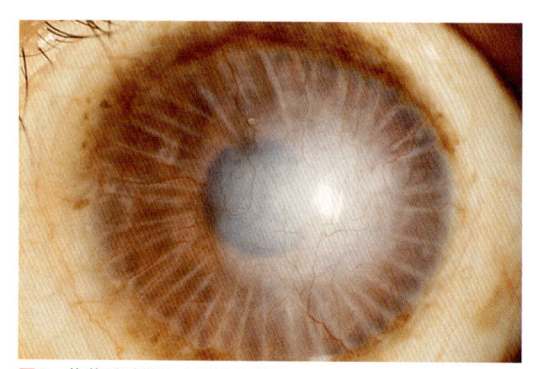

図6 佐藤氏手術後水疱性角膜症
佐藤氏手術後に生じた水疱性角膜症．角膜後面に放射状切開を認める．

応，続発緑内障・感染症・原疾患の再燃による内皮減少などが原因である．

　内皮機能不全とは，術後の自然経過において内皮細胞数が減少し，ドナー移植片が機能不全に陥ったものである（図4）．透明治癒例においても1年で20％程度，内皮細胞が減少することが知られている．

　primary graft failure は術後まもなく移植角膜片に不可逆性の浮腫を生じるもので，不十分なドナー角膜内皮機能，組織保存不良，手術侵襲の結果生じる．浮腫は術後数日で生じ，ステロイドや高張液で改善できない．

　内皮型拒絶反応は角膜移植拒絶反応のうち8～37％を占める．再移植例や血管侵入例では頻度が高くなる．移植角膜に角膜後面沈着物を散在性もしくは線状（Khodadoust線）に生じる．Khodadoust線を生じた部位の角膜内皮は障害され，局所性もしくはびまん性の実質浮腫や上皮浮腫をきたす．また，強くはないが前房内炎症や毛様充血もみられることがある．

3）レーザー虹彩切開術後

　閉塞隅角緑内障に対するレーザー虹彩切開術の数年後に水疱性角膜症をきたすことがある（図5）．発症頻度は約1.8％と推計されている．ジェット噴流説，シェアストレス説，慢性炎症説など諸説あるが，統一見解は得られていない．術前にはスペキュラマイクロスコープで角膜内皮細胞数を確認しておく．

4）佐藤氏手術後

　乱視や近視の矯正のために佐藤らによって報告された佐藤氏手術では，角膜後面に放射状切開を加える．手術により40～50％の内皮が障害され，20年の経過で70～80％が水疱性角膜症をきたした（図6）．手術歴の聴取，角膜後面の放射状切開から容易に鑑別できる．

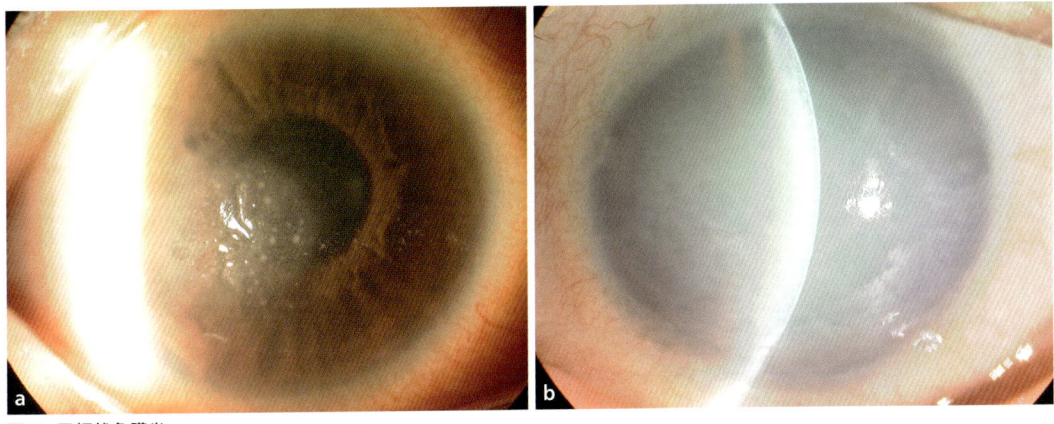

図7 円板状角膜炎
a：中等度の症例．局所的な円板状の実質浮腫，浮腫に一致した角膜後面沈着物を認める．淡い実質の浸潤を伴う．
b：重度の症例．実質浮腫はびまん性になり，Descemet膜皺襞を認め，広範囲の水疱性角膜症をきたしている．

2. 感染に伴うもの

1）円板状角膜炎

　角膜実質での可溶性抗原もしくはウイルス粒子に対する免疫反応が原因と考えられる円板状の角膜実質炎である．中等度のものでは，局所的な円板状の実質浮腫，浮腫に一致した角膜後面沈着物を認める（図7a）．ネクローシスや血管新生は認めない．角膜内皮炎と異なり淡い実質の浸潤を伴う．重度になると，実質浮腫はびまん性になり，Descemet膜皺襞，血管新生を生じる．内皮が障害され水疱性角膜症をきたすこともある（図7b）．活動性の高いものにおいては免疫輪や毛様充血を認める．

　原因は単純ヘルペスウイルス（herpes simplex virus：HSV），水痘・帯状疱疹ウイルス（varicella-zoster virus：VZV）が代表的である．上皮型ヘルペス病変の経過中に生じた場合はポリメラーゼ連鎖反応（polymerase chain reaction：PCR）によるウイルス種の鑑別は可能であるが，上皮病変を伴わない場合にはウイルスの検出が困難である．アカントアメーバ角膜炎による円板状角膜炎もあり，コンタクトレンズ装用歴と激しい眼痛，病巣からのアカントアメーバの検出が，鑑別の一助となる．

2）角膜内皮炎

　ウイルスによる細胞融解や免疫応答性細胞による攻撃で内皮細胞障害をきたし，進行性に角膜内皮脱落を認める疾患である．進行性周辺部浮腫型，傍中心部浮腫型，急性中心部浮腫型，角膜ぶどう膜炎型の4型に分類される．角膜後面沈着物と角膜実質浮腫を認め，重度の場合には上皮浮腫も認める．実質浮腫の消退後に角膜後面沈着物が出現することもある．円板状角膜炎と異なり実質の炎症所見は認めない．しかし，実質浮腫が長引くと血管新生や瘢痕形成を生じ，円板状角膜炎と類似してくる．毛様充血，前房炎症は通常軽度だが，線維柱帯炎から続発緑内障をきたすこともある．内皮細胞は拡大するか，もし

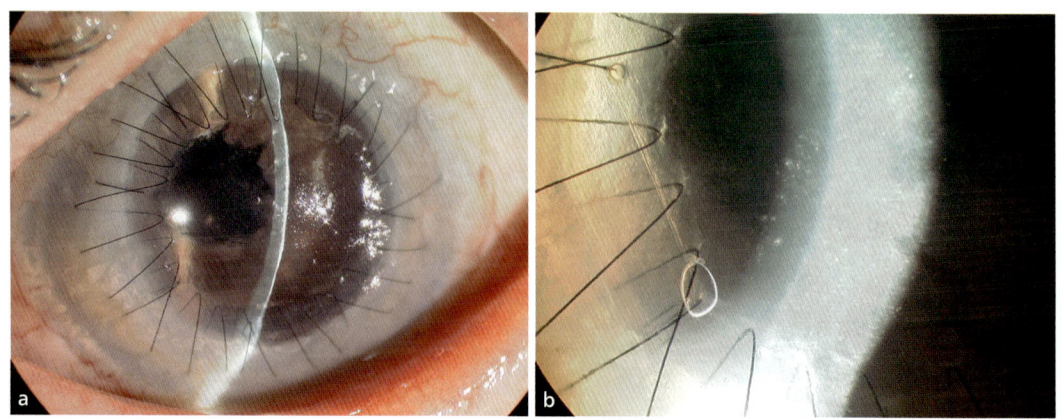

図8　サイトメガロウイルス角膜内皮炎
a：全層角膜移植後に生じた角膜内皮炎．前房水の PCR により CMV が検出された．移植角膜全体に実質浮腫を認める．
b：同症例の強拡大像．角膜後面沈着物を認め，CMV に特徴的な coin lesion を呈している．

くは guttata 様の欠損を生じる．原因ウイルスとしては HSV，VZV，サイトメガロウイルス（cytomegalovirus：CMV）が代表的である（図8）．前房水の PCR によりウイルス種の鑑別が可能な場合がある．

3）角膜ぶどう膜炎，その他の虹彩毛様体炎

実質型角膜ヘルペスの再発の際などに，前房内に漏洩したウイルス抗原が引き起こす虹彩毛様体炎を角膜ぶどう膜炎と呼ぶ．強い実質炎症で，実質浮腫，上皮浮腫を伴い，角膜後面全体に広がる角膜後面沈着物，毛様充血，前房炎症などを生じる（図9）．その他の虹彩毛様体炎においても，長期に炎症が続くことで炎症が角膜に波及し，実質浮腫，上皮浮腫をきたすことがある．

3．遺伝性疾患に伴うもの

1）Fuchs ジストロフィ

50〜70 歳に発症する両眼性の疾患で，一部常染色体優性遺伝であり，女性に多い．角膜内皮が結合組織を産生し，Descemet 膜肥厚および角膜後面への疣状の突起を生じる．初期にはこの突起が中央部角膜の guttae として観察される．細隙灯顕微鏡では直接照明法で後部角膜表面上の暗点としてみられ，徹照法で露の滴状にさらにはっきり観察される〔滴状角膜（cornea guttata，図 10）〕．膜内皮の色素沈着もみられる．この時期には無症状である．guttae が広がり中央で癒合すると，色素沈着が増して beaten-metal appearance を呈する．Descemet 膜は肥厚，白濁，不整となる．さらに進行すると Descemet 膜の線維性肥厚が guttae をマスクする．

角膜浮腫は最初，Descemet 膜に接した実質深部と Bowman 膜直下の実質浅部に生じ，強膜散乱法で細かい灰色の混濁として認められる．さらに実質浮腫の進行により Descemet 膜皺襞が出現し，強膜散乱法で斑点状に観察される小囊胞状の上皮浮腫も生じてく

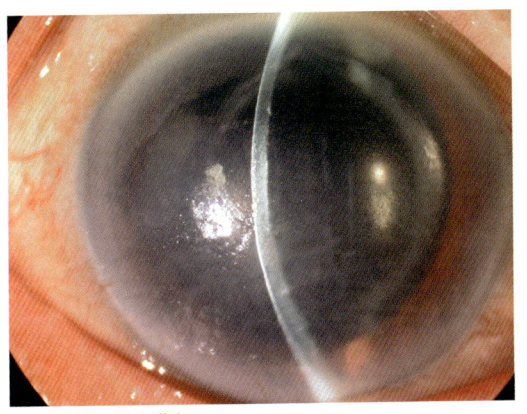

図9 角膜ぶどう膜炎
VZV が原因で生じた角膜ぶどう膜炎．実質および上皮の浮腫，内皮全面の角膜後面沈着物，毛様充血，前房炎症を認める．

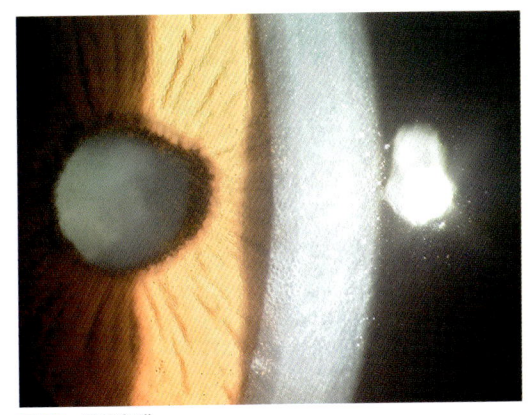

図10 滴状角膜
角膜内皮が産生した結合組織が角膜後面へ突出し，guttae を形成している．角膜内皮面への茶褐色の色素沈着も認める．この段階では角膜浮腫は生じていない．

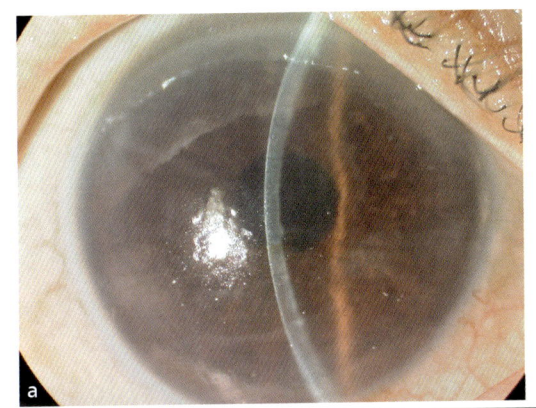

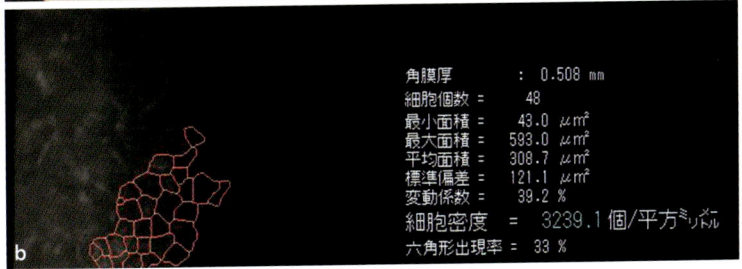

図11 Fuchs ジストロフィ
a：角膜全面にわたる水疱性角膜症を認め，すりガラス状に混濁している．
b：スペキュラマイクロスコープでは内皮細胞密度の減少，6角形細胞の減少，大小不同を認める．

る．この段階では視力は低下するが，視力低下はとくに朝に強く日中に改善する．これは，開瞼で涙液蒸発が亢進し，涙液浸透圧が上昇することで，水分が涙液中に排出されやすくなるためと考えられる．スペキュラマイクロスコープでは内皮細胞密度の減少，6角形細胞の減少，大小不同を認める．進行性の実質浮腫は角膜中央部の著明な肥厚化を伴うすりガラス状混濁となり，上皮小囊胞状変化は癒合し，水疱を生じる（水疱性角膜症，図11）．最終的には無血管性上皮下線維性瘢痕や周辺部角膜新生血管を生じる．

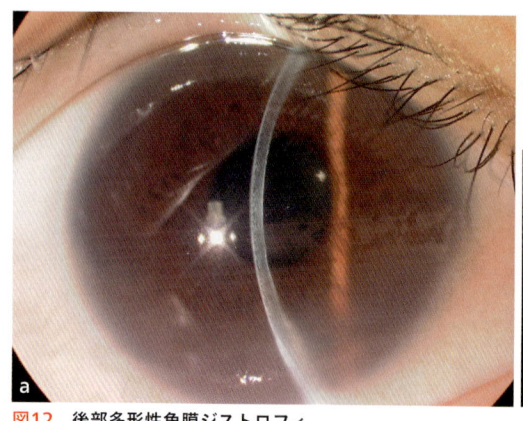

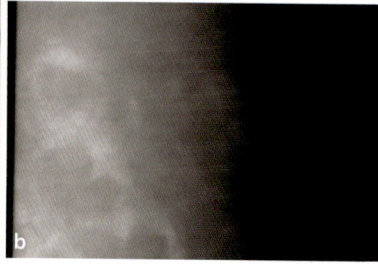

図12　後部多形性角膜ジストロフィ
a：内皮変性の進行に伴った実質浮腫を下方に認める重症例．なお，鼻側に帯状角膜変性もみられる．
b：スペキュラマイクロスコープでは境界不明瞭な異常な多形性細胞が形成する dark area が検出される．

2）後部多形性角膜ジストロフィ

　後部多形性角膜ジストロフィ（posterior polymorphous corneal dystrophy：PPCD）は常染色体優性遺伝の疾患で一般に両眼性であるが，その表現型は同一家族間でも多様である．無症状であることも多く，眼科日常診療でたまたま発見されることもある．細隙灯顕微鏡では vesicle と呼ばれる小水疱様の所見（実際には液で満たされているわけではなく，線維性物質で満たされている）を Descemet 膜後方に認め，vesicle は灰色の光輪で囲まれる．vesicle が集合すると，大きな地図状病変を形成する．波形の帯状病変やびまん性の灰白色混濁を認める例もある．vesicle はスペキュラマイクロスコープでは，境界不明瞭な異常な多形性細胞が形成する dark area として検出される．角膜浮腫は内皮変性が進行した場合に認められ，これにより視力低下をきたす（図12）．角膜浮腫はどの年齢でも起こりえる．内皮変性部位に限局した実質浮腫から水疱性角膜症をきたすものまで，進行するものから安定したものまでさまざまである．27％の症例に周辺虹彩前癒着（peripheral anterior synechia：PAS）を認め，虹彩の萎縮や眼圧上昇を認めるものもある．角膜浮腫も含め多くの所見が虹彩角膜内皮症候群（iridocorneal endothelial syndrome：ICE 症候群）と共通するため，両者の鑑別が必要となる場合があるが，ICE 症候群は非遺伝性で，多くは片眼性であることから鑑別できる．

3）Peters 異常

　先天性の角膜中央部の白色混濁が特徴で，80％が両眼性である．角膜内皮，Descemet 膜，実質の一部が欠損することで生じる．初期には角膜混濁に一致して角膜実質浮腫を認めることがある（図13）．眼圧が上昇した際にも浮腫を認める．虹彩組織が角膜混濁辺縁に付着することも多く，角膜と水晶体が接着することもある．周辺部の角膜内皮は正常である．

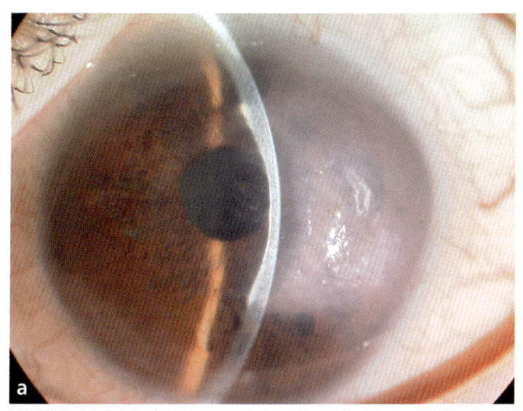

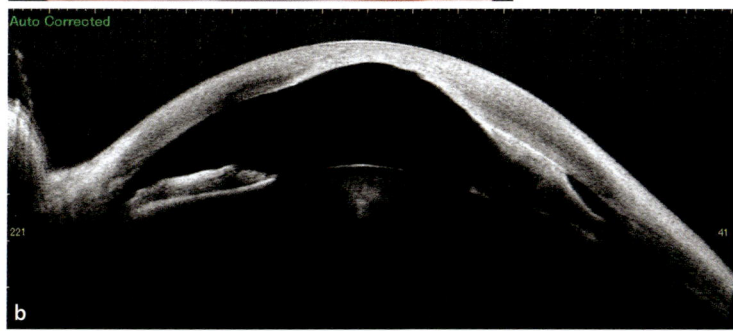

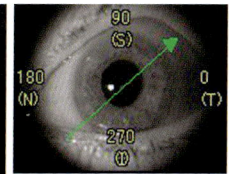

図13 Peters 異常
a：角膜混濁に一致した実質浮腫を認める．
b：前眼部 OCT では角膜中央部の内皮，Descemet 膜，実質の一部が欠損しており，角膜混濁辺縁に付着する虹彩組織も確認される．

4）先天遺伝性角膜内皮ジストロフィ

　先天遺伝性角膜内皮ジストロフィ（congenital hereditary endothelial dystrophy：CHED）は常染色体優性（CHED1）もしくは常染色体劣性（CHED2）の遺伝形式をとる先天性疾患である．両眼性にびまん性，非炎症性の角膜混濁がみられる．角膜混濁には実質浮腫を伴い，通常の角膜厚の3倍程度となる（**図 14**）．Descemet 膜も肥厚するが guttae は認めない．上皮は異常増殖により肥厚し，上皮基底部に浮腫を生じることがある．Fuchs ジストロフィなどとは異なり水疱性角膜症をきたすことは稀で，痛みを伴うことも少ない．

4. その他

1）円錐角膜における急性角膜浮腫

　円錐角膜において角膜中央部の菲薄化と突出が著明になると Descemet 膜が破裂し，前房水が角膜実質に入り，実質浮腫および上皮浮腫を生じる（急性水腫，**図 15**）．急性水腫の間，Descemet 膜は後部角膜表面から分離，収縮している．修復過程で，角膜内皮は剥離した Descemet 膜と露出した実質を超えて伸展してくる．内皮の修復には3～4か月かかる．

Ⅶ　角膜浮腫の鑑別　121

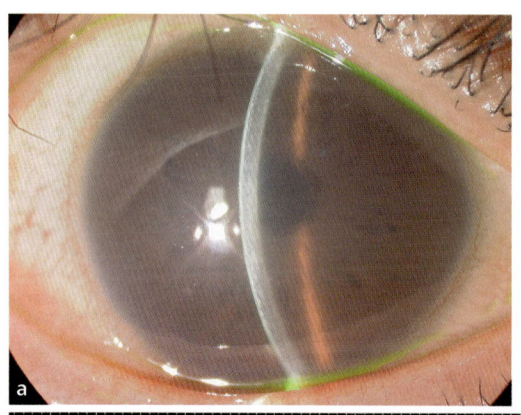

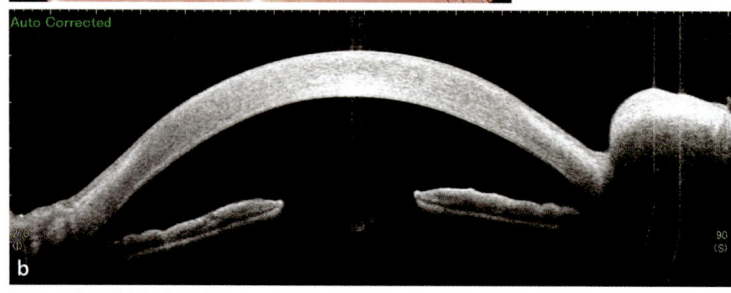

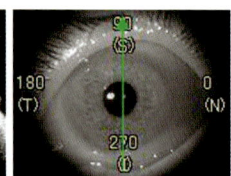

図14 先天遺伝性角膜内皮ジストロフィ（CHED）
a：36歳，男性．角膜実質全層がびまん性に混濁し，肥厚している．
b：前眼部 OCT でも肥厚した角膜実質が確認される．

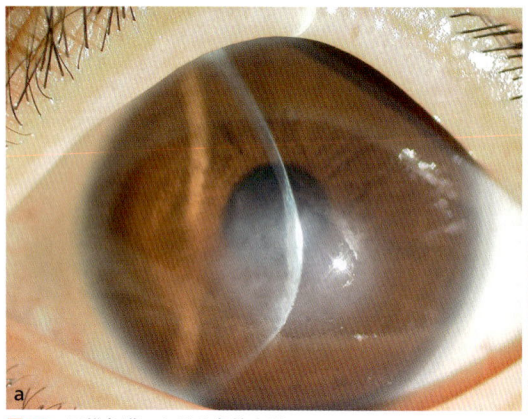

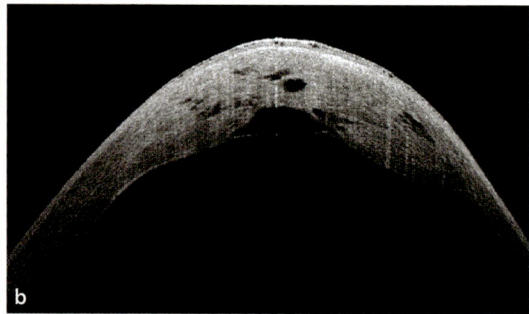

図15 円錐角膜における急性水腫
a：円錐角膜で角膜中央部が菲薄化し，急性水腫をきたした症例．中央部に著明な角膜浮腫を認める．
b：前眼部 OCT では，後部角膜表面から剥離した Descemet 膜が観察される．

2） 落屑症候群

　落屑症候群では，角膜内皮細胞数の減少や多形性の増加をきたし，症例によっては落屑物質が角膜後面に付着している．組織学的には，Descemet 膜がびまん性に不整に肥厚し，産生された落屑物質が Descemet 膜上もしくは Descemet 膜内に局所的に蓄積する場合もある．落屑症候群を認めない対側眼でも角膜内皮細胞の異常を認めることがある．30 mmHg 程度の軽度眼圧上昇でも内皮代償不全を生じる．角膜内皮障害の程度によりさ

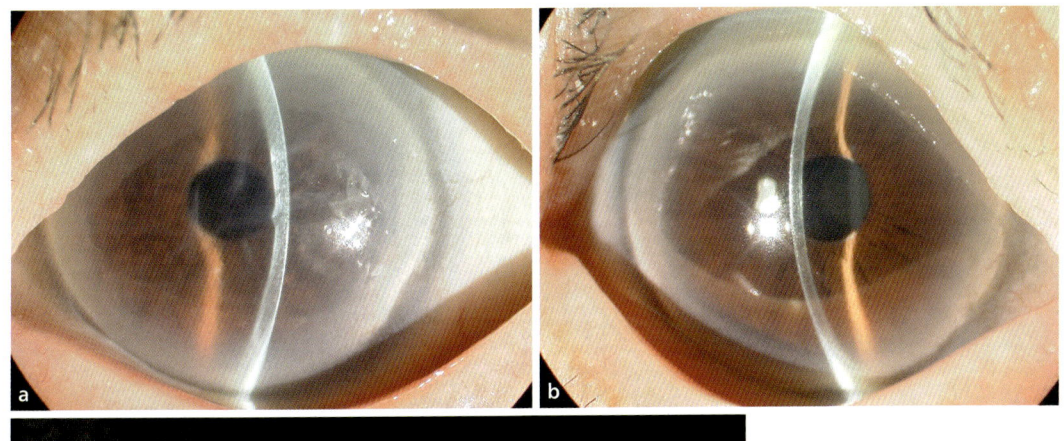

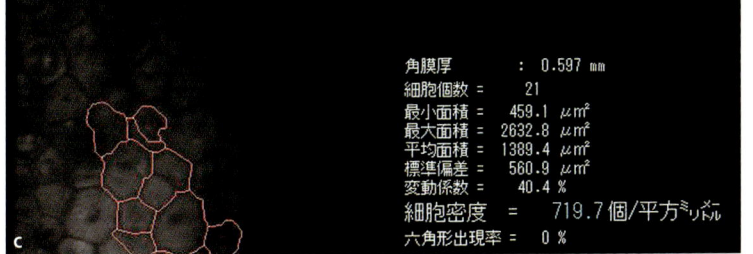

図16 落屑症候群
a：落屑症候群による内皮障害により実質浮腫をきたした症例．虹彩上皮表面への落屑物質の沈着がみられる．guttata は認めない．
b：同症例の対側眼．患眼同様，虹彩への落屑物質沈着がみられる．
c：対側眼は角膜浮腫をきたしていないものの，スペキュラマイクロスコープでは内皮細胞数の減少を認める．

まざまな程度の実質浮腫や上皮浮腫を生じる（図16）．Fuchs 角膜内皮ジストロフィと異なり guttata は認めない．

3）コンタクトレンズの長期装用

　先に述べたようにコンタクトレンズのオーバーウェアにより急性上皮浮腫をきたすことがあるが，実質浮腫をきたすパターンもある．長期にわたるコンタクトレンズ（とくに低酸素透過性のレンズ）装用により，上皮が低酸素状態に陥り，徐々に実質に乳酸が蓄積し，pH が低下する．これが角膜内皮細胞の細胞密度の低下や，6角形細胞出現低下などの形態異常を引き起こし，さらに乳酸蓄積による実質浸透圧の上昇も重なり，前房水が実質内に引き込まれ，実質浮腫を生じると考えられる．また，スペキュラマイクロスコープではコンタクトレンズ装用中 20～30 分閉瞼させることでブレッブと呼ばれる暗点を観察することができる．これは guttata とは異なり可逆性で暗点中央部に輝点が認められない．低酸素状態が長期に及んだ場合，角膜血管新生がみられることもある．

4）薬剤性角膜内皮障害

　フェノチアジン系やブチロフェノン系などの向精神薬，抗がん剤，抗 Parkinson 病薬のアマンタジンなどの全身投与による角膜内皮障害で，実質浮腫および上皮浮腫をきたすこ

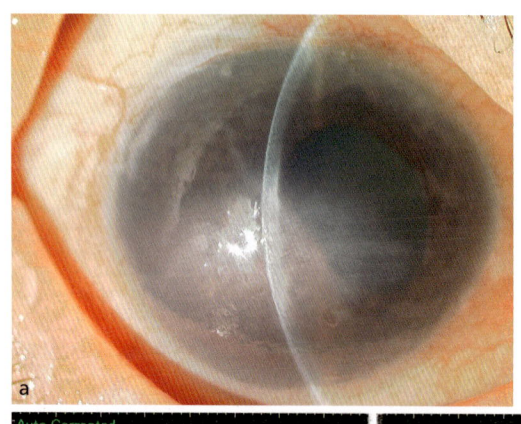

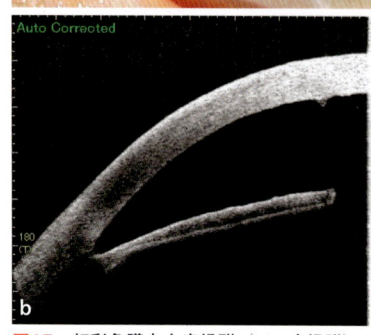

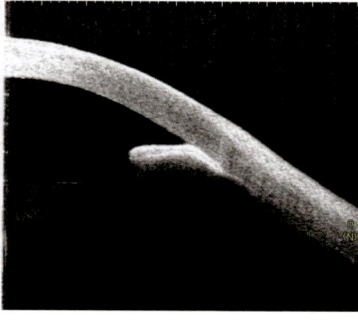

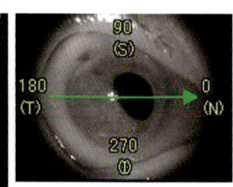

図17 虹彩角膜内皮症候群（ICE 症候群）
a：中央部〜下方にかけて実質浮腫を認め，PAS，瞳孔偏位，ぶどう膜外反もみられる．本症例は以前に眼圧上昇に対し線維柱帯切除術（トラベクレクトミー）を施行している．
b：前眼部 OCT では肥厚した角膜実質と PAS が描出されている．

とがある．点眼薬では炭酸脱水酵素阻害薬により角膜内皮障害をきたすことがある．いずれも眼圧上昇や炎症所見は認めない．

5）虹彩角膜内皮症候群（ICE 症候群）

　片眼性，後天性の角膜内皮障害で，30〜50歳の女性に好発する．異常に増殖する内皮細胞が膜様となり，角膜後面，隅角，前部虹彩表面に伸び，PAS，虹彩萎縮，眼圧上昇（緑内障），膜組織の収縮による瞳孔偏位，ぶどう膜外反を認める．角膜内皮においては，スペキュラマイクロスコープにて患眼の細胞密度の減少，6角形細胞の減少，大小不同を認めるが，対側眼においても潜在的に多形性を示すことがある．また，正常では内皮細胞表面は明るく，細胞間隙は暗く描出されるが，本疾患では明暗が反転し，細胞表面が暗く，細胞間隙が明るくなる現象がみられる．これらの角膜内皮障害が進むと角膜浮腫をきたす（図17）．実質浮腫のみのものから水疱性角膜症までさまざまな程度で生じる．眼圧上昇により浮腫は悪化する．

6）分娩時外傷

　鉗子分娩の場合，急激な眼圧上昇で眼球が膨張し Descemet 膜の弾力性を超えると，Descemet 膜と内皮が破裂する．ここから前房水が角膜内に吸収され，上皮および実質浮

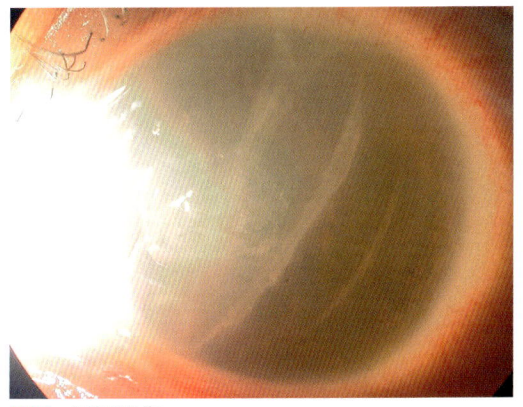

図18 分娩時外傷
鉗子分娩に伴い左眼の下鼻側から上耳側に直線的な破裂を生じており，水疱性角膜症をきたしている．

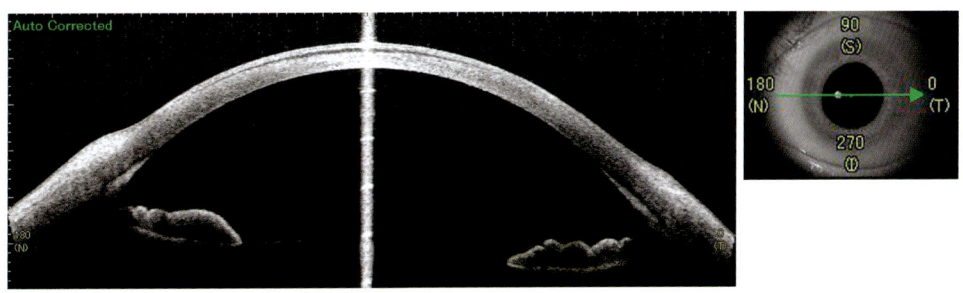

図19 LASIK 後の interface fluid syndrome
ヘルペス角膜ぶどう膜炎を原因として生じた interface fluid syndrome の前眼部 OCT 所見．LASIK 時に作製したフラップと実質ベッドとの間隙に水が貯留しているのが確認される．

腫を生じる（**図 18**）．

　第1後頭位第1分類で生まれることが多く，その際に鉗子を使用すると，左眼の下鼻側から上耳側に直線的な破裂が生じやすい．病変部に角膜浮腫を生じるが，以後消失することもある．また，いったん消失した角膜浮腫が生涯において再発することもある．PPCD や CHED との鑑別が必要だが，鉗子分娩歴，非遺伝性，片眼性であることから鑑別できる．さらに浮腫消退後にはスペキュラマイクロスコープで平行に走る2本の直線的な破裂痕がみられ，鑑別に役立つ．

7）LASIK 後の interface fluid syndrome

　LASIK 後に続発的に実質内に液が貯留する現象である．ステロイド点眼による高眼圧やヘルペス角膜ぶどう膜炎などが原因で生じる．LASIK 時に作製したフラップと実質ベッドとの間隙に貯留する水が特徴である（**図 19**）．

8）眼球癆

　網膜剥離やぶどう膜炎の遷延や外傷などによる毛様体機能の低下により極度の低眼圧に陥り，眼球が萎縮し機能を失った状態である．この状態では内皮機能不全により実質浮腫

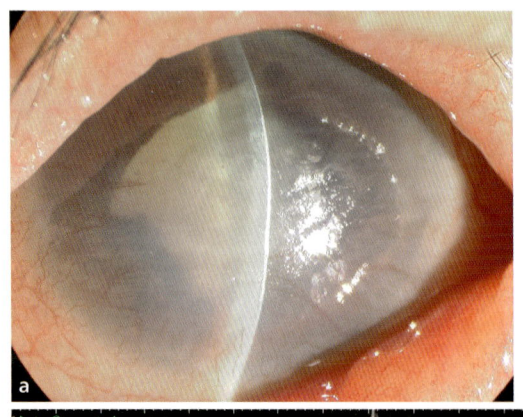

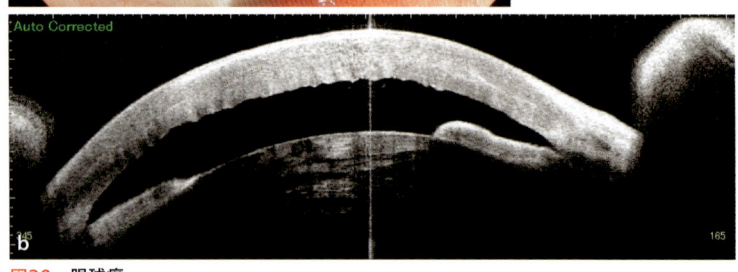

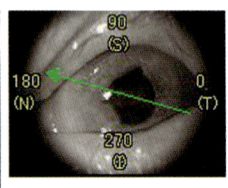

図20 眼球癆
a：ぶどう膜炎の遷延による毛様体機能の低下により眼球癆に至った症例．高度の実質浮腫は認めるが，低眼圧のために上皮浮腫は認めない．
b：前眼部 OCT でも高度の実質浮腫を認める．

をきたす．しかし，低眼圧のため，実質内の浮腫が上皮に押し上げられることはなく，上皮浮腫は認めない（図20）．

　角膜浮腫は上皮と実質にさまざまな程度と広がりをもって生じる．角膜浮腫をきたす疾患は非常に多様であるため，問診や付随所見など周辺情報の収集が重要となる．重度の角膜浮腫で観察が困難なことがあるが，患眼のみならず健眼を観察することで鑑別のヒントが得られる場合もある．片眼性の角膜浮腫であっても必ず両眼を詳細に検査するよう心掛けたい．

参考文献

1) 眞鍋禮三，木下　茂，大橋裕一（監修）：角膜クリニック，第2版．医学書院，2003
2) Krachmer JH, Mannis MJ, Holland EJ: Cornea, 3rd ed. Mosby Elsevier, 2011

（佐々本弦）

VIII 角膜内皮異常,角膜後面沈着物の鑑別

A 角膜内皮異常

　角膜内皮は角膜の最も内層にあり,Descemet膜に接する単層の細胞である(図1).構成する角膜内皮細胞は大きさ20 μm程度,厚さ5 μm程度で角膜面に対しては6角形を中心とした多角形の形状をしており,角膜の内側を敷石上に埋め尽くすように配列している(図2).

　この細胞は角膜実質からポンプ機能により水分を前房内に移動させる働きを担っており,これが破綻した場合,水疱性角膜症として視力を喪失する.

表1　角膜内皮異常の鑑別

A. 原発性
1. 滴状角膜
2. Fuchs角膜内皮ジストロフィ
3. 後部多形性角膜ジストロフィ
4. 先天性遺伝性角膜内皮ジストロフィ
5. X連鎖性角膜内皮ジストロフィ
6. posterior corneal vesicle
7. 虹彩角膜内皮症候群
8. 後部円錐角膜

B. 続発性
1. 分娩時外傷
2. 角膜実質炎
3. 虹彩毛様体炎
4. 偽落屑症候群
5. 角膜内皮炎

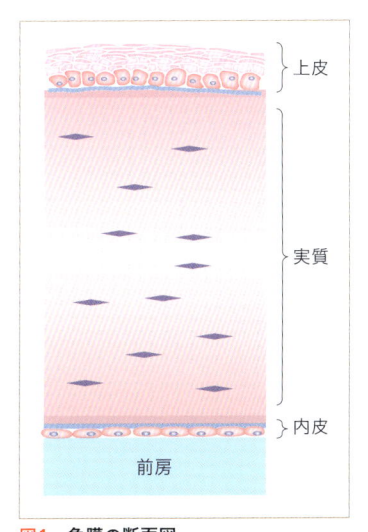

図1　角膜の断面図
内皮は最内層にあり,前房水に接する.

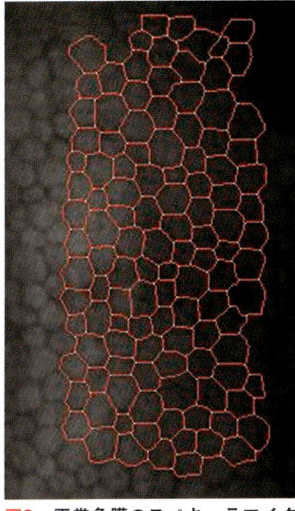

図2　正常角膜のスペキュラマイクロスコープ
6角形に内皮細胞が配列している.

図3　滴状角膜の構造

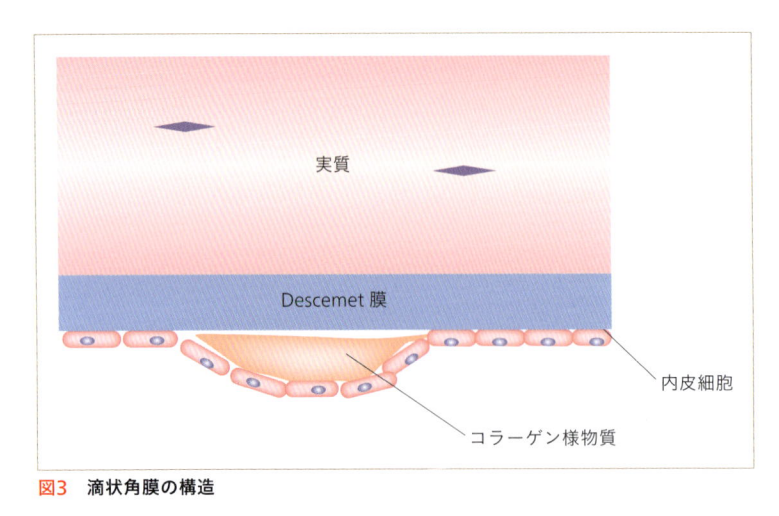

図4　滴状角膜のスペキュラマイクロスコープ

I. 角膜内皮異常の観察のポイント

　片眼性であるか，両眼性であるかは重要である．続発性のものは片眼性であることが多い．また，付随する病変，実質病変，前房炎症，虹彩異常の有無が診断に有用であることが多い．本項では主に原発性の角膜内皮障害について述べる（**表1**）．

II. 滴状角膜

　滴状角膜（cornea guttata）は Descemet 膜と内皮細胞の間にコラーゲン様物質が蓄積したもので，この部分では角膜内皮細胞層は前房側に突出し，細隙灯顕微鏡では，両眼性の角膜中央部に内皮細胞層の金褐色の滴状物として観察される（**図3**）．進行するにつれこれらの滴状物は次第に融合し，周辺部へと拡大していく．内皮面に凹凸が存在により，鏡面法およびスペキュラマイクロスコープではこの部分のコントラストが低下するため，黒く抜けた円形，楕円形の像（ダークスポット）として観察されるが，この時点でこの部分の角膜内皮細胞の脱落があるわけではない（**図4**）．外傷や角膜実質炎後，円錐角膜などで続発性の滴状角膜が認められることがある．これらは通常，治療の必要はない．

III. Fuchs 角膜内皮ジストロフィ

　Fuchs 角膜内皮ジストロフィは1910年，Fuchs によって高齢の両眼の角膜上皮および実質の浮腫として報告された遺伝性疾患である．Fuchs 角膜内皮ジストロフィは進行性であるがその進行は緩徐であり，症状としての発症は通常50〜70歳代である．多くても半

表2　Fuchs角膜内皮ジストロフィの遺伝子座

	MIM #	Location	Gene	Onset
FECD1	#136800	1p34.3	COL8A2	Early-onset
FECD2	%610158	13pter-q12.13		Late-onset
FECD3	%613267	18q21.2-q21.3		Late-onset
FECD4	#613268	20p13	SLC4A11	Late-onset
FECD5	%613269	5q33.1-q35.2		Late-onset
FECD6	#613270	10p11.22	ZEB1	Late-onset
FECD7	%613271	9p24.1-p22.1		Late-onset

数ほどの症例は家系内再発する（家族歴がある）とされ，その場合常染色体優性遺伝の遺伝形式をとる．しかし，罹患率は性別においてはっきりとした差があり，女性のほうが男性より罹患率が多く，滴状角膜のみのような軽症では2.5倍，角膜浮腫が明らかな重症例では5倍の差があるとされる．ただし，これは晩発性の（通常の）Fuchs ジストロフィに認められるもので，早発性のものに男女差はないとされる．発症には人種差も認め白色人種と黒色人種では発症率はほぼ等しいが，わが国では稀な疾患である．米国では40歳以上において5％の罹病率が報告されている．家系解析により現在7つの遺伝子座があるとされており，そのうち3つの遺伝子が同定されている（表2）．

　Fuchs角膜内皮ジストロフィにはいわゆる若年発症といわれるカテゴリーがある．これらの家系においては3歳でも発症している患者がおり，滴状角膜も晩発性のそれに比べて小さいなど，微妙に臨床症状も異なる．これらの家系においては*COL8A2*遺伝子変異を認めることが多い．逆に晩発性の（通常の）Fuchs角膜内皮ジストロフィにおいては*COL8A2*遺伝子変異は検出されない．

　Fuchs角膜内皮ジストロフィは角膜中央部の滴状角膜で発症する．滴状角膜は細隙灯顕微鏡で後部角膜表面のダークスポットとして観察される．しばしば，小さな色素沈着が内皮面に認められる．Descemet膜は不均一な灰白色を示し，徐々に肥厚する．滴状角膜が周辺にと広がっていき，次第に融合していき，いわゆるbeaten-metal appearanceをきたすようになり，内皮細胞数の減少を伴うが全体としては機能不全が表面化しておらず，この時期に患者に自覚症状はない．ここまでが第1期とされる（図5，6）．

　続いて，内皮の機能障害が現れてきて，角膜中央部の角膜厚が増加し，浮腫およびDescemet膜皺襞が出現する．浮腫はまず角膜中央部のDescemet膜直前とBowman膜直下に微細な灰色の混濁で起こり，中央部の円形の実質浮腫となり視力を傷害する．患者は霧視や羞明感を訴えるようになる．訴えには日内変動があり，朝に視力低下を訴えることが多い．ここまでが第2期である．

　第3期においては，浮腫はその範囲を拡大し，上皮も侵す（図7，8）．上皮浮腫ははじめは角膜上皮内の微細な滴状物として認められるが，徐々に上皮内，上皮下に大きな水疱が形成される．これが破れることにより患者は強い痛みを訴えるようになる．

　第4期においてはこれが繰り返され，上皮化に結合組織が増殖し，強い上皮化混濁が起こる．また，上皮の障害が続くことにより角膜上皮幹細胞疲弊症を引き起こし，実質の

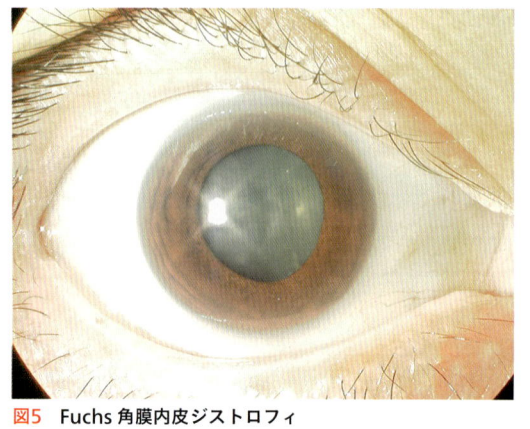

図5 **Fuchs 角膜内皮ジストロフィ**
第1期の前眼部写真（beaten-metal appearance）.

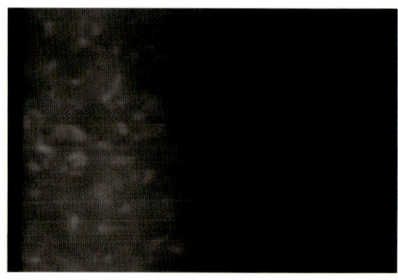

図6 **図5のスペキュラマイクロスコープ**
臨床症状は乏しいがすでに beaten-metal appearance の所見を示す.

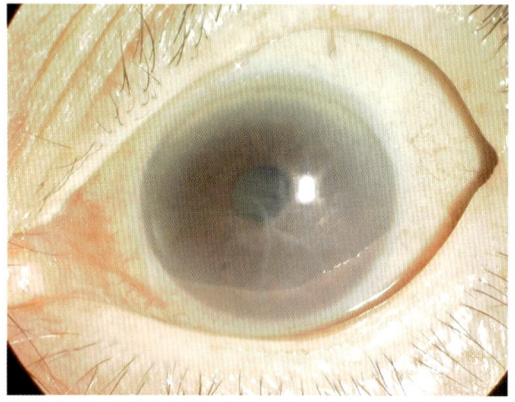

図7 **Fuchs 角膜内皮ジストロフィ**
第3期の前眼部写真．角膜浮腫，Descemet 膜皺襞を認める.

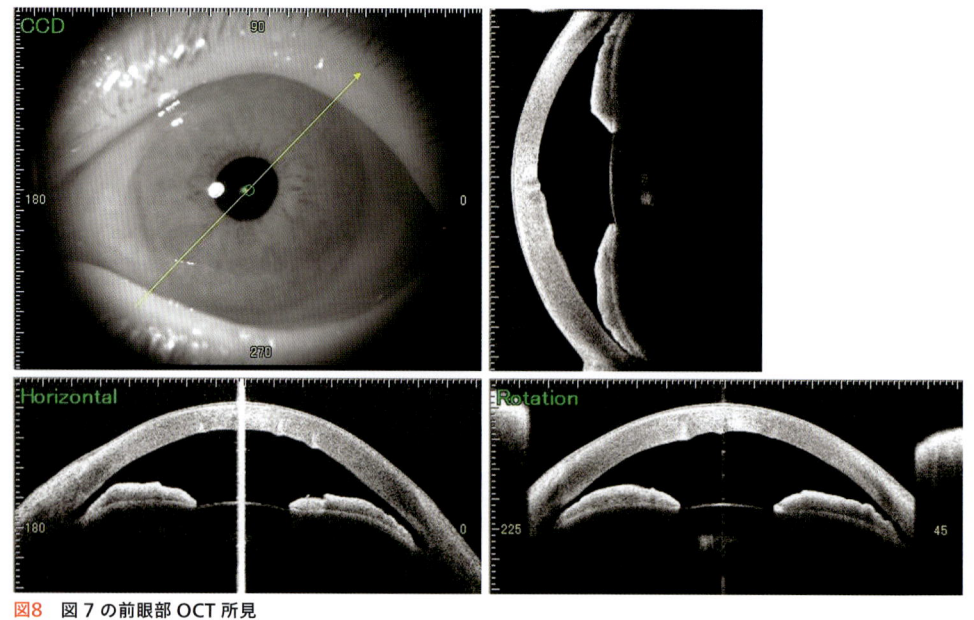

図8 **図7の前眼部 OCT 所見**
角膜厚が増加し，Descemet 膜皺襞を認める.

瘢痕化が進行し，周辺部から角膜表層に血管も侵入してくる．このため角膜知覚と視力は極端に低下するが，一方，上皮浮腫は減少し異物感や眼痛は軽減する．

IV. 後部多形性角膜ジストロフィ

　後部多形性角膜ジストロフィ（posterior polymorphous corneal dystrophy：PPCD）は1916年にKoeppeにより報告された疾患で，広範囲な角膜と前眼部の異常を含む．常染色体優性遺伝形式をとるが，いわゆる臨床多型性（clinical heterogeneity）は高く，同一家系においても，患者の一人が内皮の軽度異常を示すのみの軽症でも，他方が広範囲の周辺部虹彩癒着から緑内障をきたす重症であることがある．基本的に両眼性であるが，左眼と右眼での表現型が非対称性であることも多い．後部多形性角膜ジストロフィの発症時期（診断時期）は典型例では10〜20歳代であるが，稀な重症例では10歳未満での発症も認める．多くの症例では表現型は軽症で自覚がなく，なんらかの眼科的検査によって偶然に発見されることも多い．後部多形性角膜ジストロフィには3つの遺伝子座が報告されており責任遺伝子も単離されている．PPCD1（MIM：#122000）は20p11.21に存在する*VSX1*，PPCD2（MIM# 609140）は1p34.3に存在する*COL8A2*，PPCD3（#609141）は10p11.22に存在する*TCF8*（*ZEB1*）がそれぞれの責任遺伝子として同定されている．

　角膜内皮の変性自体は出生時あるいは早期にも認められるが，Descemet膜のレベルに水疱性病変，帯状病変，びまん性混濁といった3種類の異なった病変が認められる．また，滴状角膜も認める．このうち水疱性病変が最も多く，半数弱ほどの患者がこの病変のみを認め，半数弱が水疱性病変と帯状病変の混合型，残りの10％がびまん性混濁に水疱性病変を伴うものであったという報告がある．

　水疱性病変は細隙灯顕微鏡ではDescemet膜あるいは内皮細胞のレベルで透明な小円の水疱で周囲に灰色の円形の光輪（halo）を伴う．帯状病変は典型的には水平に波打った帯状の病変が角膜のいたるところ，とくに中心部のすぐ下に認められるもので，外傷や先天性緑内障で認められるものとは違い，帯の終末においても細くなることがない（図9，10）．びまん性混濁は小さい円形の灰白色の混濁か，大きな地図状の混濁がDescemet膜のレベルで認められ，その部分の実質に混濁（haze）を伴う．

　角膜浮腫は稀に起こり，その場合，重症度も限局性の角膜厚の増加から重度の水疱性角膜症までさまざまである．どの年齢でも起こりうり，進行しない場合もあるが，進行する場合は急速に進行するとされる．重症の場合，実質の脂質沈着や帯状角膜変性を合併する．後部多形性角膜ジストロフィに伴う病変としては広範囲の周辺部虹彩前癒着，眼圧上昇が重要である．周辺部虹彩前癒着は患者の30％弱で認められる．虹彩は正常の場合もあるが，萎縮や瞳孔偏位を認める症例もあり，後述の虹彩角膜内皮症候群との鑑別が問題になるが，後部多形性角膜ジストロフィは両眼性で遺伝性であることから鑑別する．眼圧上昇は周辺部虹彩前癒着の有無にかかわらず15％ほどに認められる．これらの合併症は治療として角膜移植を行った場合大きな問題となる．

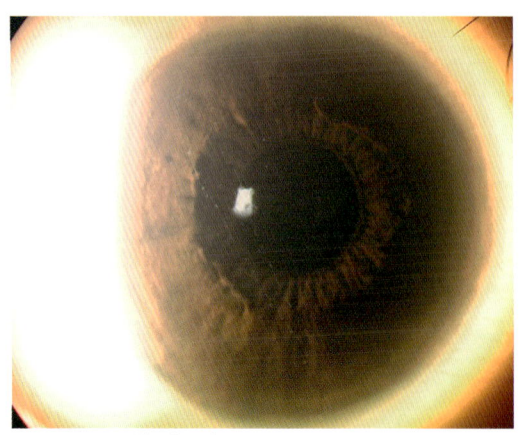

図9 PPCDの前眼部写真
縦に帯状の角膜内皮異常を認める．

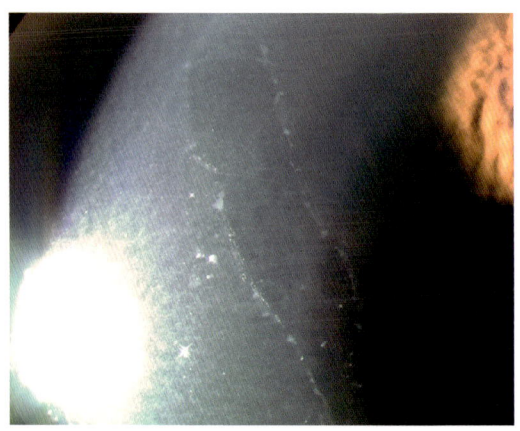

図10 図9の拡大

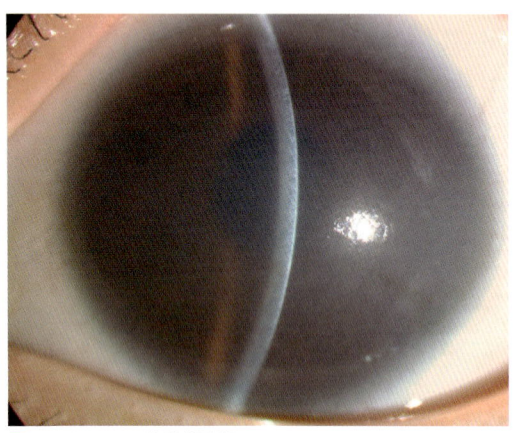

図11 CHEDの前眼部写真
角膜浮腫を認める．

V. 先天性遺伝性角膜内皮ジストロフィ

　先天性遺伝性角膜内皮ジストロフィ（congenital hereditary endothelial dystrophy：CHED）は1893年Laurenceによりはじめて報告された疾患である．サウジアラビアや南インドを除くと比較的稀な疾患である．両眼性の非炎症性の角膜混濁が左右対称に発症し，ほかの前眼部異常を伴わない．常染色体優性遺伝（CHED1）と常染色体劣性遺伝（CHED2）の2つの型がある．CHED1（MIM %121700）は稀な疾患で，角膜混濁に先立つ羞明感と流涙で発症する．角膜混濁は出生時には認めないが，1〜2歳で明らかになり，進行しないか，進行するとしても緩徐な進行を示す．しばしば左右非対称性を示す．角膜はすりガラス状の外見を示し，厚さを増す（**図11**）．混濁の進行に伴い羞明感と流涙は軽減するが，CHED2とは異なり眼振は認めず，比較的視力はよく就学には問題ないことが多い．CHED1は報告された家系等をもちいて20p11.2-q11.2にマップされている．この領域にはPPCD1の原因遺伝子*VSX1*があり，両疾患がallelicであると考える報告もあるが，確定していない．発症に男女差を認めない．

CHED2（#217700）は常染色体劣性遺伝の形式をとり，出生時より灰青色のびまん性の角膜混濁が存在する．混濁は進行しないか，進行するとしても青年期までは緩徐な進行を示すが，稀に1歳までに急激に進行する症例もある．角膜実質の混濁は全層に及ぶが，中央部のほうが強い．眼振を合併することが知られており，これも伴って視力は低下する．CHED2の原因遺伝子は20p12-12に存在する*SLC4A11*である．発症に男女差を認めない．

VI. X連鎖性角膜内皮ジストロフィ

　SchmidらはX連鎖性で遺伝する角膜内皮ジストロフィの家系を報告した．この家系の連鎖解析からこの疾患はXq25にマップされたが原因遺伝子は同定されていない．女性（ヘテロ接合体）でも発症することから遺伝形式はX連鎖性優性である．ただし，女性は角膜後面に月のクレータのような（moon crater-like）異常を認めるのみで自覚症状はない．男性は先天性の角膜混濁を示し，上皮下の帯状変性を合併し，角膜移植が必要となることがある．

VII. posterior corneal vesicle（PCV）

　Descemet膜および角膜後面に水疱性病変，帯状病変といったPPCDと同様な所見を呈するが，PPCDとは異なり，非家族性，片眼性である．視力は通常良好である．この2つの疾患が全く別の疾患であるか，あるいは亜形であるのかは不明である．

VIII. 虹彩角膜内皮症候群

　前眼部（角膜内皮，前房隅角，虹彩）に形態的な異常を認める疾患で，表現型が軽いほうから，進行性先天性虹彩萎縮，Cogan-Reese症候群，Chandler症候群と分類されるが，この3疾患は重症度が異なるだけで同一の疾患群（虹彩角膜内皮症候群）であると現在では考えられている．本疾患は前の3疾患とは異なり遺伝性がなく，片眼性の疾患であり，若年から中年の女性に多い．進行は緩徐であり，虹彩の変異，角膜浮腫による視力障害，緑内障が問題となることが多い．角膜内皮の変性，減少が起こり，内皮細胞から産生された異常な膜様物質が角膜裏面から隅角，虹彩前面へと進展し，収縮することにより，さまざまな前眼部異常を引き起こす．

　進行性先天性虹彩萎縮は片眼性で進行性の虹彩萎縮による虹彩の穴の形成と，虹彩の萎縮，膜状物の牽引による瞳孔偏位を特徴とし，さらには周辺部虹彩前癒着を生じる．Cogan-Reese症候群は片眼の虹彩表面の小さな柄をもった色素をおびた結節性隆起病変や色素沈着などの虹彩母斑様の病変を主体とし，徐々に周辺部虹彩前癒着を生じる（図12）．Chandler症候群は虹彩の異常は軽度であるが，角膜内皮の異常が明らかで角膜浮腫は眼圧が正常もしくは軽度上昇であっても認められる（図13）．

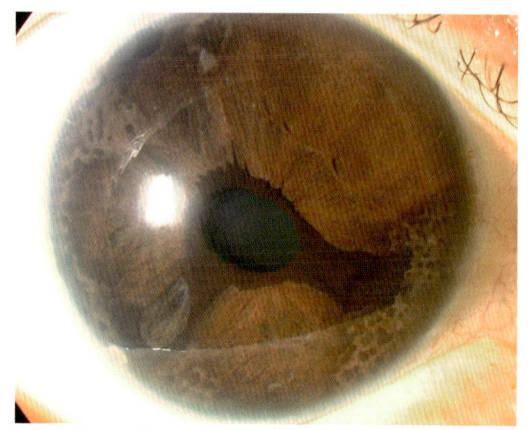

図12　Cogan-Reese 症候群の前眼部写真
結節性隆起病変や色素沈着，周辺部虹彩前癒着を認める．

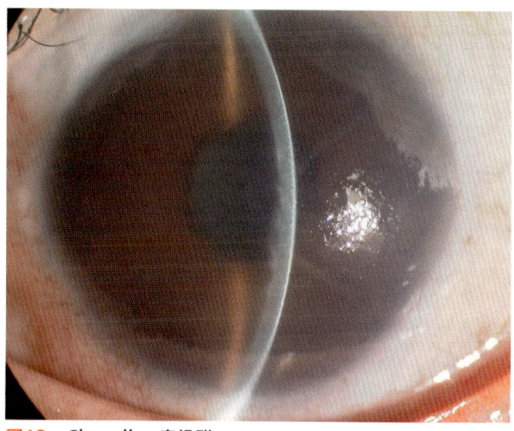

図13　Chandler 症候群
虹彩の所見は乏しいが，角膜浮腫が顕著である．

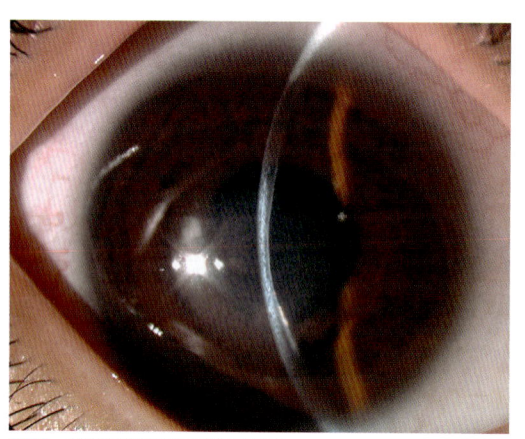

図14　後部円錐角膜の前眼部写真
角膜中央部の菲薄化を認める．

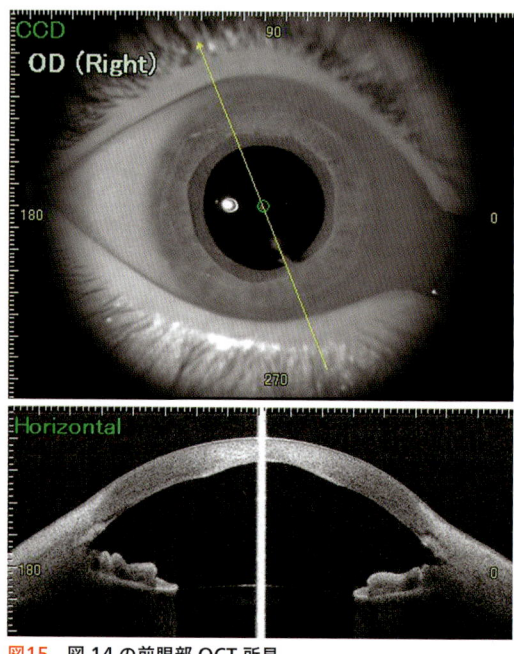

図15　図 14 の前眼部 OCT 所見
角膜後面が前方に突出し角膜が菲薄化している．

IX. 後部円錐角膜

　　後部円錐角膜（posterior keratoconus）は，角膜前面の形状は正常であるが，角膜後面の彎曲度が強いため角膜の厚さが薄くなる疾患である（図14，15）．角膜後面全体の彎曲が強い generalized タイプと角膜後面の彎曲が局所的に強い circumscribed タイプがあり，いずれも非遺伝性，非進行性である．

　　generalized posterior keratoconus は角膜前面の彎曲度が正常であるにもかかわらず，角膜後面の彎曲度が強い稀な疾患である．発生機序としては胎児の角膜後面曲率が成人に比して強いことから，なんらかの原因で胎児期の角膜の生育が停止し，角膜後面曲率が強い

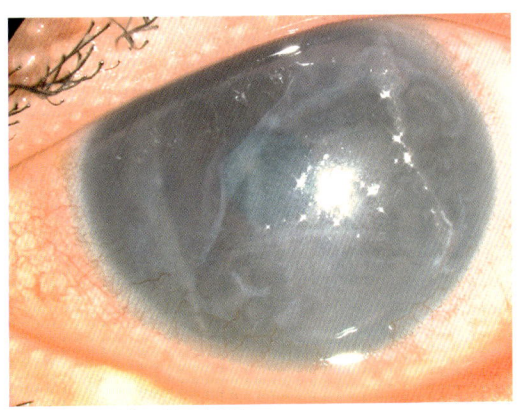

図16 鉗子外傷の前眼部写真
垂直に走行する帯状の形の Descemet 膜破裂を認める.

ままになったのではないかと考えられている．女性に多く認められるが遺伝性は認められない．角膜は透明であるが非常に軽度であり，視力に影響があることは少ない．当然角膜中央部が薄くなるが進行することもない．

　circumscribed posterior keratoconus も非遺伝性，片眼性で，女性に多い．角膜後面の彎曲度が局所的に強く，この部分に局所的な陥凹（実質の部分的欠損）を認める疾患である．この部分（欠損部）の前方の実質は薄く，しばしば混濁を認める．遺伝性角膜内皮ジストロフィとは異なり，この部分には Descemet 膜や内皮細胞は存在するが，Descemet 膜のコラーゲン構造は異常である．病変はしばしば複数認められる．神経堤由来の細胞の発生異常であると考えられている．よって，ほかの前眼部異常（角膜浸潤，角膜血管新生，角膜後面沈着物，虹彩異常など）を認めることがある．これより緑内障を併発することがあり，また，全身の異常を伴っていることもある．

X. 分娩時外傷

　分娩時に器具や産道で角膜が強く圧迫されることで Descemet 膜と内皮の破裂を生じることがある（図16）．通常片眼性で，とくに鉗子分娩時に起こりやすく，胎児が左前後頭位で生まれることにより左眼に障害が認められることが多い．鉗子による Descemet 膜破裂は垂直に走行する帯状の形をとり，これに一致して，出生時に角膜浮腫を認める．Descemet 膜欠損部がしだいに治癒し，角膜浮腫が軽快，時に消失することがあるが，乱視により視力障害をきたすことがある．

B　角膜後面沈着物

　角膜後面沈着物とは，前房内に出現した細胞成分が角膜後面に付着したもので前部ぶどう膜炎，角膜内皮病変に伴って多く認められる．多くの場合ほかの病態，とくに前眼部の

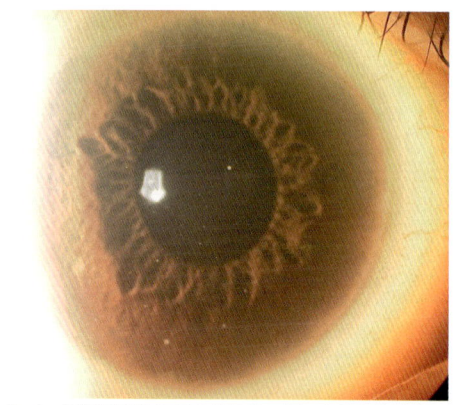

図17 Fuchs 虹彩異色性虹彩毛様体炎に認められた虹彩後面沈着物

炎症に付帯した所見である．

以下のような病態で認められる．

I. Posner-Schlossman 症候群

　一過性の眼圧上昇と虹彩毛様体炎を特徴とする疾患で，虹彩毛様体炎に伴い角膜後面沈着物を伴う．片眼性であることが特徴的で，眼圧は 40 mmHg 以上に上昇することも多いが，眼痛などは伴わず，自覚的には霧視，虹視，不快感を伴う程度である．角膜後面沈着物は，色素沈着を伴わない灰白色の小さな沈着物として角膜後面全体に沈着する．この部位に角膜実質深層の混濁を伴う．

II. Fuchs 虹彩異色性虹彩毛様体炎

　虹彩異色，虹彩毛様体炎，白内障を主症状とし，虹彩毛様体炎により角膜後面沈着物を伴う．角膜後面沈着物は小さな白いものが瞳孔領から角膜下方に認められるのが特徴である（**図17**）．虹彩異色は虹彩の脱色素による．白内障は後嚢下白内障の形をとることが多い．

III. 特発性角膜内皮炎

　内皮の機能障害による角膜実質浮腫とこの領域に一致した角膜後面沈着物を特徴とする疾患である．角膜内皮が特異的になんらかの免疫学的攻撃を受けており，これにより，機能障害と角膜後面沈着物を生じていると説明される．1982 年に Khodadoust に報告されてから，急速に報告数が増えており，認知されてきている．原因としてはウイルス感染が有力であるが，分子生物学的手法をもってもウイルスを検出できないことも多い．

IV. 偽落屑症候群

　前・後房に，特有の白色のフケ様沈着を起こす疾患で，最も特徴的なものは瞳孔領にみられる灰白色の沈着と水晶体表面の輪状の沈着であるが，角膜後面沈着をきたすことがある．続発性緑内障の原因の1つである．

V. 内皮型拒絶反応

　角膜移植片に対する拒絶反応は，角膜の各成分（上皮，実質，内皮）に対して起こりうるが，最も多く重要なものが内皮型の拒絶反応である．内皮型の拒絶反応は20％ほどで起こりうるが，再移植例や血管侵入例においてはさらに高い．移植片内皮に対する細胞性免疫反応であり，これにより角膜後面沈着物を伴う．臨床的にKhodadoust線と呼ばれる線上に配列する角膜後面沈着物の場合と，多数の角膜後面沈着物がびまん性に認められる場合がある．

参考文献

1) Gottsch JD, Sundin OH, Liu SH, et al: Inheritance of a novel COL8A2 mutation defines a distinct early-onset subtype of Fuchs corneal dystrophy. Invest Ophthal Vis Sci 46: 1934-1939, 2005
2) Sundin OH, Jun AS, Broman KW, et al: Linkage of late-onset Fuchs corneal dystrophy to a novel locus at 13pTel-13q12.13. Invest Ophthal Vis Sci 47: 140-145, 2006
3) Vithana EN, Morgan PE, Ramprasad V, et al: SLC4A11 mutations in Fuchs endothelial corneal dystrophy. Hum Molec Genet 17: 656-666, 2008
4) Riazuddin SA, Zaghloul NA, Al-Saif A, et al: Missense mutations in TCF8 cause late-onset Fuchs corneal dystrophy and interact with FCD4 on chromosome 9p. Am J Hum Genet 86: 45-53, 2010
5) Köppe L: Klinische Beobachtungen mit der Nerstspaltlampe und dem Hornhautmikroskop. Graefes Arch Klin Exp Ophthalmol 91: 363-379, 1916

（辻川元一）

IX 角膜形状異常の鑑別

　角膜は，眼光学系の約2/3の屈折力を有する主要な光学系である．また，眼球の第1光学面である空気と角膜前涙液層の境界では，その屈折率の差が大きいため，微妙な形状の歪みが，眼球の光学的特性に大きな影響を及ぼす．

　そのため，角膜疾患に罹患したときのみならず，角膜疾患治癒後の瘢痕，ドライアイや涙道疾患，眼瞼の腫瘍や瞬目異常などによって角膜および角膜前涙液層が変化すれば，視機能が損なわれうる．加えて，さまざまな眼科手術によっても角膜形状異常が生じうるため，たとえ原疾患が治癒しても術後に角膜正乱視や角膜不正乱視が残存してしまって，治療や手術が成功しても満足されない可能性がある．

　このようにさまざまな原因によって角膜形状異常が生じうるため，視力の低下や視機能に関する自覚症状を訴えた場合に，その原因として角膜形状異常の有無を精査することは大切である．

I. 角膜形状異常の鑑別のポイント

　角膜形状異常の診断と鑑別で大切なポイントは，細隙灯顕微鏡検査による角膜形状異常診断には限界があるということを理解しておくことである．上述したごとく，わずかな角膜の歪みによって，臨床上問題となる角膜不正乱視が生じるため，細隙灯顕微鏡検査で所見がなくても臨床上問題となる角膜形状異常が存在しうる．たとえば，乱視が強くても細隙灯顕微鏡では所見はないし，軽度の円錐角膜を細隙灯顕微鏡で観察しても，正確に診断することは難しい．

　よって，角膜形状異常を鑑別する場合には角膜形状検査が必須である．細隙灯顕微鏡検査で角膜形状異常を認めるため角膜形状検査を施行するのではなく，細隙灯顕微鏡検査で異常を認めないので，念のため角膜形状検査を施行するという感覚が大切である．

　角膜形状解析装置としては，オートケラトメータ，プラチド角膜トポグラファー，Scheimpflug角膜トポグラファー，光干渉断層計（optical coherence tomography：OCT）角膜トポグラファーに大別することができる．各装置の特徴を**表1**に示す．装置には，安価で普及しているものから，高価で先進的なものまであり，その機能は異なっている．

表1　角膜形状解析装置の特徴

	オートケラトメータ	プラチド角膜トポグラファー	Scheimpflug角膜トポグラファー	OCT角膜トポグラファー
測定部位	傍中央の2点	やや周辺まで	周辺まで	周辺まで
結果の出力	角膜曲率半径	カラーコードマップ	カラーコードマップ	カラーコードマップ
不正乱視判定	不可能	可能	可能	可能
対象	正常角膜のみ	正常～中等度の不正乱視	正常～高度の不正乱視	正常～高度の不正乱視
角膜後面	測定不可	測定不可	測定可	測定可
角膜厚	測定不可	測定不可	測定可	測定可
涙液の影響	受ける	受ける	受けない	受けない
角膜混濁の影響	受けやすい	受けやすい	受けやすい	受けにくい
価格	安価	比較的安価	比較的高価	高価
再現性	◎	○	△	△

表2　角膜形状異常の原因別分類

A. 原発性角膜形状異常
  1. 非炎症性角膜菲薄化疾患
  - 円錐角膜
  - ペルーシド角膜変性
  - 球状角膜
  2. 角膜の大きさの異常
  - 小角膜
  - 巨大角膜
  - 扁平角膜
B. 続発性角膜形状異常
  1. 屈折矯正手術後
  2. 角膜疾患
  3. 結膜疾患
  4. 涙液，涙道疾患
  5. 眼瞼疾患
  6. コンタクトレンズによる角膜変形
  7. 眼科手術後
  8. 外傷

そのため，使用する装置でどこまで診断可能であるかを理解しておく必要がある．

　角膜形状解析で異常が認められた場合には，次の2点を考慮して診断することが要求される．

　第一は，角膜形状異常を生じた原因の鑑別診断である．角膜形状異常の原因別分類を**表2**に示す．このように角膜形状異常の原因は，角膜が基本的に透明で実質の厚みや大きさに異常の本質がある原発性の形状異常と，なんらかの前眼部疾患や手術・外傷により引き起こされた続発性角膜形状異常に大別することができる．

　原発性角膜形状異常では，軽症例の角膜は基本的に透明で，細隙灯顕微鏡では一見正常に見える可能性が高く，角膜形状解析の特徴で診断がなされる．進行した場合には，細隙灯顕微鏡でも所見が得られるようになる．続発性角膜形状異常では，既往歴の問診が重要である．また，細隙灯顕微鏡検査が大きな威力を発揮する．

　第二は，その角膜形状異常が視機能にどのような影響を与え，それに対してどのような治療の選択肢があるか考慮することである．これには，QOV（quality of vision）に関連

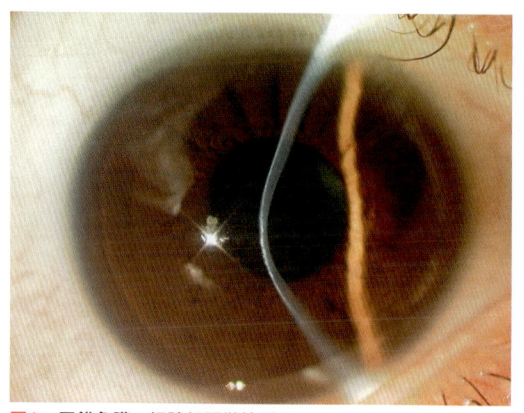

図1 円錐角膜の細隙灯顕微鏡所見
中央部の菲薄化と前方突出を認めるが角膜は透明である.

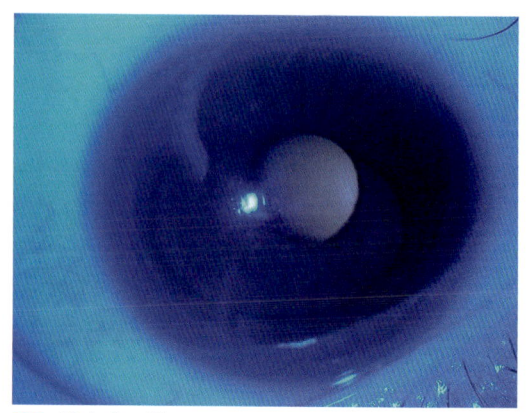

図2 Fleischer 輪
突出部のふもとにヘモジデリンの沈着を認める.

する問診や，視力測定，他覚的・自覚的屈折検査，コントラスト感度検査，あるいは収差計による眼球高次収差の測定が有用である．ただしこれらにおいては，角膜形状異常以外の眼疾患を含めた総合的な評価となってしまう．角膜形状異常の視機能への影響を直接的に評価するには，角膜形状解析で角膜正乱視や角膜不正乱視を定量化することが合目的的である．角膜形状異常の診断では，マップの全体をチェックするが，視機能への影響を評価する際は，瞳孔領上のパターンを調べる．

II. 非炎症性角膜菲薄化疾患

1. 円錐角膜

　円錐角膜は，非炎症性角膜菲薄化疾患の代表的疾患である．中央部の角膜実質が緩徐に進行性に菲薄化し，角膜実質が脆弱化した結果，眼圧によって菲薄部が前方に円錐状に突出する．また角膜頂点は中央よりやや下方に偏心していることが多い．この角膜の変形が進行すると，角膜不正乱視が生じ視力低下をきたす．

　本疾患は，通常両眼性であるが，しばしば左右差がある．女性より男性に多い．思春期に発症して徐々に進行し，30歳頃に進行が停止する．その頻度は0.05％程度といわれているが，屈折矯正手術希望者では5％程度に認められる．

　本疾患の原因は不明であるが，アトピー，喘息などアレルギー疾患を有する症例が多い．また，目をこする癖，floppy eyelid を合併する症例があるなどの理由で，機械的刺激が進行を助長していると考えられている．また，Down 症候群など全身疾患に合併する症例もある．

　細隙灯顕微鏡所見としては，角膜中央の菲薄化と前方突出を認める（**図1**）．頂点は中央よりやや下方のことが多い．進行例では，Fleischer 輪（**図2**），Vogt 皺襞（**図3**）を認める．Fleischer 輪は，ヘモジデリンが角膜上皮下に沈着しているもので，青色光で観察すると黒く抜けて見える．Vogt 皺襞は，実質菲薄化部位でストレスによって生じる皺であ

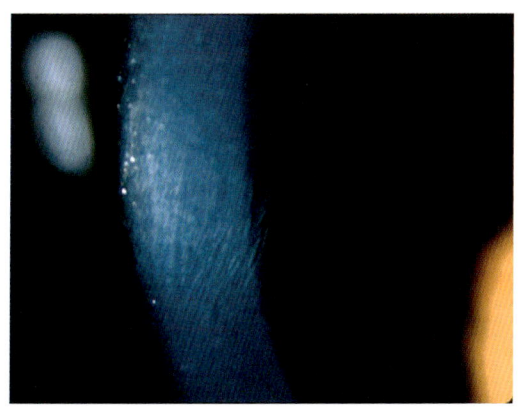

図3　Vogt 皺襞
縦に多数の細かい皺を認める．

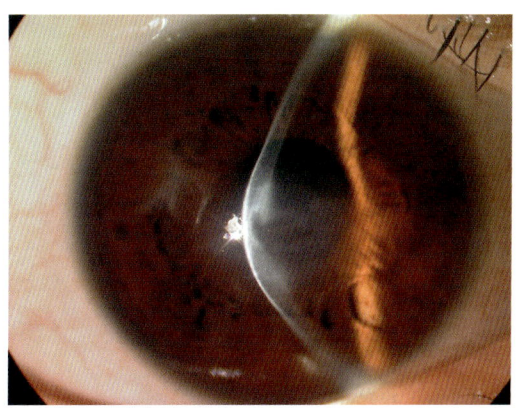

図4　急性角膜水腫の細隙灯顕微鏡所見
中央部が浮腫で肥厚し，Descemet 膜が水平に破裂し，それに一致して実質が一部断裂している．

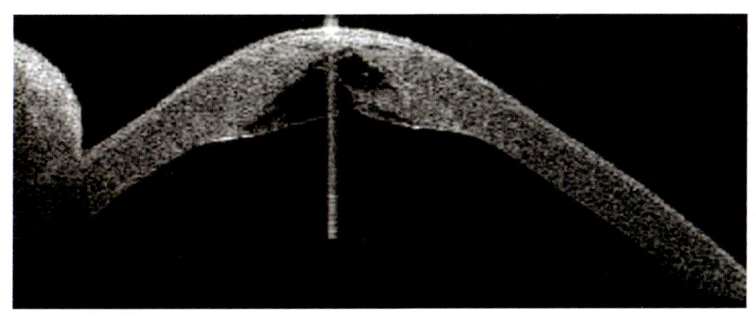

図5　急性水腫の OCT 所見
Descemet 膜破裂，Descemet 膜剝離，実質断裂を認める．

り，上眼瞼から強膜を圧迫すると消失する．

　Bowman 層が断裂すると，頂点付近の上皮下実質に網状の瘢痕が生じる．Descemet 膜が破裂すると，前房水が角膜実質に流入し，急性水腫（図4）となる．急性水腫を超音波生体顕微鏡（ultrasound biomicroscope：UBM）や OCT で観察すると，Descemet 膜剝離と実質の断裂を伴っている（図5）．

　屈折では，近視性乱視で球面度数や乱視度数，あるいは乱視軸に左右差があることが多く，しばしば強い斜乱視を認める．オートケラトメータでは，角膜曲率半径が小さくなり，乱視が強い．

　角膜形状解析の特徴は以下のごとくになる．axial power map では図6 に示す局所的急峻化が最も特徴的である．この急峻化によって屈折力分布が上下左右で非対称となる．強弱主経線が曲線化することがあり，その場合は蝶ネクタイパターンがねじれるので lazy 8 figure とも呼ばれている．また中央と周辺部の屈折力の差が拡大する．elevation map では，角膜前後面の高さ情報を，その球面近似したもの（best fit sphere：BFS）との差分で表示すると図7 に示すごとく，角膜中央部に島状のパターンを認める．この島状のパターンは円錐状の突出を示し，典型例では角膜頂点は偏心している．角膜厚分布では，この突出部に一致して菲薄化を認める．

IX　角膜形状異常の鑑別　　141

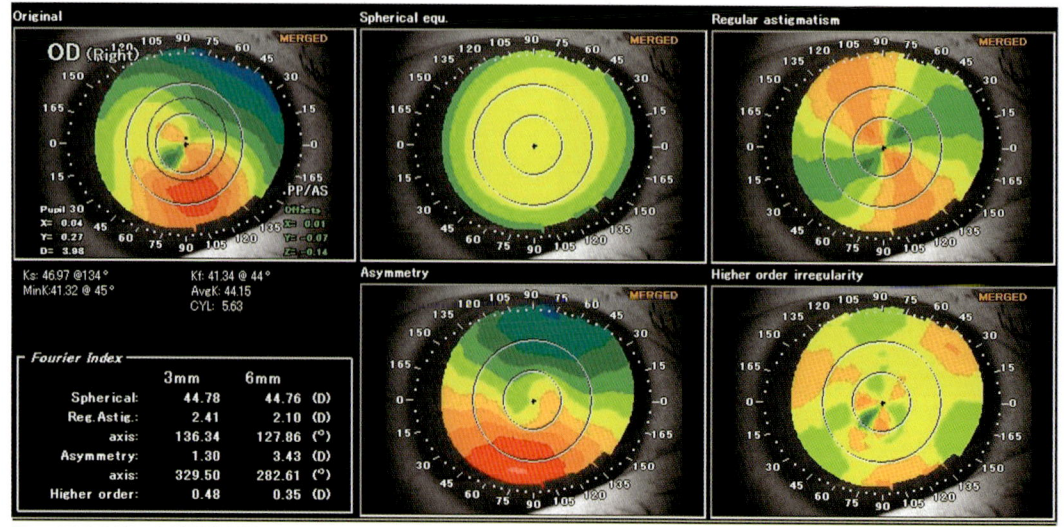

図6 円錐角膜の角膜形状解析
axial power map の Fourier 解析の結果で，左上が原図，中央上が球面成分，右上が正乱視成分，中央下が非対称成分，右下が高次不整成分．
下方の急峻化と主経線の曲線化があるが，非対称成分が大きい．

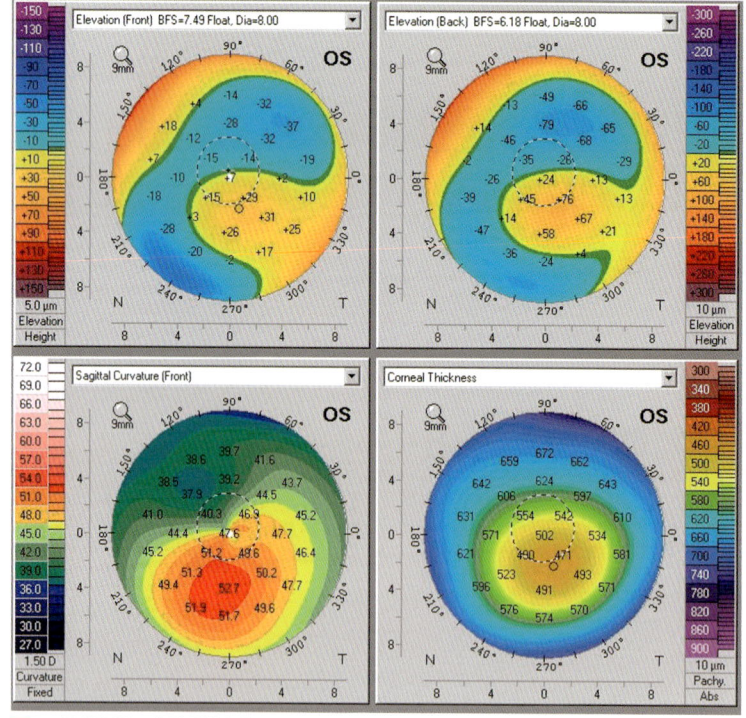

図7 円錐角膜の角膜形状解析
左上が前面 elevation map，右上が後面 elevation map，左下が axial power map，右下が pachymetric map（以下同様）．
前後面の中央やや下方の突出と角膜厚の菲薄化を認める．

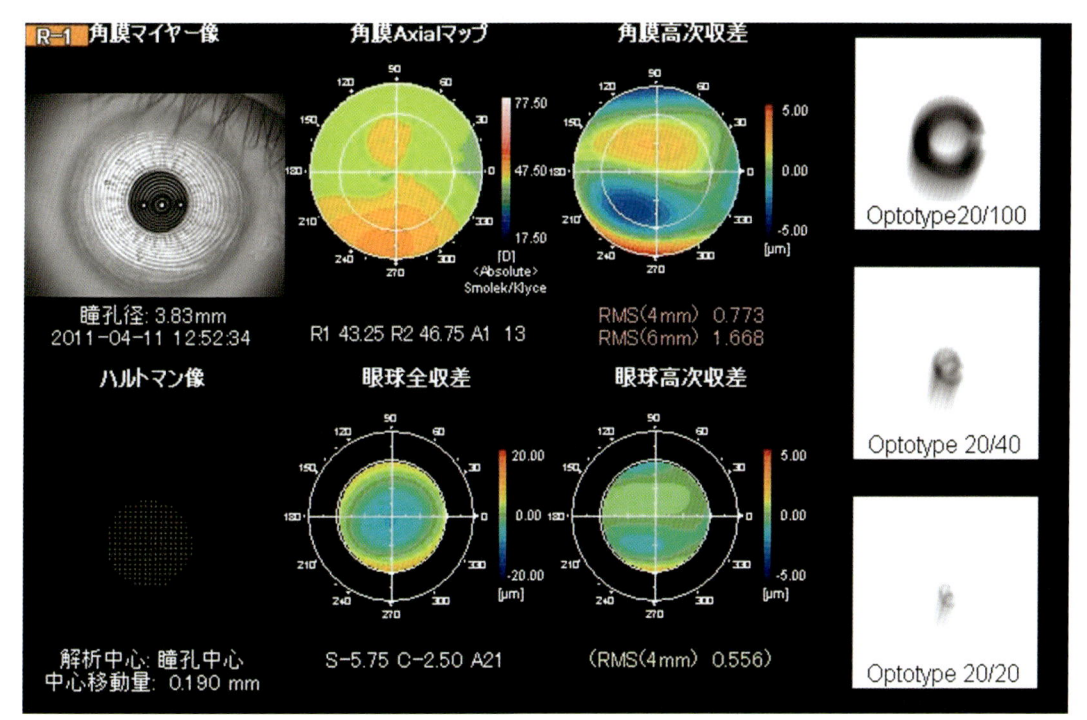

図8 円錐角膜の高次収差
垂直コマ収差が強く，Landolt 環の網膜像が下方に尾を引いている．

　角膜形状異常が視機能にどのように影響するかを定量的に評価するには，収差計によって波面収差解析を行って，高次収差を評価する．円錐角膜によって角膜高次収差が増加するが，とくにコマ収差の増加が特徴的である．典型的な症例では，下方の波面が遅く，上方の波面が速い，垂直のコマ収差を示す（図8）．このコマ収差によって網膜像は変形し，点光源や文字などが下に尾を引くように自覚される．

　円錐角膜の素因がある症例にレーザー角膜内切削形成術（laser *in situ* keratomileusis：LASIK）を施行すると角膜拡張症（keratectasia）を発症するため，円錐角膜は LASIK の禁忌となっている．よって LASIK 希望者において軽度の円錐角膜を検出することは大変重要で，角膜形状解析はスクリーニング検査として必須となっている．

　矯正視力が良好で，細隙灯顕微鏡検査で異常を認めないが，角膜前面の axial power map で円錐角膜のパターンを示すものを円錐角膜疑い（keratoconus suspect）と呼んでおり，とくにこの状態の検出が重要視されている．そのため，円錐角膜のパターンを自動検出するプログラムが開発されている．

2．ペルーシド角膜変性

　ペルーシド角膜変性は，角膜下方周辺部が菲薄化する非炎症性角膜菲薄化疾患である．僚眼に円錐角膜を認める症例や同一角膜で円錐角膜とペルーシド変性が存在する症例があること，病理所見の類似性などから，円錐角膜の類縁疾患と考えられている．本疾患は，円錐角膜より発症がやや遅く，しばしば 30 歳以降に診断される．

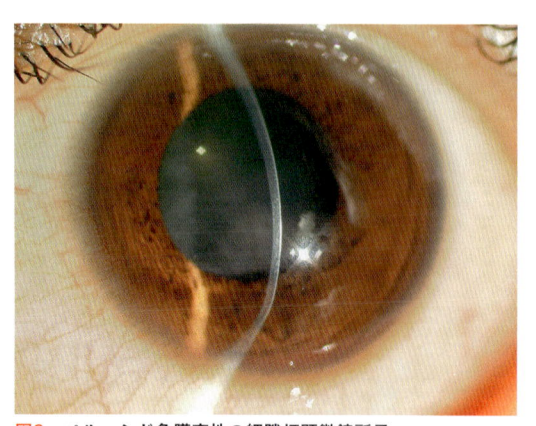

図9 ペルーシド角膜変性の細隙灯顕微鏡所見
角膜下方周辺部の菲薄化を認める．

図10 ペルーシド角膜変性の角膜形状解析1
カニの爪パターンの急峻化を認める．

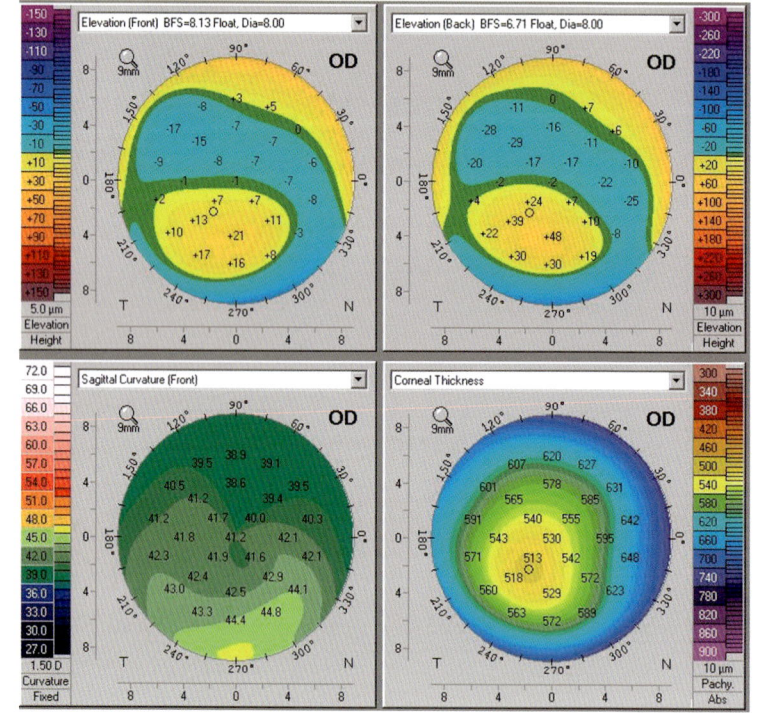

図11 ペルーシド角膜変性の角膜形状解析2
前後面の突出部と菲薄部は下方に存在する．

　細隙灯顕微鏡所見としては，角膜下方周辺部に水平に帯状の菲薄化と前方突出を認める（図9）．突出部位は，周辺の菲薄部よりやや上方に存在する．進行例では，Fleischer輪やVogt皺襞を認めるが，円錐角膜より下方に偏心している．屈折では，進行すると倒乱視が著明となる．オートケラトメータによる角膜曲率半径は，正常よりむしろ大きくなる．
　角膜形状解析の axial power map では，図10のごとくカニの爪パターンを示す．角膜中央は寒色の蝶ネクタイパターンが縦に存在し倒乱視であるが，その下方は寒色部位を弓状に暖色域が取り囲んでいる．elevation map では，角膜前後面とも図11に示すごとく，

144　第2章　角膜疾患の鑑別診断

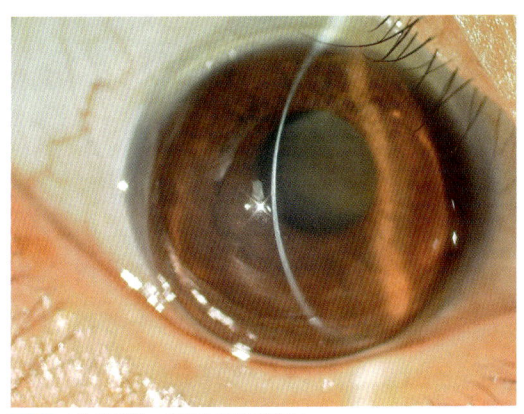

図12 球状角膜の細隙灯顕微鏡所見
角膜全体が菲薄化している．

角膜下方に島状の突出を認める．そして角膜厚分布では，突出部付近やや上方に菲薄化がある．

円錐角膜と同様，本疾患の素因がある症例にLASIKを施行すると角膜拡張症を発症する．また角膜曲率半径や角膜中央厚が正常で，円錐角膜の自動診断プログラムでも本症は陰性となることがあるため注意を要する．

3. 球状角膜

球状角膜は，球状に角膜が突出する大変稀な疾患である．角膜全体が菲薄化し，とくに周辺の菲薄化が著明である（図12）．角膜径は正常のことが多く，角膜は基本的に透明である．

生下時から両眼性に存在し，あまり進行しないとされている．しばしば青色強膜や全身疾患を合併する．

急性水腫はあまり生じないとされるが，むしろ穿孔しやすいとされており，外傷等による穿孔に注意する必要がある．

角膜形状解析の結果を図13に示す．角膜全体の屈折力が大きく，角膜厚も広汎に菲薄化している．

III. 角膜の大きさの異常

新生児の角膜横径はおよそ10 mmであり，その後2歳まで大きくなりほぼ成人の大きさに達する．成人では，角膜横径は11〜12 mmである．また，横径が縦径よりも長い横楕円となっている．

1. 小角膜

小角膜は，眼球が正常の大きさであるが角膜が小さい先天異常である．本症は片眼性ないし両眼性で進行しない．男女に認められ，さまざまな遺伝形式があり，孤発例もある．

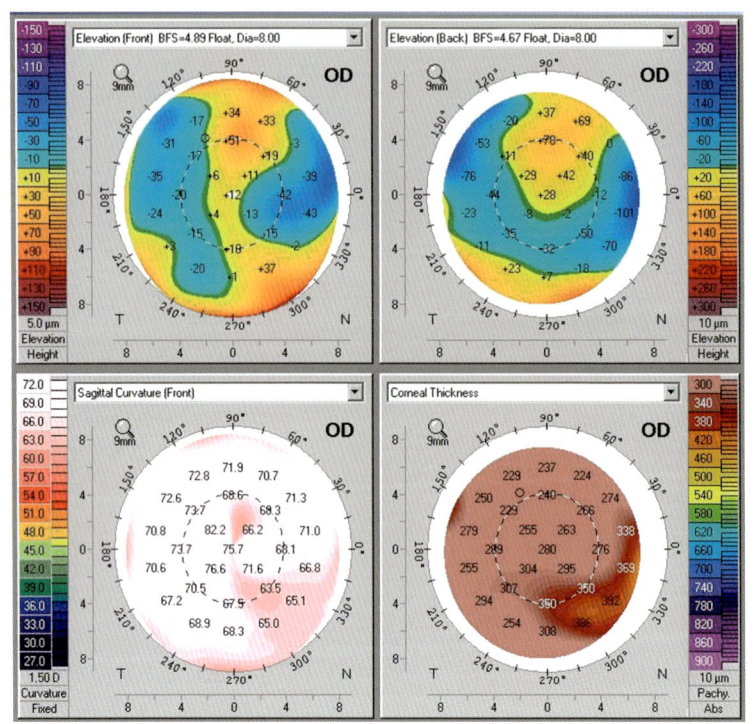

図13　球状角膜の角膜形状解析
角膜全体が菲薄化し急峻化している．

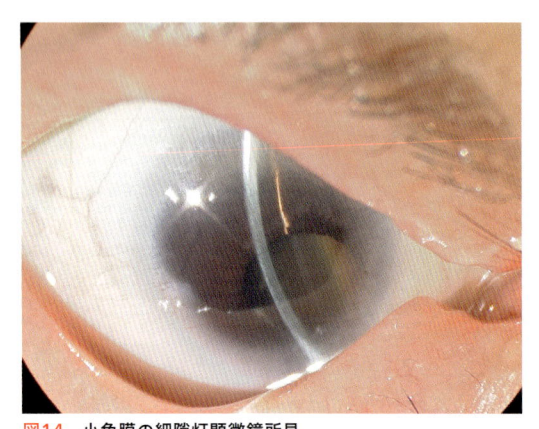

図14　小角膜の細隙灯顕微鏡所見
この症例では，下方虹彩の欠損を伴っている．

　角膜横径は成人で 10 mm 以下である．細隙灯顕微鏡検査では，角膜径は小さいが透明で正常である（図 14）．小角膜単独のことは稀で，通常眼疾患や全身疾患を合併する．鑑別疾患としては，（真性）小眼球（nanophthalmos）がある．

2. 巨大角膜

　巨大角膜は，眼球の形状が正常であるが角膜が大きい先天異常である．本症は両眼性，対称性で進行しない．眼圧は正常で，伴性劣性遺伝のためほとんどの症例は男性である．
　角膜横径は新生児で 12 mm 以上，成人で 13 mm 以上である．細隙灯顕微鏡検査で

は，角膜径は大きいが透明で正常である．巨大角膜単独のことが多いが，時に眼疾患や全身疾患を合併する．原因は不明であるが，眼杯の成長遅延によって前眼部が拡大していると考えられており，水晶体振盪，虹彩振盪，隅角異常を伴うものは前部巨大眼球（anterior megalophthalmos）と呼ばれる．鑑別疾患としては，先天緑内障による牛眼がある．高眼圧，Haab 線，緑内障性視神経乳頭陥凹などで鑑別が可能である．

3. 扁平角膜

周辺部角膜が強膜化することで角膜が扁平化するもので，透明な角膜径が小さくなる．角膜の扁平化によって強い遠視になる．輪部が混濁し，早期から老人環が生じる．常染色体優性のもの（CNA1）は軽症型で，常染色体劣性のタイプ（CNA2）は KERA 遺伝子の変異で生じる重症型で，角膜実質が混濁していることもあり，しばしばほかの眼合併症を伴っている．

IV. 続発性角膜形状異常

1. 屈折矯正手術後

近年の屈折矯正手術の発達によって，その術後成績は良好となっているが，屈折矯正手術後に角膜形状異常に注意を払う必要があるときがある．屈折矯正手術後に視力低下を訴えて受診する場合と，白内障手術で眼内レンズ（intraocular lens：IOL）度数計算を行う場合である．近視は手術で治療したので申告する必要がないと考える可能性もあり，屈折矯正手術の既往について問診をすることが重要である．

屈折矯正手術後に視力低下を訴える場合には，角膜不正乱視による矯正視力低下，球面度数や正乱視による裸眼視力の低下，角膜の混濁による散乱での矯正視力低下，水晶体・網膜・中枢神経の異常のいずれか，あるいはそれらの混合したものを鑑別していく必要がある．

1）エキシマレーザー屈折矯正手術後

LASIK やレーザー屈折矯正角膜切除術（photorefractive keratectomy：PRK）・epi-LASIK などの surface ablation では，屈折異常を矯正する分だけ optical zone が，さらに optical zone と周辺角膜の段差を軽減する目的で transitional zone の角膜実質が切除される．

細隙灯顕微鏡検査では，surface ablation 術後の場合，合併症がなければ角膜は透明であり正常との鑑別は困難である．フルオレセインで染色するとレーザー切除部位の境界でわずかにフルオレセインの濃度が変化していることが観察できる．また，眼瞼を圧迫すると，照射していない部位では，Bowman 層によって生じるモザイク状のパターンが確認できるのに対して，レーザー照射部位では Bowman 層が切除されているため，そのパターンが消失している．surface ablation の合併症として haze が生じていれば，その部の角膜上皮下の軽度の瘢痕を認める．LASIK 術後では，作製したフラップのエッジが軽度の瘢痕として認められる（図 15）．

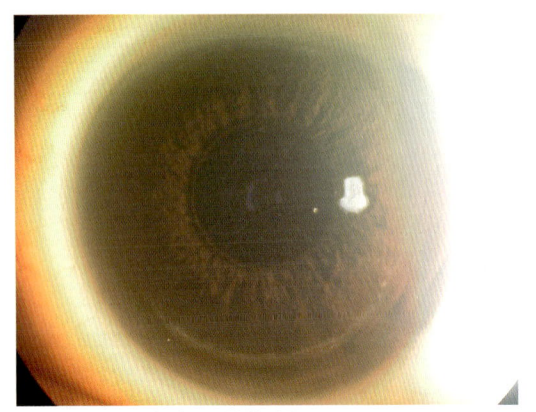

図15　LASIK の細隙灯顕微鏡所見
鼻側にヒンジがあるフラップで，よく見ると striae がフラップ内に存在する．

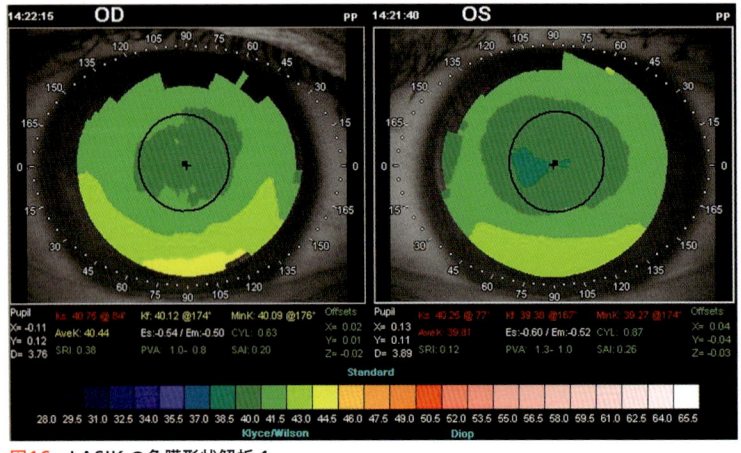

図16　LASIK の角膜形状解析 1
中央に寒色系の optical zone を認める．

　近視ならびに近視性乱視に対するエキシマレーザー屈折矯正手術後の角膜形状解析では，axial power map では図16に示すごとく，レーザーの照射部位が屈折矯正量に応じて寒色で表示される．そのため球面性が正常眼で中央から周辺に向かって扁平化する prolate から中央から周辺に向かって逆に急峻化する oblate になっている．elevation map では，図17のごとく前面は中央の切除部位が BFS では陥凹している．これに対して後面は原則として術前と大きな変化がなく正常のパターンを有する．角膜厚の分布は切除された分だけ中央が菲薄化している．

　エキシマレーザー屈折矯正手術による合併症として最も注意すべきものは角膜拡張症である．本疾患は，フラップの作製やレーザーによる角膜実質切除によって角膜実質が脆弱化し眼圧に抗しきれなくなって前方へ突出するものである．その多くは LASIK 後に生じるが，PRK や治療的レーザー角膜除去術（photothrapeutic keratectomy：PTK）後にも発生しうる．原因としては 2 つが考えられている．1 つはフラップ作製後に実質のベッドにレーザーを照射するが，フラップが厚すぎる場合で切除深度が深い場合に結果として実

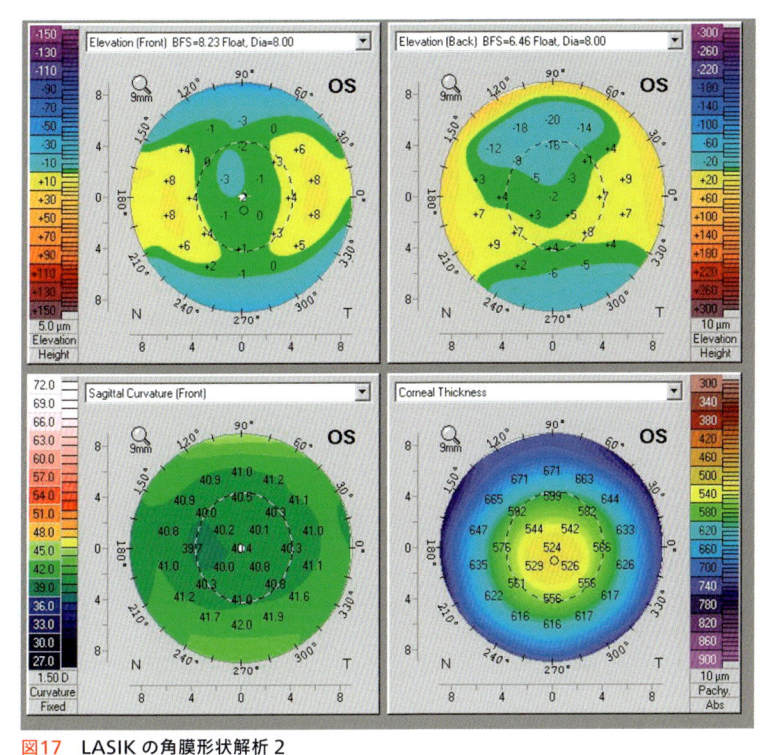

図17 LASIKの角膜形状解析2
角膜前面中央は実質切除のため寒色となっているが，後面は正常パターンである．

質ベッドが薄くなり，脆弱化して前方突出するというものである．そのため予防策として，術前に角膜厚を測定し，フラップ厚と切除量から実質ベッドの厚みが250 μm 以上となるよう確保し，確保できない症例は適応外とすることが多くの施設で遵守されている．もう1つは，円錐角膜の素因がある症例に手術を行ったために，フラップの切開やレーザー切除によって実質が脆弱化し，円錐角膜が進行する場合である．この場合は，実質ベッドの厚みを確保しても，その実質が正常でないために脆弱化が避けられず予防できないと考えられる．

　角膜拡張症を図18に示す．細隙灯顕微鏡所見は基本的にはLASIKの所見と円錐角膜の所見をあわせて有している．図19に角膜形状解析の結果を示すが，角膜前面や角膜厚はレーザー切除によって修飾されていて発生初期の頃は単なるLASIK術後や偏心照射との鑑別が難しいと思われる．それに対して角膜拡張症が生じていれば，角膜後面の突出が認められるため，角膜後面の詳細なチェックが早期診断に有利と考えられる．

　レーザー照射に関する合併症は細隙灯顕微鏡所見で検出することは困難であるが，角膜形状解析では明確に診断することが可能である．とくに瞳孔領の屈折力分布をチェックすれば，角膜不正乱視を評価することができる．レーザー照射が不均一になって生じるものとしては，セントラルアイランド（central island）が有名である．セントラルアイランドに対して対策がなされるようになり，最近の症例ではあまり出現しなくなった．図20はPTK後に生じたセントラルアイランドで，中央に急峻な領域を認める．それ以外には，surface ablation 後の haze による角膜不正乱視や，偏心照射などがある．

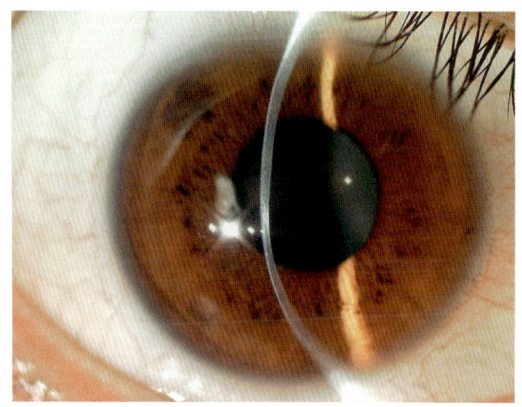

図18 角膜拡張症の細隙灯顕微鏡所見
中央の菲薄化を認める．

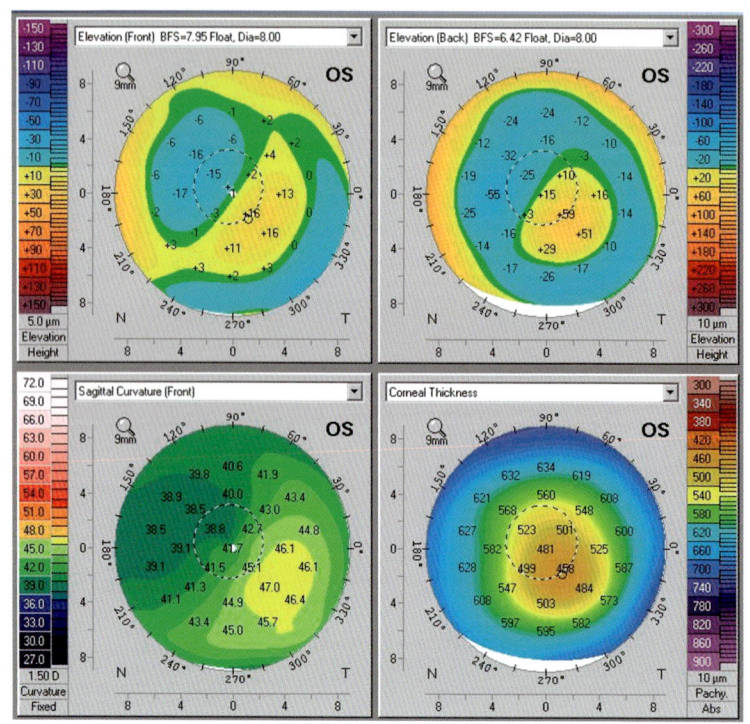

図19 角膜拡張症の角膜形状解析
角膜中央は菲薄化し，後面中央下耳側が突出している．前面は偏心照射と鑑別が難しい．

2）放射状角膜切開術後

　放射状角膜切開術（radial keratotomy：RK）は，角膜実質にダイヤモンドメスにて放射状の切開を加えることによって，角膜実質を脆弱化させ，切開を加えた周辺部が眼圧により前方突出することによって，中央の角膜が扁平化し，近視を矯正する手術である．エキシマレーザーの登場により施行されなくなった．経過良好な症例もあるが，合併症によって眼科を受診する症例もいまなお少なくない．

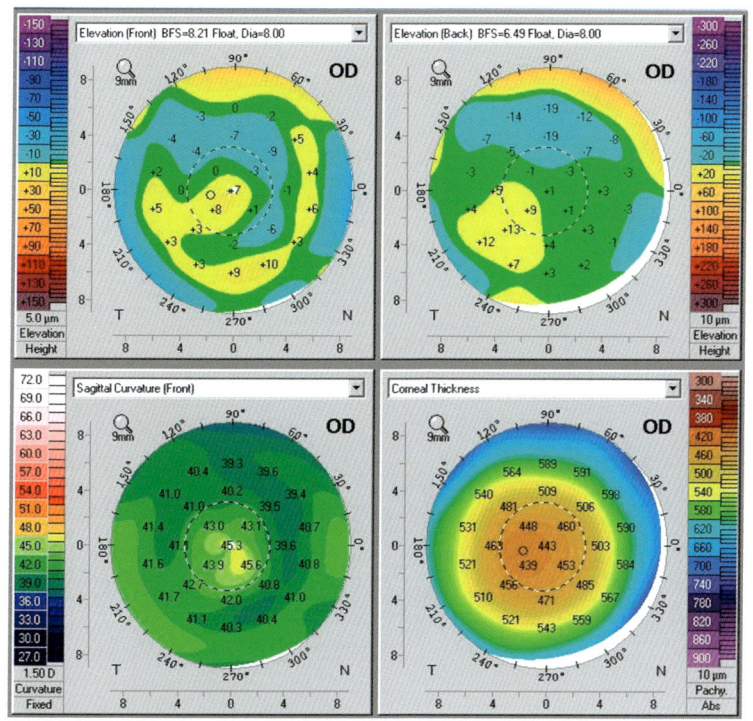

図20 セントラルアイランドの角膜形状解析
角膜前面にセントラルアイランドを認める.

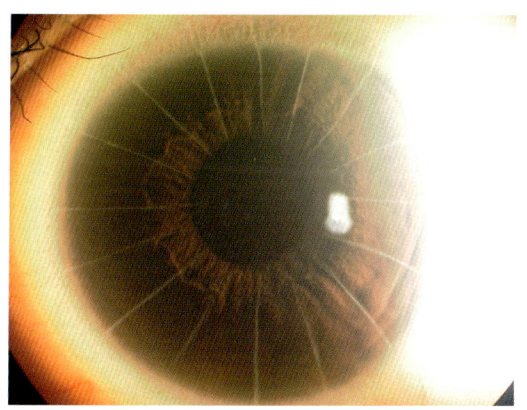

図21 RK の細隙灯顕微鏡所見
16 本の放射状切開を認める.

　細隙灯顕微鏡検査では，図21のごとく放射状の切開を認める．また optical zone には星状のヘモジデリンの沈着を認める．

　RK 術後の主訴としては，遠視化の進行，日内変動，グレア，光輪（halo），角膜不正乱視による視力低下などがある．実質が深部まで切開されているために角膜がますます脆弱化して扁平化が停止せず遠視化が進行することがある．さらに，眼圧や角膜厚みの日内変動に伴って屈折も日内変動を生じることがある．この場合，起床時は遠視気味で日中に近視化していく．グレアや光輪は切開が瞳孔領に及ぶ場合や角膜不正乱視が強い場合に出現し，とくに暗所で強くなる．

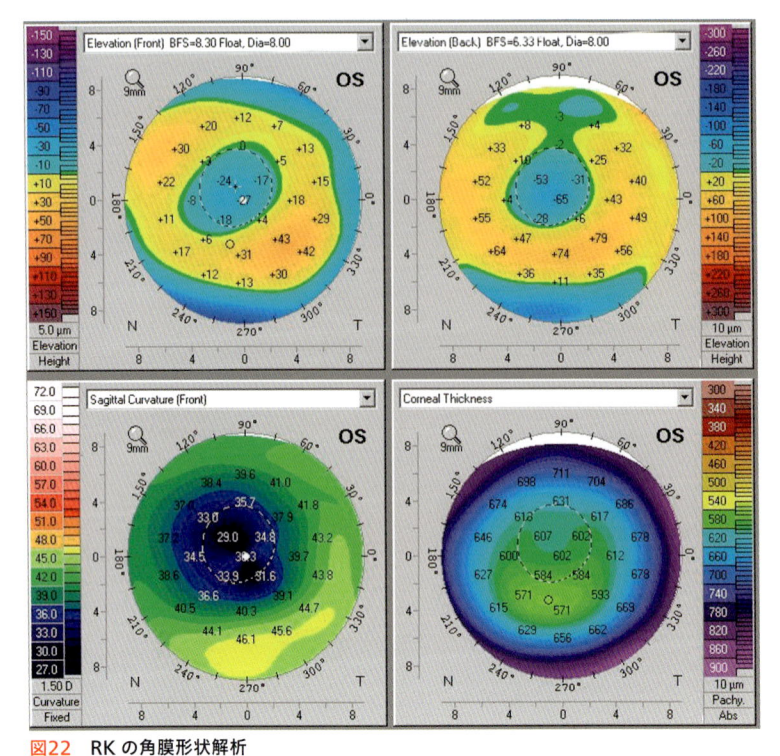

図22　RK の角膜形状解析
前後面ともドーナツ状の前方突出を認める．この部位が paracentral knee と呼ばれる．

　角膜形状解析では，図22のごとく，LASIK 同様に axial power map では中央が寒色系になり，時として切開に応じて多角形となり，前面の elevation map では中央が寒色で周辺が暖色になる．大きく異なるのは後面で，切開の部分が脆弱になって突出するため前面と同じパターンを示し，角膜厚に菲薄化はない．

2. 角膜疾患

　角膜疾患や角膜の外傷においては，瘢痕，沈着，浸潤，浮腫など角膜実質の混濁を生じる病変が瞳孔領に及ぶと，それによる散乱によって視力が著明に低下する．そのため角膜疾患の治療に際しては，これらが最小限になることをめざして治療が行わなければならない．しかしながら，たとえ瞳孔領が透明であっても視機能が角膜形状異常で損なわれることがある．

　角膜疾患による角膜不正乱視の発生メカニズムとしては，2つの機序が考えられる．1つは角膜実質の瘢痕収縮による扁平化である．図23はアカントアメーバ角膜炎治療後である．角膜中央から下方にかけ瘢痕を残し治癒している．図24の形状解析でわかるように，瘢痕に一致して角膜の菲薄化を認め，その部分が扁平化し，結果として上下非対称な屈折力分布を示している．もう1つのメカニズムは，実質の菲薄化に伴う脆弱化で，その部の前方突出が引き起こす角膜変形である．この代表例は Terrien 角膜辺縁変性である（図25）．Terrien 角膜辺縁変性によって周辺部が菲薄化するとその部が脆弱化して前方突出し，結果として角膜正乱視や角膜不正乱視が増加する（図26）．

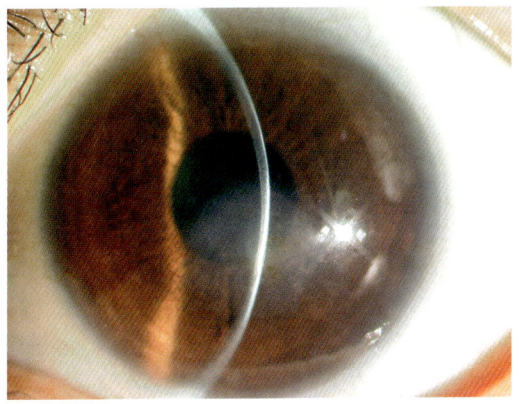

図23 アカントアメーバ角膜炎治療後の細隙灯顕微鏡所見
中央から下方にかけ円形の瘢痕を認め，菲薄化している．

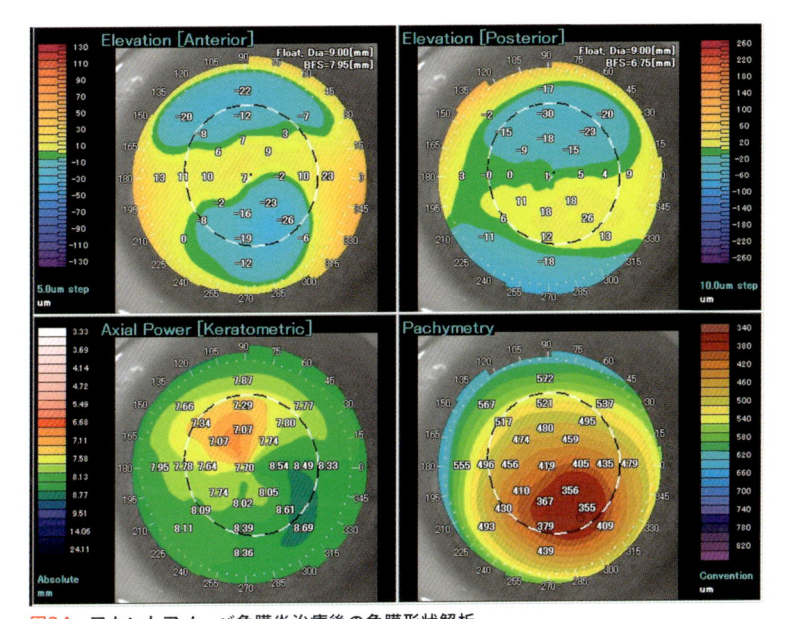

図24 アカントアメーバ角膜炎治療後の角膜形状解析
瘢痕の部分が扁平化し，カップリング効果で上方が急峻化している．

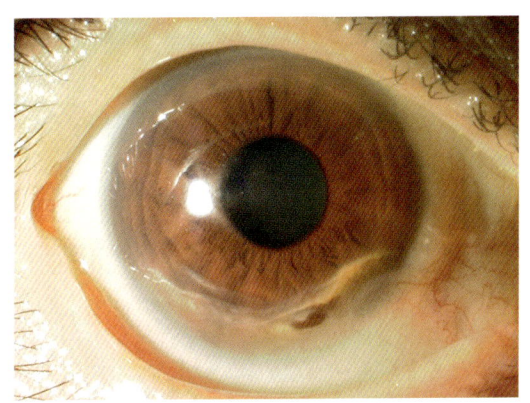

図25 Terrien 角膜辺縁変性の細隙灯顕微鏡所見
角膜下方に視能沈着を伴う著明な菲薄化を認める．

IX 角膜形状異常の鑑別

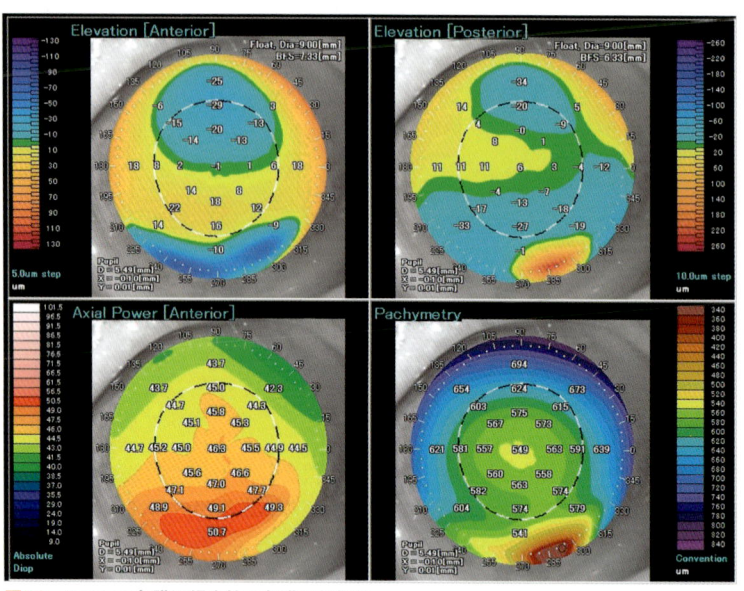

図26 Terrien 角膜辺縁変性の角膜形状解析
下方の菲薄部位が前方突出し，不正乱視が生じている．

3. 結膜疾患

　結膜疾患による角膜形状異常として代表的なものとして翼状片が挙げられる．翼状片においては頭部が瞳孔領に達すると透明性が失われて視力が低下するが，その前に角膜形状異常で視力が低下する（図27a）．翼状片によって直乱視が生じるとともに鼻側と耳側の非対称性によって角膜不正乱視が認められる（図28a）．翼状片摘出術を施行することにより，矯正視力を向上させ，乱視を軽減することが可能である（図27b，28b）．また，翼状片がある症例で白内障手術を施行する場合には，眼内レンズ（intraocular lens：IOL）度数決定で誤差が生じやすくなるため，まず翼状片手術を施行して白内障手術を二期的に施行することを考慮する．多焦点眼内レンズの希望者に一見軽度に見えても不正乱視が生じている症例では，多焦点 IOL は，術後の不満をもたらす可能性があり，適応を慎重に決定すべきである．

4. 涙液，涙道疾患

　ドライアイがあると，光学面として重要な角膜前涙液層の安定が困難になる．そのため瞬目直後はよくても短時間でかすみが生じる．とくに瞳孔領に点状表層角膜症が生じると，角膜表面が不整になると同時に瞳孔領での涙液層破壊時間（tear film breakup time：BUT）が短縮して視力障害が著明になる．一方，鼻涙管閉塞症では，眼表面に貯留する涙液が過剰になるために，瞬目直後は視力障害が著明で，瞬目を抑制すると改善する．
　このように，角膜形状が基本的に問題なくても，角膜前涙液層の微細な変化が視機能に大きな影響を与える．これには，角膜形状や高次収差を連続的に測定することが，その評価に有用である．

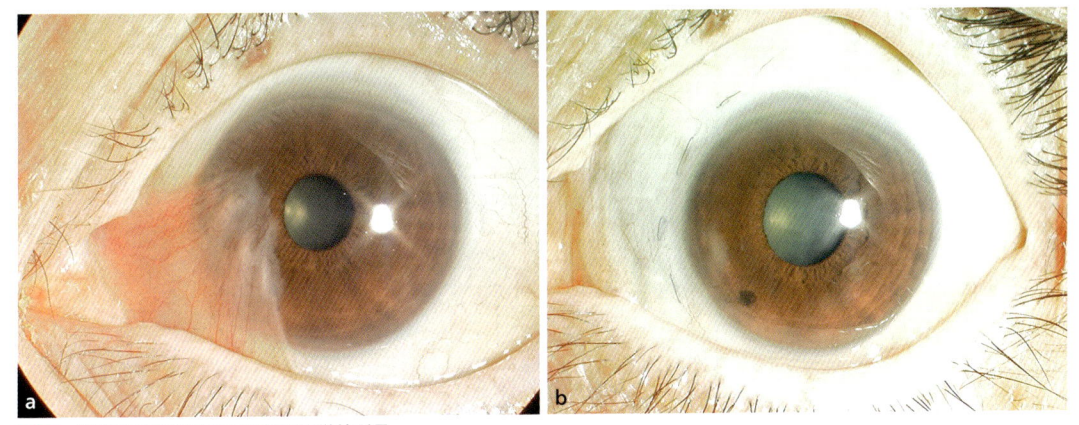

図27 再発翼状片術前後の細隙灯顕微鏡所見
a：術前，b：術後．マイトマイシンC，羊膜を使用し，結膜遊離弁移植を施行した．

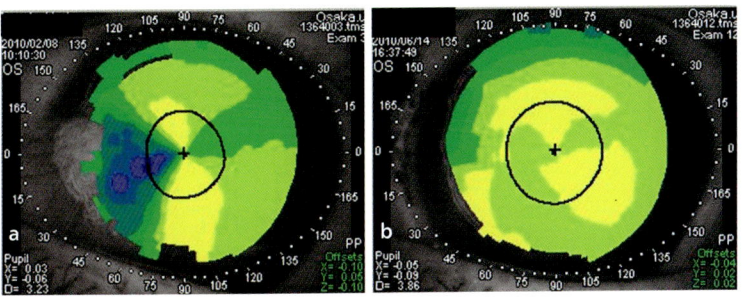

図28 図27の角膜形状解析
a：術前，b：術後．術前の直乱視と鼻側の扁平化が改善している．

5. 眼瞼疾患

霰粒腫や眼瞼の瘢痕などが存在し，眼球を圧迫すると，角膜が変形して角膜不正乱視が生じることがある．このような場合では，圧迫された部位が扁平化し，そのcoupling effectとしてその近接部位が急峻化する．手術などで眼瞼の圧迫を除去すると角膜形状異常も回復する．

6. コンタクトレンズによる角膜変形

コンタクトレンズを装用し，脱直後に視力が不安定になることがしばしば経験されるが，これはコンタクトレンズによって角膜変形が生じていることが，1つの原因となっている．ソフトコンタクトレンズよりハードコンタクトレンズで生じやすく，変形も強い．本変化は可逆性で，ソフトコンタクトレンズでは数日，ハードコンタクトレンズでは数週間装用を中止するともとに戻ることが多い．ハードコンタクトレンズでは，レンズのセンタリングが不良であると，レンズが安定している部位が扁平化し，レンズのエッジに相当する部位に弓状の急峻化が認められる（図29）.

このように，コンタクトレンズ装用で屈折は影響を受けるため，屈折矯正手術前や白内

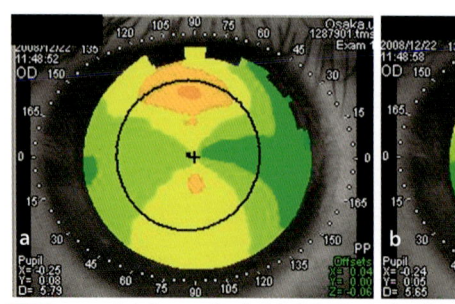

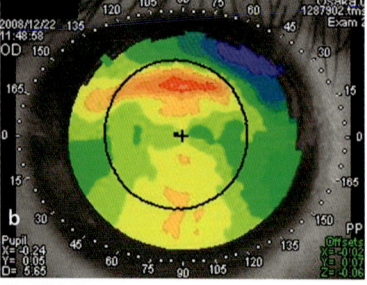

図29 コンタクトレンズによる角膜変形の角膜形状解析
a：axial power map．b：instantaneous map．
RGPレンズの下方安定により上方に弓状の急峻化を認める．instantaneous powerで表示するとわかりやすい．

障手術の眼内レンズ度数検査前にコンタクトレンズ装用を中止することは，手術の精度を向上させるため大切である．

7. 眼科手術後

1) 白内障手術後

　囊外水晶体摘出術では，切開創が大きく縫合糸を使用していたため，この両方によって角膜形状異常が生じる．水晶体乳化吸引術とフォールダブルIOLの登場により，切開創は小さくなり，切開創による乱視は減少した．

　切開による乱視に関しては，切開部位が脆弱化して前方移動するために切開の経線方向が扁平化する．そのため上方切開では倒乱視化し，耳側切開では直乱視化する．切開長が長いほど惹起乱視量は増加する．また，切開が瞳孔に近いほど惹起乱視が大きい．よって角膜乱視は，上方を避けて耳側切開ないしベント切開で行われることが多い．

　また，縫合を行う際，縫合が強いとその方向が急峻化する．無縫合が主流となり，縫合糸による乱視を考慮する機会が減少している．

　この切開創と縫合による正乱視の変化に加えて，軽度ではあるが，切開や縫合の非対称性によって不正乱視も発生する．

　白内障手術が乱視を惹起することが少ない乱視中立手術になった結果，もともと存在する角膜乱視を矯正する目的で，トーリックIOLが普及してきている．

2) 角膜移植後

　全層角膜移植や深層層状角膜移植後では，切開が白内障手術より長く，瞳孔に近いため，角膜正乱視も角膜不正乱視も生じやすくなる．それに加え糸や母角膜移植片接合部の創傷治癒によって形状が左右されるため，そのパターンは多彩になる（図30〜33）．形状異常を軽減させるためには，ホストのトレパンおよびドナーのパンチの際に偏心を避けることと，縫合のコントロールが大切である．

　その点最近普及した角膜内皮移植では，形状異常が視機能異常に反映されやすい角膜前

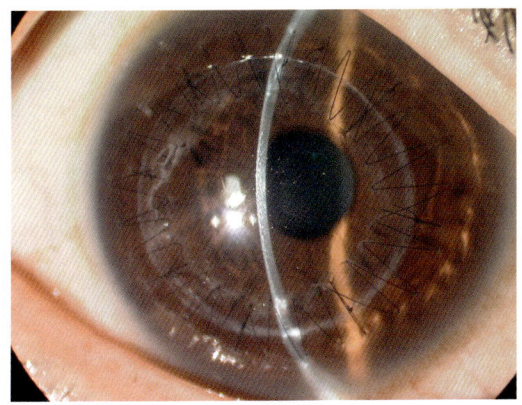

図30　全層角膜移植後の細隙灯顕微鏡所見
円錐角膜の急性水腫後に全層移植を施行し，縫合糸は残っている．

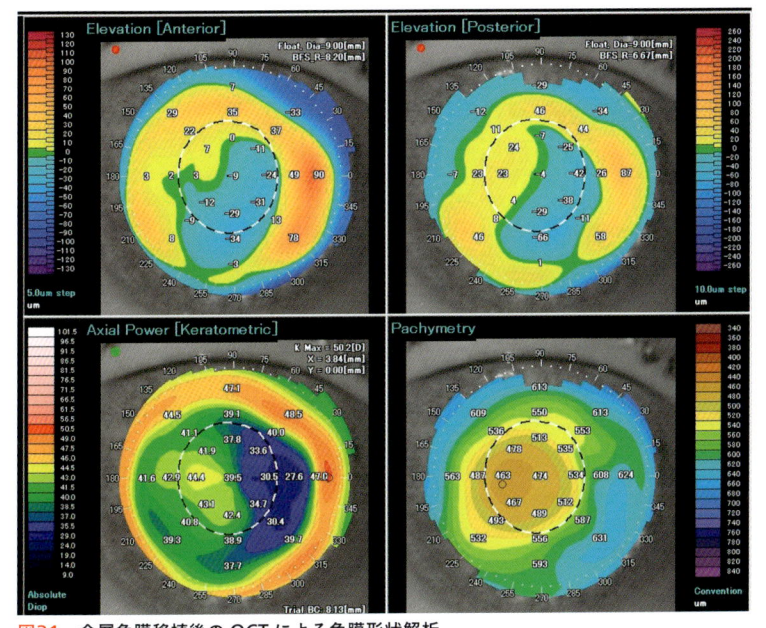

図31　全層角膜移植後の OCT による角膜形状解析
母角膜移植片接合部に急峻化を認め，中央に不正乱視を認める．

面が保たれているので，角膜正乱視，不正乱視とも軽減させることができる．ただし，水疱性角膜症が発症してから手術までの期間が長いと，実質の融解や角膜上皮下実質の瘢痕で角膜不正乱視が生じるので，術後の視機能を考慮すると手術は早期に施行したほうが有利である．

3）緑内障手術後

　線維柱帯切除術後は，フラップの作製とその部の縫合によって乱視が生じる．また低眼圧の状態では，角膜変形が強調されるので縫合には注意が必要である．

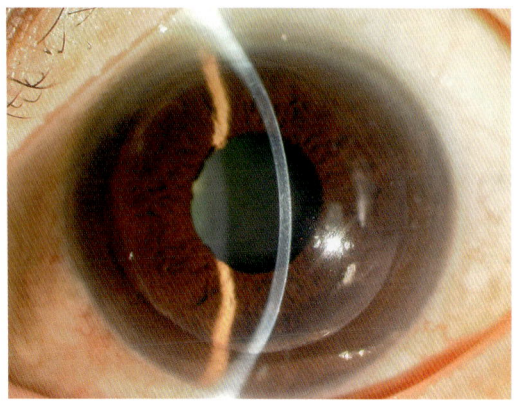

図32　深層層状角膜移植後の細隙灯顕微鏡所見
角膜白斑に対して深層層状角膜移植を行い抜糸後である．

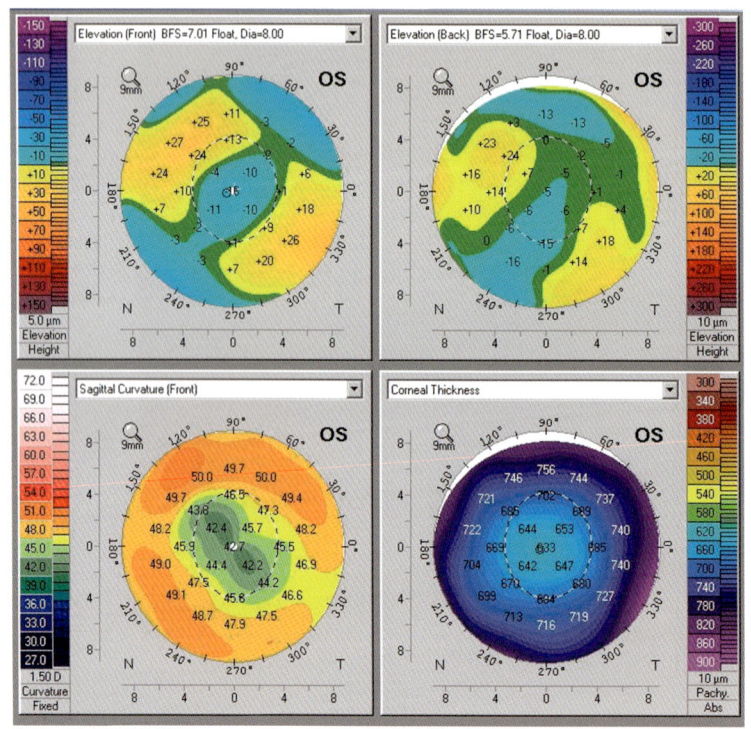

図33　深層層状角膜移植後の OCT による角膜形状解析
中央が扁平化し，球面性が正常と逆になっている．

4）強膜バックリングと硝子体手術

　強膜バックリングを施行すると角膜乱視が生じることが知られている．放射状にバックリングした場合は，そのバックリングと垂直方向が急峻化し，円周方向のバックリングでは，その経線が急峻化する．これらの乱視は，通常術後半年以内に軽減する．エンサークリングでは著明な乱視は生じにくいが，眼軸長が延びてやや近視化し，これは長期間続く．
　硝子体手術でも乱視や不正乱視を生じうるが，いずれも強膜バックリングより軽度であり，術後3か月以内には元に戻ることが多い．

このようにさまざまな原因により角膜形状異常が生じる可能性があり，それはさまざまな眼疾患の病態や治療と大きく絡んでいる．そのため，眼疾患の診断と治療の過程においては，眼球が感覚器であり，良質な視覚情報を中枢に提供するため，どのようにして，角膜形状を維持，あるいは形状異常を予防し，形状異常が生じた際にはどのようにして治療するかを念頭に置いておくことが大切である．

参考文献

1) 前田直之，木下　茂：角膜形状異常．眞鍋禮三，木下　茂，大橋裕一（監修）：角膜クリニック，第2版．pp120-126, 医学書院, 2003
2) 湖崎　亮：身につく角膜トポグラフィーの検査と読み方．金原出版, 2012
3) Belin MW, Khachikian SS, Ambrósio R Jr (eds): Elevation based corneal tomography, 2nd ed. Jaypee-Highlights Medical Publishers, Inc, 2012
4) Wang M, Swartz TS (eds): Corneal topography: A guide for clinical application in the wavefront era, 2nd ed. SLACK Incorporated, 2011

（前田直之）

X 角膜移植後変化の鑑別

　角膜移植手術は，さまざまな原因により角膜が透明性を失い視力が低下した状態に対し，透明性の高い角膜を提供することで視力を回復させる角膜治療のいわば「切り札」である．しかし角膜移植後の前眼部には，本来その存在を許してはいけないはずの他人の組織，すなわちアロ抗原をもった組織を外科的に生体に持ち込むことになるため，さまざまな変化が起こりうる．

　術式は，従来の全層角膜移植術や表層角膜移植術に加え，角膜内皮移植術，深層層状角膜移植術などバリエーションも増加した．

　そこで本項では，現在角膜移植のなかで最も高い頻度で行われている全層角膜移植術と角膜内皮移植術の術後に起こりうるさまざまな変化とその鑑別のポイントを解説する．

A　全層角膜移植後変化

I.　全層角膜移植後変化の鑑別のポイント

　全層角膜移植後，拒絶反応が発生する危険が，とりわけ術後1〜2年の間は常に存在する．術後は，アロ抗原に対する拒絶反応を抑制するために免疫抑制剤を長期にわたって使用することになり，細菌や真菌などによる角膜感染症の危険が増加し，もともと角膜ヘルペスに罹患していた眼では角膜上皮でのヘルペスウイルスの再活性化の危険が高まる．また免疫抑制剤としてステロイド薬点眼は，ある一定の割合で高眼圧から緑内障を引き起こす危険性をもっている．術後は，一時的あるいは半永久的に縫合糸が角膜に存在することになるため，免疫抑制剤の使用下では糸の刺入部での感染の危険性も無視できない．角膜上皮層は，術後はホスト角膜の上皮細胞が移植角膜実質上を覆うことになり，再生しない角膜内皮細胞は術後数年かけて再配列が進んでいく．

　このように全層角膜移植術を行うということは，眼の前眼部の環境を大きく変化させることを意味しており，起こる可能性のある術後の変化をあらかじめすべて認識しておくことは術後管理のうえできわめて重要である．そこで全層角膜移植後の変化をまず角膜上皮

層，実質層，内皮層に起こりうる変化について概説し，続いて全層角膜移植後に問題となるいくつかの点について説明する．

II. 角膜上皮細胞層の変化

　全層角膜移植術は，「全層」という名前がついているが，結果として移植しているのは角膜実質層と内皮層だけであり，角膜実質内皮移植術というのが正しいかもしれない．グラフト角膜に残存している上皮細胞は術後1～2週間以内に脱落し，上皮細胞はホストの角膜周辺部の輪部上皮層に存在する角膜上皮細胞の組織幹細胞から供給されるからである．この細胞増殖能の高い未分化な組織幹細胞は，角膜周辺部の軟らかい結膜組織様の部位の基底層に存在するが，角膜周辺部といっても角膜の透明な部位にはほとんど存在しない．全層角膜移植後には，このホスト由来の角膜上皮細胞層に異常が起こることがある．

1. 角膜上皮化の遅延と再発性上皮欠損

　ホスト由来の角膜上皮細胞層は，角膜周辺部から中央部に向かって被覆されていくため，術後は上皮欠損状態が続き，角膜周辺部から徐々に再生していく．上皮化の速度は，ホストの輪部上皮細胞機能，ホストグラフト接合部の隆起の程度，ソフトコンタクトレンズの使用の有無や点眼薬の使用量などに影響され，症例による修復速度に差がみられる．また一度上皮化が完成した後，再び上皮欠損が起こることがあり，角膜ヘルペス上皮炎と鑑別が難しいことがある．図1aは移植後早期の上皮欠損で，上皮欠損の部位はグラフト側に限局することや後述する角膜ヘルペス上皮炎に特徴的な所見が認められないことなども鑑別の参考になる．上皮化が得られにくい場合は，ソフトコンタクトレンズの装用や自己血清点眼を加えて上皮細胞の再生を促す．

2. 角膜ヘルペス上皮炎

　角膜ヘルペス上皮炎では，terminal bulbの存在がとても重要で，上皮欠損の先端が細く丸くなっているところがある（図1b白矢印）．角膜ヘルペス上皮炎では，上皮欠損の範囲がホストグラフトジャンクションをまたぎホスト側にまで及んでいることもあるのに対し（図1b白矢頭），通常の上皮欠損ではグラフト上に限局することが重要な特徴である（図1a）．角膜移植後時間がたってから発症する角膜ヘルペス上皮炎（図1c）でもほぼ同様で，比較的広い欠損の周辺部のterminal bulbとホスト側にまで及ぶ上皮欠損によって再発性角膜上皮びらんと区別する．terminal bulbは鑑別上非常に重要であり，角膜ヘルペス上皮炎を疑って探さないと，単なる上皮欠損として取り扱う危険性があり，注意が必要である．術後に角膜ヘルペス上皮炎を起こしてくる眼は，ほとんどが角膜ヘルペス実質炎のために角膜移植となっている症例であるため，診断は比較的つきやすい．上皮型角膜ヘルペスと診断した場合は，ベタメタゾン点眼液を1日2回以下に減量したうえで，アシクロビル眼軟膏1日5回を開始する．また原疾患が角膜ヘルペス実質炎である場合，術後ステロイド薬の点眼治療下では1日1～2回，あるいは2日に1回のアシクロビル眼軟膏の予防投与は欠かせないことになる．

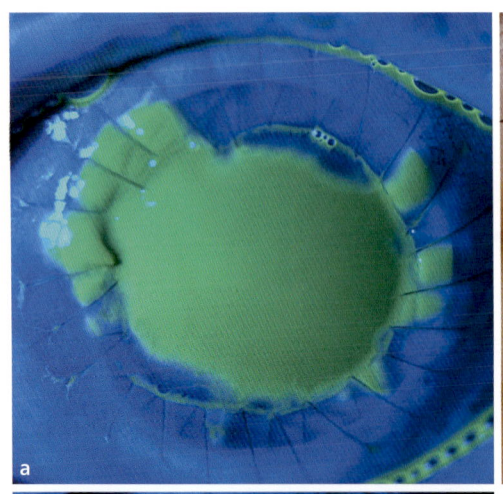

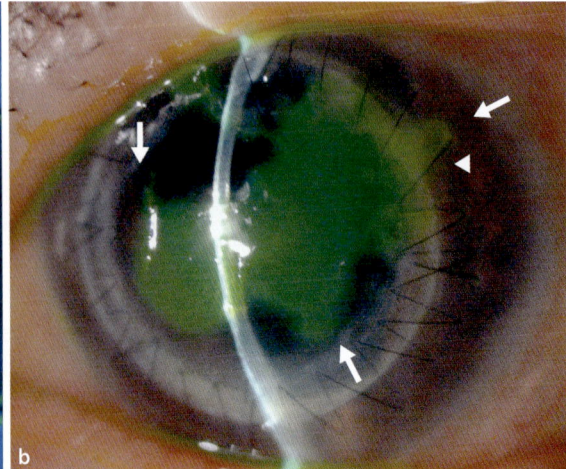

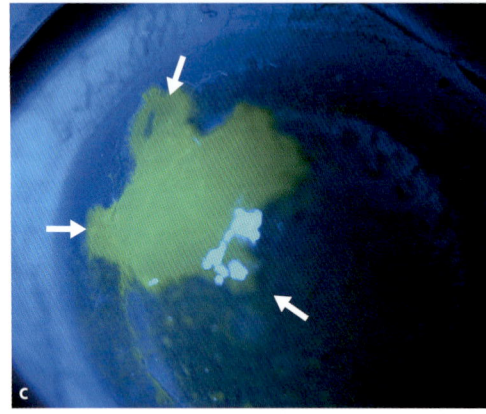

図1　角膜上皮細胞層の変化
a：移植後早期の上皮欠損．上皮欠損部位は概ねグラフト上に限定される．
b：角膜ヘルペス上皮炎．2時，5時，10時方向に terminal bulb が認められる（白矢印）．2時方向の上皮欠損は，ホストグラフトジャンクションを越えて，ホスト側に広がっている（白矢頭）．
c：術後数年を経て発症した角膜ヘルペス上皮炎．複数の terminal bulb が認められ（白矢印），上皮病変は，ホスト側にも広がっている．

III. 角膜実質細胞層の変化

　全層角膜移植後の角膜実質に起こる変化は，カルシウム成分の沈着，角膜実質感染症および原疾患の再発などがある．これらは，原疾患や治療内容がわかっていれば鑑別は比較的容易である．

1. グラフトへの沈着病変

　角膜移植後で上皮層の再上皮化が遅い場合やホストがドライアイの場合に，リンデロン点眼液®（ベタメタゾンリン酸エステルナトリウム液，塩野義製薬）を使用していると硬い感じの白色沈着物が現れることがある．この成因に関しては別項で詳述したので参照されたい（第2章Ｖ項▶85ページ参照）．結論としては，涙液中のカルシウムにリンデロン点眼液®の原末ではなく添加剤のリン酸が反応し，リン酸カルシウムの結晶を作ったものである（図2）．術後上皮層の再生が悪い場合やもともと涙液分泌が悪い場合には，とくにカルシウム沈着を起こしやすいため注意が必要である．全層角膜移植後の角膜に硬い白色沈着物が少しでも認められた場合は，ほかのステロイド点眼薬（院内調剤のソル・メドロール1％点眼液，またはサンベタゾン眼耳鼻科用液0.1％®，リンベタ PF 眼耳鼻科用

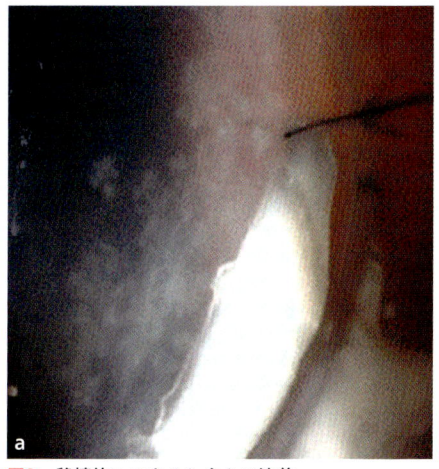

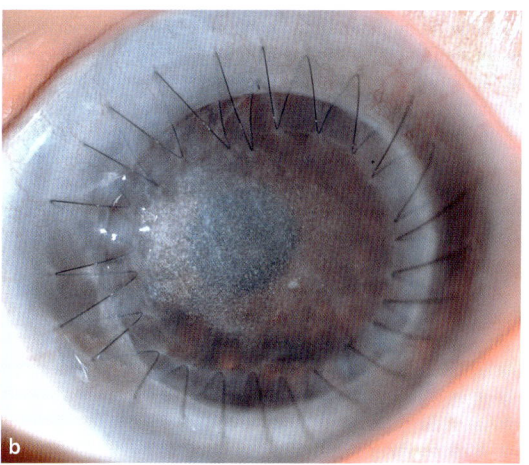

図2　移植片へのカルシウムの沈着
a：リンデロン®点眼中に発生した硬い感じのカルシウムの沈着．リン酸カルシウムの沈着である．
b：移植後の上皮欠損の遷延化が続いた症例に認められたリンデロン®点眼によると考えられるカルシウムの沈着．リンデロン®点眼液を中止してからは沈着の増加はない．

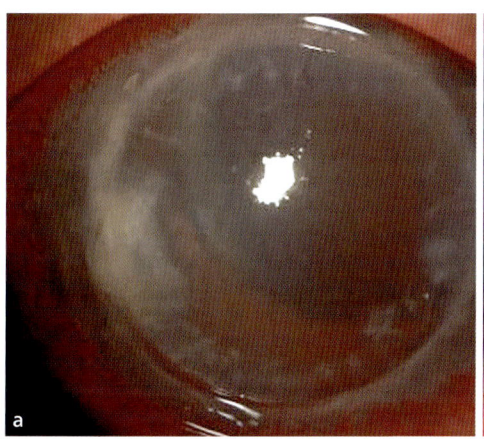

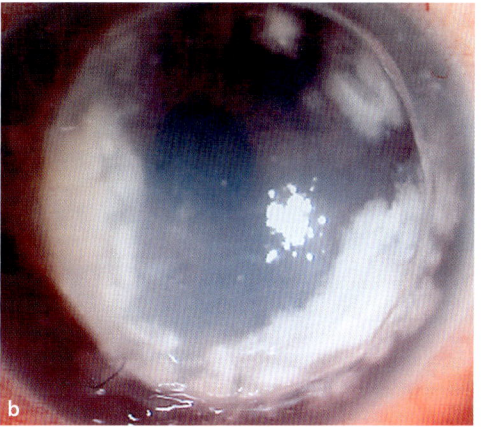

図3　全層角膜移植術後の真菌感染症
a：9時方向を中心に感染症が広がっている．7～8時方向は創口が離開している．
b：広範囲の真菌感染症でグラフト側の感染巣の拡大が著しい．

液0.1%®など）に替えるべきである．鑑別としてカルシウム様の沈着があれば迷うことは少ないが，ニューキノロン系の抗菌薬の点眼液も角膜に沈着することが報告されており，一応疑ってみる必要はあると考えられる．沈着したカルシウムは自然に減少することはないので外科的に切除できない場合には再移植以外に治療方法はない．

2. 角膜実質の感染症

感染症が原因で角膜実質に混濁が認められる場合がある．図3は，ともに真菌が検出されたグラフトである．一部ホスト側に感染巣が認められるが，やはり圧倒的にグラフトのほうが感染には弱いため，グラフト側に広く混濁が広がっている．角膜実質層には単球・マクロファージ系の白血球が常在しているが，グラフトにはその白血球が少なくなっていることも（自験データ），グラフト側により感染巣が広がりやすくなる原因の1つと

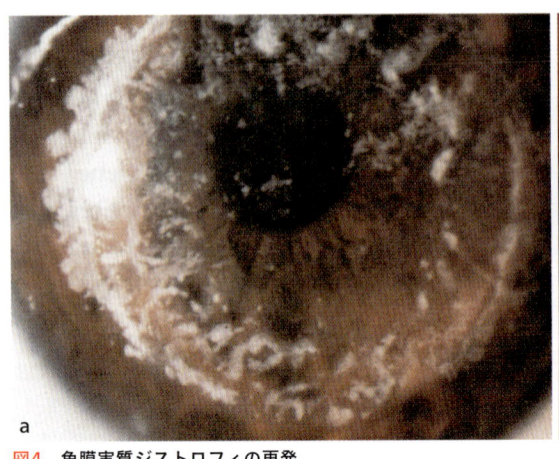

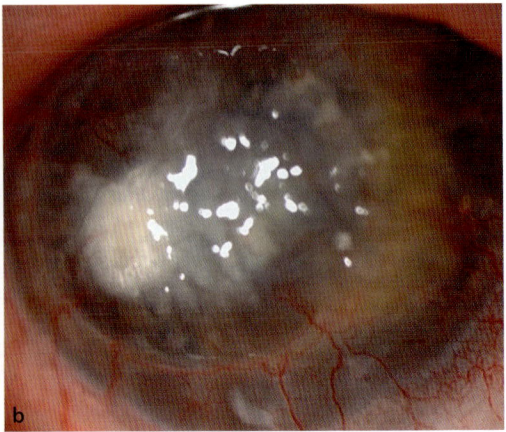

図4　角膜実質ジストロフィの再発
a：移植後に再発した Avellino 角膜ジストロフィ．
b：膠様滴状角膜ジストロフィの再発．滴状病変の搔爬，表層角膜移植，全層角膜移植など数多くの手術を受けた角膜での再発病変．

考えられる．起因菌によるが真菌の場合は，院内調剤のブイフェンド点眼液，ファンガード点眼液，アムホテリシン B のリポソーム製剤，アムビゾーム®点眼液などを頻回点眼する．移植後にはニューキノロン系抗菌薬が使用されていることが多いため，細菌感染が疑われる場合は，メチシリン耐性黄色ブドウ球菌（methicillin-resistant *staphylococcus aureus*：MRSA）の可能性を常に念頭におく必要がある．

3. 角膜実質ジストロフィの再発

　角膜実質ジストロフィでは視力低下により角膜移植を行っても数年のうちに再発をきたす（図4）．これは角膜実質の混濁は，ホストの角膜実質細胞が作るものであり，角膜移植後にホストの角膜実質細胞がグラフト内に入り増殖していることも意味している．とりわけ優性遺伝の遺伝子が 2 つそろったホモ接合体では再発までの期間が短く，1～2 年で再び術前と同様の状態に戻ることが知られている．角膜の周辺部には，中央部よりも高い密度で角膜実質の前駆細胞が存在しているが，ホモ接合体での再発速度を考えると，角膜移植後にはこれらの前駆細胞を含んだ角膜実質細胞は，かなりの速度でグラフト内へ侵入し増殖しているのかもしれない．第 2 章 V 項の図8 に Reis-Bückler 角膜ジストロフィの再発症例の前眼部写真を示したので参照されたい（▶ 88 ページ参照）．図 4b に膠様滴状角膜ジストロフィの角膜移植後再発の前眼部写真を示す．角膜上皮から実質浅層にかけて独特のゼラチン状の多発性の隆起が認められ，原疾患が明らかであれば診断は容易である．

IV. 角膜内皮細胞層の変化

　生体では再生，増殖能のない角膜内皮細胞は，多くの全層角膜移植後の眼の運命を決定する最も重要な因子である．それだけに全層角膜移植後に起こる角膜内皮細胞の変化には，とりわけ注意を払うべきである．

1. 術後の角膜内皮細胞密度の変化

　全層角膜移植後の角膜内皮細胞密度の減少速度は，原疾患すなわちホスト角膜内皮細胞の細胞密度によって大きく異なっている．それは移植するグラフトの直径が8 mmあっても，その面積は角膜全体の面積の約半分にすぎないからである．東京大学のデータでは，円錐角膜に対し全層角膜移植を行った場合の10年透明治癒率が98.8％（n＝82）と良好であったが，水疱性角膜症に手術を行った場合の10年透明治癒率が51.1％（n＝94）で，注目すべきは水疱性角膜症の場合の移植片不全のほとんどは移植から3〜4年までに起こり，5年目以降ほとんど移植片不全になっていない点である．どちらも拒絶反応の発生率には大きな差がなかった．したがってホスト角膜内皮細胞密度が少ないかほとんど存在しない水疱性角膜症では，移植後3〜4年の間に急速にグラフトの角膜内皮細胞がホスト側に移動し，内皮細胞密度が減少していく．それに対し，角膜内皮細胞密度が正常の円錐角膜などでは，術前のグラフト・ホストの角膜内皮細胞密度がほぼ同じであり，結果として手術中にグラフトの角膜内皮細胞を大きく損傷した場合や内皮型拒絶反応が発生した場合以外は，極端に角膜内皮細胞が減少することは少ないのではないかと考えられる．

　以上のことから，術後のグラフトの内皮細胞密度の変化の推移を見る場合は，術前のホストの角膜内皮細胞密度を考慮した上で減少速度が早いか遅いかの評価をしなければならない．

2. 術後炎症反応と拒絶反応

　移植後は，前房内に炎症細胞や虹彩色素が浮遊する．通常どの施設でも移植後にはステロイド薬の全身投与やデキサメタゾン，ベタメタゾンの点眼を1日4〜6回など免疫抑制剤を使用しているため，術後2か月以内に拒絶反応が起こる可能性はきわめて低い．したがって術後早期に炎症反応が強くなった場合は，アログラフトに対する拒絶反応を除外した病態を考慮したほうがよい．

　アログラフトである以上，すべてのグラフトに対し拒絶反応が起きる可能性がある．移植後拒絶反応の危険因子として最もはっきりしているのは，ホスト角膜への血管侵入がある場合である．この場合血管侵入があるということは，細隙燈顕微鏡で視認はできないがリンパ管も侵入していることになる．また再移植例で前回の移植後に拒絶反応が起こっている場合も拒絶反応発生の危険性が高いことになる．これは過去に所属リンパ節での抗原特異的なリンパ球増殖が起こっていることを意味し，ヒトの組織適合抗原は共通しているものが多いため，結果として拒絶反応の確率が高くなるものと考えられるからである．

　臨床的に角膜移植後拒絶反応時には，前房内に細胞が認められ，角膜後面沈着物が，ホストではなくグラフトの内皮面に限局して付着する．典型的にはKhodadoust線といわれる一列に並んだ角膜後面沈着物を形成する（図5）．拒絶反応発症から1週間以内の症例では，ステロイド薬の1時間おきの頻回点眼やステロイドパルス・セミパルス療法（メチルプレドニゾロン1 gまたは0.5 gを3日間点滴，その後内服のプレドニゾロンを30 mgから減量）が奏功することが多い．ただ多くの症例では，このようなはっきりとした拒絶反応の兆候が見つからないが，グラフト全体の浮腫があり，浮腫のためか前房内炎

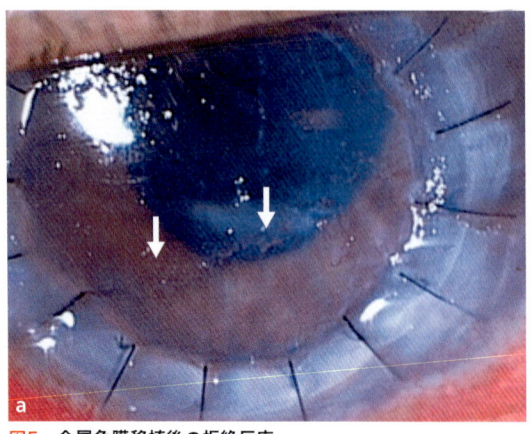

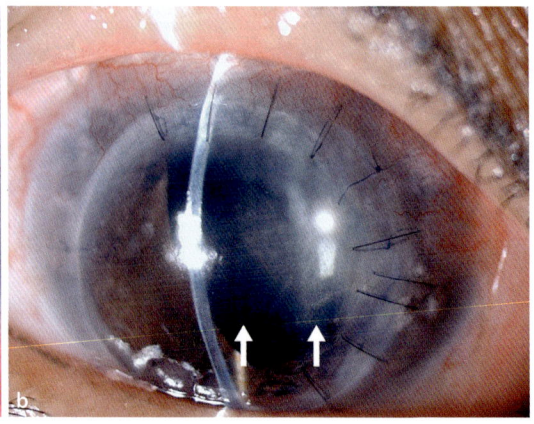

図5 全層角膜移植後の拒絶反応
aは下方から，bは上方から拒絶反応が広がってきている．どちらも Khodadoust 線（矢印）といわれる一列に並んだ角膜後面沈着物を形成しており，豚脂様角膜後面沈着物の付着がみられる．

症も必ずしもはっきりしない．患者の自覚症状としてかすみがでてから 2〜3 週間以上たっている場合なども同様で，単なる角膜内皮細胞数減少による移植片不全での角膜浮腫と区別がつきにくい．術後の拒絶反応が発生したのかどうか判断が難しい場合には，角膜厚が明らかに増加した際は，拒絶反応の発生を強く疑い，対処すべきとの考え方もある．明らかな感染の徴候がない場合は，眼圧に注意しながら拒絶反応としてステロイド薬 1 時間おきの頻回点眼などを行い反応の有無を確認する．

3. Descemet 膜剝離

図 6a も角膜移植後に突然視力が低下したとして来院した．グラフトの下方から広がる著明な角膜浮腫を認めたが，豚脂様角膜後面沈着物の付着はなく，かつ前房内の炎症も目立たなかった．本症例では，前眼部光干渉断層計（optical coherence tomography：OCT）所見で明らかな Descemet 膜剝離が存在し，Descemet 膜剝離による角膜浮腫と診断した（図 6b）．本症例では，前房内に空気注入を行ったが回復せず再移植となった．

4. 眼内上皮増殖

眼内上皮増殖（epithelial downgrowth）は，角膜上皮が前房内に入り込み，角膜内皮面や隅角，虹彩前面などに膜状に増殖する病態である．外傷性の角膜穿孔，角膜潰瘍による角膜穿孔，角膜移植後の創口離開後などで生じやすい．全層角膜移植後では，グラフトの内皮面に広がる所見が拒絶反応線と紛らわしいことがある．図 6c は，角膜移植後に外傷で創口が離開し，再縫合の後に発症した眼内上皮増殖と考えられる前眼部写真である．毛様充血や前房内炎症を伴わないことが最も重要な鑑別点であるほか，ステロイド治療に反応しないことなども参考になる．透明角膜上の角膜上皮細胞はほぼすべて分化した細胞なので，輪部上皮の基底層の組織幹細胞や TA 細胞（transient amplifying cells）が迷入しない限り，前房内での細胞増殖は理論上起こらない．そのため上皮細胞が迷入したことで過剰なステロイド点眼治療を続けるべきではないかもしれない．

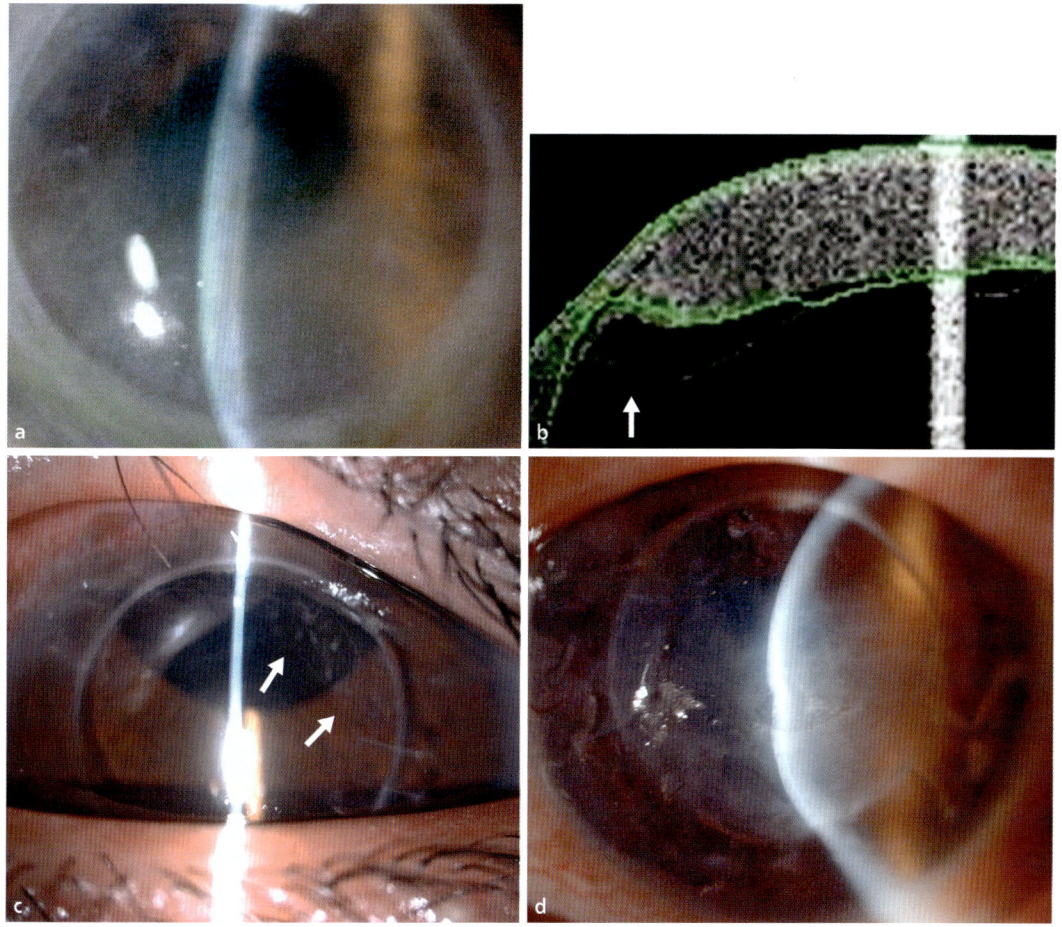

図6 内皮型拒絶反応との鑑別疾患
a：Descemet膜剝離．グラフト下方からの突然の浮腫で来院．角膜後面沈着物は検出できなかった．
b：前眼部OCT検査でDescemet膜の剝離が認められた（矢印）．
c：眼内上皮増殖．角膜移植後に外傷で創口離開のあった症例．12時から3時方向にかけて上皮細胞の迷入と考えられる所見が認められる（矢印）．
d：全層角膜移植後5年目．角膜ヘルペス上皮炎に引き続く壊死性角膜炎の状態．

5. ヘルペス性角膜ぶどう膜炎

　角膜移植後にヘルペス性角膜ぶどう膜炎を生じた場合は拒絶反応との鑑別は難しい．前房内炎症，豚脂様角膜後面沈着物，毛様充血など所見が概ね共通するからである．またヘルペス性角膜ぶどう膜炎として治療しているうちに拒絶反応を併発してくることもあり，管理の難しい病態でもある．ぶどう膜炎と拒絶反応の鑑別では，角膜後面沈着物が移植片に限局している場合は拒絶反応の可能性が高く，ホスト角膜にも付着している場合はぶどう膜炎の可能性が高い．内皮型拒絶反応と判断した場合は，拒絶反応に準じた治療を行い，アシクロビル眼軟膏の塗布やパルス療法を行う場合は，1週間程度バラシクロビル内服を追加する場合もある．ヘルペス性角膜実質炎で壊死性角膜炎になっている場合は（図6d），上皮創傷治癒をはかるためにステロイド薬を全身投与に切り替えることもある．

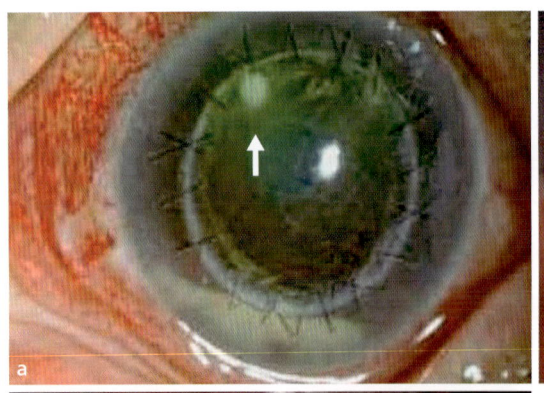

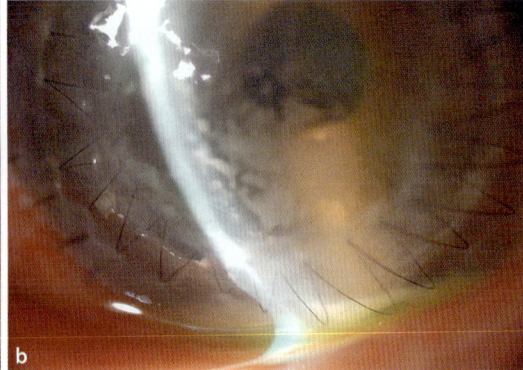

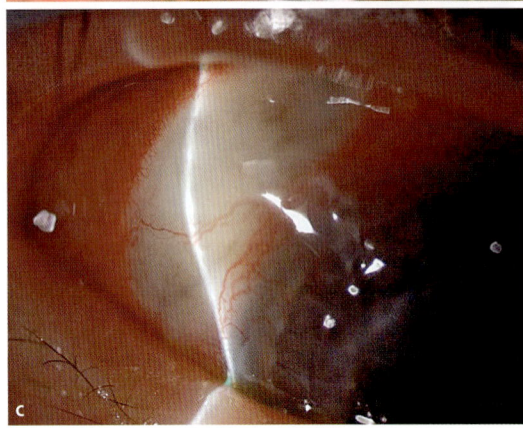

図7　全層角膜移植術後感染症
a：縫合糸が原因と考えられる感染症．11時方向のグラフト側の縫合糸に白い浸潤が認められ（矢印），前房蓄膿も認められる．
b：線維柱帯切除後の全層角膜移植後眼に発生した感染症．グラフト下方にベタッとした感じの角膜後面沈着物が広く分布し，前房蓄膿も認められた．
c：濾過胞にも白濁が認められ，濾過胞感染が原因の移植後感染症と考えられた．

6. 術後感染症

　術後の炎症で鑑別が問題となるのは，術後感染症である．全層角膜移植後の感染症の原因で最も多いのは縫合糸が原因と考えられる感染症である（図7a）．角膜後面沈着物と前房内炎症があり，拒絶反応と紛らわしいこともある．

　図7bは，線維柱帯切除後眼に行った全層角膜移植術後の写真である．グラフト下方にベタッとした感じの角膜後面沈着物が広く分布し，前房蓄膿も認められた．さらに濾過胞にやや白濁した沈着が認められたため，濾過胞感染症として抗菌薬の頻回点眼と内服治療を実施したところ感染は沈静化した（図7c）．

7. 縫合糸の処理

　全層角膜移植術の縫合は多くの症例で連続縫合を選択し，ホスト角膜で血管侵入がある場合など術後選択抜糸の必要がある際は単結紮を行っている．単結紮では，縫合糸が緩んできた場合は糸の刺入部位からの感染の危険を考慮し，見つけ次第すぐに選択抜糸を行う．縫合糸に沿って血管侵入を起こしている場合も拒絶反応発症の原因にならないように，できるだけ選択抜糸を行ったほうがよい．稀に連続縫合でも縫合糸が緩んでくることもあるが，その場合，一部のみ抜糸してもすぐにその両脇の糸が緩むため，結局全抜糸せざるをえなくなる．全抜糸して明らかに創口が弱いところには同時に単結紮を追加する．

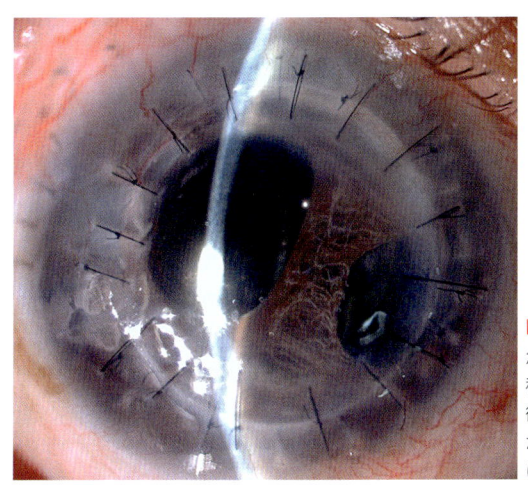

図8 全層角膜移植後に広範な虹彩前癒着を起こしている症例
急性緑内障発作後の水疱性角膜症に全層角膜移植術が行われたが移植片不全となった目に対する2回目の全層角膜移植後の状態．術中に可能な限りの虹彩全癒着剝離を試みたが剝離しきれなかった．移植片は透明だが術後虹彩前癒着の範囲は術後の時間の経過に伴いさらに広がり，結局眼圧コントロールが困難となった．

　連続縫合での抜糸は術後1年ほどしてから行うが，術後乱視が少なく良好な視力が得られている場合は，そのまま抜糸をせずに経過を見ることも多い．術後2～3か月後よりも抜糸直前で乱視が増えている症例では，抜糸後に極端に乱視が増えることがあるので，その場合も抜糸は避けたほうが無難と思われる．それ以外で抜糸をする場合にも抜糸後に屈折値が大きく変化する場合があるので，あらかじめ患者によく説明しておく．

8. 術後創口離開

　全層角膜移植後の外傷による創口離開は最も重篤な合併症の1つである．通常眼球のみに外力が加われば，眼窩底の骨に骨折が起こるほど眼球には強度があるが，全層角膜移植後ではまず間違いなく移植片とホスト角膜の創口が離開する．したがって全層角膜移植後になんらかの外傷があり視力が低下したとの訴えがある場合は，移植片の創口離開を考える．高齢者や反対眼の視力不良例での外傷が多く，あらかじめ注意を促しておく必要がある．

　治療は，小さい離開なら単結紮で縫合するが，Bモード検査で網膜にまで影響が及んでいる場合は，人工角膜を縫合し，まず硝子体手術を施行してから可能なら新鮮角膜を，なければ保存角膜を移植し新鮮角膜の入手を待つ．

9. 眼圧の管理

　全層角膜移植後に問題となる変化で眼圧上昇は大変重要な問題である．角膜移植後に視機能を完全に失うような結果の多くは緑内障によるからである．したがって術前から眼圧のコントロールがなされていない症例では，角膜移植を行う前にまず眼圧コントロールをするべきである．

　術前から虹彩前癒着がある症例では，全身麻酔下に術中に可能な限り粘弾性物質を用いて癒着を剝離し，必要に応じて瞳孔形成まで行うほうが望ましい．ある程度以上の虹彩前癒着を残すと，術後に虹彩前癒着の面積が増加し，眼圧コントロールが困難となる症例が存在するからである（図8）．

術後は，アプラネーショントノメーターでの眼圧の測定自体が難しくなる．そこで全層角膜移植後には，アイケア®，ニューマティックトノメーターといった眼圧測定器具を用いて眼圧を測定する．術後アプラネーショントノメーターで眼圧測定が可能となってからも，強主径線，弱主径線の差が大きい場合は，一度測定してからアプラネーションチップを90度回転し，2つの値の平均値を眼圧とする．術直後の眼圧上昇は，粘弾性物質の残存や術後炎症が，それ以降は手術によって新たに増加した虹彩前癒着があれば，とりわけ術後の眼圧の管理には注意を要する．

ただ最も高い頻度で全層角膜術後の眼圧上昇の原因となるのは，やはりベタメタゾンやデキサメタゾン点眼液によるもので，術後眼圧が上昇してきた場合にはまず考慮すべき問題となる．点眼回数を減らすか，フルオロメトロン点眼液に替えることでかなりのケースで眼圧を下げることができるが，拒絶反応のリスクが上がることもあり，タクロリムス点眼液を併用するか，眼圧降下薬の点眼を併用するなどしてある程度ステロイド薬投与量の維持を試みる．しかしながら一定の割合で眼圧コントロールが困難となり，濾過手術を選択しなくてはならない症例もでてくる．

B 角膜内皮移植後変化

I. 角膜内皮移植後変化の鑑別のポイント

角膜内皮移植術（図9a）が世界的に導入されるようになり角膜移植の手術適応は大きく変わってきている．従来の全層角膜移植術の適応疾患の半分以上が水疱性角膜症であったため，それらの多くが角膜内皮移植の適応となるからである．かつては水疱性角膜症に対して全層角膜移植術と白内障の同時手術を行うケースが多かったが，そういった症例に対してもより良好な視機能が期待される白内障手術と角膜内皮移植術が行われるようになってきている．

手術適応が水疱性角膜症に限られることと，創口の大きさが白内障手術に近いことから，術後の合併症は全層角膜移植に比べ少ない．そこで術直後に起きる変化とそれ以降に起こる変化について概説する．

II. 術直後の変化

角膜内皮移植直後に起こるのは，移植片の接着に関わる諸問題である．ドナーを接着させたいあまり空気を残しすぎることに起因する瞳孔ブロックと，逆に接着が甘かったために起こる二重前房などが問題となる．

1. 空気瞳孔ブロック

6時方向に周辺虹彩切除をおいてあればかなり防ぐことができるが，空気が完全に前房内に充満した状態では起こる可能性がある（図9b）．患者が術後に眼痛，頭痛，悪心，

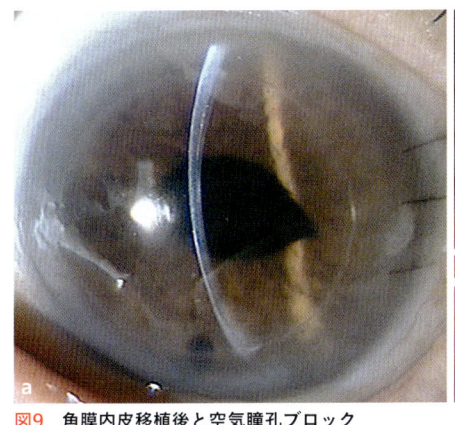

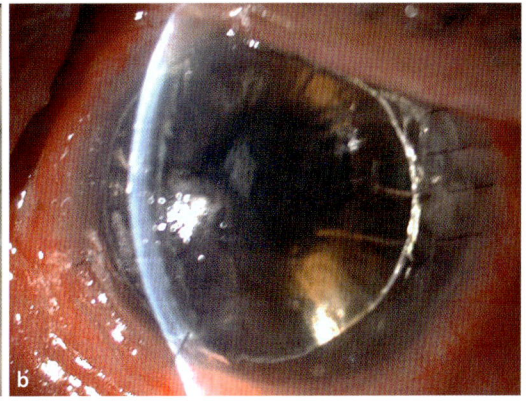

図9　角膜内皮移植後と空気瞳孔ブロック
a：角膜内皮移植後2か月目の前眼部写真．ドナー角膜はしっかりと内皮面に接着している．
b：角膜内皮移植術後の空気瞳孔ブロックの前眼部写真．

嘔吐などを訴えた場合も空気瞳孔ブロックの可能性を考慮する必要がある．細隙燈顕微鏡検査で前房水にニボーが形成されておらず高眼圧となっていれば空気瞳孔ブロックと診断できる．この場合，術中に作製したサイドポートに先の鈍な針を刺し，空気を少し抜くことで瞳孔ブロックを解除する．

2. ドナー角膜の接着不良

　術翌日に細隙燈顕微鏡検査でドナーとホストの間に広範囲の隙間，いわゆる二重前房になっている場合は，翌日に前房内に空気を再注入して接着を図る必要がある．図10aは，全層角膜移植後の移植片不全眼に対する角膜内移植術の翌日の前眼部写真である．2時から6時にかけて前回の全層移植によるホストグラフトジャンクションの突出があったため，グラフトの接着が得られず術翌日には二重前房となっていた．そこで翌日空気を再注入する際，グラフトを10時方向に向かって1mm程度移動し，角膜裏面の突出を避けたところ，翌日にはドナー角膜は接着した（図10b）．

　広範囲の二重前房の場合は速やかに空気の再注入を必要とするが，ごくわずかであればそのまま放置することもある．図10cは，術翌日からドナーの上方に小さな二重前房があった症例の術後2週目の前眼部写真である．この時点でもまだ二重前房が続いていたが，範囲もわずかであったためこのまま放置したところ，術後1か月目には接着が進み完全に接着した．

　空気の再注入を必要とする症例と必要としない症例の明確な基準はないが，二重前房の範囲がごくわずかである場合以外は，空気の再注入をしておいたほうが無難である．術翌日以降の空気再注入では，主創口やサイドポートからの空気の漏出がかなり減少するため，長期にわたり空気が前房内に残ることが多く，前房内への空気の入れすぎに注意する．空気が前房内で体位により移動する程度の量の空気量であれば問題ないが，内皮細胞が空気に広い面積でさらされていると，乾燥により角膜内皮細胞が障害されるからである．

　術翌日の空気の再注入でも移植片が接着しない場合は，移植片を縫合する．筆者は眼内

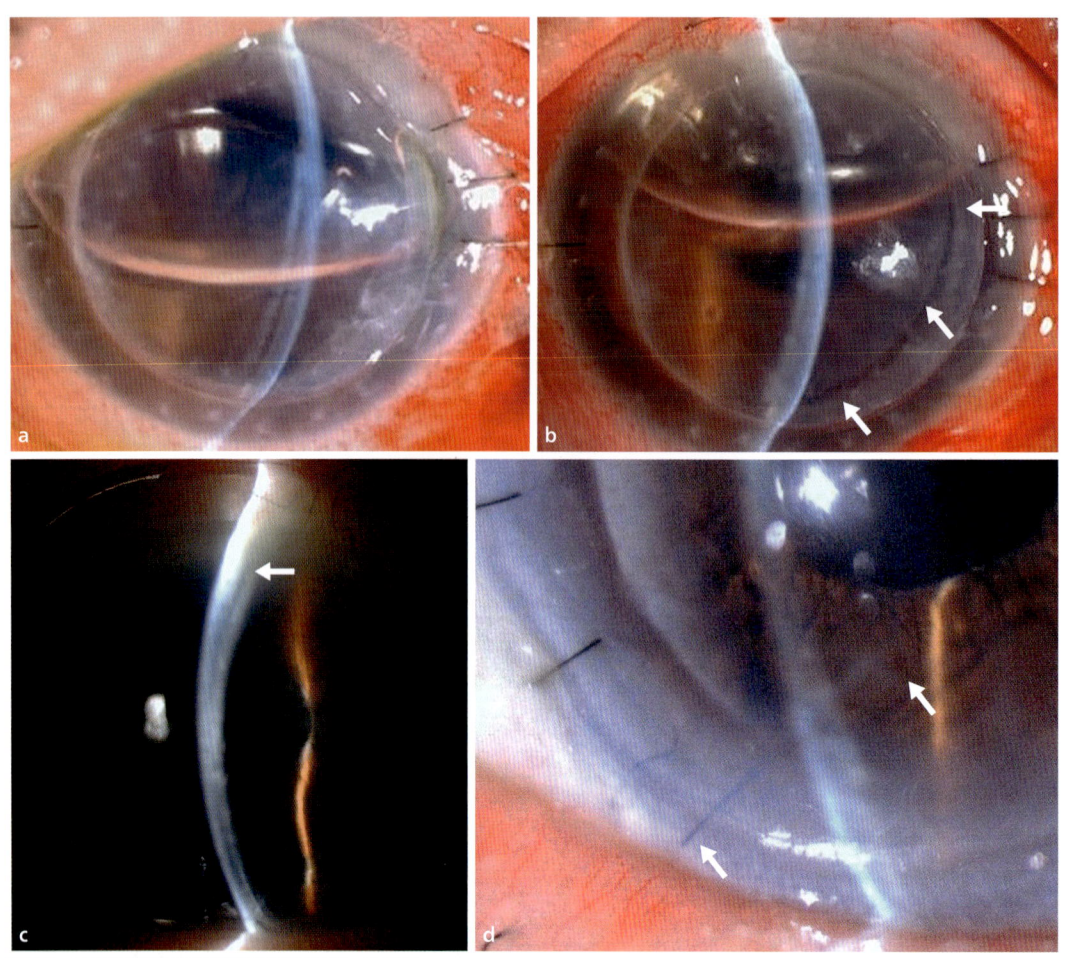

図10　角膜内皮移植の移植片接着不良例への対応

a：全層角膜移植後の角膜内皮移植術翌日の前眼部所見．2時から6時にかけて前回の全層移植によるホストグラフトジャンクションの突出があり，グラフトの2/3は接着せず二重前房の状態となっている．

b：空気再注入の翌日の所見．空気再注入の際，ホストグラフトジャンクションの突出を避けた場所にグラフトをスライドさせたところ，グラフトは良好に接着した（矢印はグラフトを移動させた後のグラフトエッジの位置）．

c：二重前房の範囲が上方の限られた範囲であったため空気の再注入をせずに経過観察した内皮移植後眼（術後2週目，矢印は二重前房を示す）．この後，術後1か月目には二重前房は消失した．

d：移植片を直接縫合した症例．空気再注入により移植片の下方から二重前房が起こったため，ホストの7〜8時方向からグラフト内へ通糸した症例（矢印は糸の両端を示す）．

レンズ縫着用の針（アルコン社製 AU-9）を用い，周辺部角膜，移植片，ホスト角膜の順番で移植片の剝離が起こり始める部位に1針縫合することで移植片の接着を得ている（**図10d**）．

3. primary graft failure

　グラフトの角膜内皮細胞があまりよくなかった場合や，手術手技の問題で角膜内皮細胞に対する侵襲が大きすぎた場合に起こることがある．術後1か月程度待っても Descemet 膜の皺が減少しないで，角膜厚が薄くなってこない場合は primary graft failure の可能性が高いので，再度角膜内皮細胞移植を検討する．

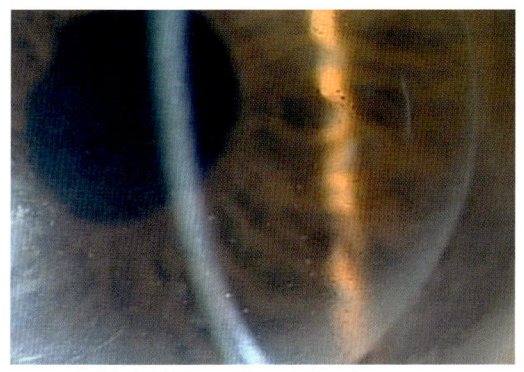

図11 角膜内皮移植後に発生した拒絶反応
ドナー角膜下方に角膜後面沈着物の付着が認められる．

III. 術後拒絶反応

　角膜内皮移植後の拒絶反応の確率は，全層角膜移植術の術後に比べて低く，7％前後とされる．豚脂様角膜後面沈着物や色素沈着が認められる程度である（図11）．角膜内皮移植後の拒絶反応は比較的軽く，ベタメタゾン点眼液1日6回程度で概ね炎症は抑制されるようである．ただ拒絶反応は，ステロイド点眼薬を完全に中止にした後に起こりやすいとされているので，1日1回程度でもある程度長期に渡って継続するほうが予防できるものと考えられる．

　全層角膜移植術と角膜内皮移植術の術後変化について鑑別点を述べながら解説した．全層角膜移植術は，前眼部の環境をダイナミックに変える術式であるだけに，術後に起こりうる変化も多種多様で，重篤なものも稀には存在する．それに比べて角膜内皮移植術は，持ち込む抗原量も少なく，切開も白内障手術より少し大きい程度まで進化した．適応疾患が限られていることもあるが，結果として合併症の種類も頻度もかなり少なくなっている．角膜移植は，今後も必要な部分だけを移植するさらに洗練された方向へ向かっていくものと思われる．

参考文献

1) Inoue K, Amano S, Oshika T, et al: A 10-year review of penetrating keratoplasty. Jpn J Ophthalmol 44: 139-145, 2000

（山上　聡）

XI 屈折矯正手術後変化の鑑別

屈折矯正手術はエキシマレーザーを使った手術と，メスを使った手術に大別できる．
エキシマレーザーを使った手術は角膜実質中層を照射切除する stroma ablation と，Bowman 膜ごと角膜実質浅層を照射切除する surface ablation の 2 つに分けられる（表1）．stroma ablation はマイクロケラトームまたはフェムトセカンドレーザーでフラップを作成し，角膜実質のみを照射するレーザー角膜内切削形成術（laser *in situ* keratomileusis：LASIK，図1）が現在，主として行われている．surface ablation には代表的なレーザー屈折矯正角膜切除術（photorefractive keratectomy：PRK，図2）のほか，上皮をエピケラトームで掻爬する epipolis photorefractive laser *in situ* keratomileusis（epi-LASIK，図3），エタノールで上皮を剝離しやすくするレーザー上皮下角膜切除術（laser-assisted subepithelial keratectomy：LASEK，図4）などの術式がある．

メスを使った手術では，近視矯正手術の放射状角膜切開術（radial keratotomy：RK，図5）や乱視矯正手術の乱視矯正角膜切開術（astigmatic keratotomy：AK，図6），輪部減張切開術（limbal relaxing incisions：LRI，図7）がある．メスを使った手術はエキシマレーザーが登場した現在，精度に劣るためほとんど行われなくなってきた．ただし，そのなかでは LRI のみ，高価なエキシマレーザー装置が不要なため術者・患者双方に経済的な利点があり，また適応を選べば十分な効果が得られるため，白内障手術と同時または術後に

表1 エキシマレーザー屈折矯正手術の種類と特徴

	stroma ablation	surface ablation		
	LASIK	PRK	LASEK	epi-LASIK
矯正範囲	近視：6D まで．医学的根拠がある場合は 10D まで．遠視：6D まで．			
視力の回復	24 時間以内	3〜7 日		
屈折の安定	1 週〜3 か月	1 週〜3 か月		
特徴的合併症	DLK，眼内上皮増殖，角膜拡張症，フリーフラップ	混濁，瘢痕	混濁，瘢痕	混濁，瘢痕，上皮フラップ不全，角膜実質穿孔
ドライアイ	1〜12 か月	1〜6 か月		
相対的適応	術後痛を避けたい場合，早い視力の改善が必要な場合，混濁を避けたい場合	薄い角膜厚，大きな暗所時瞳孔径，僚眼に LASIK の合併症がみられた場合，再発性角膜上皮びらん，ドライアイ，基底膜疾患		

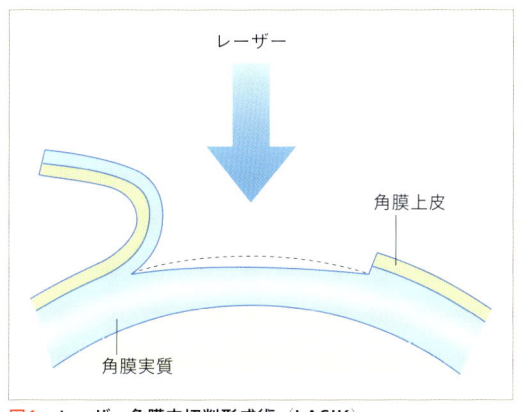

図1 レーザー角膜内切削形成術（LASIK）

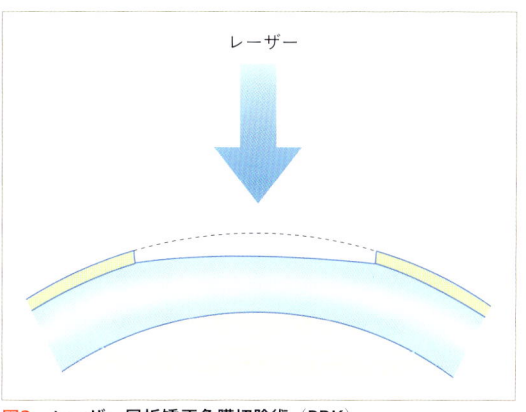

図2 レーザー屈折矯正角膜切除術（PRK）

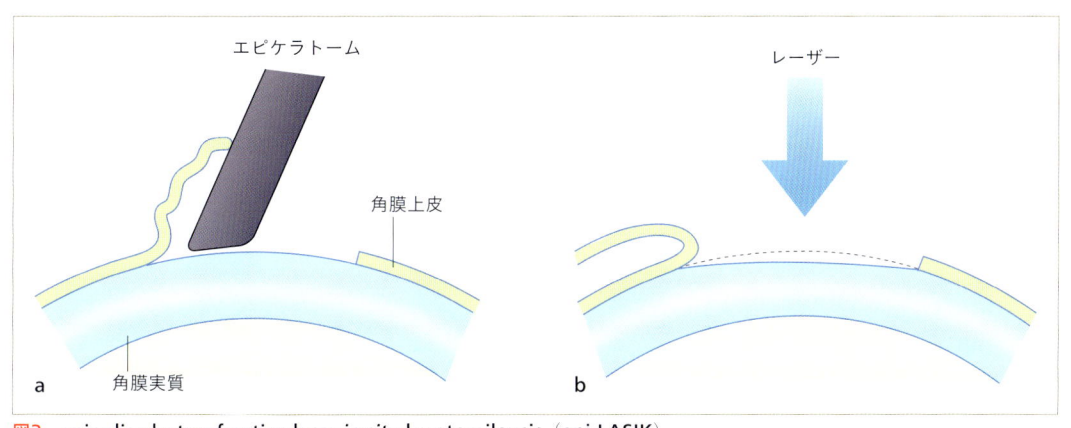

図3 epipolis photorefractive laser *in situ* keratomileusis（epi-LASIK）
角膜上皮のみをエピケラトームを用いて剥離した後（a），エキシマレーザーを照射する（b）．

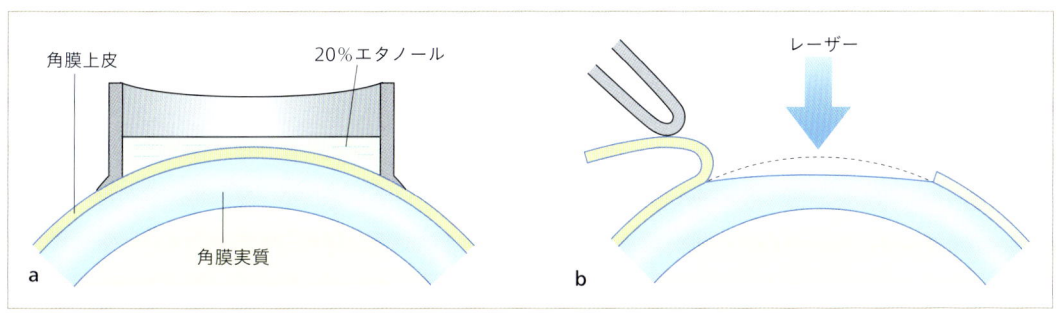

図4 レーザー上皮下角膜切除術（LASEK）
20％エタノールで上皮の接着を弱めて（a）上皮を剥離した後，エキシマレーザーを照射する（b）．

現在でも行われることがある．また，RKの原型となった佐藤氏手術（図8）は角膜の上皮面および内皮面を放射状に切開する，わが国で開発された初の近視矯正手術である．この手術は術後に水疱性角膜症を多発したため現在では行われておらず，新規患者が増えることはないと考えられるが，RK，AKとともに手術既往のある患者を診察する機会がありうる．

　これらの角膜屈折手術に共通することは，レーザーないしはメスにより角膜に対して不可逆性の変化が与えられていることである．

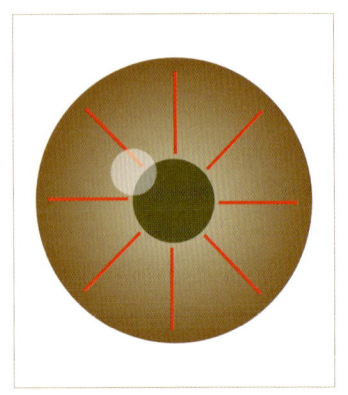

図5 放射状角膜切開術（RK）
メスで放射状に切開を入れて，角膜を平坦化して近視を矯正する．

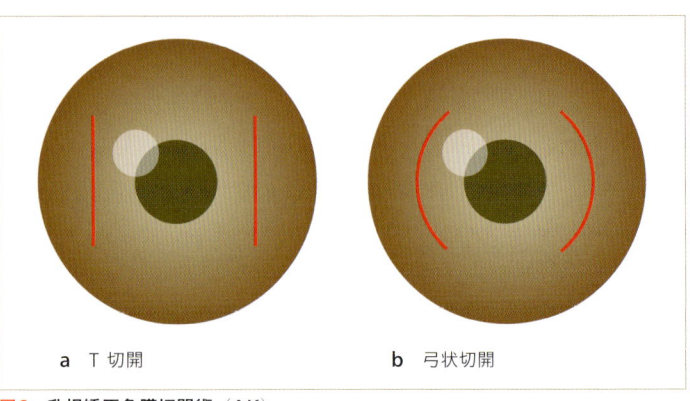

図6 乱視矯正角膜切開術（AK）
a T切開　　b 弓状切開
メスで強主径線方向に切開を入れて正乱視を矯正する．

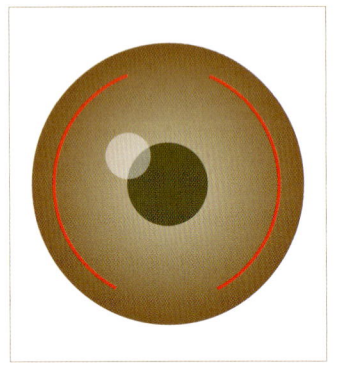

図7 輪部減張切開術（LRI）

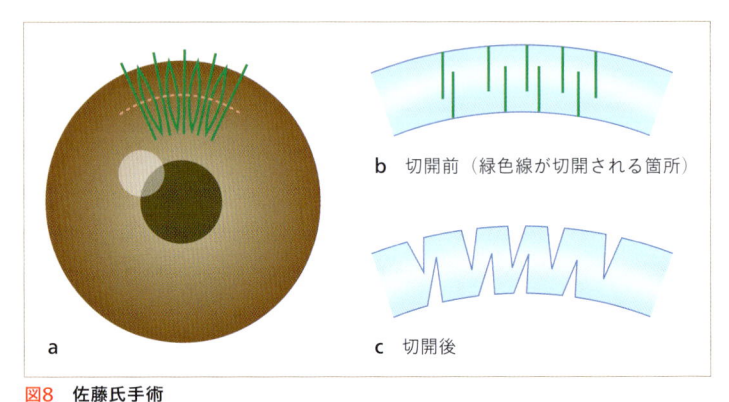

図8 佐藤氏手術
b 切開前（緑色線が切開される箇所）
c 切開後
b，cはaのオレンジ色破線の断面図

　この項目ではこれらの不可逆性の角膜変化によって引き起こされる術後の生理的変化や合併症などについて解説していく．

I. 屈折矯正手術後変化の鑑別のポイント

　屈折矯正手術はエキシマレーザーを使った手術か，メスを使った手術か，その方法で術後変化は大きく異なるため，術後変化の鑑別を行うためにはそれぞれの術式についての特徴を知っておく必要がある．

　エキシマレーザー手術，とくに stroma ablation である LASIK の術後変化はフラップの作成により実質に切断面ができることが原因となるものが多い．角膜実質はいったん切断されると創傷治癒により元通りになることはなく，フラップとベッドの接着も角膜内皮細胞によるポンプ機能によるものと考えられている．LASIK 術後患者は，フラップ接着の脆弱性によりさまざまな合併症や独特の変化が引き起こされることになる．

　一方で surface ablation すなわち，PRK，epi-LASIK，LASEK 等の術後では LASIK と異なり，角膜実質を切断するフラップは作成しない．そのため，眼球の脆弱性やフラップに

関連する合併症や変化はないものの，角膜上皮下にみられる混濁が重要な合併症としてみられる．

surface ablation のなかでは，まず PRK が最初のエキシマレーザー手術として登場し，上皮を剥離することによる疼痛，初期視力不良，混濁などの合併症が問題となり，LASIK が登場したという経緯がある．

LASEK，epi-LASIK は LASIK のような実質の切断面を作らないようにしつつ，上皮をなるべく温存する目的でできた術式である．LASEK は 20％エタノールを 30 秒用い，上皮を剝がれやすくしてから上皮フラップをスパーテルで作成した後，エキシマレーザーを照射，上皮フラップをかぶせる手順で行われる．epi-LASIK はエピケラトームという，鈍的な刃で上皮のみ剝離する機器を用いて上皮を剝がした後，エキシマレーザーを照射し残った上皮をかぶせる術式である．LASEK ではエタノールで作成した上皮フラップは脱落しやすく，疼痛や術後早期視力不良，混濁に関しては PRK とあまり変わらないとの報告もある．角膜上皮が比較的温存できる epi-LASIK では術後早期の視力は比較的良好，疼痛も比較的抑えられ，混濁の発症率が PRK や LASIK より低いが，角膜実質穿孔や上皮フラップ作成不全などのエピケラトームにかかわる特有の合併症発症リスクがある．

現在，エキシマレーザーを用いた角膜屈折矯正手術のなかでは，術後早期の疼痛，視力不良および混濁を避けるために stroma ablation である LASIK が主として選択される傾向にあるが，ボクサーなど眼球に直達外力を受ける可能性のあるスポーツを行う場合には surface ablation がすすめられる．

メスを使った手術では，角膜実質を深層までメスで切開を入れることで形状を変化させるため，屈折が不安定になる場合があり，角膜穿孔を起こした場合，角膜内皮に障害を与えることがある．メスを使った乱視矯正手術である AK，LRI は乱視の軸ずれにより斜乱視を生じることが問題になるため，乱視の軸合わせのためのマーキングが重要になる．メスを使った近視矯正手術は放射状に切開線を入れることになるが，瞳孔領に切開線がかかると光がにじんで見えるグレア等の症状をきたすことがある．また，佐藤氏手術では角膜内皮が障害されているため，内皮細胞低密度や水疱性角膜症の発症に注意する必要がある．

II. エキシマレーザーを使った屈折矯正手術後変化の鑑別

1. 角膜上皮および上皮下病変に関する鑑別

1）点状表層角膜症（図9）

stroma ablation，surface ablation ともにレーザー屈折矯正手術後は，Schirmer 値，涙液層破壊時間（tear film breakup time：BUT）ともに低下しドライアイになることが知られている．角膜知覚は三叉神経第一枝（角膜枝）が司り，その末端は角膜上皮下に分布しており，三叉神経→橋→顔面神経→涙腺の涙液分泌反射経路を形成し，このループが傷害された場合は涙液減少型ドライアイを発症し，程度によっては点状表層角膜症を発症することがある．とくに LASIK では PRK よりドライアイの程度が大きく，マイクロケラトー

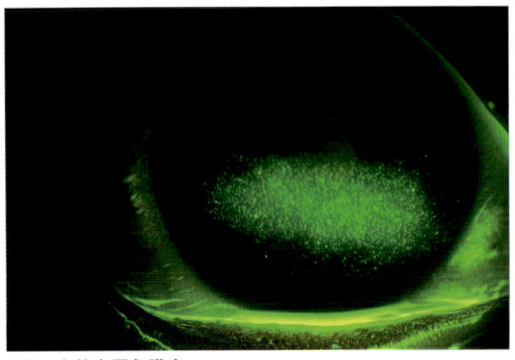

図9 点状表層角膜症
（宮田眼科病院　宮田和典先生ご提供）

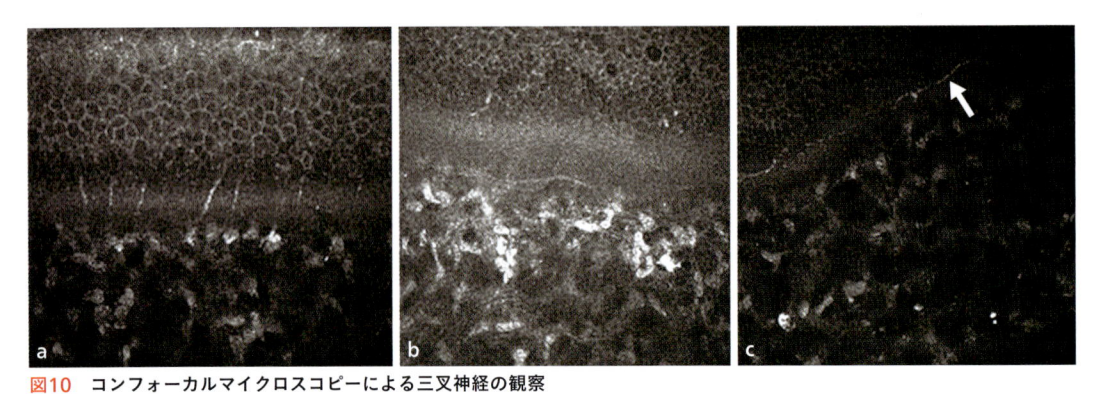

図10 コンフォーカルマイクロスコピーによる三叉神経の観察
a：術前，b：術後3か月目，c：術後6か月目．術前に認められた三叉神経が術後3か月で切断されているが，術後6か月目では回復を始めているのがわかる．矢印は回復しはじめている神経．

ムによる三叉神経末端の切断が原因と考えられている（図10）．ただし，LASIK術後の切断された角膜知覚神経はコンフォーカルマイクロスコピーによる検討によると術後6か月ごろより再生しはじめることが確認されており，術前と同程度のレベルまで回復するのはPRKで約2年，LASIKで約5年かかるとの報告もある．

所見・検査としては，細隙灯顕微鏡での涙液メニスカス（tear meniscus）の低下，BUT，Schirmer値の低下がみられる．治療法としては，ヒアルロン酸，人工涙液の点眼のほか，重症の場合は，涙点プラグ挿入等も検討する．

2）角膜上皮欠損（図11）

surface ablation，とくにPRKはその術式の特性上，角膜上皮欠損は必発であり，上皮が回復するまでの間，疼痛，充血，流涙，視力低下などの症状をきたす．ソフトコンタクトレンズを装用することにより症状の緩和，上皮欠損の改善を図り，通常術後1週間以内で角膜上皮は被覆される．

stroma ablation（LASIK）と比較して，surface ablationでは術後早期の疼痛，視力不良が必発である．surface ablationでは，術式により方法は異なるが，いずれも上皮を掻爬してBowman膜および実質浅層にエキシマレーザーを照射することになり，術終了直後の角膜上皮の状態がLASIKと比較して悪いことが原因となる．PRKでは全上皮欠損とな

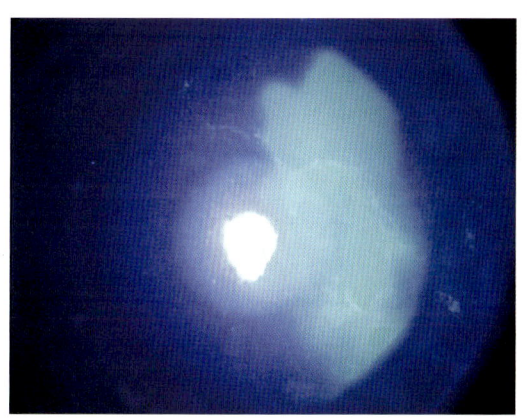

図11 LASIK 後角膜上皮欠損

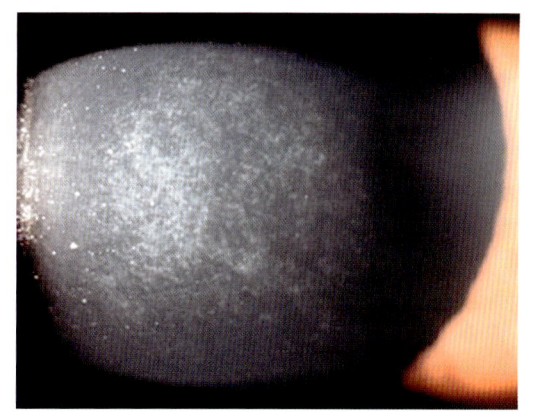

図12 混濁
PRK 術後．角膜上皮下に混濁を認める．

り，LASEK でも上皮の状態は悪く，疼痛・視力不良ともに PRK とあまり変わらない．epi-LASIK は比較的上皮を温存することができるので，PRK や LASEK と比較して疼痛や視力の回復がやや早い傾向にある．術後は疼痛予防，上皮回復促進目的でいずれの術式でもバンデージコンタクトレンズを装用し，感染予防のため抗菌薬の点眼を使用する．

　stroma ablation の LASIK では，手術が問題なく行われた場合は通常上皮欠損は生じないが，術前にドライアイが強い場合や再発性角膜上皮びらんがある場合，角膜上皮基底膜変性症などがある場合は注意が必要である．また，術中のマイクロケラトームのトラブルや術中の角膜の乾燥なども上皮欠損の原因になりうる．角膜上皮欠損のみられる状態は，潜在的に感染性角膜炎や眼内上皮増殖（epithelial ingrowth）のリスクがあるため，術後注意深い経過観察を必要とする．フルオレセイン染色で上皮欠損は容易に鑑別できるが，感染を伴っていないか，層間異物などを伴っていないかなど，細隙灯顕微鏡の観察でほかの病態の合併を鑑別する必要がある．治療は，ヒアルロン酸や人工涙液の点眼，感染予防のために抗菌薬の点眼，バンデージコンタクトレンズの装用を行う．

3）混濁（図12）

　surface ablation 後の合併症としての混濁は角膜上皮下の混濁であり，頻度の比較的高い合併症である．術後数週～数か月で発症し，単に混濁を呈するだけでなく，矯正精度の低下，グレア症状，コントラストの低下，不正乱視，再近視化などさまざまな症状を呈する．鑑別のためには細隙灯顕微鏡のスリット光での観察で，上皮下に限局する混濁であることを確認する．混濁は線維芽細胞様に変化した角膜実質が原因といわれている．治療法としてはベタメタゾンリン酸エステルナトリウムやフルオロメトロン点眼液などのステロイド点眼を用いるが，混濁が完全に消失しない場合もみられる．また，混濁の発症リスクを下げるために PRK の術中にマイトマイシン C を用いる術式が有効であることも報告されている．

　surface ablation の中では epi-LASIK が PRK や LASEK に比較して混濁が出にくいとの報告もある．

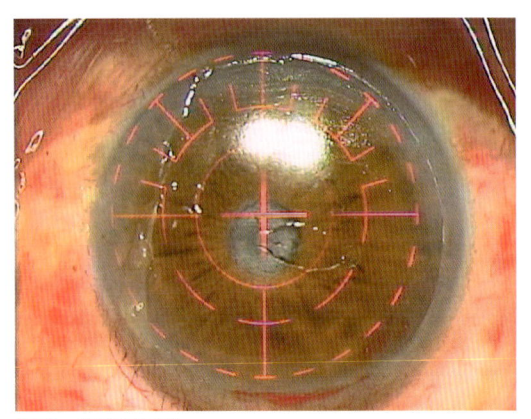

図13　角膜実質穿孔
epi-LASIK術中に角膜実質穿孔がみられた症例.

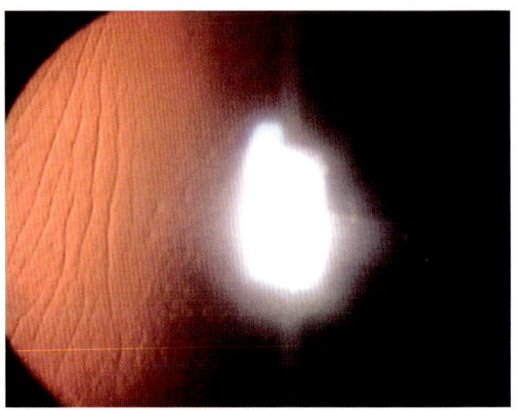

図14　フラップ皺襞

4）上皮フラップ作成不良，角膜実質穿孔（epi-LASIK）（図13）

　エピケラトーム使用中に生じるepi-LASIK特有の合併症である．角膜形状が極端にフラットな症例やスティープな症例，角膜径が小さい症例はエピケラトームのトラブルが起こりやすい．角膜実質穿孔がみられた場合は，エキシマレーザー照射を同日は中止し，後日PRK照射を行う．

2．フラップおよびフラップ～ベッドの層間に関連する問題の鑑別（LASIK）

1）フラップ皺襞（図14）

　striaeともいわれるフラップのしわで，術中のフラップの乾燥，過度の洗浄，フラップをめくる，戻すなどのフラップ操作，ドレープや開瞼器を外すときの影響，薄いフラップなどが原因といわれている．軽度のしわであり，視力に影響がほとんどなければ経過観察を行うが，中央に近く視力に影響を与える場合は手術室でビーエスエスプラス®灌流液等の灌流水をかけて上からなでつけてしわを伸ばすようにする．

2）フラップのずれ，偏位（図15）

　術後早期に目をこするなどの外力が原因で起こることが多い．角膜移植後など角膜内皮密度が少ない症例ではフラップがずれやすい．通常はある程度時間が経過するとフラップのずれはほとんど起こらないが，直接目を殴られるなど強い直達外力を受ける場合は，術後長期経過している症例でもフラップのずれを生じうる．フェムトセカンドレーザーを用いてフラップを作成するほうがフラップのエッジの形を急な立ち上がりにすることができるため，マイクロケラトームを用いてフラップを作成する場合に比べてフラップのずれが生じにくい．フラップのずれが生じた場合は，速やかに手術室でフラップをビーエスエスプラス®灌流液等の灌流水で濡らし，マイクロスポンジなどで位置補正を行う．フラップ

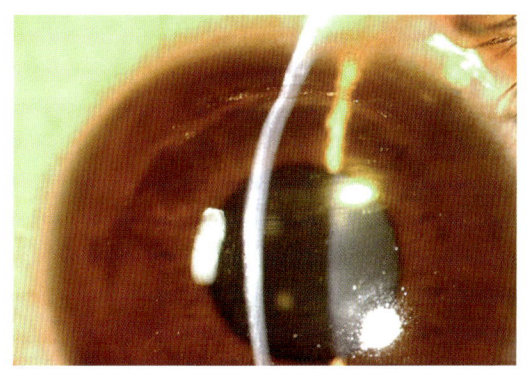

図15 フラップのずれ，偏位
上方のフラップの端がずれている．

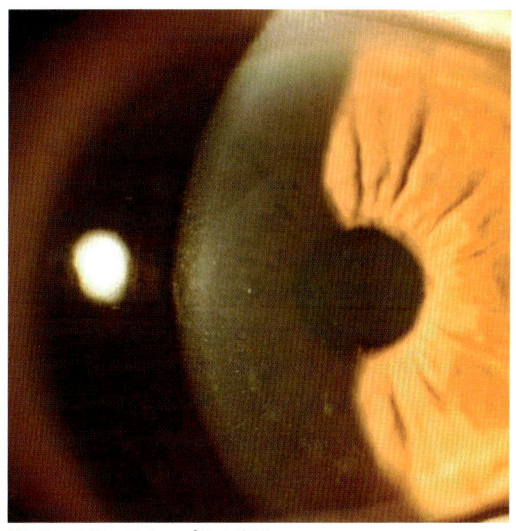

図16 フリーフラップ後の症例
フラップ全周にヒンジがみられない．

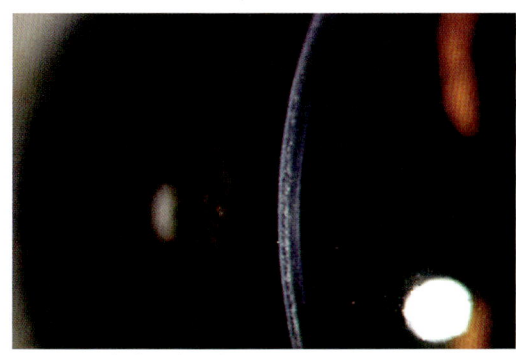

図17 層間角膜炎（DLK）
フラップの層間に浸潤がみられる．

表2 DLK の stage 分類

stage	DLK の stage 分類
stage 1	フラップ層間への部分的な浸潤で周辺部に限局し，瞳孔領は含まれない
stage 2	軽度から中等度のフラップ層間全体に及ぶ浸潤
stage 3	フラップ層間全体に及ぶ濃い浸潤
stage 4	フラップ層間全体のかなり濃い浸潤で，角膜以外の前房内炎症，毛様充血，視力低下などの症状を伴う

のずれ，偏位が起こってから時間がたってしまっている場合は，皺襞が固くなっている場合もあるので，フラップを灌流水に十分に浸し，起こしたうえで本来の位置に戻し，フラップをベッドに 10-0 ナイロン糸などで縫合，バンデージコンタクトレンズを装用する．

3）フリーフラップ（図16）

角膜フラップを作成時に，ヒンジ部分が残らずに切れてしまい遊離した状態のことをいう．平坦な角膜に対しマイクロケラトームの吸引圧が不十分で，フラップが薄くなったときに起こりやすい．フリーフラップが起こった場合，エキシマレーザー照射は中止し，フラップを元の位置に戻して後日 PRK を行う．

4）層間角膜炎（DLK）（図17）

sands of the Sahara 症候群ともいわれ，LASIK 後早期からみられる層間の炎症といわれる．たいていは自覚症状も少なく視力にも影響しないが，無治療のまま悪化すると瞳孔領まで浸潤病巣が達して視力障害を引き起こす場合や，炎症が強ければフラップの融解を引き起こすこともある．Linebarger により層間角膜炎（diffuse lamellar keratitis：DLK）はその所見から4つの stage に分類されている（表2）．DLK の発症については，細菌の毒

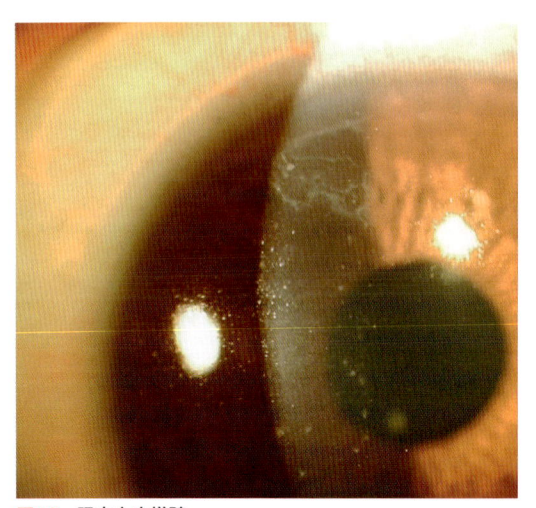

図18 眼内上皮増殖
11時方向からフラップ下に上皮が迷入している．

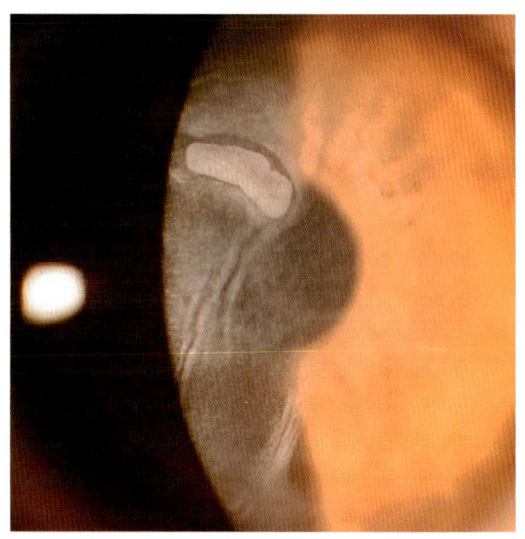

図19 感染性角膜炎（層間）
フラップ下に感染病巣を認める．

素や抗原，マイボーム腺からの分泌物，マイクロケラトームの細かい破片などさまざまな原因があるとされている．治療はリン酸ベタメタゾンなどのステロイド薬の頻回点眼，重症の場合は手術室でフラップリフトを行っての層間の洗浄が必要なことがある．

鑑別ポイントとしては，通常術後早期の発症であること，層間の浸潤病巣がみられること，ベタメタゾンリン酸エステルナトリウムなどのステロイド薬頻回点眼に反応して，病状が改善してくることなどがあげられる．

5）眼内上皮増殖（図18）

角膜上皮がフラップ下に迷入し増殖していく病態である．近視矯正のLASIKで約2〜3％に発症するとされ，とくに再矯正時に上皮欠損がみられるときに起こりやすい．瞳孔領まで到達して視力に影響を与えることは稀であるが，瞳孔領付近まで到達した場合，不正乱視，矯正視力低下を引き起こすため，治療が必要になる．治療は手術室でフラップリフトを行い，フラップ裏面およびベッドを掻爬して上皮細胞を除去し，治療用コンタクトレンズを装用する．ただしフラップ裏面およびベッド掻爬のみでは，4割以上再発するという報告もあり，縫合，フィブリン糊（fibrin glue），YAG（yttrium aluminum garnet）レーザーなどによる追加治療を行うことで再発率を減らすことができるとの報告もある．

鑑別ポイントとしては，フラップ周辺から侵入する混濁であり，瞳孔領に到達していなければ，症状はあまりみられないことがある．

6）感染性角膜炎（層間）（図19）

LASIK後感染症は決して頻度は高くないが，術中などにフラップ下に原因菌が入りフラップ下感染を起した場合は非常に難治性となることが知られている．原因菌としては非定型抗酸菌，真菌，nocardia，黄色ブドウ球菌などが報告されており，層間の混濁を見た

ときの鑑別診断の1つとして考える必要がある．治療は抗菌薬の頻回点眼を行うが，移行が不十分な場合はフラップリフトを行って抗菌薬で洗浄し，かなり進行した症例では，視力よりも感染症の治療を優先し，フラップを切断することで抗菌薬の移行をよくする必要がある場合もありうる．

鑑別ポイントとしては，疼痛の訴えがあり，毛様充血，眼脂がみられること，浸潤が強くみられることなどがある．

7）interface debris

LASIK 後に角膜フラップと角膜ベッドの間にみられる層間異物であり，原因としてはマイクロケラトームのブレードが欠けてできたメタルダスト，手袋由来の粉末，ドレープや吸収スポンジ，術衣由来の繊維，マイボーム腺分泌物などがある．通常は症状や視機能に影響を与えることなく経過観察で構わない場合が多いが，炎症を起こして視力低下の原因になるようならば，手術室でフラップリフトを行い，フラップ下洗浄が必要な場合もある．

3．眼圧に関する問題の鑑別

眼圧測定は Goldmann 圧平眼圧計が基準となっており，壁強度を有さず際限なく変形しうる球体であれば W（外力）＝P（球体の内圧）×A（接触面積）の関係が成り立つという Imbert-Fick の法則に基づいて定められている．また Goldmann 圧平眼圧計では角膜厚 520 μm，圧平面積 7.35 mm^2 として設計されているが，角膜屈折矯正手術後の角膜では，角膜厚の減少により測定眼圧が低下し，また形状の平坦化により小さな力で圧平されるようになっているため，実際より低い眼圧値として測定される．

角膜厚と測定眼圧値の関係については，角膜厚が厚い症例ほど測定眼圧値が高い傾向にあることは知られており，角膜厚と測定眼圧値から求めた補正式も複数報告されているが，角膜屈折矯正術後眼では，角膜前面の平坦化や LASIK のフラップの脆弱性などを反映しておらず，正確とは言い難い．

また，屈折矯正術後の眼圧測定装置としては，dynamic contour tonometry があり（図20），Goldmann 圧平眼圧計と比べて，角膜厚や角膜曲率などの影響を受けにくいことが報告されており，より正確な眼圧測定が期待できる．ただし，どの施設にでもある機械というわけではないため，実際には眼圧のベースラインを測定して，そこからの変化に注目すること，視神経乳頭形状や視野の変化に注意をしていく必要がある．

レーザー屈折矯正手術では，適応検査の段階で緑内障が除外されていることが多いため，術後眼圧上昇をきたしている場合はまずステロイドレスポンダーを疑う．PRK など surface ablation では混濁発症予防を目的に，ステロイド薬を長期使用することになるため注意が必要である．また LASIK 後眼圧上昇に伴う特殊な病態として，intralamellar flap edema や interface fluid がある．LASIK のフラップは縫合をしなくともベッドに接着することが知られているが，これは角膜内皮細胞の Na-K ATPase を介するポンプ機能によって接着していると考えられている（図21）．通常眼圧が上昇すると前房側から角膜側に水が移行し，角膜上皮浮腫を起こすことは知られている（図22）．LASIK 後眼では，フ

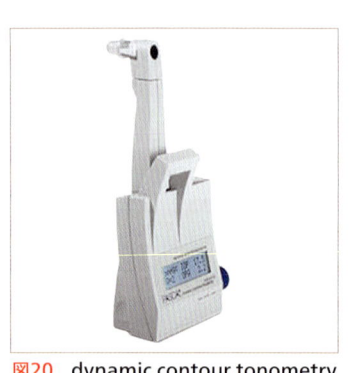

図20　dynamic contour tonometry

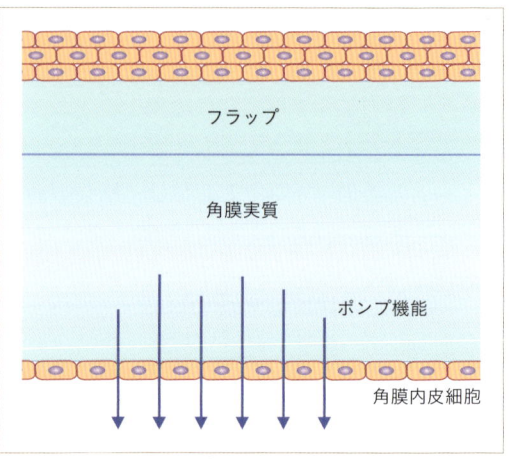

図21　LASIK後フラップの接着
角膜内皮細胞のポンプ機能によってフラップと実質が接着していると考えられる．

本来は上皮浮腫を起こすはずだが，LASIK後は接着の弱いフラップ下に前房水が貯留する

正常眼
角膜上皮浮腫を起こす

LASIK後眼
intralamellar flap edema や interface fluid を起こす

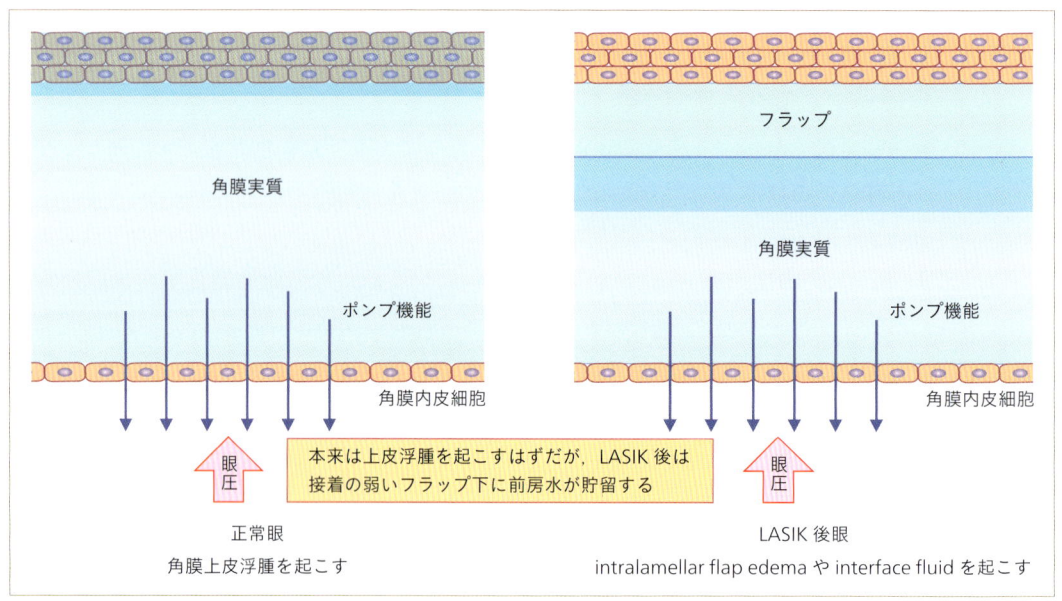

図22　LASIK後眼圧上昇の病態

ラップとベッドの間の層間の接着が弱いため，その間に前房水が貯留し，intralamellar flap edema や interface fluid などの特殊な病態を引き起こすと考えられうる．

1）ステロイドレスポンダー

　レーザー屈折矯正術後，特に surface ablation 後は混濁の予防目的で比較的長期間ステロイド点眼薬を使用することになり，stroma ablation 後でも DLK などが発症した場合ステロイド薬の頻回点眼が行われる．ステロイド点眼薬の合併症としてステロイドレスポンダーを念頭に入れておく必要がある．レーザー屈折矯正術後の眼圧上昇ではまずステロイドの使用を確認し，使用している場合はステロイド点眼薬の漸減・中止が基本になる．術

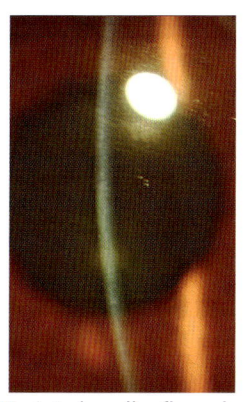

図23 intralamellar flap edema
フラップ層間に浮腫がみられる.

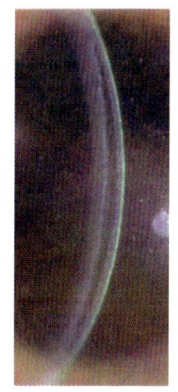

図24 interface fluid
フラップ下に水隙がみられる.
(Hamilton DR, Manche EE, Rich LF, et al: Steroid-induced glaucoma after laser in situ keratomileusis associated with interface fluid. Ophthalmology 109: 659–665, 2002 より)

後混濁が発症している症例がレスポンダーであった場合にはステロイド薬をなるべく継続する必要があるので、フルオロメトロンなどの力価の弱いステロイド点眼薬に変更し、β遮断薬などの降眼圧点眼を併用していく.

2) intralamellar flap edema（図23）

　DLKと鑑別が必要な合併症であり、LASIK後に眼圧上昇により生じる合併症である. 眼圧が上昇した場合、正常の角膜であれば上皮浮腫が生じることが知られているが、LASIK後の角膜では、フラップとベッドの間の接着が弱く層間に水が貯留することによる.

　鑑別ポイントとしては、眼圧上昇が病態の本質であるため、とくにLASIK後であればDLKに対するステロイド薬頻回投与治療に対して、ステロイドレスポンダーの場合に生じることもあるので、DLK治療に対する反応性が悪い場合、浸潤なのか、浮腫なのかを注意深く観察することが必要である.

3) interface fluid（図24）

　interface fluidはLASIK後眼圧上昇時にフラップとベッドの間に前房水が貯留する状態であり、前房水の貯留部位のために実際の眼圧は1桁など低値を示すparadoxical hypotonyと言われる状態となる. 測定眼圧が低いからといって、そのまま経過を観察すると眼内圧はかなり高い状態であることが多いため、視野欠損が徐々に進行している場合もあり、視神経乳頭所見および視野検査にて緑内障の診断をつける必要がある. 特徴的な細隙灯顕微鏡所見で鑑別可能であり、治療はステロイド薬を使用中であれば、ステロイド薬の中止および降眼圧点眼薬を使用する.

4. 屈折に関連する問題の鑑別

　stroma ablation および surface ablation など屈折矯正手術後の近視化についてはさまざまな原因より起こりうるが，低矯正，regression，白内障進行，角膜拡張症（keratoectasia）などを鑑別に考える必要がある．

1）regression

　PRK，LASIK 後に regression による再近視化はしばしばみられる．強度近視の矯正時に起こりやすいとの報告があり，原因としては角膜上皮過形成，角膜実質の線維化などと考えられている．再矯正の適応になるかどうかは残存角膜厚，ベッド厚によって決まってくる．regression の鑑別は角膜厚の測定を行い，ほかの近視化の原因の除外を行う必要がある．また，近視に対する LASIK に比べ遠視に対する LASIK のほうが，regression が起こりやすい．

2）低矯正

　術直後より，目標屈折度数に到達していない場合，手術時の低矯正が原因と考えられる．レーザー導入初期はノモグラムが完成していないことや過矯正にならないように術者が注意することが多いため，低矯正が出やすい．低矯正の場合は程度に応じて，追加照射を行うことになるが，とくに surface ablation 後では術直後の屈折は不安定なため，屈折が安定化するまで経過を観察する必要がある．

3）過矯正，近方視困難

　近視に対する屈折矯正術は遠方視力を求めるために正視が狙われることが多いが，30歳代後半以上の患者の場合，近方視困難の不定愁訴を訴える場合がある．術前からのインフォームドコンセントが重要であり，軽度近視を残すかどうか年齢も考慮のうえ，患者を納得させる狙いで施術が行われる必要がある．術後の対応としては，近用眼鏡の処方での対応が基本であり，遠視のエキシマレーザー治療は regression を起こしやすいため十分な検討および説明のうえ行われるべきである．

4）角膜拡張症（図 25）

　角膜拡張症は，医原性円錐角膜ともいわれ，角膜後面が前方移動し，不可逆的に形状が変化する合併症で，近視化，不正乱視を引き起こし，矯正視力が低下することもある．屈折矯正手術時の矯正量が大きく，フラップ厚が厚い，強度近視，術前に円錐角膜があるときに起こりやすいことが知られている．リボフラビン（ビタミン B_2）および長波紫外線による角膜クロスリンキングによって進行を停止できるが，進行してしまった場合は，全層角膜移植術による加療が必要になる．

　鑑別ポイントとしては，矯正視力が不良になってくることと，角膜形状解析を行い不正乱視がみられることがあげられる．角膜厚が薄い，矯正量が多いかどうかなどにも注意する．

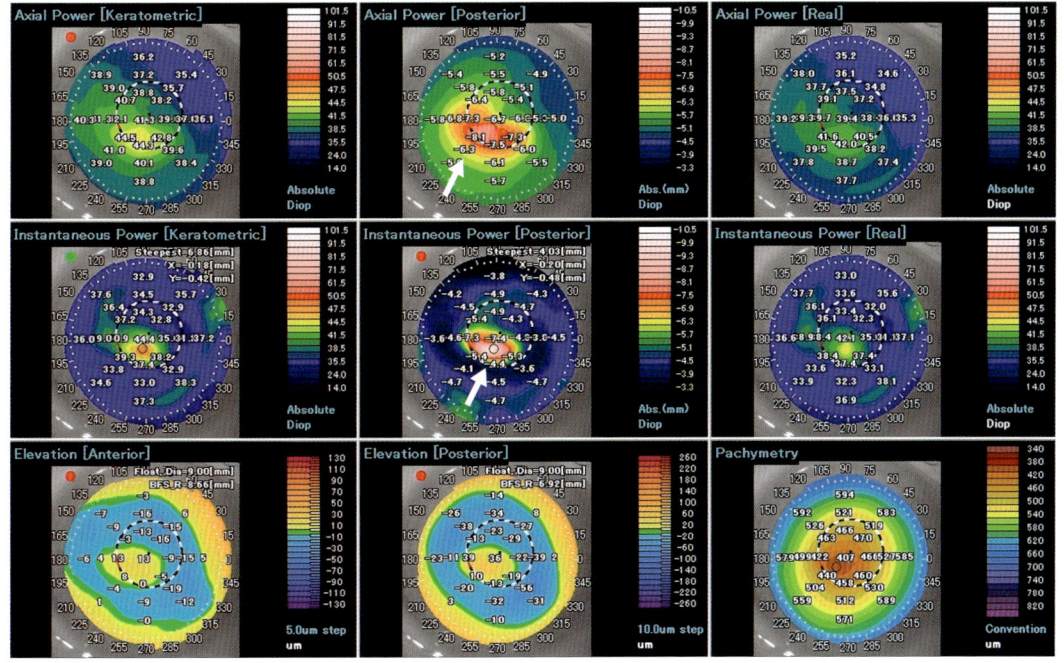

図25 角膜拡張症
LASIK後角膜拡張症例の前眼部OCT（SS-1000，CASIA®）によるCorneal map．角膜後面の変化が大きいことがわかる．
矢印は角膜後面の前方突出部．

5）白内障進行，水晶体性の近視性変化

　屈折矯正術後の近視化は，とくに中年～壮年の患者の場合，水晶体が原因の場合もありうる．エキシマレーザー屈折矯正手術後眼では角膜の変化に注意がいきがちだが，白内障の進行などによる水晶体性近視性変化も鑑別診断として念頭に入れておく必要がある．

6）白内障手術時の眼内レンズ度数ずれ

　角膜屈折矯正手術で起こりやすい合併症であり，白内障手術の際に屈折矯正手術が行われた既往を知らず，または考慮されずに手術が行われた場合に起こりやすい．近視に対するエキシマレーザー手術後眼であれば，多くの場合遠視ずれを引き起こし，近くも遠くも見にくい状態となる．屈折矯正手術を受ける患者は裸眼視力に対する要求が高い場合が多いため，眼内レンズ度数ずれを生じた場合はメガネによる矯正では満足しないことが多いので，最悪眼内レンズ交換が必要になることもある．

　眼内レンズ度数ずれが発症する機序としては，通常白内障手術時の眼内レンズ度数計算で用いられるSRK/T式，Holladay式など，予想前房深度を角膜屈折力と眼軸長から計算するタイプのいわゆる第3世代式では，角膜屈折力の変化が予想前房深度の計算に大きな影響を与えてしまうことが主因となっている．対策としては，Haigis-L式やCamellin-Calossi式など実測前房深度を計算式の中に組み入れている式を用いることで度数ずれを起しにくくなる．

　白内障手術を行う前に，屈折矯正手術の既往を確認することが重要である．

5. 瞳孔に関連する問題の鑑別

1）夜間の見えにくさ

　夜間や暗所，とくに運転時に見えにくさやハロー，グレアと呼ばれる症状を自覚することがある．ハローは，対向車のヘッドライトや街灯などに丸いかさがかかったような見え方をする症状で，グレアは，これらの光が散乱して滲んで見える症状である．術後経過が半年程度経過すると自然と症状が軽快する場合もある．術前の暗所時瞳孔径よりエキシマレーザー照射領域が狭い場合にこれらの夜間視の問題が生じやすい．カスタム照射で高次波面収差まで矯正する wavefront-guided LASIK や PRK では，夜間運転時の見えにくさの症状を緩和できるとの報告もある．

　患者の訴えが強い場合は，ピロカルピン点眼を行うことで夜間の見えにくさの症状をおさえることができる．

III. メスを使った屈折矯正手術後変化の鑑別

　エキシマレーザーが普及した現在，メスを使った屈折矯正手術が行われる機会は少なくなったが，手術後の切痕は永続するので，術後患者の診察を行う機会はあると考えられる．術後合併症としてどのようなものがあるかについては術式別に知っておいたほうがよい．

1. 放射状角膜切開術後変化の鑑別

1）光学領内の切開線（図26）

　RK の切開線が光学領内に入った場合，光がにじむグレア症状，スターバースト症状を呈する場合がある．とくに夜間の瞳孔が広がったときに症状を感じやすくなる．

2）角膜穿孔

　RK はメスでかなり深くまで切り込みを入れるため，角膜穿孔のリスクがある．角膜穿孔後の所見としては，角膜内皮細胞密度の減少，穿孔部の瘢痕（scar）などを認める場合がある．

3）視力の日内変動

　RK 術後は角膜の剛性が弱くなるため，眼圧変動による屈折力・視力の日内変動を起こす場合がある．

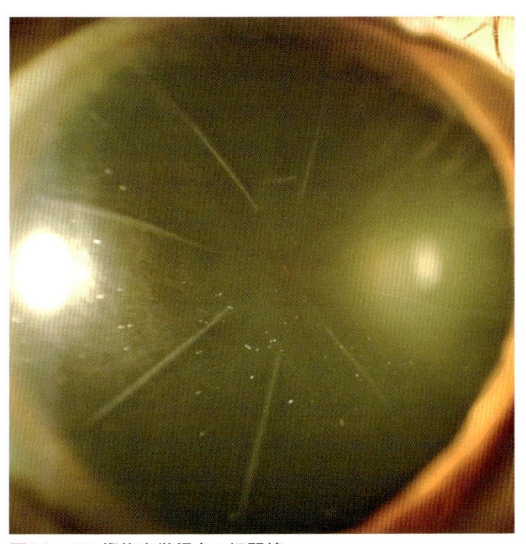

図26　RK術後光学領内の切開線
切開線が中央付近にまでみられ，暗所時にグレア症状がみられる．

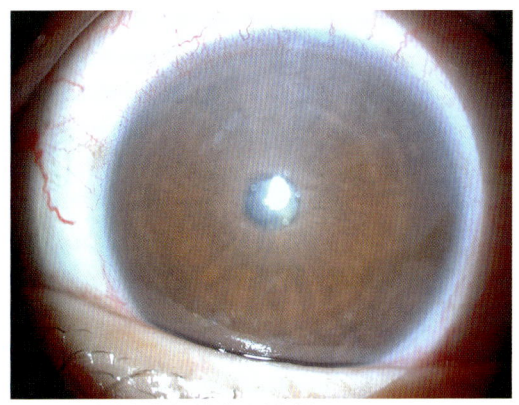

図27　水疱性角膜症（佐藤氏手術後）
初期の水疱性角膜症．上方から浮腫がみられる．

2. 乱視矯正角膜切開術，輪部減張切開術後変化の鑑別

1）乱視軸ずれ

　AK，LRIといった乱視矯正手術は乱視の強主経線に合わせた切開が必要である．乱視軸のずれは低矯正および斜乱視を引き起こす原因となる．対策としては手術前にマーキングを行うことが重要である．

2）角膜穿孔

　角膜は中心部より周辺部のほうが厚いため，より周辺部を切開するLRIのほうがAKよりも穿孔のリスクは低いと考えられる．術中のわずかな穿孔で前房が保たれている状態であればコンタクトレンズ装用で，前房が保ちにくい大きな穿孔であれば角膜縫合を行い対応する．

3. 佐藤氏手術後変化の鑑別

1）水疱性角膜症（図27）

　佐藤氏手術は角膜内皮面にも切開を入れる術式であるため，角膜内皮細胞密度の減少はほぼ生じており，水疱性角膜症の発症リスクは高い．水疱性角膜症を発症した場合は，角膜移植が必要となる．

　角膜の屈折矯正手術の術後変化，合併症の鑑別について概説した．実際に屈折矯正術後患者の診察時に適切な対応を行うためには，普段よりエキシマレーザーを用いた手術，メ

スを用いた手術それぞれの特徴的な変化・合併症についての知識を整理し，その生理的なメカニズムや変化を理解しておくことが重要である．

参考文献

1) Refractive Surgery. Krachmer JH, Mannis MJ, Holland EJ: Cornea, 3rd ed. pp1759-1913, Mosby, 2011
2) Gritz DC: LASIK interface keratitis: epidemiology, diagnosis and care. Curr Opin Ophthalmol 22: 251-255, 2011
3) Azar DT, Chang JH, Han KY: Wound healing after keratorefractive surgery: review of biological and optical considerations. Cornea 31(Suppl 1): S9-S19, 2012
4) Rashid ER, Waring GO 3rd: Complications of radial and transverse keratotomy. Surv Ophthalmol 34: 73-106, 1989
5) 大橋裕一，木下　茂，澤　充，他：屈折矯正手術のガイドライン．日眼会誌　114：692-694, 2010

（宮井尊史）

Topics

角膜生体力学特性解析装置

粘弾性組織である角膜の形状に影響を与える因子として眼圧，角膜厚，角膜曲率，角膜生体力学特性などがある．生体力学特性とは，「負荷を加えた際の変形のしやすさ」である．角膜厚が薄いと眼圧計で眼圧は低く測定される傾向にあることはよく知られているが，眼圧を正確に評価するうえで角膜厚とともに角膜生体力学特性も無視することはできない．角膜生体力学特性解析装置が開発されて以降，角膜生体力学特性を定量的に評価することが可能となってきた．

角膜生体力学的特性解析装置としてはじめにOcular Response Analyzer™（ORA：Reichert 社）が開発され普及している．さらに近年，動的シャインプルーク像解析装置（Corvis®ST：OCULUS 社）が開発され，現在，臨床応用されている機器はこれら2機種となった．

本項ではこの2機種について解説する．

① Ocular Response Analyzer™（ORA）

ORA（図1）は角膜の生体力学特性を測定し，それによって補正した眼圧値を表示することができる眼圧計である．空気式非接触眼圧計（NCT）の原理を応用している．

通常のNCTでは噴射する空気圧を徐々に加圧して角膜を変形させ，角膜面が凸面から平面になって角膜からの反射光が最大になったときの眼圧を測定している．つまり通常のNCTでは凸面が平面になるまでで眼圧測定は終了であるが，ORAはさらに角膜面が陥凹するまで加圧し，その後減圧して，角膜が凹面から平面を経てもとの凸状に戻るまでをモニターし，減圧過程で角膜が凹面から再び平面になるときの眼圧も測定してい

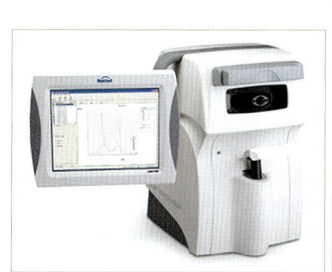

図1 Ocular Response Analyzer™
(http://www.reichert.com/product_details.cfm?pcId=418&skuId=2976&skuTk=1036239258 より)

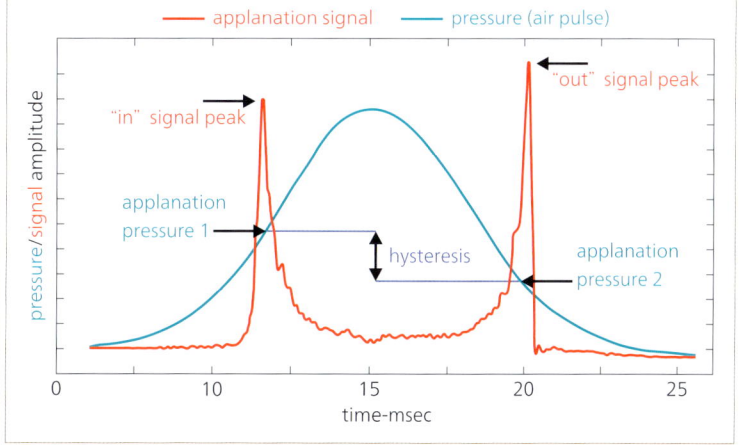

図2 Ocular Response Analyzer™ の測定波形
噴出する空気圧（青色グラフ）に対する，加圧過程の眼圧（＝内向きの圧；applanation pressure 1）と減圧過程の眼圧（＝外向きの圧；applanation pressure 2）には「ずれ」（hysteresis）が生じる．hysteresisは角膜生体力学特性に応じて変化する．

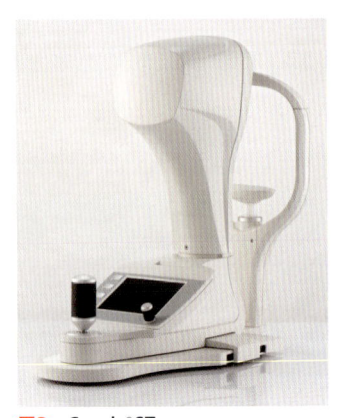

図3　Corvis®ST
（OCULUS 社より）

る（図2）．具体的には，検出器で中心 3.0 mm の角膜部分の形状を約 20 ミリ秒間モニターし，内向きに平坦化する（凸面から平面への変化）までに要した時間と，外向きに平坦化する（凹面から平面への変化）までに要した時間を測定し，そこから逆算して各時点での空気圧を求める．

加圧過程の圧平眼圧と減圧過程の圧平眼圧は同一ではなく，角膜生体力学特性に応じて差が生じる．ORA では，この差を角膜ヒステリシス（corneal hysteresis：CH）と名付けている．CH は「角膜の変形しやすさ」を示し，角膜組織がエネルギーを吸収し分散する能力を示すと考えられており，角膜の生体力学特性を代表する数値である．また，真の眼圧に近い値として，CH 値で眼圧値を補正した眼圧値（corneal compensated IOP：IOP_{CC}）が表示されるが，角膜厚に影響を受けにくい補正眼圧値と考えられている．なお，Goldmann-equivalent IOP（IOP_G）という Goldmann 眼圧計に相当すると考えられる眼圧値も同時に測定できる．

さらに，CH からはもう 1 つの新しい因子である corneal resistance factor（CRF）も導き出される．この CRF は Reichert 社が提供する角膜生体力学特性の指標の 1 つで，弾性への関連が大きいと言われているが，空気の噴流に対して粘性および弾性抵抗の累積効果を測定しており，より眼圧による影響を受けにくく，角膜厚に依存する角

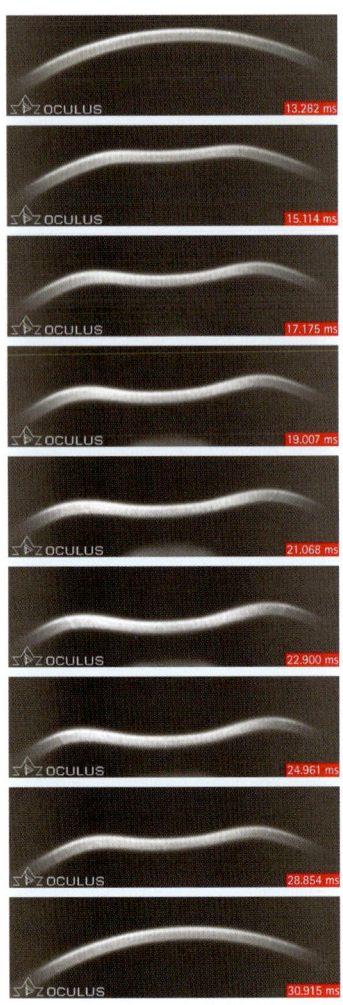

図4　Corvis®ST で撮影された角膜水平断で見る，噴出する空気圧に対する角膜変形の経時的変化
超高速シャインプルークカメラにより空気の噴射後 31 ミリ秒間で 140 枚の角膜水平断像（8.5 mm 径）が撮影される．凸面→平面→凹面→平面→凸面という角膜面の変化がみられる．

膜全体の抵抗力を反映している数値と考えられている．これまでに CH や CRF は正常角膜においても年齢によって影響を受けるという報告があり，加齢によるコラーゲンの架橋に伴う粘弾性の変化が関係している可能性が示唆されている．

② Corneal Visualization Scheimpflug Technology（Corvis®ST）

動的シャインプルーク像解析装置の Corvis®ST（図3）は ORA と同様の原理であるが，測定中に噴射する空気圧により角膜の変形する様子を超高

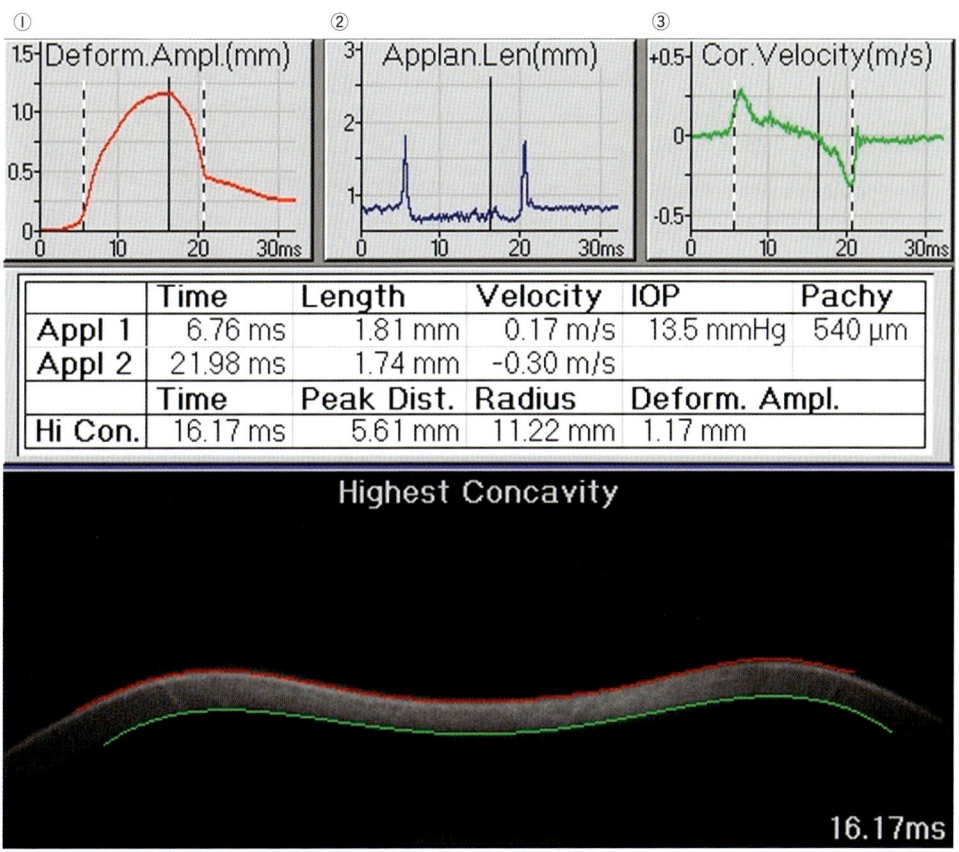

図5 Corvis®ST の測定結果表示

空気の噴射後の，①角膜頂点の深さ方向への動きの変化（Deform.Ampl.；上段左 - 赤色グラフ）と，②内向き（Appl 1）と外向き（Appl 2）にそれぞれ圧平された時の長さ（Applan.Len；上段中 - 青色グラフ）と，③角膜の変形する速度（Cor.Velocity；上段右 - 緑色グラフ）が表示される．
下段の写真は最も内向きへの凹みが大きくなった瞬間（Highest Concavity）の角膜断面像が表示される．この Highest Concavity までに要した時間（Time），凹んだときの両端の距離（Peak Dist.），凹んだときの半径（Radius），角膜頂点からの距離（Deform.Ampl.）も中段の表中に表示される．

速シャインプルークカメラで撮影しながら測定する点が異なる．Corvis®ST では眼圧と角膜生体力学特性だけでなく，中心角膜厚も同時に測定することができる．

搭載されている超高速シャインプルークカメラでは高解像度（640×480 ピクセル）画像を4,330 フレーム／秒の速度で撮影することが可能であり，実際の測定では空気の噴射後 31 ミリ秒という短時間において角膜の 8.5 mm 径水平断像（図4，5）が 140 枚撮影されることになる．ORA と同様に，凸面→平面→凹面→平面→凸面という角膜面の変化（図4）を撮影し，その様子は検者手元のコントロールパネルに表示される．

これをもとに図5 に示されるような結果が算出・表示される．通常の NCT のように内向きに平坦化したときの眼圧値（図5；IOP）と，角膜頂点での中心角膜厚（図5；pachy）が表示される．測定中の角膜頂点の深さ方向への動きの変化（deformation amplitude：図5①赤色グラフ），内向きと外向きにそれぞれ圧平された時の長さ（applanation length：図5②青色グラフ），角膜の変形する速度（corneal velocity：図5③緑色グラフ）がそれぞれグラフ表示される．

Corvis®ST を用いた報告はまだ少ない．正常眼における従来の眼圧計との比較ではやや低めの眼圧値であったが，他測定機との相関はよく，検査

結果の再現性に関しては非常によい結果であった．病的角膜における測定や眼圧以外のパラメーターに関する報告に関しては今後の研究に期待したい．

　角膜生体力学特性解析装置の開発背景として，①近年普及しているレーザー角膜内切削形成術（laser in situ keratomileusis：LASIK）などの屈折矯正手術後の眼圧の正確な測定，②「円錐角膜」や「LASIK 後の角膜拡張症（keratectasia）」の発症予測，③角膜クロスリンキングの効果判定などへの応用が注目されている．また角膜の特性は視神経乳頭の篩板の特性を反映しているという見地から，④緑内障性視野障害の進行予測への応用なども期待されている．今後のさらなる研究に期待したい機器である．

参考文献

1) Kotecha A, Elsheikh A, Roberts CR, et al: Corneal thickness- and age-related biomechanical properties of the cornea measured with the ocular response analyzer. Invest Ophthalmol Vis Sci 47: 5337-5347, 2006
2) Kotecha A, White E, Schlottmann PG, et al: Intraocular pressure measurement precision with the Goldmann applanation, dynamic contour, and ocular response analyzer tonometers. Ophthalmology 117: 730-737, 2010
3) Hong J, Xu J, Wei A, et al: A new tonometer—the Corvis ST tonometer: clinical comparison with non-contact and Goldmann applanation tonometers. Invest Ophthalmol Vis Sci 54: 659-665, 2013

（東浦律子）

XII 先天性角膜混濁の鑑別

　先天性角膜混濁ということは出生時やあるいは，乳児期に角膜がすでになんらかの混濁をきたしている病態であり，**表1**のような原因が挙げられる．発生学的異常，遺伝性疾患，感染性疾患などの原因であり，両眼性のことも片眼性のこともある．角膜混濁単独のこともあるし，ほかの眼疾患や全身疾患を伴うこともある．発症頻度は成書によると，10万人の新生児に対し3例，また先天緑内障も含めると10万人に対し6例と増える．

　対象は乳幼児であり，診察には困難を伴う．詳細な診察のために場合によっては全身麻酔も必要になるし，手持ち細隙灯顕微鏡による観察となるので，いきおい精度が落ちる．また成人であれば可能な検査も，乳幼児ではできないこともある〔例：前眼部光干渉断層計（optical coherence tomography：OCT）や内皮スペキュラー検査など〕．問診は親からの聴取となるが，全身的疾患を伴っているかどうかは，担当の小児科医や産科医などからの情報提供あるいは情報収集が必要である．この場合，先方からの医療情報の提供を待つのではなく，こちらから積極的に医療情報を収集するという姿勢が大事である．そうしないと重要な情報が抜けるという事態にもなりかねない．

表1　先天性角膜混濁の分類と原因

- 前眼部発生異常
  Peters奇形，Axenfeld-Rieger症候群，後部円錐角膜，前部ぶどう腫
- ジストロフィ
  先天性遺伝性角膜内皮ジストロフィ，先天性遺伝性角膜実質ジストロフィ，後部多形性角膜ジストロフィ
- 強膜化角膜
- Descemet膜の破裂による混濁
  先天緑内障，鉗子分娩による角膜外傷
- 感染性疾患など
  風疹（3日はしか），麻疹（はしか），角膜ヘルペス，子宮内角膜感染
- 代謝性
  ムコ多糖症，ムコリピドーシス，高チロシン血症，シスチン症
- デルモイド

I. 問診のポイント

　まず全身的な点から問診する．出生時の体重，週数，満期だったか否か，未熟児ではなかったか，出生時の状況（安産かどうか），妊娠時に風疹やヘルペスなどに感染しなかったかどうか．鉗子分娩の有無（いまは少なくなってきている），全身的な異常や奇形の有無，耳の異常（副耳など），家族歴などについてまず聞く．

　ついで眼に話を移し，角膜が混濁しているのに気づいたのはいつからか，羞明などの症状はないか，角膜の大きさの変化はないか，などの点につき問診する．

　問診の際には**表1**のような混濁の種類があることを念頭に行う必要があり，医療情報についてはもれなく聴取するように心がける．両親からだけでなく，必要な場合，小児科医への問い合わせやコンサルトも行って，情報収集に努める態度が肝要である．

II. 検査

　角膜混濁の範囲，深さ，程度をしっかり観察し記録する．いつもしっかり記録するようにするという態度は，しっかり細部まで観察するという点につながり，より注意深い観察力につながる．両眼性か片眼性かも忘れずに観察する．

　同時に角膜径も計測するようにする．新生児の正常な角膜径は10.0～10.5 mmであるが，もしこれより拡大があれば先天緑内障や巨大角膜も疑わなければならない．

　手持ち細隙灯顕微鏡あるいは，手術室での手術用顕微鏡となるので，通常の細隙灯顕微鏡による観察よりすこし精度は落ちる．患児の状況により全身麻酔下での診察ということになる場合もある．もちろん患児がある程度以上の年齢で協力的であれば，通常の診察と同じようにする．内皮側にDescemet膜の破裂像がないか，あるいはDescemet膜の混濁や欠損がないかよく観察する．また角膜上皮の欠損の有無については，フルオレセインを少量つけてブルーフィルターで観察する．

　眼圧を測定する．全身麻酔下では眼圧が下がるということを考慮する．眼圧測定には，Perkins式などの手持ち眼圧計，トノペン，Schiötz，アイケア®手持ち眼圧計などを用いる．

　最近では前眼部OCTが発達しており，角膜の全体の形状や厚みの変化，Descemet膜の欠損の有無などを観察しやすい．ある程度以上の年齢の患児で協力的でないと検査できない．**図1**は，後部円錐角膜の前眼部OCT像である．角膜の形状がよくわかり，一部で角膜後部が欠損し薄くなっている感じがよくわかるであろう．

　隅角部の観察には超音波生体顕微鏡（ultrasound biomicroscope：UBM）が有用である．角膜混濁が強くて，眼底観察ができない場合には，超音波断層検査（B-scan®）も必要である．

　虹彩索などの異常がないか，虹彩自体の異常がないかなどを観察する．

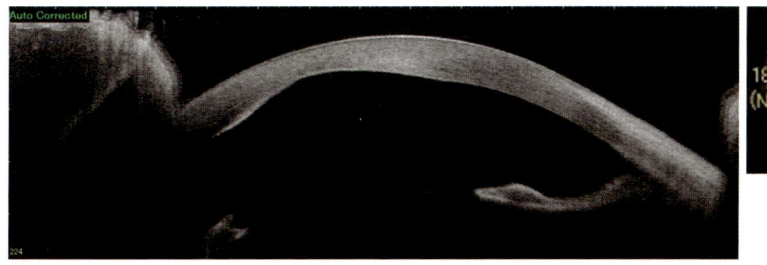

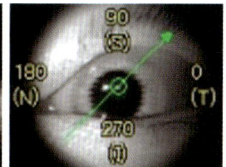

図1　後部円錐角膜の前眼部 OCT 像
角膜後面カーブが前方側へ突出しているのがよくわかる．病変部の角膜が菲薄化している様子もよくわかる．

III. 前眼部発生異常

1. Peters 奇形

　角膜中央部の混濁が出生時からみられる．両眼性が約 80％と多い．混濁部の辺縁付近には虹彩索の前癒着を伴っている．先天白内障を伴うことがあり，前極白内障の形態が多い．たいていは遺伝歴はなく，特発性であるが，稀に常染色体劣性遺伝のこともある．約 50〜80％に緑内障を合併するが，その機序については不明であり，隅角部の発生異常が推測されている．

　Waring によると，図2のように，本症は後部円錐角膜から Peters 奇形，Rieger 奇形に至るまでの一連の前眼部の発生異常の一部であると考えられている．この仮説を，step-ladder classification と呼ぶ．

　Peters 奇形（図3）は病態により3群に分類される．第1群は白内障や水晶体の前方偏位を伴わない群であり，Peters 奇形I型と呼ばれ，発生段階での角膜内皮形成不全により生じる．これに類似したものとして，子宮内感染に続発して生じる von Hippel's internal corneal ulcer がある．実際の臨床の場では，片眼が Peters 奇形で，僚眼が後部円錐角膜である症例を見ることがあるので，Peters 奇形の非常に軽度のものが後部円錐角膜ではないかと考えられている．第2群は，白内障や水晶体の前方偏位を伴う群で，Peters 奇形II型と呼ばれている．これは，表面外胚葉における水晶体胞の分離がうまく行われなかったか，あるいは一度は分離した水晶体がなんらかの原因で前方に押されて角膜に接触し，内皮および Descemet 膜の欠損が二次的に起こったためと推測できる．第3群は，Rieger 症候群との合併例である．近年の分子遺伝学の進歩により本疾患の一部は，発生に関与していると考えられる *PAX6*，*PITX2*，*CYP1B1* および *FOXC1* 遺伝子の変異により生じることが判明している．

　臨床所見としては，角膜中央部の Descemet 膜および内皮細胞の欠損があり，それに相当する部位の実質は菲薄化し，混濁している．通常，角膜への血管侵入はない．内皮欠損部のちょうど辺縁に虹彩索状物（iris strand）が付着している．この虹彩索状物は虹彩の捲縮輪につながっている．時に Bowman 層の欠損を伴うこともある．周辺部の角膜は比

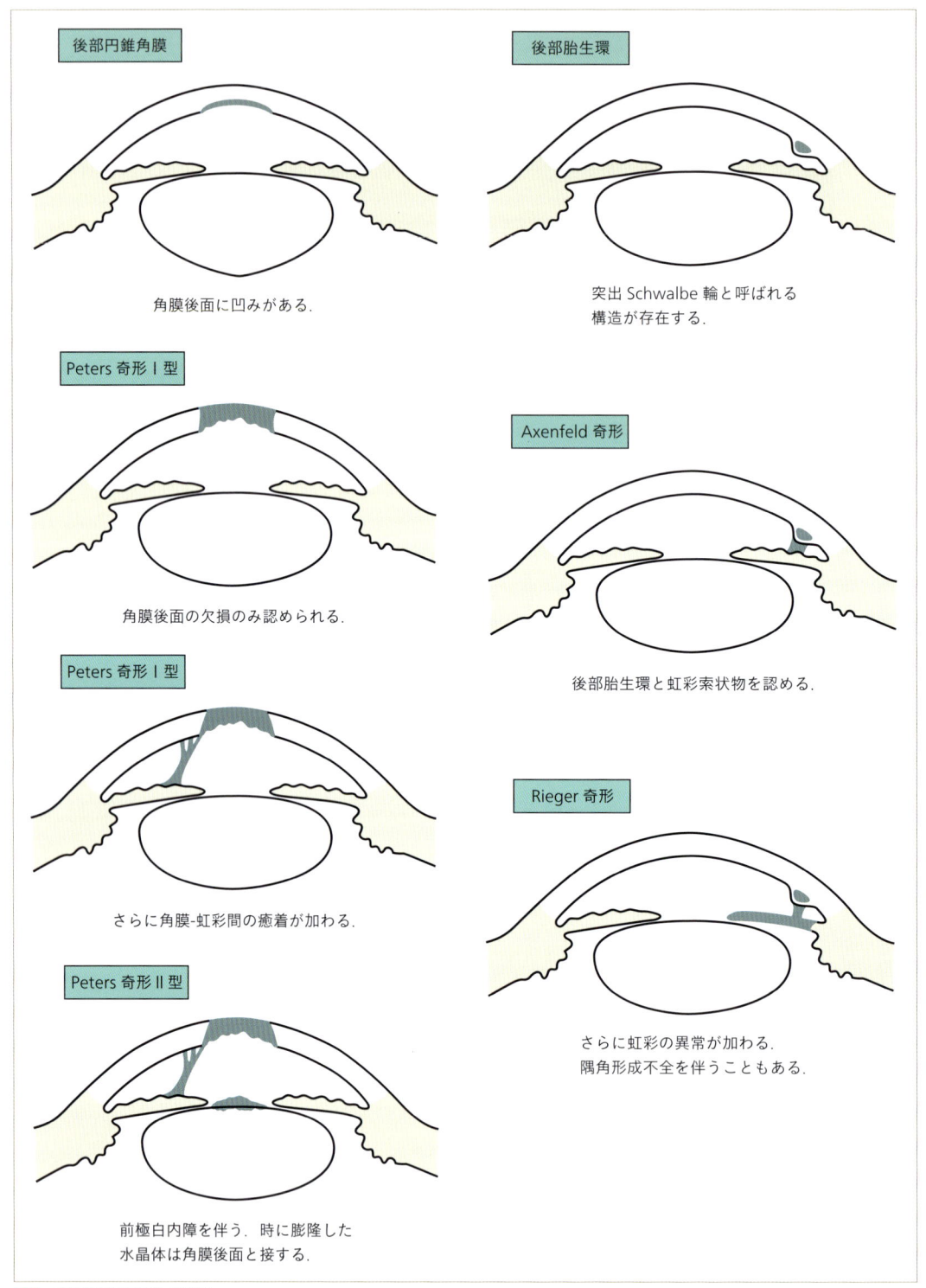

後部円錐角膜	後部胎生環
角膜後面に凹みがある.	突出 Schwalbe 輪と呼ばれる構造が存在する.
Peters 奇形 I 型	Axenfeld 奇形
角膜後面の欠損のみ認められる.	後部胎生環と虹彩索状物を認める.
Peters 奇形 I 型	Rieger 奇形
さらに角膜-虹彩間の癒着が加わる.	さらに虹彩の異常が加わる. 隅角形成不全を伴うこともある.
Peters 奇形 II 型	
前極白内障を伴う. 時に膨隆した水晶体は角膜後面と接する.	

図2　前眼部発育不全の病型
(Waring GO 3rd, Rodrigues MM, Laibson PR: Anterior chamber cleavage syndrome: A stepladder classification. Surv Ophthalmol 20: 3-27, 1975 より改変)

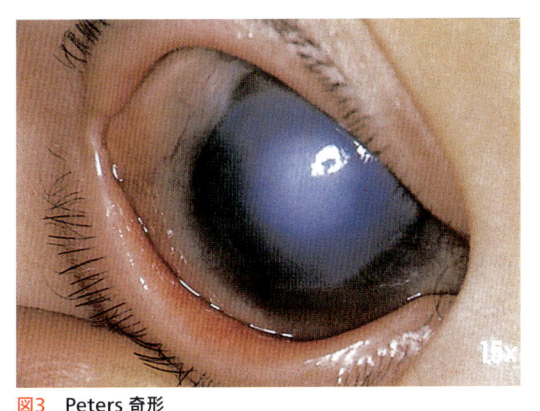

図3 Peters 奇形
角膜中央部に円形の角膜混濁を認める.
〔細谷比左志:乳児・新生児の角膜混濁. 眞鍋禮三, 木下 茂, 大橋裕一(監修):角膜クリニック, 第2版. p94, 医学書院, 2003 より〕

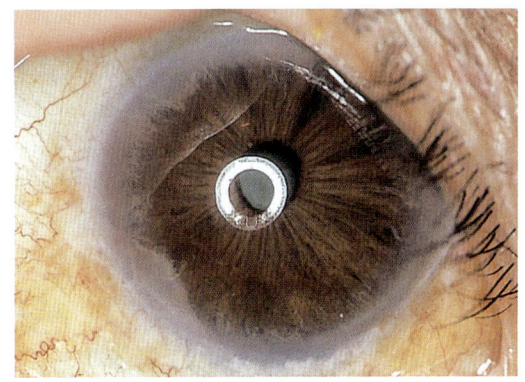

図4 Axenfeld-Rieger 症候群
突出した Schwalbe 線と周辺部の虹彩萎縮が認められる.
〔細谷比左志:乳児・新生児の角膜混濁. 眞鍋禮三, 木下 茂, 大橋裕一(監修):角膜クリニック, 第2版. p95, 医学書院, 2003 より〕

較的透明である.角膜混濁が強い場合,前眼部の形状や所見が非常に観察しにくいことがあるが,UBM は非常に有用な検査法である.

緑内障に対する治療は,通常の緑内障治療に準じる.また,Peters 奇形の角膜混濁は成長とともに軽減してくることが多い.乳幼児に対する角膜移植の成績はすこぶる悪い(緑内障と弱視の問題)こともあり,角膜移植はしばらく待ったほうがよいとされる.

2. Axenfeld-Rieger 症候群

本症候群を定義すると,神経堤由来細胞に由来する眼組織および眼外組織の異常を認める稀な発達異常症候群である.遺伝形式は常染色体優性遺伝である.Axenfeld-Rieger 症候群は総称であり,眼組織および眼外組織の異常に応じて,Axenfeld 奇形,Rieger 奇形,Rieger 症候群の3つに分けられる(図4).

Axenfeld 奇形は,Schwalbe 線が前方へ偏位したもので,角膜周辺後面に白線として認められる後部胎生環に虹彩索状物を備えたものをさす.Rieger 奇形は Axenfeld 奇形に加えて,虹彩萎縮を伴ったものである.虹彩の異常は,虹彩実質の菲薄化,著明な萎縮,瞳孔偏位,ぶどう膜外反から偽多瞳孔まで多様である.Rieger 症候群は Rieger 奇形に加えて,外眼の異常すなわち顔面異常や歯牙異常を伴うものである.第4染色体 q25 に存在するホメオボックス遺伝子の1つである *RIEG* 遺伝子の異常によって引き起こされる.

通常両眼性で,男女ともに認められる.通常生下時に,瞳孔偏位,ぶどう膜外反,虹彩実質の萎縮や菲薄化,偽多瞳孔などで発見されることが多い.小児の視力障害,あるいは緑内障の症状で成人になって診断されることもある.

本疾患は,緑内障を合併した場合に治療対象となる.まずは,β 遮断薬や α 作動薬などの薬物療法を試みる.隅角の異常を伴っている場合には,手術が難しくなるが,現時点ではマイトマイシン C 併用の線維柱帯切除術,隅角切開術などが適応となる.

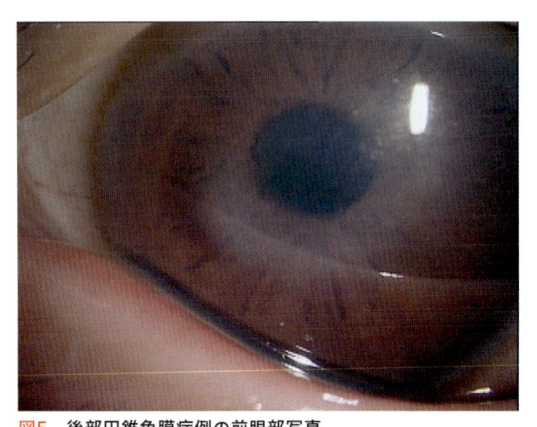

図5 後部円錐角膜症例の前眼部写真
角膜中央部に楕円形の角膜混濁を認める．この写真ではわかりにくいが，混濁部はやや偏心している．**図1**と同じ症例．

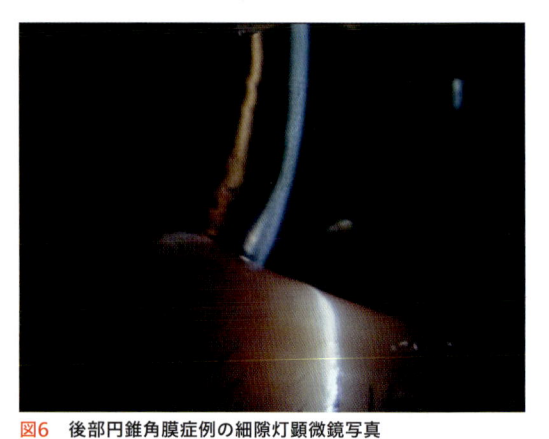

図6 後部円錐角膜症例の細隙灯顕微鏡写真
図1，5と同一症例．角膜混濁部を含むスリットで角膜を観察すると混濁部の角膜がすこし薄くなっているのがわかる．この部の角膜後面カーブが前方へ突出しているのが観察される．

3．後部円錐角膜

　後部円錐角膜（posterior keratoconus）は，出生時からみられる角膜中央の円形または楕円形の混濁で，角膜内皮側のDescemet膜や内皮細胞が欠損したように見える．そのため，角膜中央部の後面カーブが，本来のカーブより前方側に突出したような形に見える．その部位の角膜実質は菲薄化している．

　前眼部OCTを撮影したものが，**図1**である．また前眼部写真と細隙灯顕微鏡写真を**図5，6**に掲げる．前眼部の発生異常のなかで生じる病態で，Peters奇形の非常に軽度の状態が後部円錐角膜であると考えられ，思春期に発症してくるいわゆる通常の円錐角膜とは無関係と考えられている．角膜後面の混濁部のエッジの部分に，しばしば色素沈着を伴っている．虹彩索はない．片眼性が多いが，稀に両眼性のものもみられる．

　後部円錐角膜はほかの眼合併症を伴うことは少ないが，稀に水晶体異常や網膜コロボーマ，視神経乳頭低形成などを合併することがある．また稀に精神遅滞や低身長，泌尿器異常などの全身異常を合併する場合も報告されている．

　視力は，弱視，屈折異常により不良のこともあるが，角膜移植などの治療が必要になることはない．

IV．ジストロフィ

1．先天性遺伝性角膜内皮ジストロフィ

　先天性遺伝性角膜内皮ジストロフィ（congenital hereditary endothelial dystrophy：CHED）は，両眼性の広範な角膜浮腫を呈する遺伝性疾患であり，角膜はすりガラス状に混濁している（**図7**）．角膜混濁は生下時よりみられる．遺伝形式には，常染色体優性

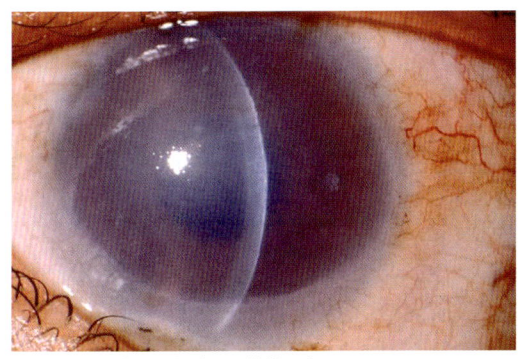

図7 CHED症例の細隙灯顕微鏡写真
すりガラス状の角膜混濁が角膜全体に広がっている．角膜は厚くなっている．両眼性である．
〔細谷比左志：乳児・新生児の角膜混濁．眞鍋禮三，木下 茂，大橋裕一（監修）：角膜クリニック，第2版，p96，医学書院，2003 より〕

遺伝および常染色体劣性遺伝がみられるが，劣性遺伝形式のほうが多い．優性遺伝は稀で，この場合，ほかの異常を伴うことが多い．

組織学的には，胎生初期に形成される厚さ約 3 μm の前部 Descemet 膜は正常であり，後部 Descemet 膜と内皮細胞に異常がみられる．このことから，内皮は胎生初期には正常に機能していたことが推測される．しかし胎生 5 か月になると，内皮機能不全を生じ，異常基底膜を分泌して Descemet 膜は肥厚する．疾患の進行とともに，続発的に上皮，Bowman 層に変化をきたすが，実質のコラーゲン線維は正常のまま保たれる．

臨床所見としては，角膜全体の均一なすりガラス状混濁，角膜浮腫を認め，角膜は肥厚している．角膜混濁は出生時にみられるか，または生後 1 年以内に発症する．角膜への血管侵入はなく，角膜知覚，眼圧は正常である．角膜混濁の進行はあまりみられないが，時に上皮障害を伴う例では，角膜混濁の進行を見ることがある．稀に無症状の例があるが，この場合，視力，角膜厚は正常である一方，角膜内皮細胞は不正であり，その周囲に透明で水疱様の病変を伴い，Descemet 膜レベルに数珠球様の白色線がみられる．この所見は後部多形性角膜ジストロフィの所見に類似している．最近，先天性遺伝性角膜内皮ジストロフィと後部多形性角膜ジストロフィの遺伝子座が 20 番染色体の同じ領域になることが報告され注目されている．

治療として，全層角膜移植術を施行するが，予後は不良である．最近では，角膜内皮移植（DSAEK）による治療も試みられており，比較的良好な成績を収めている報告もみられる．

2．先天性遺伝性角膜実質ジストロフィ

先天性遺伝性角膜実質ジストロフィ（congenital hereditary stromal dystrophy：CHSD）は，出生時よりみられる両眼性の角膜中央部の表層性の実質混濁である．非進行性で，非常に稀な疾患である．遺伝形式として常染色体優性遺伝を示す．病変は実質のみに限局し，すりガラス状の混濁，薄片状，羽毛状の混濁がみられる．混濁は中央部で濃く，周辺になるに従って淡くなる．上皮，Bowman 層，Descemet 膜，内皮は正常である．通常視

表2 先天性遺伝性角膜実質ジストロフィ，先天性遺伝性角膜内皮ジストロフィ，後部多形性角膜内皮ジストロフィの鑑別のポイント

比較項目	CHSD	CHED	PPCD
遺伝形式	常染色体優性	常染色体劣性・優性	常染色体優性
両眼か片眼か	両眼性	両眼性	両眼性
角膜混濁発生時期	生下時	生下時	生下時か生後1年内
混濁部位	中央部	角膜全体	角膜全体
混濁の形	すりガラス状，薄片状，羽毛状	すりガラス状，少数の白斑	すりガラス状
進行性	非進行性	進行はごくわずか	ゆっくりと進行
角膜厚	正常	著明に肥厚	正常

CHSD：先天性遺伝性角膜実質ジストロフィ，CHED：先天性遺伝性角膜内皮ジストロフィ，PPCD：後部多形性角膜内皮ジストロフィ
〔細谷比左志：乳児・新生児の角膜混濁．眞鍋禮三，木下　茂，大橋裕一（監修）：角膜クリニック，第2版．p96，医学書院，2003より改変〕

力は不良であり，内斜視と眼球振盪を伴う．実質混濁は細い直径（15 nm）のコラーゲン線維より構成される．実質のコラーゲン合成の異常およびグリコサミノグリカンの構成と配列の異常が原因と考えられている．

上述の所見から診断は比較的容易と思われるが，鑑別すべき疾患として，CHED，後部多形性角膜ジストロフィが挙げられる．鑑別のポイントを表2に示した．

治療として，早期に角膜移植を施行すれば良好な視力が得られるとの報告もみられる．

3. 後部多形性角膜ジストロフィ

後部多形性角膜ジストロフィ（posterior polymorphous corneal dystrophy：PPCD）は，通常，出生時には角膜は透明で異常を発見されることは稀ではあるが，なかには出生直後から角膜浮腫を認める症例もあるので，前述のCHEDやCHSDとの鑑別が必要な場合がある．

通常常染色体優性遺伝であり，稀に常染色体劣性遺伝の例がみられ，両眼性，左右対称性に病変が見られる．時に左右の所見の差が大きい例もある．細隙灯顕微鏡での観察で，角膜内皮側，Descemet膜レベルに，淡い灰色混濁に周囲を囲まれた小水疱の集合体，より大きな地図状の水疱，帯状病変などの所見を認める．内皮スペキュラー検査でこれらの所見はより確認できる．また内皮細胞の減少を観察する．組織学的には，角膜内皮細胞の上皮様変化を観察するのが特徴である．

V. 強膜化角膜

強膜化角膜（sclerocornea）は，角膜組織が強膜様になっている先天性，非進行性，非炎症性の混濁である．

本来透明であるべき角膜が，強膜のように白く混濁している状態（図8）である．角膜輪部の位置は不明瞭となっていることが多い．混濁の範囲が角膜全体に及んでいる場合を全強膜化角膜（total sclerocornea）といい，角膜周辺部のみが混濁している場合を周辺部強膜化角膜（peripheral sclerocornea）という．いろいろな疾患に合併する．

角膜前面のカーブは扁平である．両眼性のことが多いが左右で混濁に差があることが多

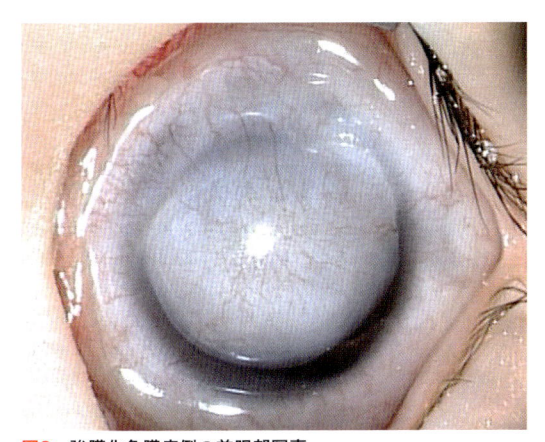

図8 強膜化角膜症例の前眼部写真
〔杏林大学　山田昌和先生ご提供〕

い．男女差はない．遺伝歴がみられる場合は少なく，ほとんどの例は特発性である．稀に常染色体優性遺伝を示す例もある．

　組織を調べるとBowman層が欠如しており，正常角膜実質のような均一なコラーゲン線維の整った配列ではなく，強膜組織のような組織である．実質の層板は欠如している．Descemet膜は菲薄化しているか，欠損している．発生学的に，胎生7週頃に生じる角膜組織と強膜組織の分化の異常により生じると考えられている．ホメオボックス遺伝子の*RAX*遺伝子の突然変異を認めることがある．

　混濁部を観察すると表層または深層に血管侵入がみられる．隅角異常を伴っているケースが多く，その場合，眼圧上昇を伴う．あるいは，全層角膜移植後に高眼圧になるケースが多い．大抵，角膜知覚低下がみられる．扁平角膜を合併している．その他，無虹彩，小眼球，眼振，斜視を合併している場合がある．全身合併症を伴う場合もある．

　混濁が片眼であり，対側眼の角膜が透明であれば，治療としての移植を選択することは稀となる．また手術的加療は，角膜以外の眼の構造が正常である場合に限られる．それでも角膜移植の成績は，Peters奇形に対する成績よりも悪いとされている．近年はシクロスポリンの局所投与により成績はやや改善している．

VI. Descemet膜の破裂による混濁

　この場合，先天緑内障と鉗子分娩による角膜外傷が含まれる．

1. 先天緑内障

　先天緑内障（congenital glaucoma）は，先天的に隅角に異常があり出生時からみられる緑内障である．新生児の角膜，強膜は非常に軟らかく，高眼圧が持続すると徐々に伸展する．したがって先天的に眼圧が高いとその圧力により眼球壁が伸展され角膜が引き延ばされ角膜径は大きくなる．放置すると牛眼（buphthalmos）という状態になってしまう．角膜の伸展によりDescemet膜は断裂し，角膜は浮腫を生じ混濁する．その断裂線は特徴的

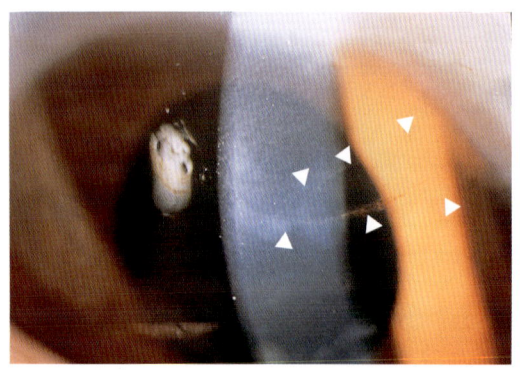

図9　Haab 線
矢頭で囲んだ所に Haab 線を認める．Descemet 膜破裂の後の瘢痕である．
〔細谷比左志：乳児・新生児の角膜混濁．眞鍋禮三，木下　茂，大橋裕一（監修）：角膜クリニック，第 2 版，p98，医学書院，2003 より〕

であり，次の鉗子分娩による外傷時の Descemet 膜破裂とは異なる．先天緑内障における Descemet 膜の断裂線はより曲線状で円弧状にカーブしていたり不正形である．

　一般の眼科医が 20 年間に一度出会うかどうかというくらいの頻度であり，1 万～2 万の出生に対し 1 人という頻度の非常に稀な疾患である．ただし眼科医の役割は非常に重要で，しっかり診断しすぐに適切な治療（手術）をしないとその患児の眼の一生を左右する．男児が 65％であり，両眼性が多い．孤発例が多いが，遺伝歴がみられる場合もあり，その遺伝形式は，常染色体劣性遺伝である．

　初期症状は，流涙，羞明，眼瞼痙攣である．不正形のすりガラス状の角膜混濁がみられ，角膜横径は 11～12 mm またはそれ以上に増大している．Descemet 膜破裂の治癒した瘢痕を Haab 線と呼ぶ（図 9）．

2. 鉗子分娩による角膜外傷

　最近では，ほとんどみられないが，以前は出産困難時に分娩の際，鉗子を用いて新生児の頭部を挟んで出産させる方法がよく行われた．このとき，鉗子の一部が眼球を圧迫して生じる角膜の外傷である．

　Descemet 膜に破裂がみられる．破裂線は通常，直線的であり，平行する 2 本の線が Descemet 膜レベルに観察される．破裂の方向は，垂直方向か斜め方向が多い．角膜は全体に浮腫状である．角膜浮腫は Descemet 膜破裂の修復とともに消失してくるが，修復後も淡い角膜混濁が残り，視性刺激遮断性弱視になり，角膜形状異常による乱視を伴いやすい．眼圧と角膜径が正常である点が，先の先天緑内障と異なる．

　片眼性が多く，多くは問診のときに明らかになるので，問診の際には必ず，出産時の状況を聞く必要がある．

　Descemet 膜修復後は，PPCD や後部角膜水疱（posterior corneal vesicles：PCV）との鑑別が問題となるが，鑑別は比較的容易である．すなわち，内皮スペキュラー像で鑑別できる．鉗子分娩による Descemet 膜の破裂像は，エッジがシャープで直線的なのに対し，

PPCDやPCVの帯状病変は，エッジがノコギリ状である点で鑑別ができる．

VII. 感染性疾患

1. 風疹（3日はしか）

　先天性風疹症候群は，先天心疾患，難聴，先天白内障という3大疾患を合併する．先天白内障以外にも先天緑内障，網膜症，小眼球といった眼症状を呈する．そのなかの1つとして，角膜混濁が挙げられる．先天緑内障を伴う場合には，眼圧上昇がみられる．

　母親への問診が大事であり，妊娠のごく初期に風疹（rubella, german measles）の罹患歴があるか否かを聞くことがポイントである．

2. 麻疹（はしか）

　麻疹（measles）そのものに合併する角膜炎は，後遺症なく治癒させることができる．栄養状態のいい現代社会では，麻疹による乳幼児の角膜混濁はみられなくなっている．しかし高齢者のなかには，問診してみると，幼児期に麻疹に罹患した後に角膜混濁を起こしたという例が多い．こういった麻疹罹患後の角膜混濁を，麻疹後失明（postmeasles blindness：PMB）と呼ぶ．現在でもアフリカ諸国に多くみられ，麻疹に伴う角膜炎に栄養不足やビタミンA欠乏症などが加わって生じると推測されている．

3. 角膜ヘルペス

　小児の角膜混濁の原因として，角膜ヘルペス（corneal herpes）も重要である．上皮型であれば角膜混濁は残さず治癒させることができるが，実質型に移行していれば角膜は瘢痕化し混濁として残る．

　先天性単純角膜ヘルペスウイルス（herpes simplex virus：HSV）感染は，通常，ウイルスに汚染された産道を新生児が出生時に通過する際に感染する．子宮内でのHSV感染も2例だけ報告されている．新生児のHSV感染は，通常，母親からの1型または2型HSV感染汚染による．周産期のHSV感染のおよそ80％が2型で，20％が1型HSV感染である．新生児のHSV感染が判明したらすぐに適切な抗ウイルス治療を開始するが，この治療に抗して，全身や中枢神経系へ感染した場合，致死的になる．眼のHSV感染の所見は，最初にあらわれるHSV感染の徴候となるので，その意味は非常に重要となる．

　上記の意味で，新生児に結膜炎や角膜炎を認めた場合には，HSV感染かどうかの疑いを常にもっておくべきである．通常，このHSVによる結膜炎や角膜炎の症状は，生後2日から2週間の間にみられる．しかし出生時にHSVによる角膜上皮炎を認めたという症例が2例だけ報告されている．角膜潰瘍の形態としては，樹枝状，地図状，点状角膜症と種々の形態がみられる．樹枝状潰瘍はHSV感染を示唆する．眼瞼は大抵の場合，赤く腫脹している．皮膚に水疱もみられる．そのほかに，壊死性脈絡網膜炎，白内障，視神経炎，視神経萎縮，斜視，眼球癆などの眼合併症の報告もみられる．

　母親の外陰部ヘルペスの既往は，HSV感染を強く示唆する．母親のHSV感染があ

表3 ムコ多糖症にみられる眼異常

疾患名	欠損酵素	蓄積物質	眼異常	遺伝形式
MPS IH	α-L-iduronidase	heparan sulfate	角膜混濁, 網膜色素変性	AR
		dermatan sulfate	視神経萎縮, 緑内障	両眼性
MPS IS	同上	同上	同上	AR
MPS IH/S	同上	同上	角膜混濁, 網膜色素変性	AR
			視神経萎縮	すりガラス状
MPS II	iduronate sulfate	同上	角膜混濁は稀, 網膜色素変性	XR
			視神経萎縮	正常
MPS III	欠損酵素の種類によりA〜Dのsubtypeに分けられる(欄外参照)	heparan sulfate	臨床的には角膜は透明, しかし時にスリットにて軽度の角膜混濁がみられる, 網膜色素変性, 視神経萎縮	AR
MPS IV	上と同様にA, Bのsubtypeに分けられる(欄外参照)	keratan sulfate	角膜混濁, 視神経萎縮	AR
MPS V	(Scheie症候群がMPS ISと分類されるようになり欠番)			
MPS VI	arylsulfatase B	dermatan sulfate	角膜混濁, 視神経萎縮	AR
MPS VII	β glucuronidase	dermatan sulfate	角膜混濁	AR
MPS VIII	glucosamine-S-sulfatase	heparan sulfate	角膜は透明	AR

MPS：ムコ多糖症, AR：常染色体劣性遺伝, XR：伴性劣性遺伝
MPS IH：Hurler症候群, MPS IS：Scheie症候群, MPS IH/S：Hurler/Scheie混合型, MPS II：Hunter症候群,
MPS III：Sanfilippo症候群, MPS IIIの欠損酵素；A：heparan-S-sulfaminidase, B：α-N-acetylglucosaminidase,
C：acetyl-CoA-α-glucosaminidase-N-N-acetyltransferase, D：N-acetylglucosamine-6-sulfatase.
MPS IV：Morquio症候群, MPS IVの欠損酵素；A：galactosamine-6-sulfate sulfatase, B：β-galactosidase
MPS V：欠番, MPS VI：Maroteaux-Lamy症候群
MPS VIII：Diferrante症候群
〔細谷比左志：乳児・新生児の角膜混濁. 眞鍋禮三, 大橋裕一, 木下 茂(監修)：角膜クリニック, 第2版, p98, 医学書院, 2003より〕

り, 産道経由の新生児感染が予想される場合, 生まれてくる児のHSV感染を予防するために, 帝王切開による出産が推奨される.

既往と眼の所見からヘルペス感染が疑われた場合, 角膜や結膜からの擦過物の蛍光抗体法やペルオキシダーゼ染色による検査, 水疱内容液のPCRなどが行われる.

診断が確定すれば, 治療は, アシクロビル静脈注射を行う. 全身的に移行すると致命的になるためである. また眼に対するアシクロビル眼軟膏による局所治療も同時に行われる.

VIII. 代謝性疾患

1. ムコ多糖症

ムコ多糖類の代謝異常により, 全身の細胞内のリソゾーム内にムコ多糖が蓄積していく一連の疾患群をムコ多糖症(mucopolysaccharidosis：MPS)という. **表3**のような疾患がこれに属し, 7型に分類される.

このうち, Hurler症候群, Scheie症候群, Hurler/Scheie混合型, Maroteaux-Lamy症候群では, とくにすりガラス状角膜混濁が著明である(**図10**). Hurler症候群は, 特徴的なガーゴイル顔貌をもち, 骨格異常, 精神遅滞, 低身長症, 腹部拡大, 関節の拘縮などがみられる. 生後2, 3年以内にかなり強い角膜混濁を生じる. 角膜実質のびまん性の点状

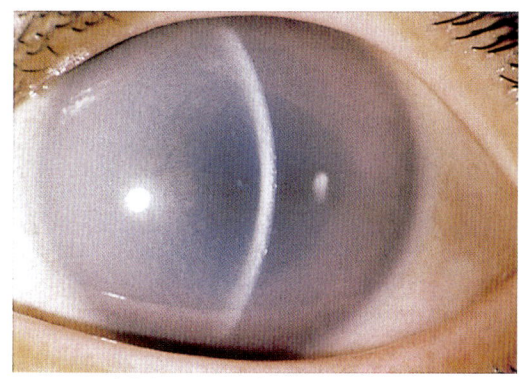

図10 ムコ多糖症にみられた角膜混濁
ムコ多糖症Ⅰ型SのScheie症候群の1例．びまん性の角膜実質混濁がみられ，混濁は角膜中央部でやや薄く，周辺部でやや濃い．
〔細谷比左志：乳児・新生児の角膜混濁．眞鍋禮三，木下 茂，大橋裕一（監修）：角膜クリニック．第2版．p98．医学書院，2003より〕

混濁が認められ，上皮や内皮は侵されない．Scheie症候群は，出生時から淡い角膜混濁を認め，ゆっくり進行し10歳代に角膜混濁により視力低下をきたす．角膜混濁は中央よりも周辺部でより著明である．緑内障の合併も報告されている．Maroteaux-Lamy症候群も生後2，3年以内に著明な角膜混濁をきたす．狭隅角緑内障も報告されている．マイルドな顔面異常，外反膝，多発性の関節変化，低身長症，亀背などを合併する．そのほか，視神経萎縮や水頭症も報告されている．しかし，Hunter症候群，Sanfilippo症候群，Morquio症候群では生下時には角膜混濁はなく，生後数年してからみられる．角膜混濁が高度になり視力低下がみられる例では角膜移植術が施行される．そのほか，眼底の網膜の黄斑部に桜実紅斑（cherry-red spot）がみられる．網膜色素変性を認めるものもある．Hurler症候群では，眼軸長が非常に短いことが知られている．

2. ムコリピドーシス

ムコリピドーシス（mucolipidosis：MLS）は，別名oligosaccharidosisともいい，糖蛋白や糖脂質など炭水化物の代謝異常により生じる．これには**表4**のような疾患が属す．

このうち，出生時に角膜混濁を認めるのは，MLSⅡ型とⅣ型である．とくにⅣ型は，常に著明な先天性角膜混濁を認める．Ⅱ型の40％とⅠ型の20％までの症例にマイルドな先天性角膜混濁を認める．Ⅲ型では，全症例で10歳までにマイルドな角膜混濁が認められる．Ⅳ型では，代謝異常により産生された代謝産物が角膜上皮に蓄積して眼表面が平滑でなくなり，眼痛や異物感を訴えることがあり，これに対する治療が必要となる．すなわち角膜保護剤の点眼や治療用ソフトコンタクトレンズの装用である．そのほか，網膜に桜実紅斑がみられる．角膜混濁が高度の症例には全層または表層角膜移植術が施行されるが，成績は不良と報告されている．

表4 ムコリピドーシスなどにみられる眼異常

疾患名	欠損酵素	眼異常	遺伝形式
MLS I	glycoprotein sialidase (neuroaminidase)	桜実紅斑，結膜血管，網膜血管の蛇行，車軸状水晶体混濁，進行性角膜混濁	AR
MLS II	N-acetylglucosamine-1-phosphotransferase	小眼窩，眼球突出，緑内障，巨大角膜，角膜混濁	AR
MLS III	N-acetylglucosamine-1-phosphotransferase	角膜混濁	AR
MLS IV	ganglioside sialidase	角膜混濁，網膜変性	AR
Goldberg syndrome	sialidase；β-D-galactosidase	桜実紅斑，軽度の角膜混濁	AR
mannosidosis	α-D-mannosidase	角膜には異常なし	AR
fucosidosis	α-L-fucosidase	角膜には異常なし	AR

MLS：ムコリピドーシス，AR：常染色体劣性遺伝
MLS I：Spranger 症候群，MLS II：I-cell disease，MLS III：pseudo-Hurler polydystrophy，MLS IV：Berman 症候群
〔細谷比左志：乳児・新生児の角膜混濁．眞鍋禮三，木下　茂，大橋裕一（監修）：角膜クリニック，第2版．p97，医学書院，2003 より〕

3. 高チロシン血症

　高チロシン血症（tyrosinemia）は臨床的には，5つの症候群に分類される．血清中および尿中のチロシンレベルが高値となり，その代謝産物が検出される．この5つの症候群のうち，高チロシン血症II型，別名 Richner-Hanhart 症候群のみが，角膜混濁を起こす．

　高チロシン血症II型は，肝臓にある酵素のチロシンアミノ基転移酵素 tyrosine aminotransferase（TAT）が欠損している非常に稀な疾患で，TAT の欠損により血液中や尿中のチロシンレベルが増加し，古典的3主徴として，①偽樹枝状角膜潰瘍，②手掌と足底の角化症，③精神遅滞がみられる．

　常染色体劣性遺伝で，血族結婚例に多い．結膜の生検では，上皮肥厚，上皮基底細胞の細胞質中の keratofibrils，上皮下結合組織への形質細胞浸潤，封入体の存在とその中の針状結晶などの所見がみられる．角膜擦過標本では過形成の重層扁平上皮がみられる．この疾患での病変が，眼，皮膚，中枢神経に限局する理由は不明である．

　眼の症状として，生後3か月には，流涙，発赤，羞明などの症状が出現しはじめる．細隙灯顕微鏡で角膜を観察すると，樹枝状から地図状にいたる偽樹枝状角膜炎を認める．角膜実質の混濁および血管侵入も伴う．そのほか，眼振，斜視，白内障，結膜肥厚などの眼所見もみられる．

　皮膚症状は生後1歳までにみられる．手のひら（手掌）と足の裏（足底）に限局する角化丘疹と層状皮膚剝離が観察される．これらの変化は，強い痛みをもたらし，しばしば歩行を困難にさせる．精神遅滞の程度は，中等度から重度までその程度はさまざまである．なかには全く精神遅滞がなく正常の患児もいる．眼症状と皮膚症状を欠くチロシン血症II型の報告例もある．その他の症状としては，痙攣，大腿骨遠位側の縦の条痕，小頭症，口蓋裂，口唇裂，ヘルニア，内反尖足，片腎欠損などがある．

　診断には，肝機能，腎機能が正常でありかつ，チロシン血症がみられることが必要である．血清中のチロシン値は正常の 2.5～25 倍，尿中のそれも非常に高値である．尿中のチロシン代謝物すなわち，パラヒドロキシフェニルピルビン酸，パラヒドロキシフェニル乳

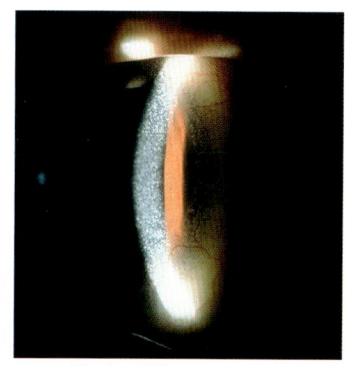

図11 シスチン症患者の角膜
角膜実質内にキラキラとした多数の針状結晶（シスチン）を認める．
（名古屋大学　鈴木祐子先生ご提供）

酸，パラヒドロキシフェニル酢酸，アセチルチロシン，パラチラミンも増加している．これらの検査値と臨床症状がそろうと，チロシン血症と確定診断できる．

鑑別診断として，角膜ヘルペス（とくに2型HSV）が挙げられる．鑑別には，発症時期を考慮し，ウイルス分離や血清中のチロシン値測定も必要である．

治療として，チロシンとフェニルアラニン制限食を摂取させる．これにより速やかに血清中のチロシン値が低下し，角膜病変は消失する．

4. シスチン症

シスチン症（cystinosis）は稀なアミノ酸代謝異常症で，常染色体劣性遺伝の疾患である．正常の50～100倍のシスチンが全身の種々の臓器の細胞内に蓄積していく．腎臓，肝臓，秘蔵，膵臓，骨髄，白血球，小腸，甲状腺，リンパ節に蓄積．眼では角膜，結膜，虹彩，網膜色素上皮の細胞のライソゾーム内にシスチンが高濃度に蓄積していき，さまざまな病態，症状を起こす．腎症が主症状である．角膜所見には，診断的価値があり，眼科医の役割は非常に重要である．角膜所見から診断に至ることがある．異常遺伝子は第17染色体長腕にあるといわれている．

臨床症状により，3型に分類されている．①：乳児期にFanconi症候群を呈し，10歳までに腎不全を発症する腎型，②：角膜混濁により発見される良性型（成人型とも呼ぶ），③：①と②の中間型．

シスチンは細胞質のライソゾーム内で，蛋白が分解されて生じる物質であるが，シスチン症患者ではライソゾーム膜でのシスチン運搬障害によってライソゾーム内に非常に高濃度のシスチンが蓄積して，症状を発症する．病理組織では，角膜実質細胞内に針状のシスチン結晶の蓄積を認める（図11）．

生後5週という非常に早い段階から虹彩表面に屈折性のキラキラと輝く物質を認める．しかしこの段階では，まだ角膜や結膜に異常を認めず，網膜の周辺部に部分的な脱色斑を認める．生後数か月になると，角膜へのシスチンの蓄積がはじまり，患児は羞明を訴えはじめ，光を非常に眩しがる．しかしながら症状の程度には個体差があり，羞明をあま

り訴えない例もある．その後，シスチン蓄積により上皮びらんを生じるようになると眼痛も訴えるようになる．この時期の角膜を細隙灯顕微鏡で観察すると，角膜内に反射性の針状のシスチン結晶が多数みられる．最初は角膜実質の表層にみられるが，経過とともに徐々に深い層にも沈着がみられるようになる．沈着は中央よりはじまり周辺部にいき，ついに角膜全体に分布するようになる．角膜だけでなく，虹彩表面や結膜にも同様の結晶状沈着を認める．これらの沈着は年齢とともに増加していく．角膜へのシスチン結晶の蓄積により羞明は生じるものの，視力低下はあまり起こさないとされているが，黄斑部の変化による視力低下の例も報告されている．そのほか，色覚異常や網膜色素上皮の変化による夜盲も報告がある．

　臨床症状と角膜所見，白血球中のシスチン含有量により診断する．小児の角膜でこのような結晶状沈着を認めたら，まずシスチン症を疑う．

　眼科的治療は対症療法的であり，角膜保護剤や人工涙液の点眼，治療用ソフトコンタクトレンズ装用などが行われる．腎症に対し，人工透析や腎移植の例もあり，延命例も出てきている．0.5% cysteamine（βメルカプトエチルアミン）点眼（筆者注：日本ではまだ使用できない）により角膜へのシスチン沈着を予防したという報告もあり，また角膜移植後のシスチン沈着予防に使用されている報告もある．cysteamine経口投与も試みられたが，無効であった．角膜へのシスチン沈着が非常に強くなり，0.5% cysteamine点眼に反応しない場合，全層角膜移植術が検討される．

IX.　デルモイド

　デルモイド（dermoid）は，先天性良性腫瘍であり，耳下側の角膜と強膜の境界，すなわち輪部に発生することが多い．組織学的には分離腫に分類される．本来，その場所にはない組織から構成されるのである．すなわち，毛嚢，脂腺，汗腺など外胚葉由来の組織を含む．その大きさは，直径 2〜15 mm とさまざまである．デルモイドは角膜輪部に発生する場合が多く，角膜中央部は正常で透明であるが，時に，角膜中央部にデルモイドが発生する場合もある．多くは単独で，片眼性であるが，なかには衛星病巣をもち多発性のデルモイドもある．

　多くは孤発例であるが，なかにはいとこ同士でみられたという報告もある．デルモイドは遺伝学的にはX染色体短腕にマッピングされている．

　輪部デルモイドの約1/3の症例は，Goldenhar症候群に属すといわれている．Goldenhar症候群は，第一・第二鰓弓の発生異常により起こる疾患で，輪部デルモイド，副耳，耳介変形，耳介付着異常，脊椎奇形を特徴とする症候群である．よって，輪部デルモイドを有する患児を診察した場合には，必ず耳のあたりも診察し，副耳や耳介異常がないか調べることが重要である．

　輪部デルモイドの場合には，治療は美容的目的で角膜表層移植術が行われる．デルモイドが角膜中央にあり，直径が7 mmまでならば，全層角膜移植術が行われる．それ以上の大きいデルモイドの場合は，治療は2段階に分けられて行われる．まず最初に腫瘍が切除され，大きなサイズの表層角膜が移植される．治癒して落ち着いた状態になった後

に，その中央により小さなサイズの全層角膜移植術が施行される．

参考文献

1) 細谷比左志：乳児・新生児の角膜混濁．眞鍋禮三，木下　茂，大橋裕一（監修）：角膜クリニック，第2版．pp92-99．医学書院，2003
2) Hammersmith KM, Rezende RA, Cohen EJ, et al: Congenital Corneal Opacities: Diagnosis and Management. In: Krachmer JH, Mannis MJ, Holland EJ: Cornea: Fundamentals, Diagnosis and Management, 3rd ed. Volume one. pp239-265, Mosby, 2011
3) 澤　充：先天奇形．角膜混濁．眞鍋禮三，北澤克明，宇山昌延（監修）：目でみる眼科確定診断—診断と治療の手引き，上巻．pp14-19．メジカルビュー社，1990
4) 渡辺　仁：後部円錐角膜，Peter奇形．前田直之：Axenfeld-Rieger症候群，先天性遺伝性角膜内皮変性症，全身性ムコ多糖症．外園千恵：強膜化角膜，輪部デルモイド．細谷比左志：チスチン症，チロシン血症．田野保雄（監修），木下　茂（編）：角結膜疾患．pp46-57，99-101．メジカルビュー社，2000
5) 加治優一：後部多形性角膜ジストロフィ，先天角膜内皮ジストロフィ．重安千花，山田昌和：Peters異常と後部円錐角膜．大橋裕一（編）：角膜内皮障害 to the Rescue．pp103-112．中山書店，2012

（細谷比左志）

第3章

結膜疾患の鑑別診断

I 結膜充血，眼脂の鑑別

結膜炎は日常診療で最もよく遭遇する疾患であり，原因は多岐にわたる．結膜炎を鑑別していくうえでは症状，眼脂，結膜の反応，膜形成，リンパ節症状の5つのポイントを正確に評価する必要がある（**表1**）．なかでも眼脂や結膜充血は自覚症状として患者からの訴えも多い．目の前の患者に対し，なぜ結膜が充血しているのか，なぜ眼脂が出ているのかを十分に説明できないこともあると思われる．

本項では結膜充血，眼脂を鑑別するポイントについて述べる．

A 結膜充血

I. 充血の定義と分類

一般的に「眼が赤い」とされる表現には「充血」と「うっ血」が含まれる．充血とは「ある部分の動脈を流れる血が異常に増大すること」を指し，うっ血とは「ある部分の静脈の血の流れが妨げられ，その場に血が滞ること」を指す．広義ではうっ血を充血に含む．「眼が赤い」状態は結膜充血，毛様充血，強膜充血，結膜うっ血，結膜（下）出血に分類される．

本項では結膜充血，毛様充血を中心に述べる．

II. 結膜の血管系（**図1**）

結膜には，前結膜動脈と後結膜動脈が分布している．前結膜動脈は前毛様（体）動脈が強膜を貫通する直前に分枝を出したもので，輪部と眼球結膜前方に分布する．後結膜動脈は，眼瞼動脈から分枝したもので，眼球結膜後方，円蓋部，眼瞼結膜など輪部を除く結膜のほぼ全域に分布している．輪部には角膜辺縁血管係蹄網（輪部ループ）が形成される．静脈の走行は動脈とほぼ同様で，輪部静脈は上強膜静脈，上下の眼瞼静脈に流入し眼静脈を経由して海綿静脈洞へ流れる．

表1　結膜炎の鑑別診断

- 症状：痛み（異物感），痒み，充血，眼脂
- 眼脂：漿液性，線維素性，粘液性，膿性
- 結膜の反応：充血，出血，浮腫，瘢痕化，濾胞形成，乳頭増殖
- 膜形成：偽膜，膜
- リンパ節症状

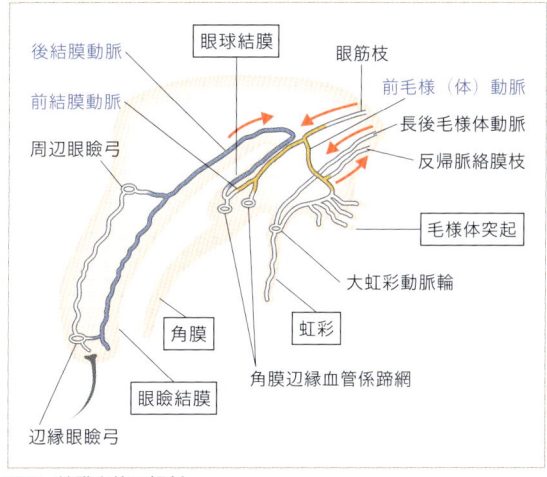

図1　結膜血管の解剖

結膜充血に関与する後結膜動脈は表層に，毛様充血に関与する前結膜動脈・前毛様（体）動脈は深層に分布している．
図中矢印は血流の向きを示す．

結膜充血	鑑別点	毛様充血
	部位	
結膜円蓋部で最も強く，角膜輪部に近づくにつれ弱くなる．		角膜輪部で最も強い．
表層	深さ	深層
鮮紅色（血管がはっきりしている）	色	紫紅色（血管が細くぼやけている）

図2　結膜充血と毛様充血の主な鑑別点

充血の部位，深さ，色で鑑別する．結膜充血は結膜円蓋部で最も強いが，毛様充血は角膜輪部で最も強い．結膜充血は表層の血管拡張で鮮紅色であるのに対し，毛様充血は深層の血管拡張で紫紅色である．

III. 部位による分類

　結膜充血は眼瞼結膜充血と眼球結膜充血に大別される．眼球結膜充血は結膜円蓋部で最も強く，角膜輪部に近づくにつれ弱くなる（図2）．毛様充血は角膜輪部で最も強い．色調は結膜充血が鮮紅色に対し，毛様充血は紫紅色である（図2）．その理由は結膜充血に関与する後結膜動脈は表層に，毛様充血に関与する前結膜動脈・前毛様（体）動脈は深層に分布しているためである（図1）．

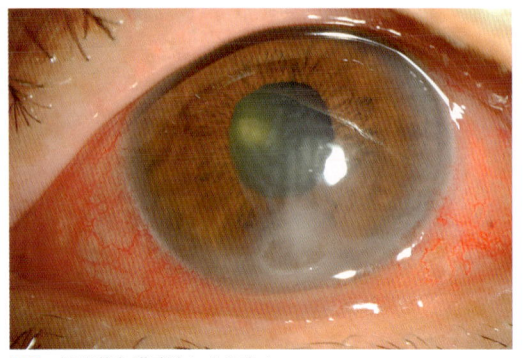

図3 緑膿菌角膜感染による充血
潰瘍の周辺部に浸潤を認め，隅角蓄膿も認めるなど非常に炎症が強いため，毛様充血，結膜充血とも顕著である．

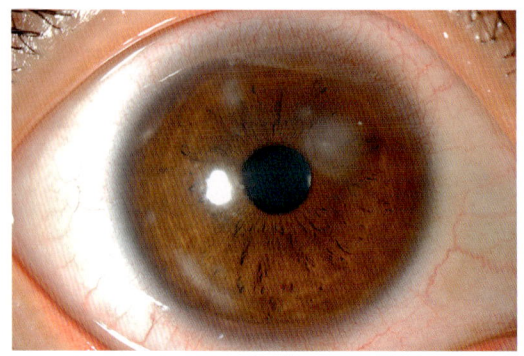

図4 アカントアメーバ角膜炎による充血
感染初期であり，非常に強い眼痛を訴えるものの充血は軽度である．

IV. 結膜充血の病因別分類

　眼に炎症があれば基本的に充血を生じる．したがって以前より結膜充血は眼炎症の指標の1つとしてとらえられてきた．炎症の原因は，感染性と非感染性に大別される．感染性は細菌，真菌，ウイルスなど病原体の種類により病像に違いが出る．非感染性はアレルギーのような免疫が関与するものと，異物飛入に代表される非特異的な刺激が関与するものに大別される．感染性，非感染性にかかわらず，主病変の首座が結膜・角膜・眼瞼などの眼表面に存在するのか，あるいは眼内または眼窩組織に存在するのかによっても分類できる．

1. 感染の有無による分類

1）感染性

　結膜に微生物が感染すると，一般的に結膜充血を生じる．結膜感染症でも重症の場合には結膜充血と毛様充血の両者を認める．一方，角膜に感染が生じた場合，あるいは眼内に感染が生じた場合は毛様充血を生じ，結膜充血を伴うことが多い．結膜感染の場合は病原体あるいは病原体が産生する毒素が涙液で眼表面全体に広がることが多く，充血はびまん性のことが多い．一方，角膜感染の場合は感染部位近くの結膜毛様充血が強い．また，病原体の種類によっても充血の程度に差がある．グラム陰性桿菌である緑膿菌が角膜に感染した場合は，菌体から内毒素を放出し，非常に強い炎症を惹起し輪状膿瘍を形成する．その場合は毛様充血，結膜充血とも顕著である（図3）．一方，アカントアメーバの初期では眼痛が強いにもかかわらず，充血はごく軽度のことがある（図4）．

2）非感染性

（1）特異的炎症（ぶどう膜炎，強膜炎，アレルギー）

　ぶどう膜炎，とくに虹彩毛様体炎の場合は結膜毛様充血が強い（図5）．しかし，ぶどう膜炎でも後部ぶどう膜炎のみの場合は結膜毛様充血を認めないこともある．強膜炎では

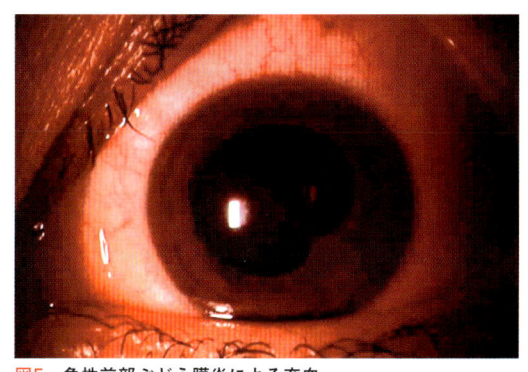

図5 急性前部ぶどう膜炎による充血
毛様充血も結膜充血も強い．角膜後面沈着物，前房細胞，虹彩後癒着を認める．

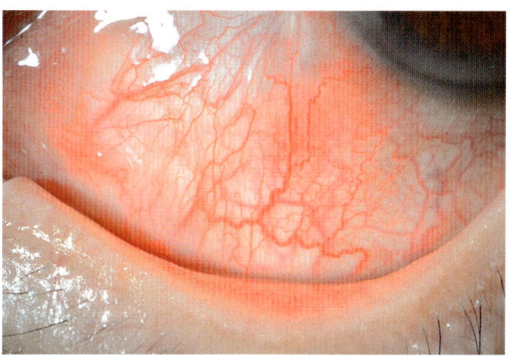

図6 強膜炎による充血
結膜充血，毛様充血に加え，上強膜血管の拡張を認める．

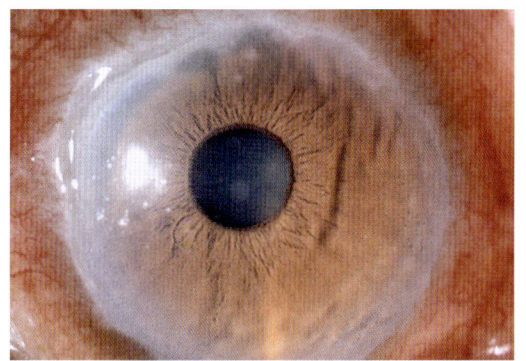

図7 周辺部角膜潰瘍による充血
関節リウマチに伴う周辺部角膜潰瘍．全周に潰瘍があるため，結膜毛様充血も全周に認める．

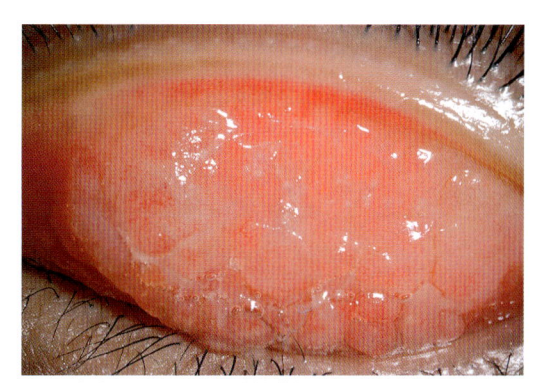

図8 春季カタルによる眼瞼結膜充血
個々の血管を識別できず，充血の程度は高度に分類される．

結膜血管の充血に加え，強膜血管の拡張も認める（図6）．ぶどう膜炎，強膜炎とも眼球結膜充血を認めることが基本であり，眼瞼結膜充血はあまり顕著でない．関節リウマチなどに伴う周辺部角膜潰瘍では潰瘍部に一致して結膜毛様充血を認める（図7）．アレルギー性結膜疾患では眼瞼結膜充血のほうが眼球結膜充血より顕著であることが多い．とくに春季カタルのような重症型では，眼瞼結膜全体が充血し個々の血管を識別できない場合がある（図8）．

（2）非特異的炎症（点眼アレルギー，ドライアイ，マイボーム腺機能不全）

閉塞隅角緑内障では充血に加え，角膜浮腫，瞳孔の中等度散大を認め，頭痛，悪心，嘔吐を伴う（図9）．点眼薬による充血では緑内障に対するプロスタグランジン製剤点眼薬が有名である（図10）．ドライアイでは角膜上皮障害ならびに結膜上皮障害を生じ，そのため反応性の充血を生じる．眼球結膜充血に比して眼瞼結膜充血が強い場合はマイボーム腺機能不全（meibomian gland dysfunction：MGD）などが原因となる後部眼瞼炎も念頭に置く必要がある（図11）．上輪部角結膜炎では病変部である上輪部眼球結膜を中心に充血を認める（図12）．翼状片では翼状片の形に一致して，体部から頭部に収束するような充血を認める（図13）．フリクテン角膜炎（図14），瞼裂斑では病変部に向かって結膜円蓋部から輪部に向かう充血を認める．その他，結膜腫瘍のため続発的に充血を認

Ⅰ 結膜充血，眼脂の鑑別 217

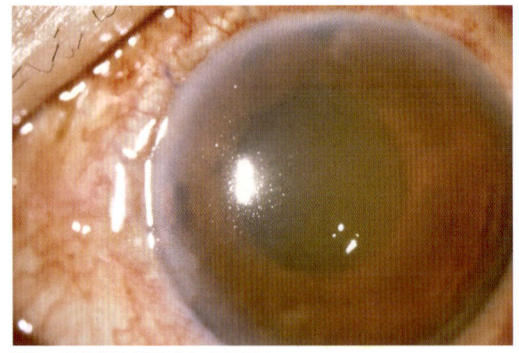

図9 急性緑内障発作による充血
結膜毛様充血を認める．角膜浮腫と瞳孔中等度散大を認める．

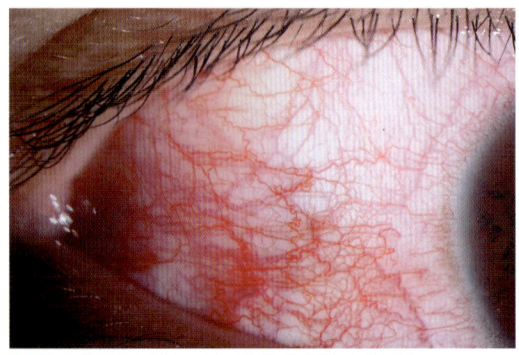

図10 プロスタグランジン製剤点眼薬による充血

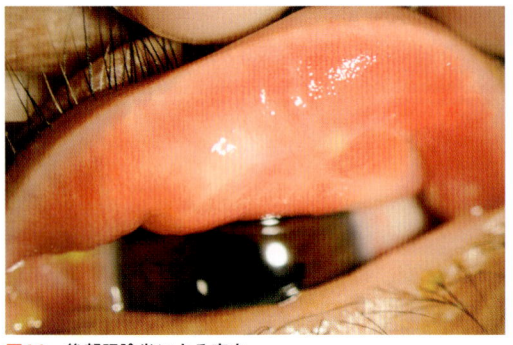

図11 後部眼瞼炎による充血
上眼瞼結膜の所見としては，発赤と肥厚が強く，細かな乳頭増殖も目立つ．
（藤枝市民病院　星　最智先生ご提供）

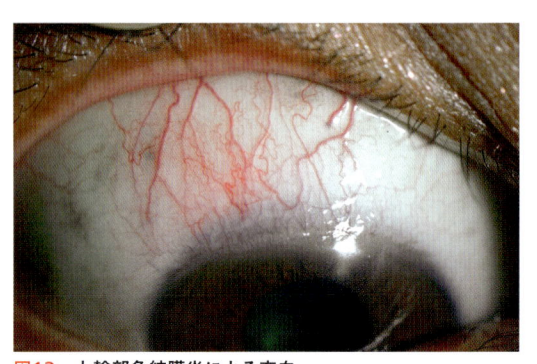

図12 上輪部角結膜炎による充血
結膜弛緩部位に充血を認め，結膜，角膜ともフルオレセインで染色される．

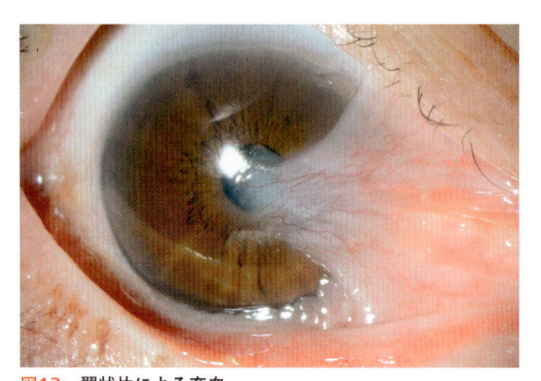

図13 翼状片による充血
翼状片体部から頭部に向かって収束するような充血を認める．

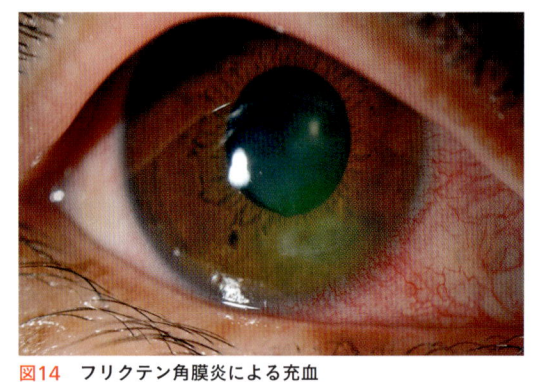

図14 フリクテン角膜炎による充血
角膜浸潤を認め，その近傍の毛様充血，結膜充血が強い．角膜浸潤部に向かって角膜新生血管を認める．

める場合，眼窩に病変があり眼球突出をきたすために生じる充血（甲状腺眼症，図15）や内頸動脈海綿静脈洞瘻（図16）のため静脈圧が亢進するために充血を認める場合などがある．

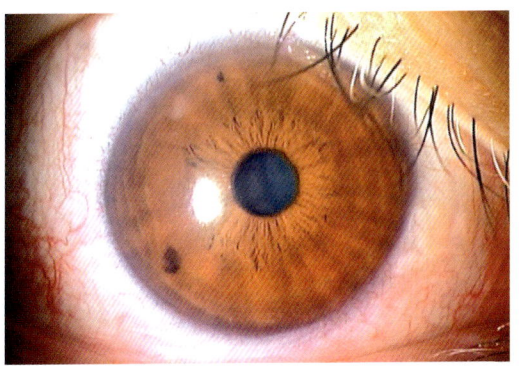

図15　甲状腺眼症による充血
甲状腺眼症により眼球突出をきたすことにより生じる．びまん性の眼球結膜充血で点状表層角膜症を認める．

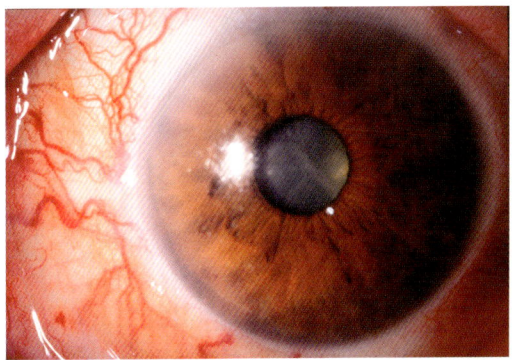

図16　内頸動脈海綿静脈洞瘻による充血
内頸動脈から海綿状静脈洞への血流が認められ静脈圧が亢進し，浮腫や充血を眼球結膜で認める．

表2　病変の首座が結膜にある疾患

- 細菌性結膜炎
- ウイルス性結膜炎
- クラミジア結膜炎
- 真菌性結膜炎
- アレルギー性結膜疾患
- 瞼裂斑
- 翼状片
- 偽翼状片
- 結膜結石
- 結膜アミロイドーシス
- ドライアイ
- 結膜弛緩症
- 結膜腫瘍
- 眼類天疱瘡
- Stevens-Johnson 症候群
- 外傷

表3　病変の首座が角膜にある疾患

- 細菌性角膜潰瘍（匐行性角膜潰瘍）
- 梅毒性角膜実質炎
- 結核性角膜実質炎
- ヘルペス（性）角膜炎
- 帯状ヘルペス（性）角膜炎
- 角膜真菌症
- アカントアメーバ角膜炎
- 兎眼角膜症
- ドライアイ
- Sjögren 症候群
- 神経麻痺性角膜症
- 薬剤毒性角膜症
- 上輪部角結膜炎
- Thygeson 点状表層角膜炎
- フリクテン角膜炎
- 周辺部角膜浸潤，カタル性角膜潰瘍
- Mooren 角膜潰瘍
- 硬化性角膜炎，角膜軟化症
- 水疱性角膜症
- 特発性角膜内皮炎
- 反復性角膜びらん
- 帯状角膜変性
- アミロイド変性
- 角膜脂肪状変性
- スフェロイド角膜変性
- 円錐角膜
- ペルーシド角膜辺縁変性
- Terrien 角膜辺縁変性
- Salzmann 角膜結節性変性
- 角膜ジストロフィ
- 経口抗癌剤 TS-1® 投与
- 角膜外傷
- 角膜熱傷，化学外傷

表4　病変の首座が眼瞼にある疾患

- 眼瞼内反（症）
- 睫毛乱生
- 睫毛重生
- 眼瞼外反（症）
- 麦粒腫
- 霰粒腫
- マイボーム腺炎・マイボーム腺梗塞
- 眼瞼縁炎
- 眼瞼腫瘍
- 外胚葉異形成（EEC）症候群

表5　病変の首座が眼内にある疾患

- ぶどう膜炎
- 強膜炎
- 術後眼内炎
- 内因性眼内炎
- 眼内異物
- 網膜芽細胞腫
- 仮面症候群，白血病網膜症
- 急性緑内障
- 血管新生緑内障
- 悪性緑内障

表6　病変の首座が眼窩にある疾患：眼球突出をきたす疾患

- 内分泌疾患：甲状腺眼症
- 炎症性疾患：炎症偽腫瘍，眼窩蜂巣炎，副鼻腔粘液腫
- 腫瘍：悪性リンパ腫，血管腫，涙腺腫瘍，皮様嚢腫，転移性腫瘍など
- 血管病変：内頸動脈海綿静脈洞瘻
- 外傷による血腫，気腫
- 頭蓋骨形成異常：Crouzon 病，Apert 症候群

2. 病変の首座による分類

　結膜（表2），角膜（表3），眼瞼（表4），眼内（表5），眼窩（表6）に病変の首座があり充血をきたしうる疾患を表に列記する．充血の原疾患鑑別フローチャートを図17に示す．本フローチャートの「あり」「なし」は炎症が原発巣に限局する場合を想定し，フローチャートの流れに乗るように作成した．炎症の程度により必ずしもこのとおりとならないこともある．たとえば眼内炎や眼窩蜂巣炎でも強い眼脂を認めることがある．

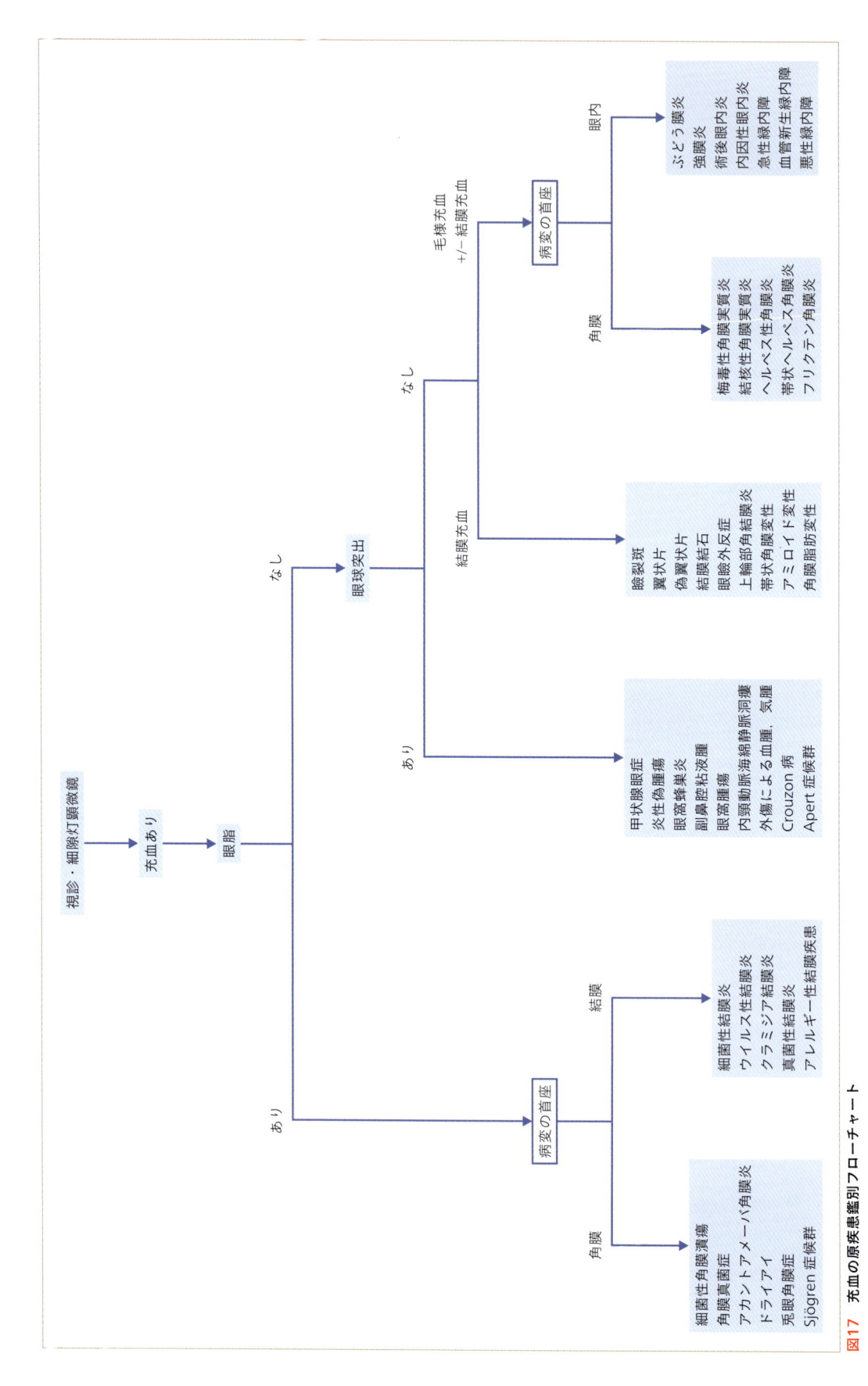

図17 充血の原疾患鑑別フローチャート

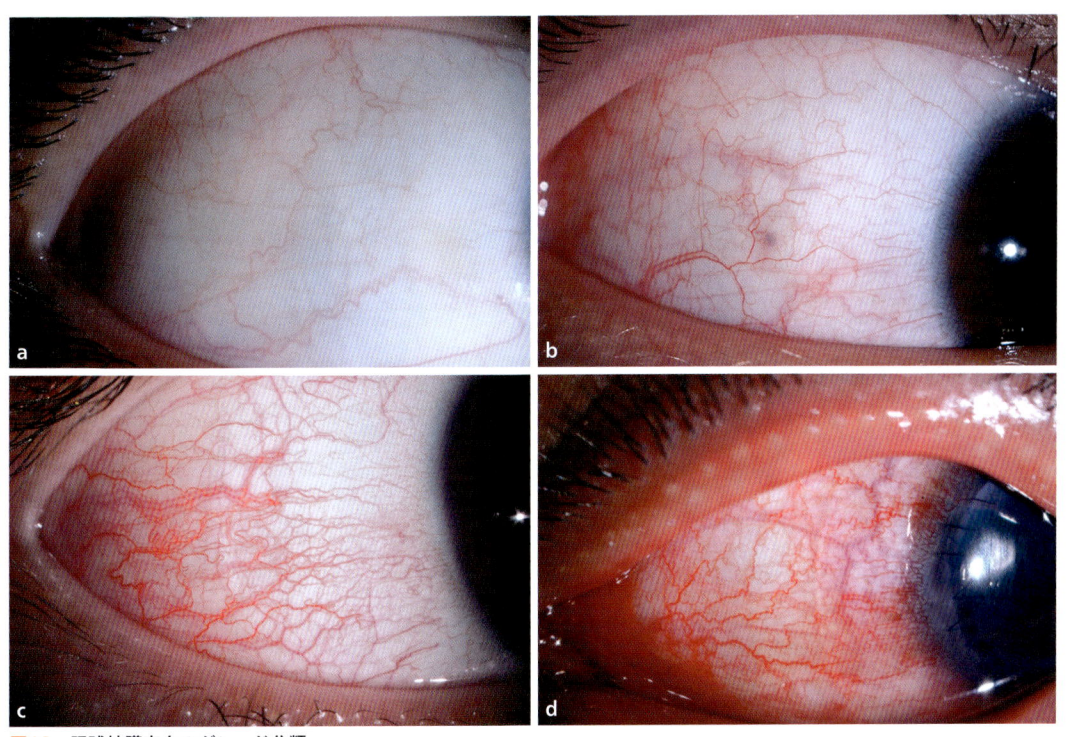

図18　眼球結膜充血のグレード分類
a：なし（スコア0）：血管拡張なし．b：軽度（スコア1）：数本の血管拡張．c：中等度（スコア2）：多数の血管拡張．d：高度（スコア3）：全体の血管拡張．

V. 充血の評価

　結膜充血評価はアレルギー性結膜疾患診療ガイドラインに準じて行うことが一般的である．眼瞼結膜充血に関しては，重症度は血管拡張の密度から，「個々の血管の識別不能」を高度，「多数の血管拡張」を中等度，「数本の血管拡張」を軽度と規定している．眼球結膜は眼瞼結膜に比べて血管が乏しいため，病的状態で充血が著しくなる特徴から，高度を「全体の血管拡張」とし，中等度，軽度は眼瞼結膜の評価と同じとなっている（図18）．充血なしを0点，軽度を1点，中等度を2点，高度を3点としてスコア化する方法が一般的である．判定基準にある代表写真と比較することによりスコア化することは可能であるが，0点と1点の間の症例，1点と2点の間の症例が存在し，どちらのスコアを付けるかは検者の主観となる．

　充血評価をより客観的に行うため，われわれは充血評価ソフトを開発中である．現時点では300×400ピクセルの面積ではほぼ自動的に前眼部写真から血管の部分を抽出でき，ピクセル値あるいは全体の面積の何％が血管に相当するかを算出できる（図19）．また，300×400ピクセルの長方形を組み合わせることにより，より広い部分で充血を数値として表示できるようになった（図20）．今後はこのようなソフトを用いることにより精度の高い充血評価を行うことができるようになると思う．

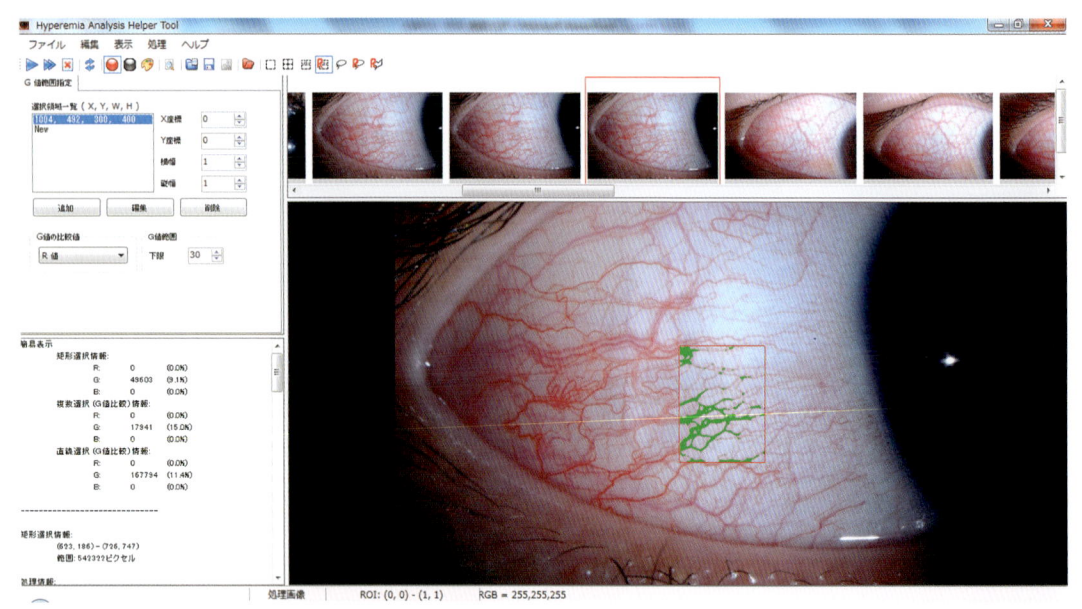

図19 充血解析ソフトによる充血評価（狭い面積の場合）
300×400 ピクセルの範囲での解析．緑色の部分が血管として抽出され，ピクセル値あるいは解析範囲の面積に対する面積占拠率として表される．

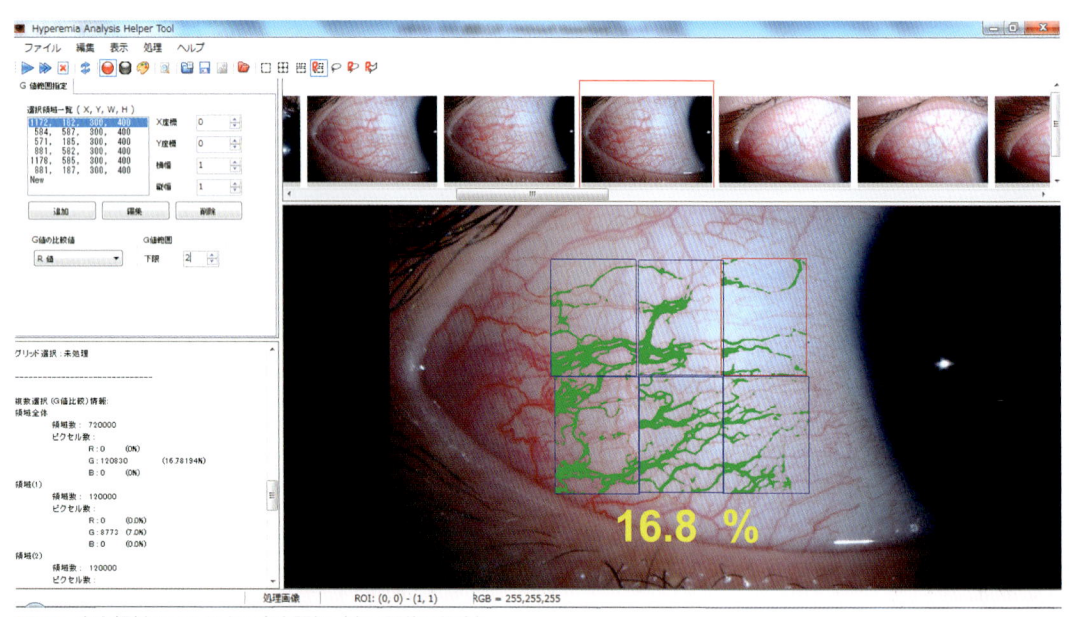

図20 充血解析ソフトによる充血評価（広い面積の場合）
300×400 ピクセルの長方形を 6 個並べることにより，より広い範囲での結膜充血を評価できる．本症例では面積占拠率が 16.8％であった．

B 眼脂

I. 眼脂の定義

　　眼脂は結膜からの分泌物であり，水溶性および非水溶性ムチンが主成分である．場合によっては血管から漏出した白血球を中心とした血球細胞，脱落した結膜上皮細胞などが含まれる．通常は涙液により涙道を通り流れ出ていくものであるが，結膜分泌物の増加，結膜炎症による白血球の集積，結膜上皮の脱落亢進，あるいは涙道の機能低下により結膜囊内に蓄積したものを指す．

II. 眼脂の性状による分類

　　眼脂はその性状により漿液性，線維素性，粘液性，膿性に大別される．漿液性眼脂は，液体成分主体で一般的に滲出液中にフィブリノゲンを含まないため，淡黄色でほぼ透明であるが，時々少数の好中球が混じり，わずかに混濁することがある．線維素性眼脂とは多量のフィブリノゲンを含む血漿から構成され，線維素（フィブリン）が析出し細網状となる．また粘膜上皮が壊死することが多く，粘膜面に線維素を析出し壊死細胞や白血球とともに凝固する．膜様物を形成するので偽膜性ともいう．粘液性眼脂とはムチンと，糖類，無機塩類などから成り立ち，粘性が高いだけでなく弾性もある．白血球が混在する場合は粘液膿性となる．膿性眼脂は脂肪変性を起こした多量の好中球，壊死崩壊物により構成され，黄白色不透明で粘稠な液体を示す．

III. 眼脂の原因疾患

　　細菌性結膜炎，ウイルス性結膜炎のみならず，ドライアイ，角膜炎（細菌性，真菌性），アレルギー性結膜疾患やStevens-Johnson症候群など，結膜に炎症を伴う疾患では眼脂を認めうる．また，鼻涙管閉塞，涙囊炎など涙道の異常でも眼脂を認める．眼脂の性状と病因・病態は関連しており，眼脂の性状から疾患を類推することができる．
　　漿液性眼脂は，アレルギー性結膜炎（図21）や鼻涙管閉塞でみられ，流涙に近い感じである．流行性角結膜炎でも漿液性眼脂を認めるが，偽膜を伴う場合も多く，漿液性線維素性眼脂と表現される（図22）．線維素性眼脂の代表疾患はStevens-Johnson症候群で，偽膜除去は治療のうえで重要である．粘液性眼脂を呈する代表疾患は春季カタル（図23）と乾性角結膜炎であり，感染を伴わず白色の糸を引くような粘度の高い眼脂である．粘液膿性眼脂には粘液と白血球が混在し，感染をベースにムチン産生が亢進するために生じる．代表疾患として肺炎球菌，インフルエンザ菌などの細菌性結膜炎，クラミジアによる封入体結膜炎（図24）が挙げられる．膿性眼脂はクリーム状で細菌と好中球およびそれらの死骸の塊である．淋菌（図25），髄膜炎菌による急性結膜炎が代表疾患である．眼脂による原疾患鑑別フローチャートを図26に示す．

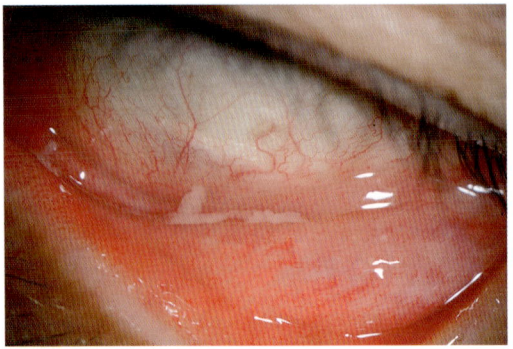

図21 アレルギー性結膜炎による眼脂
流涙に近い感じの漿液性眼脂を認める.

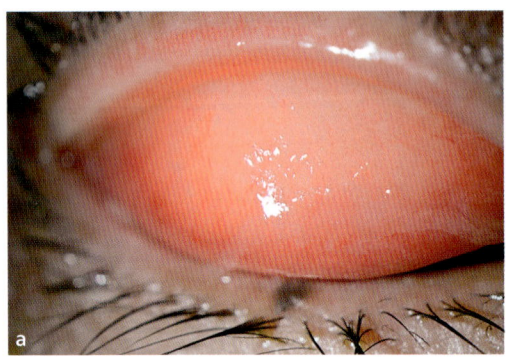

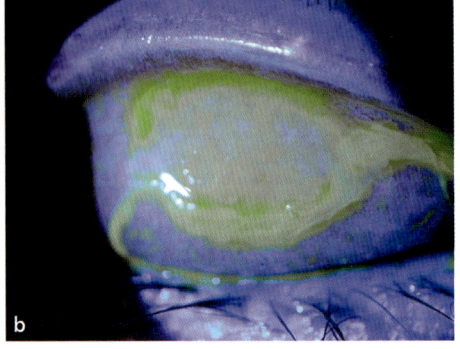

図22 アデノウイルス結膜炎による眼脂
a:索状の漿液性線維素性眼脂を認める.
b:フルオレセインで染色すると索状の眼脂の眼瞼縁側に偽膜を認める.

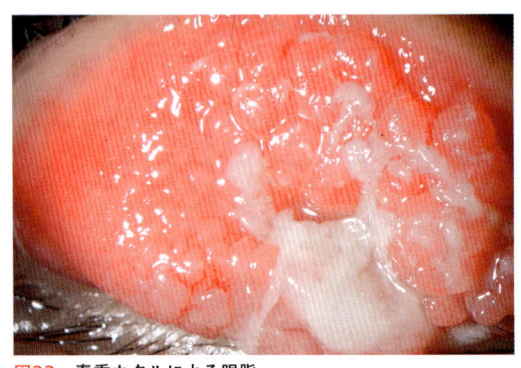

図23 春季カタルによる眼脂
白色で,弾性があり,糸を引くような粘度の高い粘液性眼脂を認める.

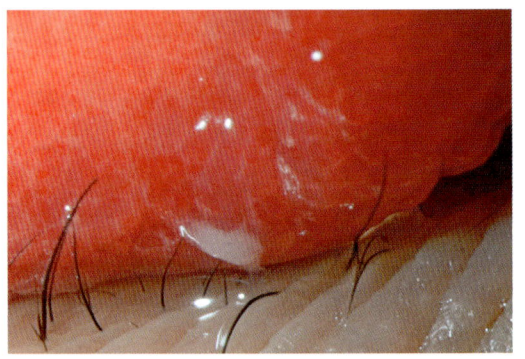

図24 クラミジア結膜炎による眼脂
粘液膿性眼脂を認める.

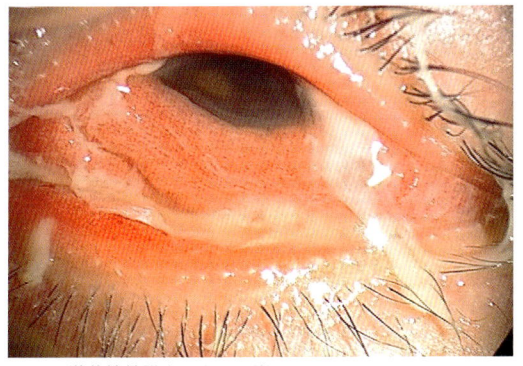

図25 淋菌性結膜炎による眼脂
クリーム状で組織が融解したような膿性眼脂を認める．
（愛媛大学　鈴木　崇先生ご提供）

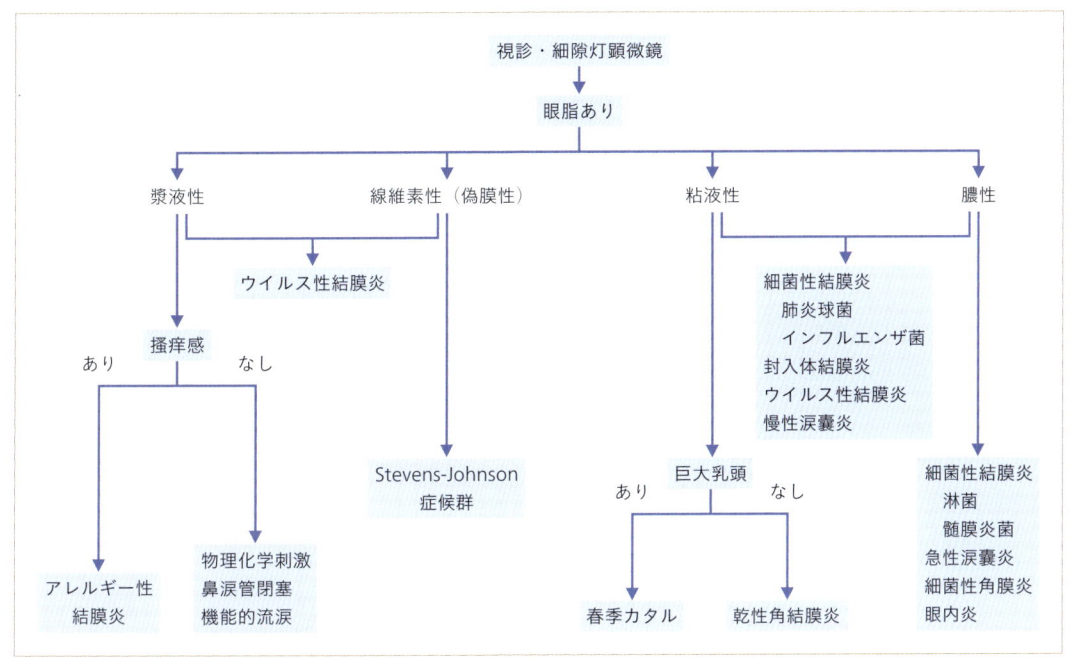

図26　眼脂による原疾患鑑別フローチャート

IV. 眼脂の評価

　上記のように眼脂は肉眼的あるいは細隙灯顕微鏡下で評価するが，塗抹鏡検することによりその構成成分がわかる．迅速病因診断が可能で，光学顕微鏡で観察できる微生物ならばその場でほぼ確定診断できる．さらに培養の難しい微生物の場合，培養検査は陰性となるが，塗抹標本で確定診断に至ることもある．病原体が同定できない場合でも，浸潤している白血球のタイプにより病因を推定できる（図27）．たとえば好中球主体なら細菌感染，リンパ球主体ならウイルス感染，好酸球主体ならアレルギーと類推できる．さらには結膜，角膜上皮細胞の異常を見つけることにより病因を推定できる．たとえば角化結膜上皮細胞を認めたら乾性角結膜炎を疑う．

I　結膜充血，眼脂の鑑別　　225

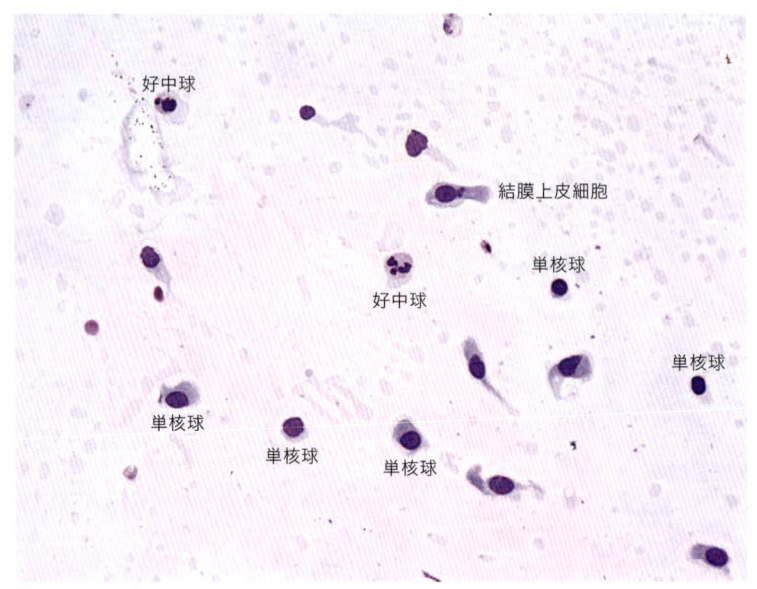

図27 眼脂の細胞診
偽膜（**図22**の症例）を採取し，ギムザ染色を施行．結膜上皮細胞に加え，好中球と単核細胞を認め，単核球優位である．ウイルス性結膜炎に合致する所見である．

　充血も眼脂も発症からの経過を知ることが重要である．すなわち急性か慢性かの病歴，誘因となる背景の存在の評価（アトピー性皮膚炎，外傷の有無など），全身疾患の有無（免疫不全，甲状腺疾患の有無など）を確認する必要がある．経過を把握し，現時点での所見を評価し，さらには顕微鏡で確認することにより，正しい診断・治療を行うことができる．

参考文献

1) 中川　尚：臨床所見から推理する！　結膜充血．眼科プラクティス　28：25-27，2009
2) 秦野　寛：臨床所見から推理する！　眼脂．眼科プラクティス　28：30-32，2009
3) 高村悦子，内尾英一，海老原伸行，他：アレルギー性結膜疾患診療ガイドライン（第2版）．日眼会誌　114：829-870，2010
4) Yoneda T, Sumi T, Takahashi A, et al: Automated hyperemia analysis software: reliability and reproducibility in healthy subjects. Jpn J Ophthalmol 56: 1-7, 2012

（福島敦樹）

Topics

感染症顕微鏡検査

眼感染症の診断・治療において，病歴や臨床所見から病態を推察することは大事であるが，最も重要なのは起炎微生物の検出である．その検出方法として，従来より塗抹検鏡や分離培養が用いられており，最近では細菌DNAを検出するポリメラーゼ連鎖反応（polymerase chain reaction：PCR）も導入されている．その中でも塗抹検鏡は，古典的な方法ではあるものの，ほかの検査と比較して迅速に結果が得ることが可能であり，時として早期診断・治療が予後に直結する眼感染症疾患では，必須の検査であるといえる．ただし，薬剤感受性や正確な菌種の同定は困難であり，ほかの検査結果も考慮して総合的に判断することが必要である．

①検体の採取

眼脂の場合，綿棒で採取し，スライドガラスに塗りつける．検体が分厚いときれいに染色されないため，引き延ばして薄くしなくてはならないが，あまり強く押しつけると，細胞が壊れてしまう．もう1枚のスライドガラスの端を当てて引き延ばすようにするとよい．角膜潰瘍の場合，起炎微生物は潰瘍底ではなく，辺縁にいることが多い．滅菌したスパーテルで擦過し，穿孔に注意しながらできるだけ多めに採取する．

②染色法

ギムザ染色

炎症細胞の判別が可能であり，アレルギーか感染症か判断するのに有用である．染色キット（ディフ・クイック®）があり，1分程度で容易に行うことができる．好酸球性顆粒は赤色，好中球やリンパ球は青紫色に染まる．

グラム染色

微生物を同定する染色法であり，紫色に染まるのを陽性，赤色に染まるのを陰性と判断する（図1，2）．染色キット（フェイバーG®）を使用すれば数分で染色可能である．真菌やアカントアメーバも陽性（紫色）になる．

蛍光染色

抗原抗体反応を用いて蛍光染色する方法．ヘルペスや真菌（ファンギフローラY®）を検出することが可能であり，陽性であれば黄緑色に染まる（図3，4）．

③検鏡の実際

まずは低倍率（100倍）で検体の場所を確認し，徐々に倍率を上げて観察する．炎症細胞であれば400倍，菌は油浸を使用した1,000倍で精査する．その際に，炎症細胞や菌の大きさをあらかじめ把握しておかなければならない．通常，好中球などの炎症細胞のほうが菌に比べると大きいため，見つけやすい．ゆえに，炎症細胞のサイズ（約10～15 μm）を基準に検鏡すると，菌（細菌は約1 μm）の同定が容易となる．また，菌の形状も把握しておくと，ある程度の菌種の同定が可能となる．たとえば，肺炎球菌はグラム陽性双球菌で，対になっており，周囲に透明帯（莢膜）が存在する（図1）．モラクセラはグラム陰性大双桿菌で，棒が縦に連なった形で観察される（図2）．さらに，好中球による菌の貪食像が観察されることもあり，その場合は起炎菌と考えてよい．

227

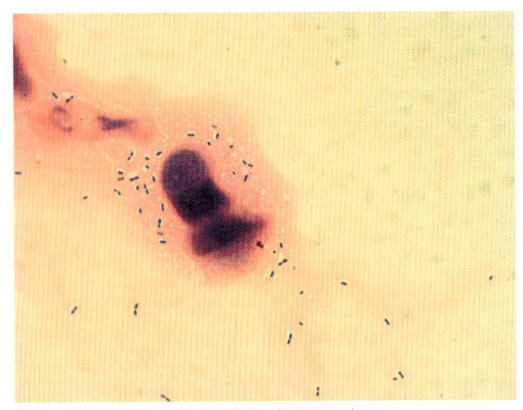

図1　肺炎球菌のグラム染色像（×1,000）
対になった球菌がグラム陽性（紫色）に染色されている．菌の周囲には透明帯（莢膜）が存在する．

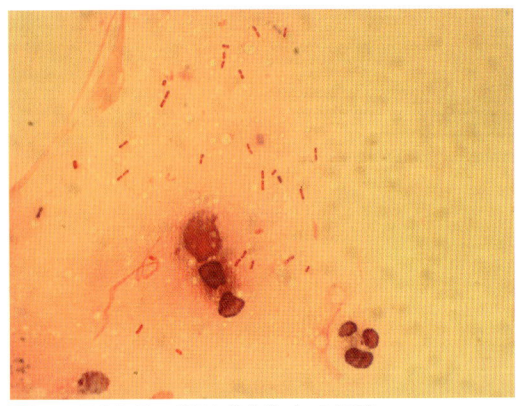

図2　モラクセラのグラム染色像（×1,000）
棒が縦に連なり，グラム陰性（赤色）に染色されている．

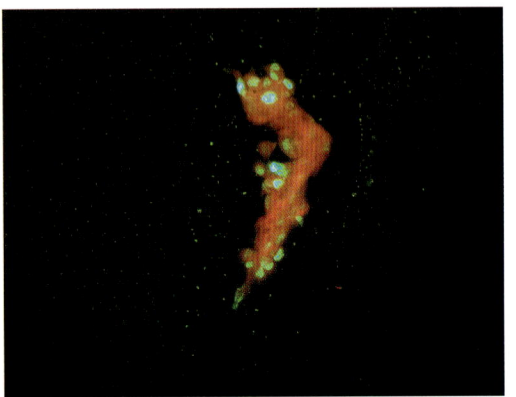

図3　角膜上皮の単純ヘルペスウイルス（herpes simplex virus：HSV）-1 蛍光抗体法（×400）
角膜上皮細胞の核が黄緑色に染色されている．

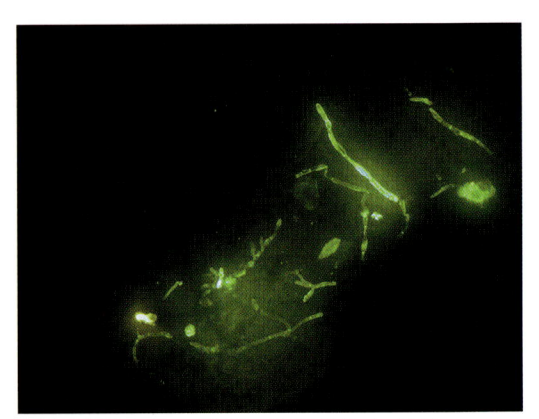

図4　糸状菌のファンギフローラ Y® 染色（×400）
黄緑色に染色された糸状の菌が確認できる．

　日常の忙しい外来において，手間のかかる検鏡は大変である．しかしながら，診断能力向上のためには，臨床所見から病因を推測し，検鏡で確認して，再度臨床所見にフィードバックすることが大切である．

（森　洋斉）

II 結膜・輪部腫瘍性病変の鑑別

I. 結膜腫瘍の診断

結膜は見える部位にあり，各疾患が特徴的な外観を呈することも多いため，早期に見つかり臨床的に診断可能なことが多い．確定診断は，病理組織学的検索によって行う．

1. 問診と視診

問診により，腫瘍の発生時期，大きさの変化を聞く．視診で腫瘍の大きさ，境界，色調，凹凸の有無，潰瘍や出血の有無を確認する．経時的変化をみるために写真での記録が重要である．

2. 良性・悪性の鑑別

良性のものは発育が非常に遅い．悪性のものは短期間で大きくなることが多い．

3. 好発部位

疾患によって好発部位がある程度限定されている．たとえば類皮腫（デルモイド，dermoid），扁平上皮癌などは角膜輪部によくみられ，悪性リンパ腫は円蓋部に好発する．

4. 病理組織学的診断

切除標本を病理部に提出する際は，予想される疾患をあらかじめ病理医に伝え相談しておく．

5. 転移の有無の診断

結膜原発の扁平上皮癌や脂腺癌，メラノーマなどは，耳前リンパ節や顎下リンパ節などに転移する可能性がある．ガリウムシンチグラフィーやFDG-PETなどを行う必要がある．

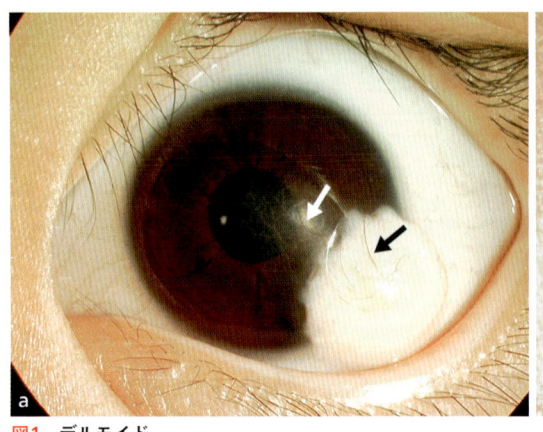

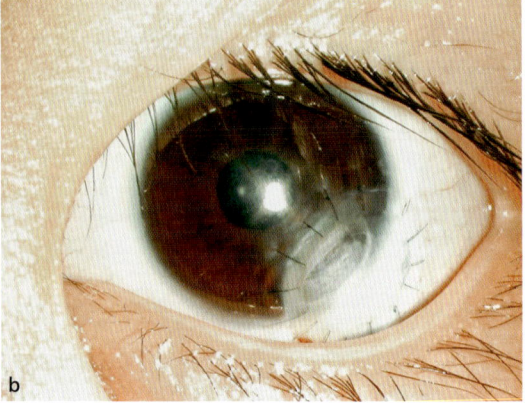

図1　デルモイド
a：表面に毛髪（黒矢印）を認める．角膜中央へ血管侵入（白矢印）している点は典型的ではない．
b：腫瘍切除術後．表層角膜移植を併施している．

6. 診断と治療方針

　良性で視機能に影響なく，整容的な改善希望もなければそのまま経過観察する．良悪の判断が臨床的に困難でも，定期的な経過観察をすることが診断の参考になることがある．たとえば半年から1年ごとに，大きさの拡大や悪性所見の出現がないか観察する．外科的切除を行う場合，通常は全摘出を行う．

　悪性を疑う場合，診断目的の試験切除を行う場合と，一期的に治療を兼ねた全摘出をする場合がある．外科的切除が困難な場合は，放射線療法を選択することもある．結膜に限局した悪性リンパ腫に対しては放射線療法を行う．上皮内上皮腫や扁平上皮癌，悪性黒色腫には，切除とともにマイトマイシンCや5-フルオロウラシル（FU），インターフェロン点眼などが有効なことがある．眼球内や眼窩内に浸潤した扁平上皮癌や悪性黒色腫では，眼球摘出や眼窩内容除去術を施行する場合もある．

II.　結膜の良性腫瘍

1. デルモイド（類皮腫）（図1）

　先天性の分離腫（choristoma，別の組織の異常発生による腫瘤のこと）の一種．胎生期の鰓弓の分化異常により皮膚組織が角結膜に迷入して異所性に増殖した分離腫．輪部デルモイドともいわれる．出生時より下耳側の角膜輪部に認められる，黄白色の半球状の腫瘤．異なる場所に認められる場合もある．腫瘍表層に毛髪が観察されることもしばしばある．

　Goldenhar症候群（外耳の奇形：副耳，耳瘻孔）に併発することがある．副耳は輪部デルモイドと反対側に認められることもある．

　組織学的には，角化した扁平上皮の下に膠原線維が充満し，皮脂腺や毛囊・汗腺，とき

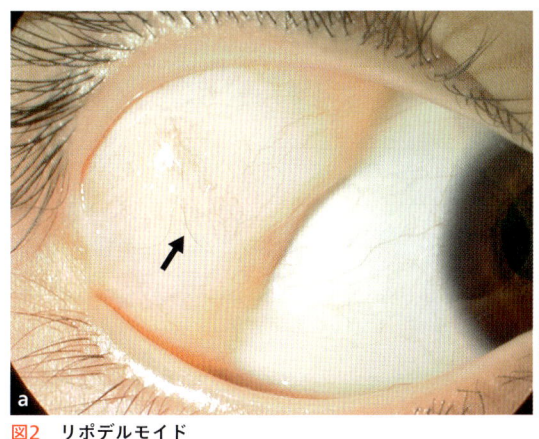

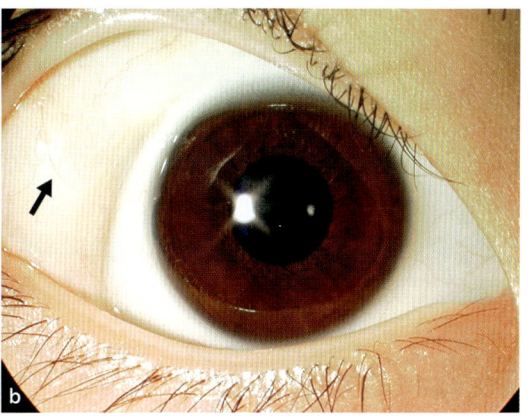

図2　リポデルモイド
表面に毛髪（黒矢印）を認める.

に軟骨などの構造がみられる.

　手術は5〜6歳頃に行うのが一般的だが，整容的な問題から就学前に行うことも多い．単純切除だけでは術後に再発や偽翼状片を生じる可能性が高く，脆弱化を避けるためにも腫瘍切除に加え表層角膜移植を併施する．角膜乱視を合併することが多く，不同視弱視の治療が重要である．

2. リポデルモイド（脂肪類皮腫）（図2）

　リポデルモイド（conjunctival lipodermoid, dermolipoma）は生下時より存在すると思われるが，何年か後に，あるいは成人してから気づかれることもある．先天性の分離腫の1つだが，組織学的にはほとんど脂肪成分で占められる．結膜デルモイドともよばれる．耳側上方の外直筋と上直筋の間に発生することが多い．白色〜黄白色の表面平滑な腫瘤．腫瘤中心付近に毛髪，毛包などをしばしば認める．脂肪ヘルニアとの鑑別は，表面に細かい毛を認めることや，圧迫しても容積が減らない（眼窩に押し込めない）点である．CTやMRIでは眼窩脂肪と区別が困難である．耳介異常を合併（Goldenhar症候群）することが多い．

　自然軽快傾向もあるが，整容的な問題がある場合は外科的に切除する．

3. 上強膜骨性分離腫（上強膜骨腫）

　上強膜骨性分離腫（episcleral osseous choristoma）は骨組織からなる分離腫．強膜上にみられる先天性の硬い白色の小結節性腫瘤．上耳側にみられることが多い．骨腫とも呼ばれる．

　眼窩CTでは骨と同じX線吸収値である．

4. 化膿性肉芽腫（図3）

　化膿性肉芽腫（granuloma pyogenicum）は，穿孔性の霰粒腫や眼瞼結膜炎，網膜剥離，斜視手術や翼状片などの術後，外傷後，異物反応などに引き続いて発生する．鮮紅色

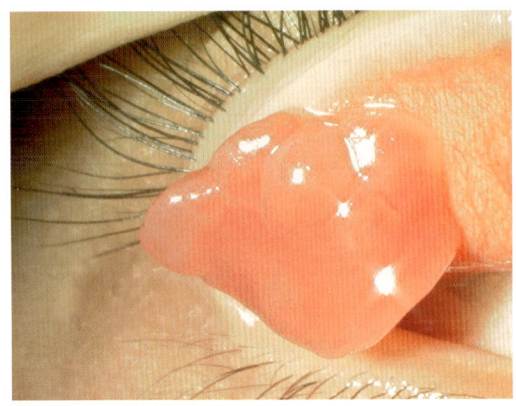

図3 化膿性肉芽腫
鮮紅色，表面平滑な腫瘤．

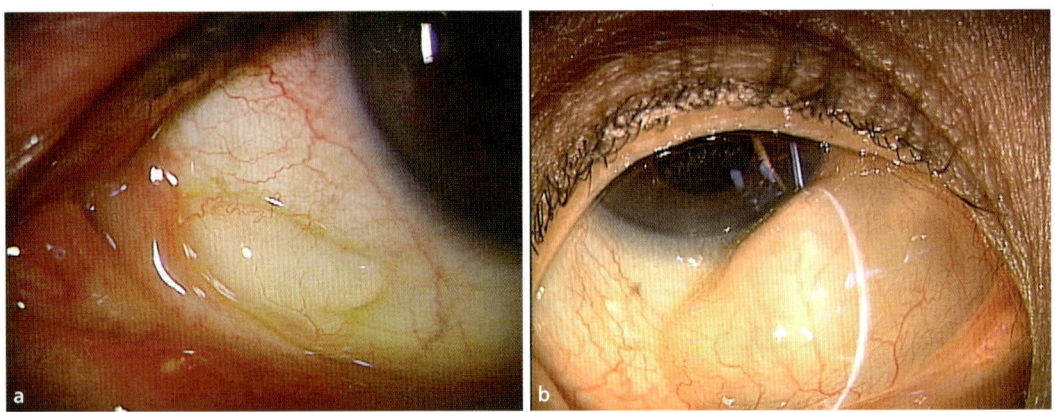

図4 結膜嚢胞
a：可動性が大きく，内容液は粘稠であった．穿刺で改善しなかったが，1〜2か月で自然消失した．
b：大きな嚢胞を認める．0.1％リンデロン®点眼にて経過観察し1か月後消失した．

を呈する結節状，ポリープ状の病変．組織学的には，「化膿」や「肉芽腫」はみられず，疎な線維性結合組織と多数の毛細血管，リンパ球や好中球などの炎症細胞の浸潤から構成されている．

治療は，ステロイド薬の局所投与を行う．大きくなれば外科的切除が必要．

5. 結膜嚢胞（図4）

結膜嚢胞（conjunctival cyst）の原因は特発性のものと，外傷や手術後のものとがある．
- 上皮封入嚢胞：半透明，ドーム状の腫瘤．外傷や翼状片などに対する結膜手術の後に結膜上皮が実質内に迷入することで生じる．組織学的には数層の結膜上皮に囲まれた内腔と，その中の粘液からなる．内容物は漿液性からゼリー状までさまざまである．
- 貯留嚢胞：副涙腺由来の嚢腫で，結膜円蓋部にみられる．組織学的には1〜2層の上皮細胞から形成される．

治療は，経過観察するか，切除・摘出する．

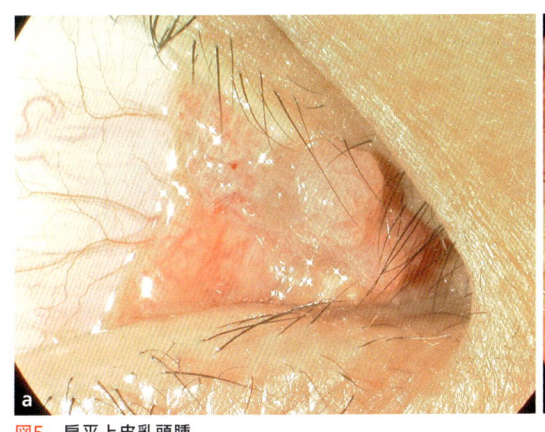

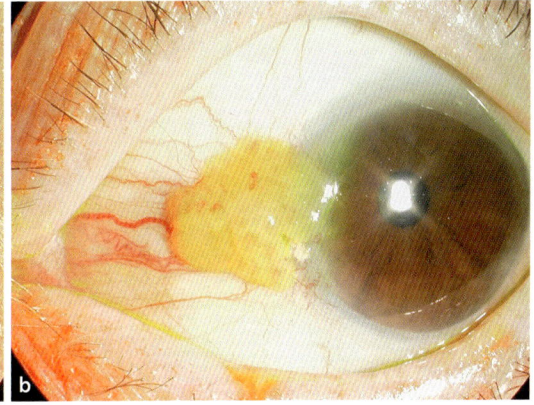

図5 扁平上皮乳頭腫
a：涙丘部に生じている．b：角膜輪部付近に生じている．

6. 扁平上皮乳頭腫（図5）

　扁平上皮乳頭腫（squamous papilloma）は球結膜，瞼結膜のいずれからも発生する．典型的なものは乳頭状（表面に微細な突起を多数もつ）の隆起性腫瘤で，表面は凹凸が多くカリフラワー状で血管に富む．色調は淡紅色から赤色である．涙丘部や内眼角部，結膜円蓋部に好発する．角膜輪部付近に生じたものは角膜に浸潤することがある．ヒト乳頭腫ウイルスが発症に関与する．多発し，再発も稀ではない．重層扁平上皮の良性増殖であり，悪性増殖したものは扁平上皮癌である．小児では病変はたいてい小さく多発し，下眼瞼円蓋部にみられることが多い．成人では大きなものが1つ生じることが多く，広がると角膜表面を占拠し，扁平上皮癌と似た形状をとることがある．組織学的には肥厚した結膜上皮の中に血管を含んだ線維性結合組織がみられる．

7. 脂腺腫（脂腺線種，脂腺過形成）

　脂腺腫（sebaceous adenoma, sebaceous hyperplasia）はマイボーム腺などの脂腺組織が増殖する良性腫瘍．黄色調の外観を呈し，涙丘や眼瞼縁などにみられる．涙丘脂腺過形成は，内部に毛糸玉状のもじゃもじゃした文様（正常脂腺の構造）がみられる白く硬い腫瘤である．腫瘤表面は光沢のある結膜上皮に覆われていることが多い．涙丘では脂腺癌の頻度は脂腺線種に比べ少ないといわれる．

8. 血管腫（図6）

　血管腫（conjunctival hemangioma）は瞼結膜から眼瞼皮下にかけてみられることが多い．Sturge-Weber症候群に伴う先天性のものは，明らかな腫瘤を形成せず，血管の異常増加，びまん性拡張血管のようにみえる．後天性のものは静脈性血管腫で，暗赤色，数珠状，多房性，不定形である．

- 毛細血管腫：血管組織の増殖．出生時または出生後すぐ出現し，2年ほどは徐々に成長するがその後はゆっくり退縮していくことが多い．

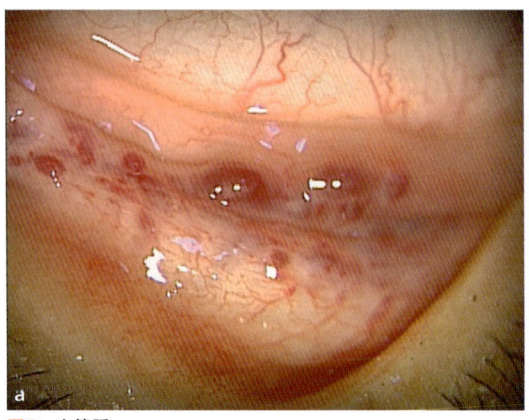

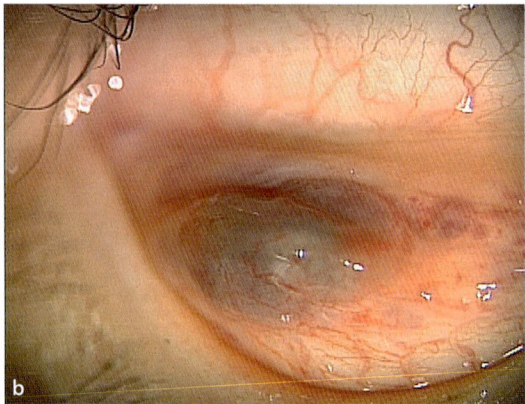

図6　血管腫
暗赤色の大小さまざまな腫瘤が多発している．

- 静脈血管腫，海綿状血管腫：静脈系のうっ滞から受動的に血管が蛇行し腫瘤を形成する．海綿状血管腫は眼窩内に連続して拡がっていることがある．

9．リンパ管腫

　リンパ管腫（lymphangioma）は球結膜から結膜円蓋部，さらに眼窩にかけて拡張したリンパ様脈管が不規則に異常増殖する先天性の腫瘍．生下時または小児期に発見され，徐々に増大する．ソーセージ状あるいは多囊胞性である．淡色透明，腫瘍内への出血のため赤色の混在，陳旧性出血のために黄色透明であったりする．結膜に限局するものは稀であり，眼窩あるいは副鼻腔病変に連続して結膜に露出することがある．

　MRI T2強調画像で高信号であり，造影剤の流入はない．結膜以外の病変で臨床診断されていることが多い．

10．リンパ管拡張症

　リンパ管拡張症（lymphangiectasia）は球結膜のリンパ管の拡張・蛇行で，特発性のものと，眼窩内の占拠性病変などによるうっ滞が原因になるものとがある．透明で可動性良好である．単発性に大きな囊腫状隆起として存在する場合と，数珠状に数個がつながっている場合がある．血液が流入すると出血性リンパ管拡張症と呼ばれる．

　原因は，慢性炎症，瞼裂斑，術後瘢痕やリンパ管の循環障害が考えられるが，特発性のものが多い．自然消退することがあり，小さいものは経過観察でよい．穿刺しても改善しないものは外科的に摘出術を行う．

11．反応性リンパ組織過形成

　反応性リンパ組織過形成（reactive lymphoid hyperplasia）は良性のリンパ増殖性疾患．結膜のリンパ増殖性疾患は反応性リンパ過形成と悪性リンパ腫に大別される．両者とも結膜円蓋部を中心として球結膜や瞼結膜側に拡大する傾向があり，臨床的に悪性リンパ腫と鑑別することは困難である．ステロイド薬の局所投与や全身投与が奏効することが多い．

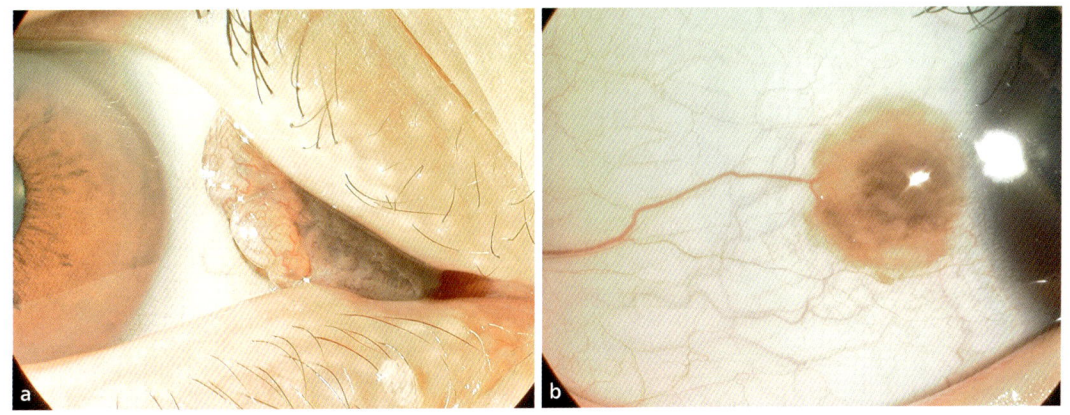

図7 母斑

12. 神経線維腫

　神経線維腫（neurofibroma）は神経鞘内の Schwann 細胞が腫瘍性に増殖したもので，被膜を有さないのが特徴である．球結膜と瞼結膜のいずれにも発生し，神経線維腫症（von Recklinghausen 病）の一部分症として発症する．孤立性に結膜に発生することもある．

13. 母斑（図7）

　母斑（nevus）は幼少時から存在するか多くは 20 歳頃までに生じ，腫瘍性病変が増大することはないが，稀に悪性化する．細胞内のメラニン色素の量によって外観は黒褐色や茶褐色など色調はさまざまだが，成長とともに色素が増すこともある．球結膜にみられることが多く，扁平かわずかな厚みをもつ．細隙灯顕微鏡でみると表層に小さな嚢胞（封入嚢胞）が複数みられることが多く特徴的であり，乳頭腫やリンパ腫，無色素性悪性黒色腫と鑑別する一助になる．また母斑に向かう拡張した血管がみられることがある．半月ひだや涙丘に発生することもあり，黒褐色で厚みのあることが多い．

- 悪性黒色腫との鑑別：母斑は一般に扁平であるか厚みがわずかであり，小嚢胞が存在することが多い．また大きさは一定である．急に大きくなったり色調が変化した場合は悪性化を念頭に置いた治療を行う．また瞼結膜や結膜円蓋部にみられることも稀であるため，悪性黒色腫の可能性を考慮する．流入血管が異常拡張し複数みられる場合も考慮する．写真で経時的に大きさに変化のないことを確認していく必要がある．
- 太田母斑（nevus of Ota，図8）：先天的なメラノサイトの増殖で，三叉神経節第一，第二枝領域の皮膚母斑とともに生じる．同側の虹彩や眼底にも色素性病変をきたすことがある．強膜上の色素沈着（強膜メラノーシス）の一種である．

14. 原発性後天性メラノーシス

　原発性後天性メラノーシス（primary acquired melanosis：PAM）は結膜表層の扁平な斑紋状の茶～黒褐色の色素沈着を認める病変で，メラノサイトの異常増殖による．母斑と異

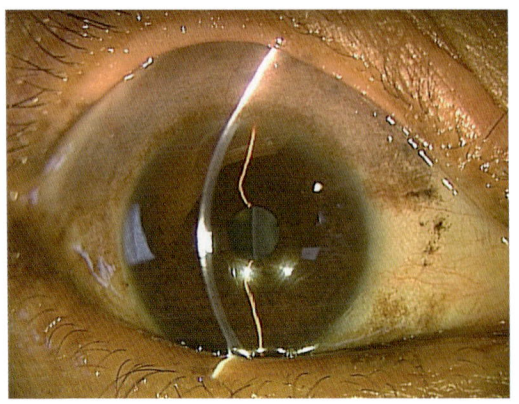

図8 太田母斑

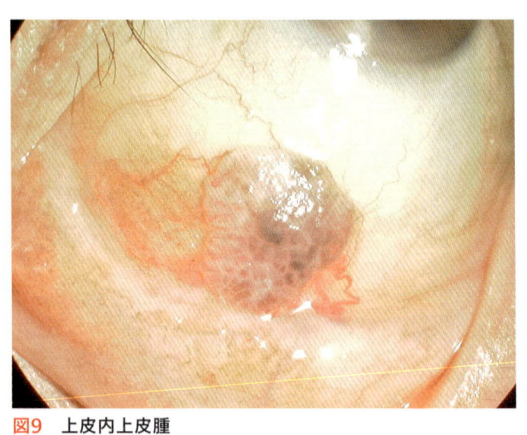

図9 上皮内上皮腫
色素を伴い非典型的ではある．

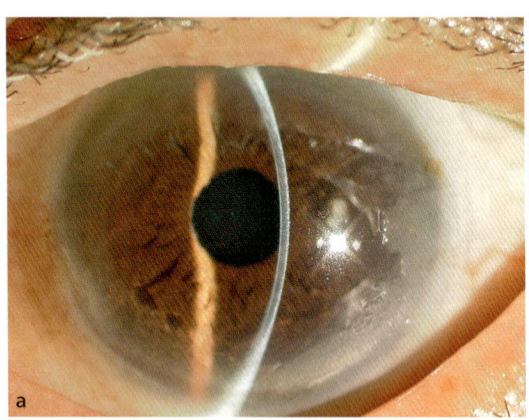

図10 組織学的には異形成（dysplasia）
フルオレセイン染色を行うと腫瘍の範囲がわかりやすい．

なり，後天性メラノーシスは中年以降にみられる．結膜のどの部位にも発生しうるが，輪部は好発部位の1つである．PAMは悪性黒色腫を生じうるため注意が必要である．

- 母斑・悪性黒色腫との鑑別：PAMは厚みがほとんどない．母斑は境界が比較的鮮明だが，PAMは境界が不鮮明である．

治療は定期的な経過観察か，切除を行う．

III. 結膜の悪性腫瘍

1. 上皮性腫瘍

1）上皮内上皮腫，上皮内癌（図9，10）

上皮内上皮腫，上皮内癌（corneal/conjunctival intraepithelial neoplasia：CIN）は扁平上皮癌の前駆病変．角結膜上皮の異形成（dysplasia）～上皮内癌（carcinoma *in situ*）を包括する疾患概念．白色～淡赤色の，ゼラチン様の丈の低い隆起性病変で角膜輪部に好発し，

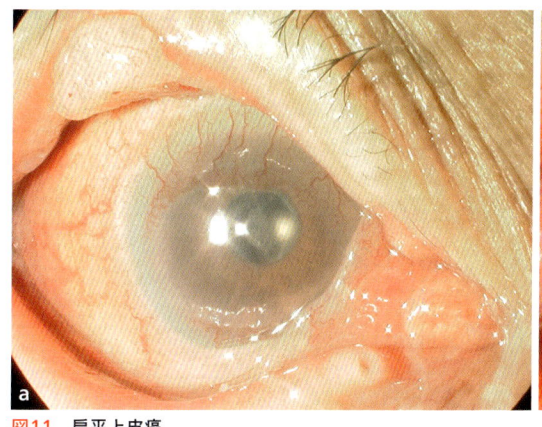

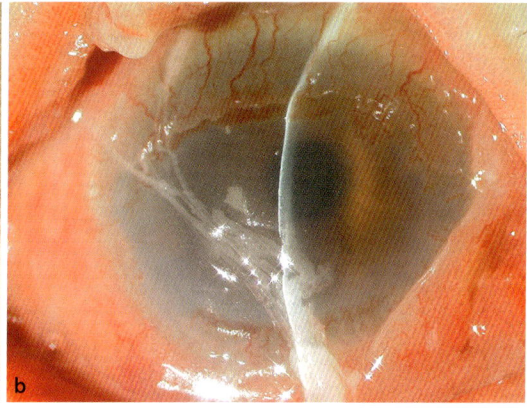

図11 扁平上皮癌
上眼瞼結膜に初発し，眼球へ浸潤している．

角膜表層に侵入拡大していくことがある．とくに3時，9時部の輪部結膜に好発する．瞼裂部の角膜輪部に生じるものは，比較的平坦な隆起性病変を呈することが多く，翼状片と誤ることがある．角膜輪部の厚みのある病変部分では，「打ち上げ花火様」（深部から表面に向かい枝分かれしながら広がる血管）を呈することがある．結膜円蓋部や眼瞼結膜に出現することもあるが頻度はより少ない．紫外線，炎症，ヒトパピローマウイルス（human papillomavirus：HPV）関与が指摘されている．転移は稀で，生命予後は良好である．

組織所見は肥厚した角結膜上皮細胞が全層にわたり極性を失い，異型性を示すが，上皮基底膜は正常に保たれ，粘膜固有層への浸潤は認められない．

治療は腫瘍の完全切除を行う．角膜表層組織も切除した場合，角膜上皮形成術を行うこともある．マイトマイシンCや5-FUなどの点眼が有効な場合もある．

2）扁平上皮癌（図11）

扁平上皮癌（conjunctival squamous cell carcinoma）は角膜輪部あるいは瞼裂に一致した球結膜に好発する．時に結膜円蓋部や眼瞼結膜に生じる．淡赤色，ゼラチン様の凹凸不整な病変である．CINに類似するものもあれば扁平上皮乳頭腫様の外観を呈することもある．腫瘍内に「打ち上げ花火様」の血管がみられることがある．しばしば拡張した結膜血管が栄養血管になっている．角膜輪部に生じたものは輪部に沿って拡大し，角膜実質や強膜へ浸潤していくことがある．60歳以上の高齢者に多い．多臓器への転移は1～2％と少ない．頻度は少ないが，より侵襲性の高いタイプにmucoepidermoid carcinomaとspindle cell carcinomaがある．前者は眼球内や眼窩に浸潤しやすく，後者は転移しやすい．

組織所見は結膜上皮が異型性や核分裂像を含む細胞に置換され，肥厚し，上皮基底膜を越えて粘膜固有層に至る浸潤がみられる．

治療は周囲の正常組織も含めて切除する．角膜表層組織も切除した場合，角膜上皮形成術を行うこともある．切除と併用したり，術後再発例にマイトマイシンCや5-FUなどの点眼が有効な場合もある．

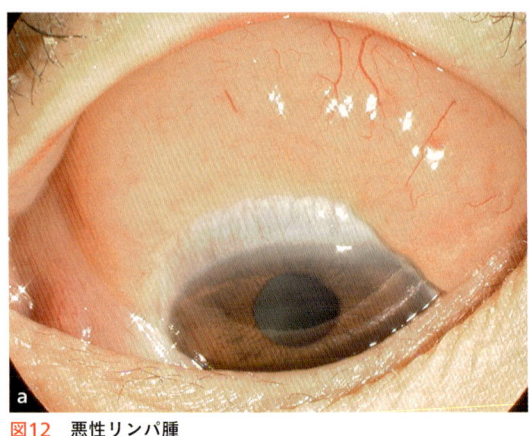

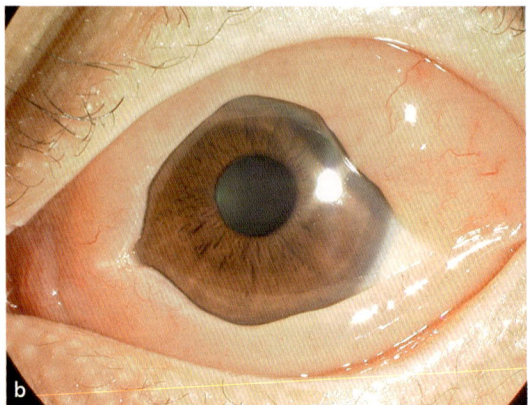

図12　悪性リンパ腫
「サーモンピンク様」の色調を呈する特徴的な隆起性病変である．

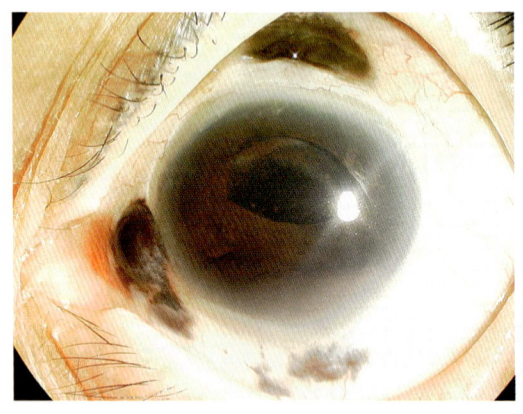

図13　悪性黒色腫
虹彩上や角膜内皮面にも腫瘍細胞が増殖・付着している．肝転移を認めた．

2. 悪性リンパ腫（図12）

　結膜には，粘膜関連リンパ装置に相当する結膜関連リンパ装置があるが，なんらかの刺激によりリンパ球が腫瘍性に増殖したものがMALT（mucosa-associated lymphoid tissue）リンパ腫である．結膜に原発する悪性リンパ腫（malignant lymphoma）の多くはMALTリンパ腫である．高齢者のみならず20〜30歳代から中高年にかけてもみられる．結膜円蓋部から球結膜にかけて発生することが多い．円蓋部に沿って帯状，ゼラチン状の隆起性病変を呈する．上方結膜に発生した場合，「サーモンピンク様」の色調を呈する特徴的な隆起性病変となることがある．円蓋部から上眼瞼結膜にかけては春季カタルでみられる乳頭増殖のような隆起性病変が多発することがある．下眼瞼結膜ではクラミジア結膜炎にみられるような濾胞様，堤防状の隆起性病変を呈する．臨床的には，反応性リンパ組織過形成との鑑別が困難なことが多い．基本的には悪性度の低い腫瘍と考えられ，臨床的にも良好な経過をたどることが多い．稀に多臓器にリンパ腫が発生することがある．

　治療は他臓器に病巣がなければ放射線療法が第一選択である．化学療法が行われることもある．

3. 悪性黒色腫（図 13）

　悪性黒色腫（malignant melanoma）は，結膜母斑や後天性メラノーシスが母地となることがあるが，後者から発症する場合が一般的である．発症年齢は若年から高齢者までさまざまである．臨床的には眼球結膜や眼瞼結膜の隆起を伴う黒褐色病変で，腫瘍に向かって拡張した血管が複数みられる．輪部は好発部位の1つである．比較的短期間で大きくなる．腫瘍の丈が高いほど（1～2 mm 以上の丈），多発している場合，円蓋部に存在する場合などは予後不良である．転移しやすい部位は，耳前リンパ節や顎下リンパ節，脳，肺，肝臓などである．

　治療は周囲組織を含めた腫瘍の外科的切除が基本となる．術中術後のマイトマイシンC点眼も有効である．腫瘍が広範囲にわたり，結膜下への浸潤も著しい場合には眼球摘出や眼窩内容除去が必要となることもある．

（図1～3, 5, 7, 9～13：大阪大学よりご提供）

参考文献

1) 大鹿哲郎（編）：前眼部アトラス．pp80-98, 文光堂，2007
2) 丸尾敏夫，本田孔士，臼井正彦，他：眼科学 1．第2版．pp71-78, 文光堂，2011
3) Shields CL, Shields JA: Tumors of the conjunctiva and cornea. Surv Ophthalmol 49: 3-24, 2004
4) Shields JA, Shields CL: Eyelid, Conjunctival, and Orbital Tumors: An Atlas and Text. pp247-409, Lippincott Williams & Wilkins, 2007

（斎藤禎子）

第4章
眼瞼疾患の鑑別診断

I 眼瞼腫瘍性病変の鑑別

　眼瞼腫瘍の確定診断は病理組織検査になるが，まず腫瘍性病変をみたときに何を考えるか，できるだけ見た目で判断することが大切である．眼瞼腫瘍は数多くあり稀なものを挙げればきりがないが，本項では，頻度が高く確実に診断したい眼瞼腫瘍と知っておきたい眼瞼腫瘍の臨床的特徴について概説する．

I. 良性腫瘍と悪性腫瘍の鑑別

1. 腫瘍と腫瘤の違い

　腫瘍とは細胞の自律的な増殖である．この定義からすると囊胞や肉芽腫は厳密には腫瘍ではない．しかし，臨床的に肉芽腫などの炎症性病変が腫瘍と鑑別が難しいことがある．このようなときは，腫瘍と言わずに，腫瘤という広義の言葉を用いるとよい（図1）．

2. 良性腫瘍と悪性腫瘍の違い

　腫瘍は良性腫瘍と悪性腫瘍に大別されるが，悪性腫瘍の特徴は増殖が速く無限に増殖

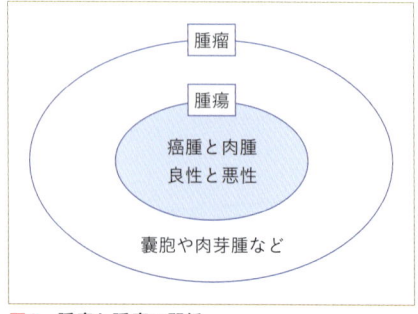

図1　腫瘍と腫瘤の関係
腫瘍は細胞の自律的な増殖である．囊胞や肉芽腫は腫瘍ではない．腫瘤という言葉は広義の意味で広く用いられる．

し，転移を起こしやすく，放置すると生命が脅かされるということである．一方，良性腫瘍は一般的に増殖が遅く，あるところで自然に増殖が止まり，転移することはなく，放置しても生命が脅かされることはない．

3. 皮膚腫瘍の良性と悪性の違い

皮膚腫瘍の良性と悪性の一般的な相違点を**表1**に示す．

4. 眼瞼腫瘍の良性と悪性の割合と年齢

筆者らの統計では，眼瞼腫瘍の7割は良性で，3割は悪性である．また，悪性腫瘍の診断時の年齢は良性腫瘍の年齢より有意に高く，高齢者の眼瞼腫瘍は悪性の可能性を念頭に置くことが大切である．

5. 頻度の高い眼瞼腫瘍

皮膚には多くの腫瘍が発生し，眼科医がすべてを把握するのは困難である．そこで，頻度の高い眼瞼腫瘍だけでも把握しておくことは有意義である．筆者らが過去に報告した眼瞼腫瘍の統計によると，頻度の高い眼瞼良性腫瘍は，母斑と脂漏性角化症であり，一方，頻度の高い眼瞼悪性腫瘍は，脂腺癌（マイボーム腺癌）と基底細胞癌であった（**表2**）．この報告以降の2004年3月～2011年12月に経験した眼瞼腫瘍111例112眼についても調べたが，やはり同様の結果であった．

6. 由来する細胞による腫瘍の分類

腫瘍を診断する際には，良性か悪性かを鑑別すると同時に，眼瞼のどの成分から生じたものか，その由来となる細胞を考えることは重要である．具体的には，表皮系，毛包系，脂腺系，汗腺系，神経系，脈管系，線維組織系，組織球系，脂肪細胞系，筋組織系，造血系などに分類される．

II. 眼瞼の良性腫瘍

眼瞼の良性腫瘍には数多くのものがある．ここでは厳密には腫瘍ではない囊胞も含め，代表的な疾患について列記する．とくに，母斑と脂漏性角化症は頻度が高いので，その特徴をよく知っておく．

表1 皮膚腫瘍の良性と悪性の相違点

	良性	悪性
形	対称	非対称
境界・辺縁	明瞭	不明瞭・不規則
潰瘍・壊死	なし	あり
増殖速度	緩徐	急速

表2 頻度の高い眼瞼腫瘍

良性腫瘍	悪性腫瘍
母斑	脂腺癌
脂漏性角化症	基底細胞癌

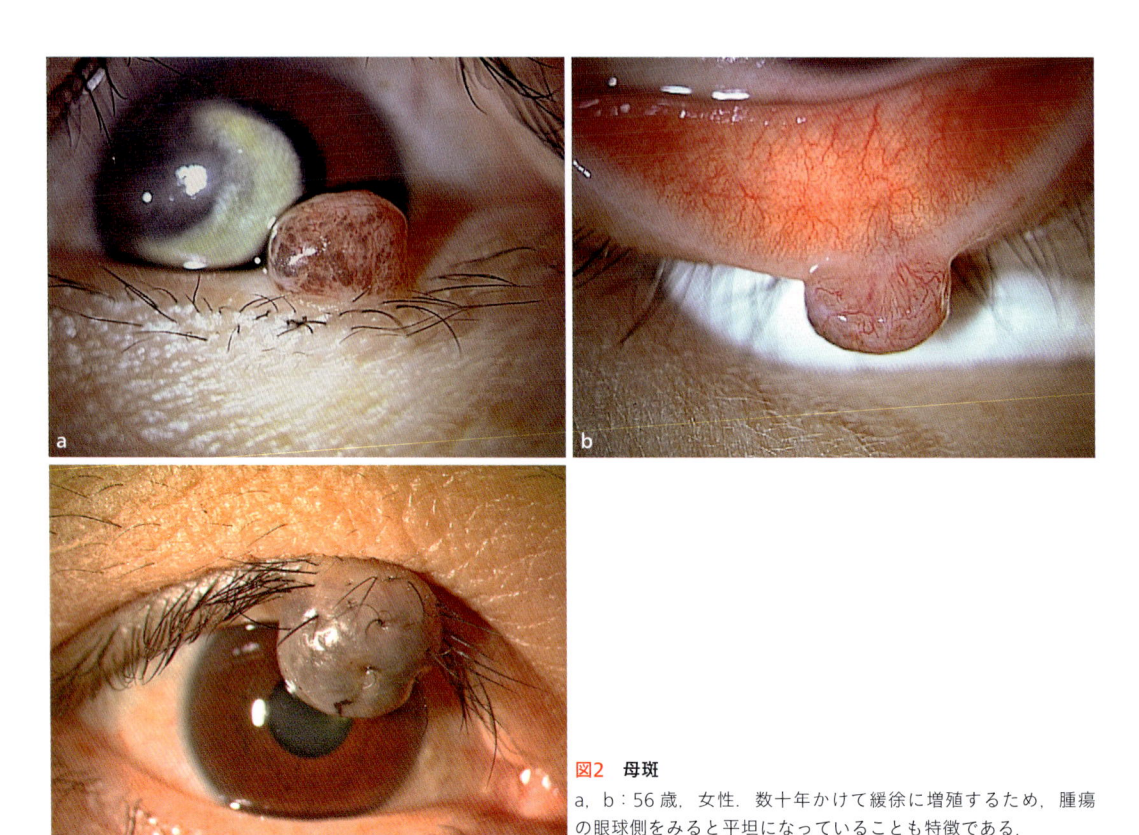

図2 母斑
a, b：56歳，女性．数十年かけて緩徐に増殖するため，腫瘍の眼球側をみると平坦になっていることも特徴である．
c：56歳，女性．茶褐色の球状の境界明瞭な腫瘍である．

1. 母斑

　母斑（nevus）は正式には母斑細胞母斑（nevocellular nevus）と呼ばれ，茶褐色の半球状の境界明瞭な腫瘍である（**図2**）．母斑細胞が表皮や真皮内に増殖しているが，大きい母斑は真皮内に母斑細胞が増殖している．母斑細胞がメラニン色素を有するため，茶褐色を呈する．母斑細胞とは神経堤（neural crest）由来のメラノサイトにもSchwann細胞にも分化できなかった未分化な細胞と言われている．

　母斑はいわば発生異常で，幼児期から母斑細胞が徐々に増加し，思春期頃に隆起し目立つようになる．眼瞼縁に発生することが多く，数十年かけて徐々に増大するため，腫瘍の眼球側をみると平坦になっていることも特徴である（**図2b**）．一般的にほくろと呼ばれるのはこの母斑であることが多い．

2. 脂漏性角化症（老人性疣贅）

　脂漏性角化症（seborrheic keratosis）は，中年以降の顔面，頭部，体幹などの皮膚に単発あるいは多発し，境界明瞭な灰褐色〜黒褐色の隆起性結節である（**図3**）．老人性疣贅（verruca senilis）という別称があり，いわば老化により生じるイボ（疣贅）である．老人性色素斑（しみ）から隆起してくることが多い．

　脂漏性角化症の肉眼所見は多彩である．角化症という名が示すごとく表皮は過角化を起

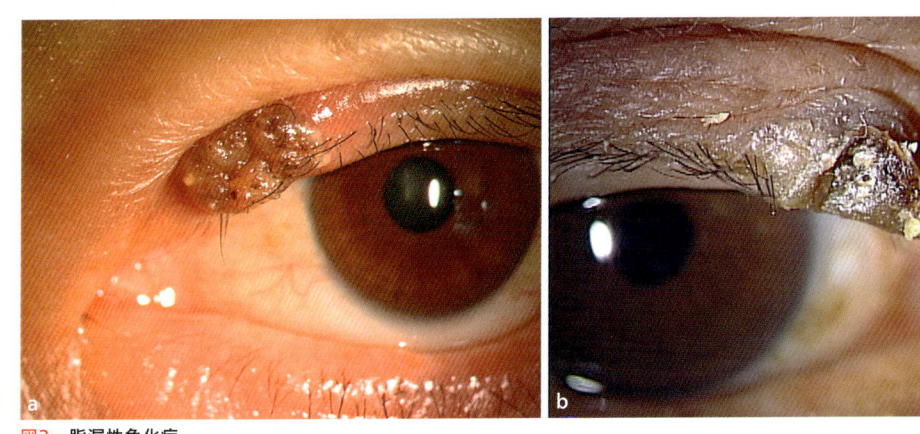

図3　脂漏性角化症
a：53歳，女性，b：78歳，男性．表皮由来の腫瘍で，表面が角化しざらざらとした黒褐色の境界明瞭な隆起性結節である．

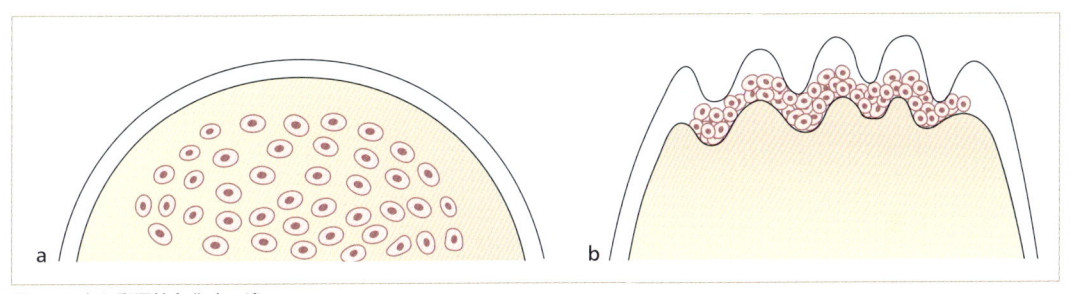

図4　母斑と脂漏性角化症の違い
a：母斑は母斑細胞が真皮内に増殖しており，表皮が正常のため表面は平滑で光沢がある．
b：脂漏性角化症は表皮の異常であり，過角化のため表面がざらざらした外観を呈する．

こしているため，硬い，ザラザラした外観を呈することが特徴である．色調は，健康な皮膚に近いものから黒色調のものまでさまざまで，大きさは数mm～2cm程度，わずかに盛り上がるものから乳頭状に突出するものまである．

母斑と脂漏性角化症の鑑別のポイントは，母斑は母斑細胞が真皮内に増殖しており，表皮が正常のため表面は平滑に見えるが，脂漏性角化症は表皮の過角化のため表面がざらざらした様相を呈するという点である（図4）．

3．類表皮嚢胞

類表皮嚢胞（epidermoid cyst，別称：表皮嚢胞，粉瘤，アテローム）は，ドーム状に隆起した数mm～数cm大の境界明瞭な嚢胞状の結節である（図5）．嚢胞の内腔は，皮膚に類似した重層扁平上皮で裏打ちされ，その中に白色の角化物（いわゆる垢）が貯留している．皮膚から白色の角化物が透見されることがある．

類表皮嚢胞は霰粒腫と誤診されることがあるが，霰粒腫と異なり瞼板との連続性はない．霰粒腫と思って切開したが，内容物が白色おから状の場合は，この疾患の可能性が高く，嚢胞を全摘出する．

I　眼瞼腫瘍性病変の鑑別　245

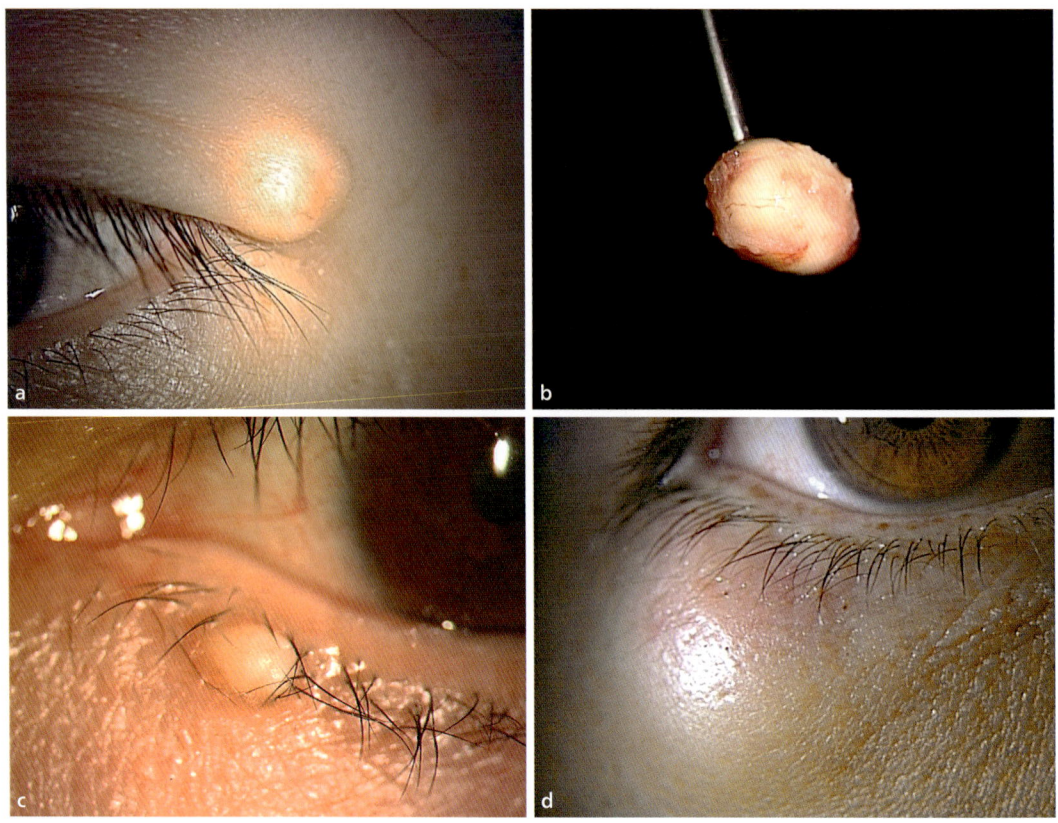

図5 類表皮嚢胞
a, b：39歳, 女性. ドーム状に隆起した境界明瞭な嚢胞性病変で, 嚢胞ごと摘出する.
c：50歳, 女性. 内腔に角化物を貯留し, 皮膚から白色の角化物が透見されることがある.
d：35歳, 男性. 霰粒腫として数回切開され, 再発している例.

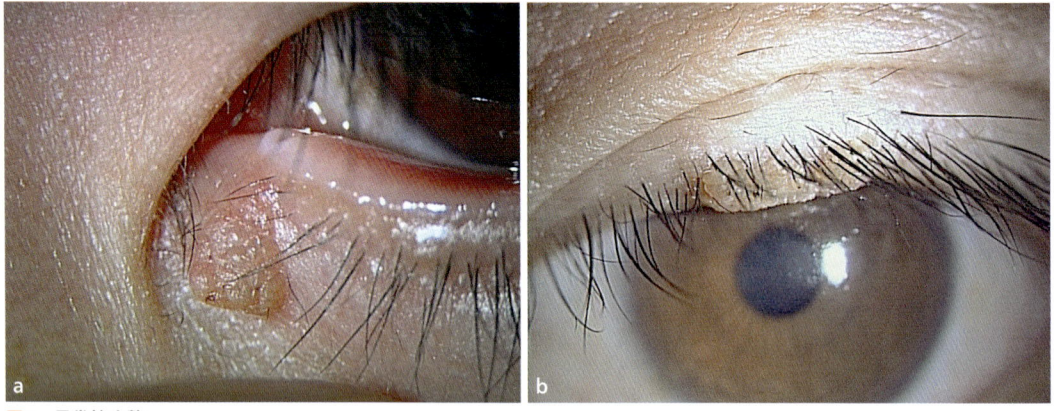

図6 尋常性疣贅
a：25歳, 女性. b：34歳, 男性. ヒトパピローマウイルス（HPV）による腫瘍. 表面は乳頭状の陥凹を呈する.

4. 尋常性疣贅

　尋常性疣贅（verruca vulgaris, common wart）はヒトパピローマウイルス（human papillomavirus：HPV）感染によるイボ（疣贅）で, 手指や足底に好発する. 表面は乳頭状の

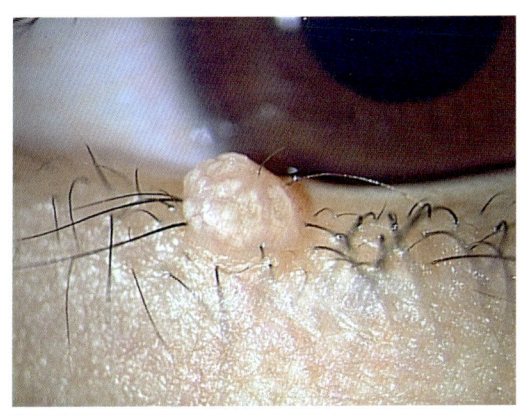

図7 伝染性軟属腫
8歳,女児.伝染性軟属腫ウイルスによる腫瘍.白色で「水イボ」と呼ばれる.

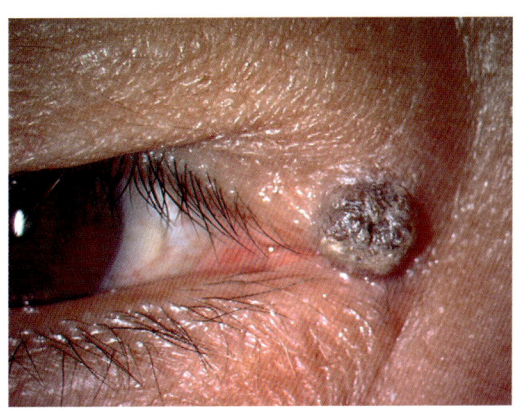

図8 角化棘細胞腫（ケラトアカントーマ）
63歳,女性.表皮由来の境界明瞭な半球状の腫瘍で,著明な角質の増生がみられる.

凹凸を示す（図6）.完全に切除しないと再発することがある.

5. 伝染性軟属腫

伝染性軟属腫（molluscum contagiosum）は,伝染性軟属腫ウイルスによって生じる半球状の丘疹で,主に小児の体幹や四肢に生じる（図7）.大きさは2～5 mm程度で,白く水を含んだようにみえるので「水イボ」という俗称で呼ばれている.多発することがある.

6. 角化棘細胞腫（ケラトアカントーマ）

角化棘細胞腫（ケラトアカントーマ,keratoacanthoma）は中年以降の男性に多く,9割以上は顔面に生じる.はじめは小さな丘疹として発症するが,数週間～数か月間で急速に増大して,噴火口型のドーム状あるいは半球状の結節を形成する（図8）.境界明瞭な半球状の腫瘍で,頂上に噴火口状の陥凹があり,ここに著明な角質の増生がみられる.多くの症例で数か月の経過にて自然消退する.転移することはないが,有棘細胞癌（扁平上皮癌）の特殊型と考える説や偽癌と考える説がある.

7. 脂腺腺腫

脂腺腺腫（sebaceous adenoma）は,脂腺由来の良性腫瘍である.眼瞼ではマイボーム腺から発症し,白色で,桑の実状・毛糸玉状を呈することが多い（図9）.脂腺癌より頻度は低く,成長は一般に緩徐である.

8. 神経鞘腫

神経鞘腫（neurilemmoma, schwannoma）は,末梢神経の髄鞘を形成するSchwann細胞由来と考えられる良性腫瘍である（図10）.一般的には成人にみられ,増殖は緩徐で,多くは皮下組織や筋肉などの軟部組織に発生する.表面が平滑で球状の境界明瞭な弾性硬の腫瘍である.圧痛を伴うことがある.

I 眼瞼腫瘍性病変の鑑別 247

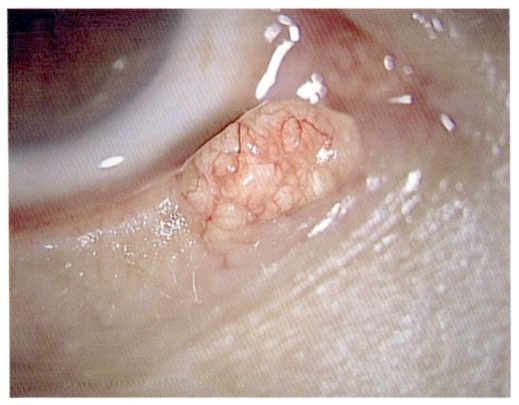

図9　脂腺腺腫
68歳，男性．マイボーム腺由来の良性腫瘍で，白色で桑の実状を呈する．

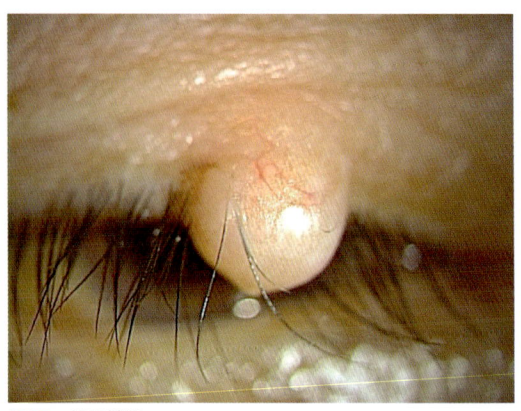

図10　神経鞘腫
66歳，女性．Schwann細胞由来の表面が平滑で球状の境界明瞭な腫瘍である．

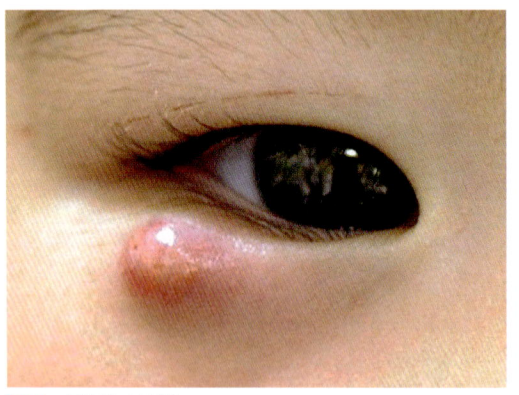

図11　石灰化上皮腫
1歳，女児．小児に好発し，触ると硬い半球状腫瘍である．霰粒腫と鑑別を要する．

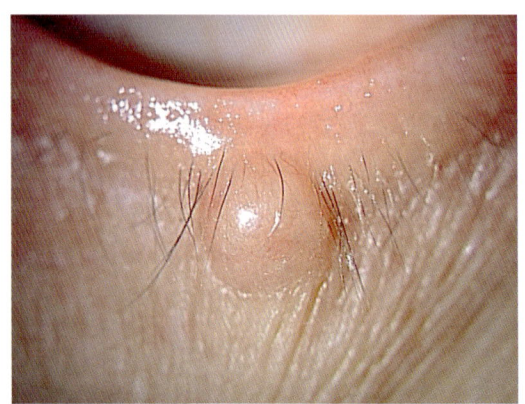

図12　毛包上皮腫
72歳，男性．毛芽由来の良性腫瘍で，正常な皮膚色の半球状病変である．

9．石灰化上皮腫

　石灰化上皮腫（calcifying epithelioma）は毛母腫（pilomatricoma）とも呼ばれ，小児や若年者の顔面，頸部，上肢に好発する3〜4 cmまでの皮内および皮下腫瘍である．眼瞼にできることもあり，霰粒腫と類似するが，触ると石のように硬く感じる（図11）．小児の霰粒腫として切開し，内容物が霰粒腫と異なる場合は，病理検査に提出する．

10．毛包上皮腫

　毛包上皮腫（trichoepithelioma）は毛芽（これから毛包や毛髪に分化する組織）由来の良性腫瘍で，直径2〜10 mm程度の正常な皮膚色の小丘疹である（図12）．弾性硬で，鼻周囲にできることが多い．

11．血管腫

　血管腫（hemangioma）は赤色の境界明瞭な隆起性病変である（図13）．弾性軟で，増

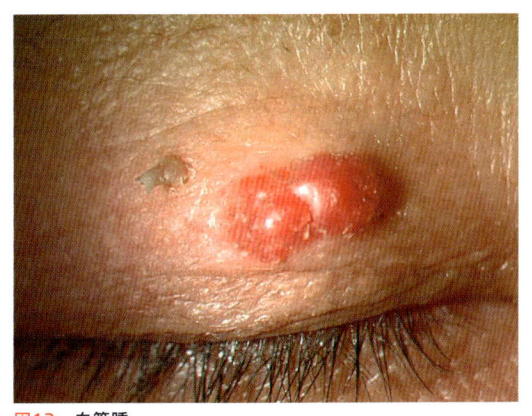

図13　血管腫
53歳，男性．赤色の境界明瞭な隆起性病変である．

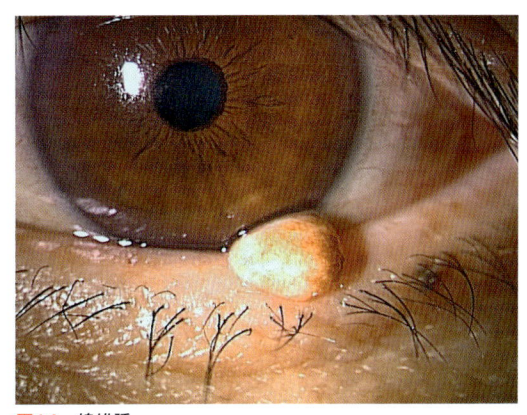

図14　線維腫
55歳，男性．膠原線維が増生したもので，表面が平滑，境界明瞭な腫瘍である．

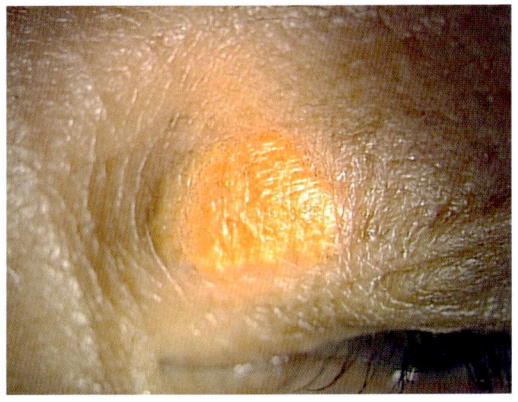

図15　黄色腫
68歳，男性．両上眼瞼の内側に淡黄色の扁平な隆起として観察される．

大することはほとんどない．Merkel 細胞癌と鑑別することが大切である．

12．線維腫

線維腫（fibroma）は真皮に膠原線維が増生した良性腫瘍で，表面が平滑，光沢のある境界明瞭な腫瘍である（図 14）．発育は緩慢である．

13．黄色腫

黄色腫（xanthoma）は，脂質を貪食したマクロファージ由来の泡沫細胞が集簇した結節性の病変である．眼瞼の黄色腫は，両上眼瞼の内側に淡黄色の扁平な隆起として観察される（図 15）．

14．皮様嚢胞（デルモイドシスト）

皮様嚢胞（dermoid cyst）は，上眼瞼の外側あるいは眼窩の耳上側に好発する先天性の病変である（図 16）．発生過程で骨が癒合する際に，外胚葉組織が陥入して生じると考

I　眼瞼腫瘍性病変の鑑別　249

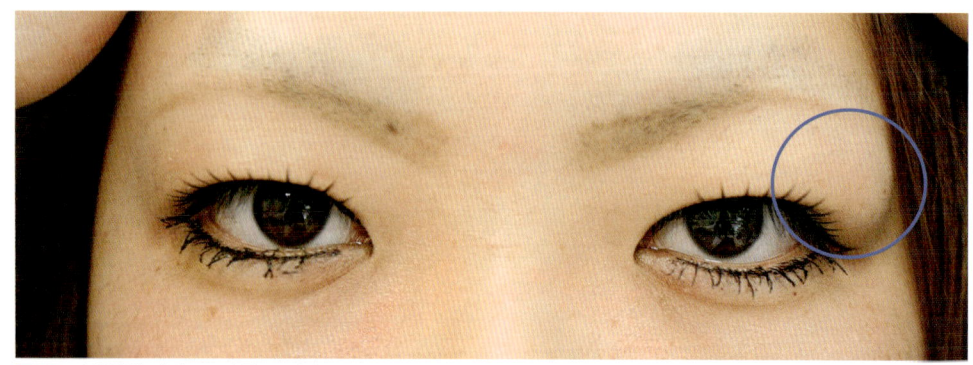

図16 皮様嚢胞（デルモイドシスト）
23歳，女性．上眼瞼の外側に好発する先天性の嚢胞で，内腔には角化物，毛髪，脂質などが充満している．

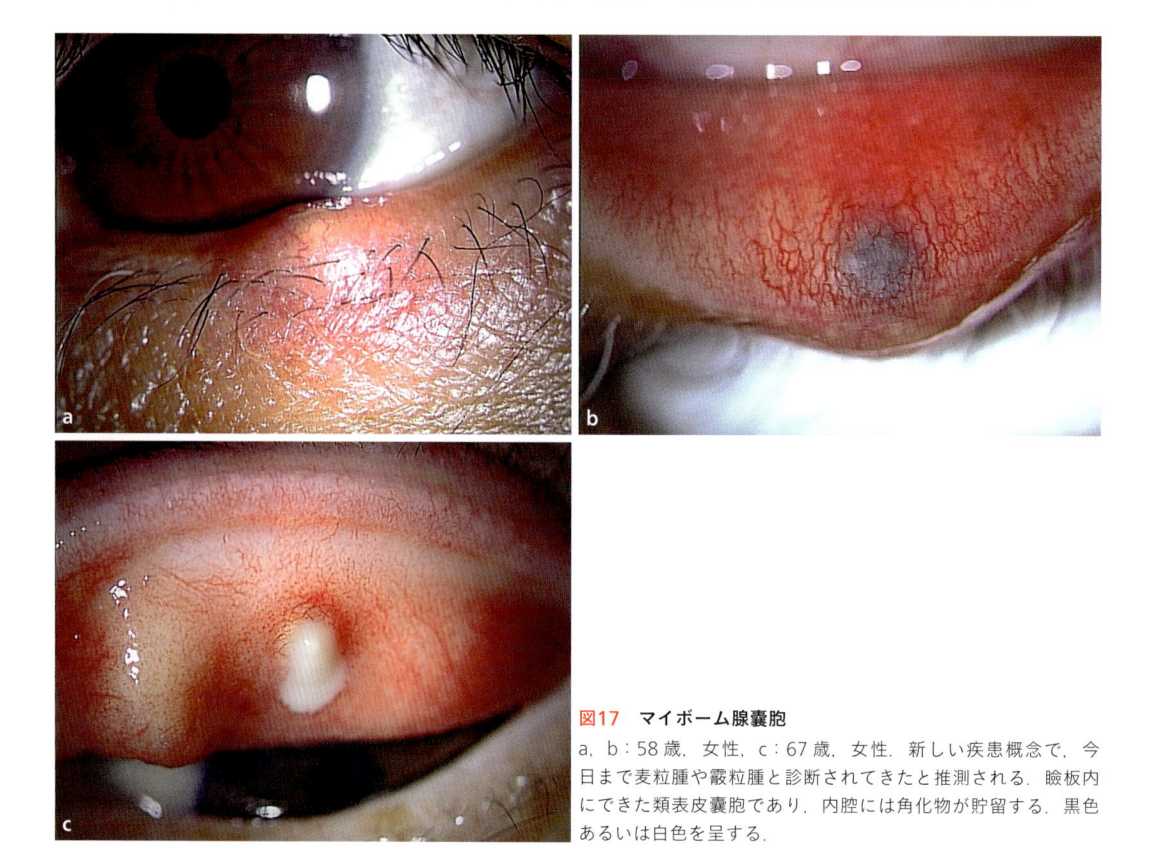

図17 マイボーム腺嚢胞
a，b：58歳，女性，c：67歳，女性．新しい疾患概念で，今日まで麦粒腫や霰粒腫と診断されてきたと推測される．瞼板内にできた類表皮嚢胞であり，内腔には角化物が貯留する．黒色あるいは白色を呈する．

えられている．嚢胞の内腔は，皮膚に類似した重層扁平上皮で裏打ちされ，角質（ケラチン），毛髪，脂質などが充満している．

15. マイボーム腺嚢胞

　最近提唱された疾患概念で，オリジナルの報告を訳すと，マイボーム腺の瞼板内角質嚢胞となる．病理組織学的に瞼板内にできた類表皮嚢胞であり内容物は角質である．瞼板から黒色あるいは白色に見える（**図17**）．今日まで麦粒腫や霰粒腫と誤診されてきた可能性が高い．

III. 眼瞼の悪性腫瘍

　眼瞼の悪性腫瘍は早期発見と早期治療が大切である．なぜなら，早期治療は再発や転移を防ぎ，小さい腫瘍ほど眼瞼の再建術式が容易で，美容的に有利だからである．頻度の高い脂腺癌と基底細胞癌は，その特徴をよく把握しておく．

1. 脂腺癌

　脂腺癌（sebaceous carcinoma）とは脂腺由来の悪性腫瘍である．眼瞼にはマイボーム腺とZeis腺の2つの脂腺があるが，実際の由来がどちらか不明なことが多いため，マイボーム腺癌ではなく眼瞼の脂腺癌と呼ぶことが多い．

　脂腺癌は黄白色で結節状を呈することが多い（図18c）．瞼結膜の隆起に注目することも大切である（図18a, b）．眼瞼炎のような所見を呈したり，腫瘍細胞が結膜上皮を置き換えるように増殖し（pagetoid spreadという）結膜炎のような所見を呈することもある（図18d, g）．診断や初期治療が遅れたため病期が進行し，所属リンパ節や全身への転移のため不幸な転帰をたどることがある．50歳以上の霰粒腫様の病変は脂腺癌を疑うことが大切である（図18e, f）．

　霰粒腫との鑑別点は，脂腺癌は①黄白色調を呈することが多い，②瞼結膜にも隆起する，③触診で霰粒腫よりも硬い，④切開時に黄白色のぼろぼろとした固形物がでる，などである．

2. 基底細胞癌

　基底細胞癌（basal cell carcinoma）は高齢者の眼，耳，鼻などの周囲に好発する黒色から灰黒色の病変で，頻度の高い皮膚癌である．ゆっくり増大するとともに中央が陥凹し潰瘍をつくるようになる（図19）．潰瘍の周囲には灰黒色の小結節が縁取るように配列するのが特徴とされる．黒く見えるのは腫瘍細胞がメラニン色素を含んでいるからである．腫瘍細胞は深部へ浸潤し，外方向性に丈が高くなる腫瘍ではない．丈が低く，潰瘍を形成することから，しばしば眼瞼炎と誤診されることがあり注意が必要である．

　診断のポイントは，腫瘍中央の陥凹（潰瘍）形成と，腫瘍細胞が深部へ浸潤するために生じると考えられる周囲の皮膚のひきつれである．転移を生じることは非常に稀であるが，放置すると深部に広がり治療に苦慮する．

3. 扁平上皮癌

　扁平上皮癌（squamous cell carcinoma）は表皮由来の悪性腫瘍で，高齢者の露光部（顔面や手背など）に発生する．表面に潰瘍を形成したり，角化物や痂皮が付着することが多い．眼瞼の悪性腫瘍としては稀である（図20）．かつて眼瞼の扁平上皮癌は，脂腺癌や基底細胞癌と並んで3大眼瞼悪性腫瘍と言われていたが，瞼結膜に発生した扁平上皮癌を統計に加えていた可能性や脂腺癌の病理組織像が扁平上皮癌と似ることがあり，脂腺癌を扁平上皮癌と診断していた可能性がある．皮膚科では扁平上皮癌と言わずに有棘細胞癌と呼ばれることが多い．

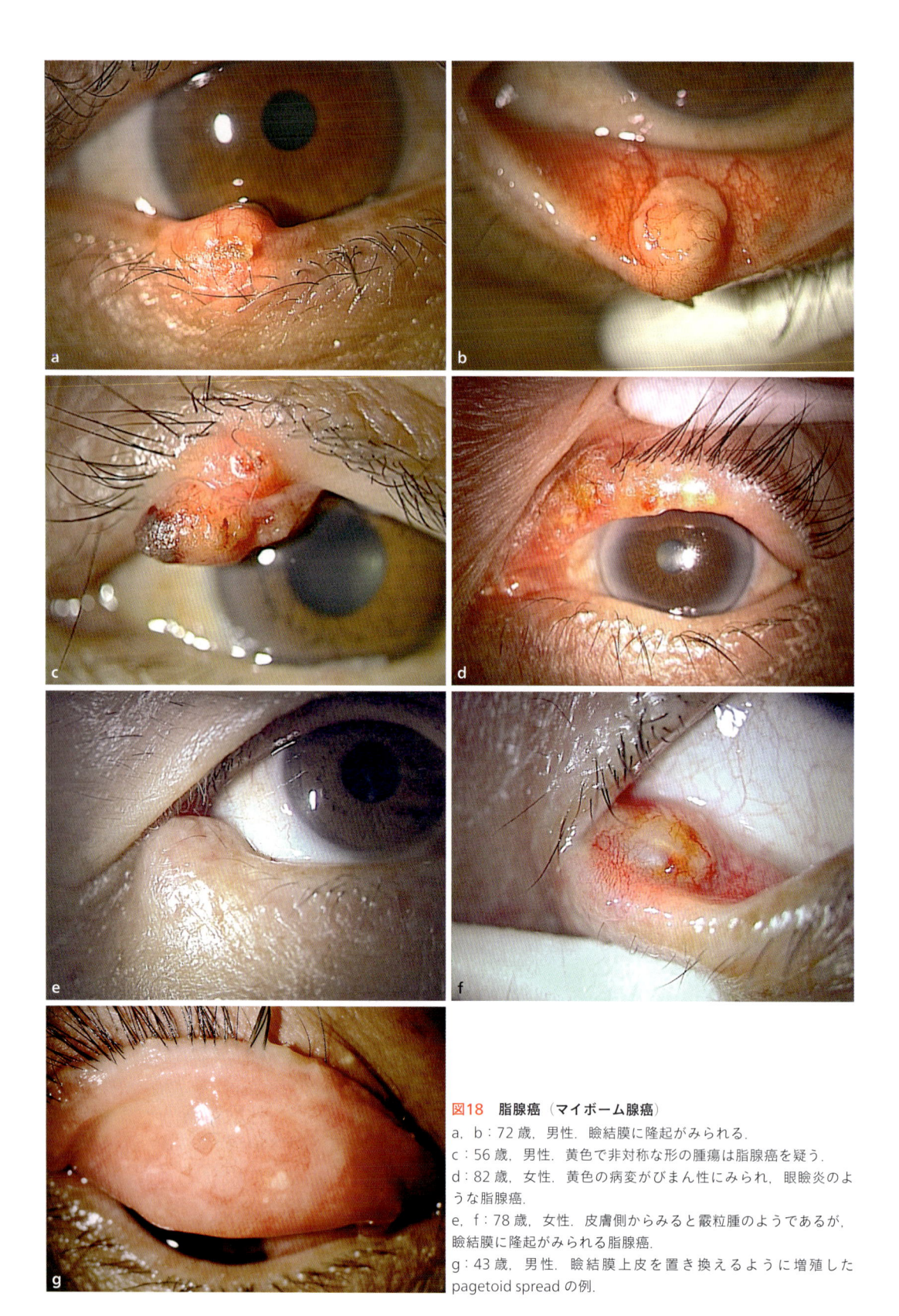

図18 脂腺癌（マイボーム腺癌）
a, b：72歳，男性．瞼結膜に隆起がみられる．
c：56歳，男性．黄色で非対称な形の腫瘍は脂腺癌を疑う．
d：82歳，女性．黄色の病変がびまん性にみられ，眼瞼炎のような脂腺癌．
e, f：78歳，女性．皮膚側からみると霰粒腫のようであるが，瞼結膜に隆起がみられる脂腺癌．
g：43歳，男性．瞼結膜上皮を置き換えるように増殖したpagetoid spreadの例．

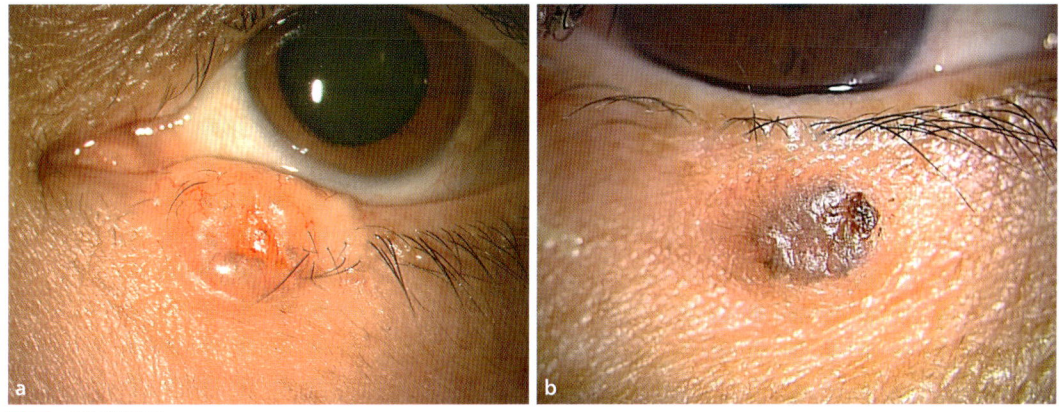

図19 基底細胞癌
a：59歳，女性．軽度の色素沈着を伴う結節性病変だが，中央に潰瘍（陥凹）がみられる．
b：70歳，女性．黒色の丈の低い扁平な病変で，周囲の皮膚にひきつれがみられる．

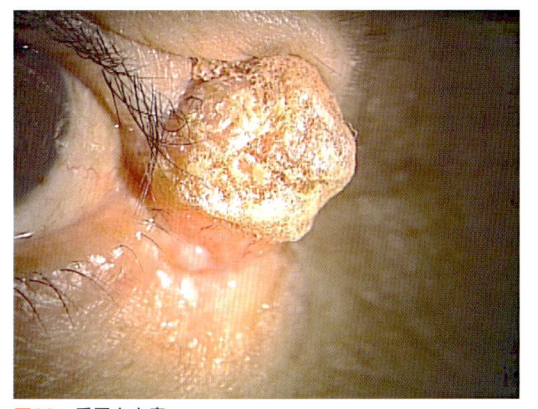

図20 扁平上皮癌
66歳，男性．表皮由来の癌で，著明な角質増生のみられる非対称な形の結節性隆起である．

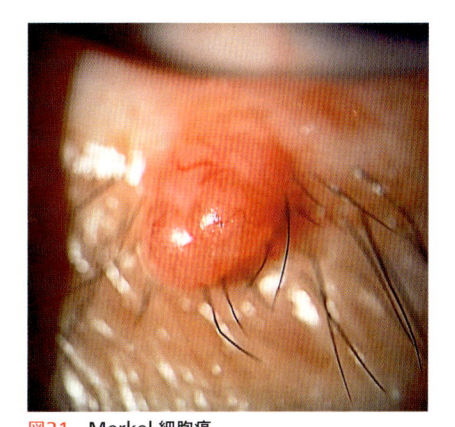

図21 Merkel細胞癌
72歳，女性．表面は平滑で血管の拡張を伴う赤色の結節状隆起である．

4．Merkel細胞癌

　Merkel細胞癌は高齢者の顔面，頭頸部，四肢に赤色〜赤紫色のドーム状隆起を形成する（図21）．稀な皮膚癌であるが，悪性度が高いことで知られる．Merkel細胞は表皮に存在する上皮と神経内分泌の両方の性格をもった触覚受容細胞と考えられている．赤色を呈するということで血管腫と誤診しないように気をつける．

5．転移性眼瞼腫瘍

　稀であるが，癌が皮膚に転移することがある．眼瞼皮下に転移した肺の腺癌の症例を図22に示す．この症例は眼科受診を契機に肺癌が発見され，初診から半年後に永眠された．

　眼瞼の腫瘍性病変をみたら，良性か悪性かを考え，悪性の可能性が高い場合，専門医へ紹介することが望ましい．また，ステロイド薬などの薬物治療に反応しない腫瘤は，腫瘍

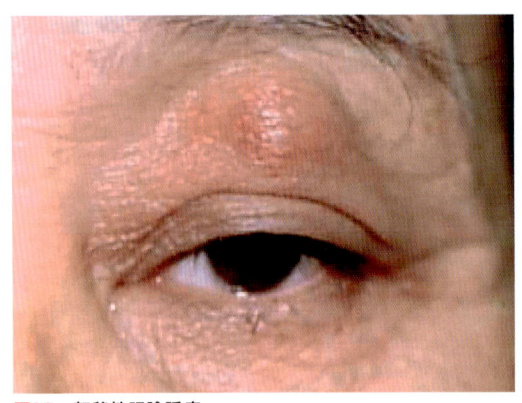

図22 転移性眼瞼腫瘍
65歳, 男性. 上眼瞼皮下に球状の腫瘤がみられる. 肺の腺癌の転移例.

ではないかと考えることも大切である. 経過観察をする場合は, 外眼部写真を毎回撮影し増大がないかを記録することが大切である.

参考文献

1) 小幡博人, 青木由紀, 久保田俊介, 他：眼瞼・結膜の良性腫瘍と悪性腫瘍の発生頻度. 日眼会誌 109：573-579, 2005
2) Jakobiec FA, Mehta M, Iwamoto M, et al: Intratarsal keratinous cysts of the meibomian gland: distinctive clinicopathologic and immunohistochemical features in 6 cases. Am J Ophthalmol 149: 82-94, 2010

（小幡博人）

II 眼瞼炎症性疾患の鑑別

　眼瞼炎は睫毛根部付近の眼瞼縁に炎症を起こす疾患と，それ以外の眼瞼皮膚に炎症を起こす疾患とに大きく分けられる．眼瞼は眼球を最表面で防御する役割があるので，その原因は細菌感染や外来物質によるアレルギーであることが多い．所見は発赤，発疹，ただれ，痂皮，腫脹，水疱など目で見てわかるため患者自身が気づき，それを主訴に来院する．確定診断には細菌培養やアレルゲンの同定を行うが，経過，症状，所見である程度の鑑別は可能である．

　本項では眼瞼炎症性疾患の鑑別に必要なポイントを適宜図，症例写真を用いて順に解説していく．

I. 眼瞼炎の分類

　眼瞼炎は眼瞼縁炎と眼瞼皮膚炎の総称である．解剖学的位置によって睫毛根部付近の炎症を眼瞼縁炎，眼瞼皮膚の炎症を眼瞼皮膚炎という．さらにその病因によって眼瞼縁炎は感染性，非感染性にわけられ，眼瞼皮膚炎はアトピー性皮膚炎の眼瞼所見として起こるもの，外来物質によるアレルギーで起こるものに大別される（図1）．眼瞼縁炎の分類は病因でなく，所見の位置が睫毛の皮膚側（前部）か眼球側（後部）かによって前部眼瞼炎と後部眼瞼炎に分類することもあり，後部眼瞼縁炎のなかにマイボーム腺機能不全（MGD）が分類される（図2）．本項では治療法を視野にいれ，病因別分類（図1）に従って鑑別診断のポイントを解説する．

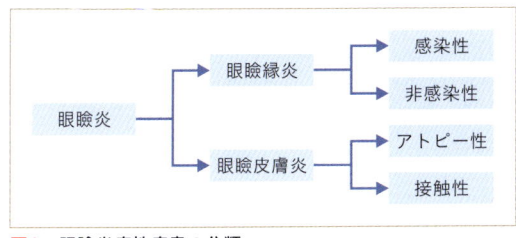

図1　眼瞼炎症性疾患の分類

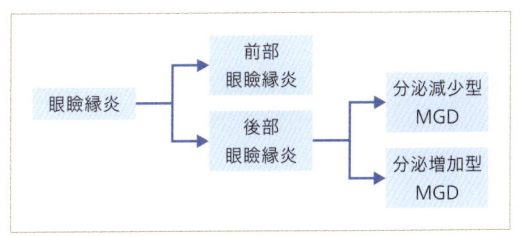

図2　眼瞼縁炎の分類

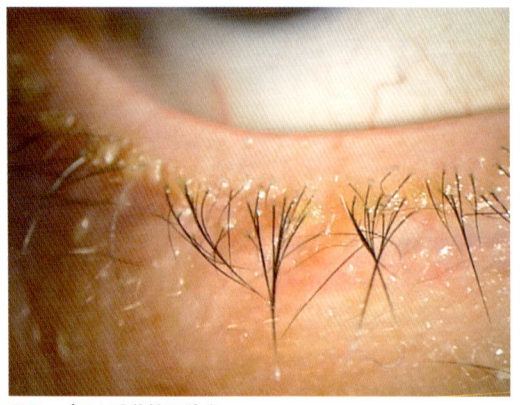

図3 ブドウ球菌性眼瞼炎
74歳，女性．白内障の手術後，洗顔するのが怖くて1か月ほど眼の周りは洗顔していなかった．睫毛根部周囲にcollaretteが認められる．眼瞼用清浄綿での眼瞼清拭と抗菌薬の点眼を処方し，完治した．

II. 眼瞼縁炎

1. 感染性眼瞼縁炎

1）ブドウ球菌性（図3）

　高齢者に多い．ブドウ球菌は常在菌であり，表皮ブドウ球菌が主体である．マイボーム腺，汗腺にブドウ球菌が感染して起こる．患者の自覚症状は主に疼痛，眼脂，掻痒感などであり，主な所見として眼瞼縁の発赤，発疹，ただれ，痂皮，睫毛に付着するcollarette，束状の睫毛などである．眼瞼皮膚にびらんがあり，その周囲の発赤，滲出物の付着がみられることがある．慢性化しやすく，重症例では睫毛乱生や睫毛の欠損を認める．眼瞼に付着した滲出物を除去すると容易に出血する．睫毛部位の付着物の細菌培養を行う．

　治療として最も重要なのは眼瞼を清潔に保つことである．ベビーシャンプー，眼科用清浄綿による眼瞼清拭を一日3回行う．近年はニューキノロン耐性のブドウ球菌が増加しているのでセフェム系もしくはテトラサイクリン系の内服薬を1週間程度用いる．抗菌薬の投与だけで改善しない場合はブドウ球菌に対するアレルギー反応も合併している可能性があり，抗菌薬の内服に加えてステロイド薬の内服を少量（メチルプレドニゾロン5～10 mg/日）行うと効果的である．

2）水痘・帯状疱疹ウイルス性（図4）

　水痘・帯状疱疹眼瞼炎は初感染として水痘の一症状としても現れるが，成人で問題になるのは再発例である．患者の自覚症状は皮疹が発現する前から，局所の疼痛や知覚異常が出現する．病変の初期は疼痛を伴う浮腫性紅斑で，続いて中心臍窩をもつ水疱となる．三叉神経の支配領域に一致して病変が出現する．三叉神経第一枝領域の再発の場合，眼球へ

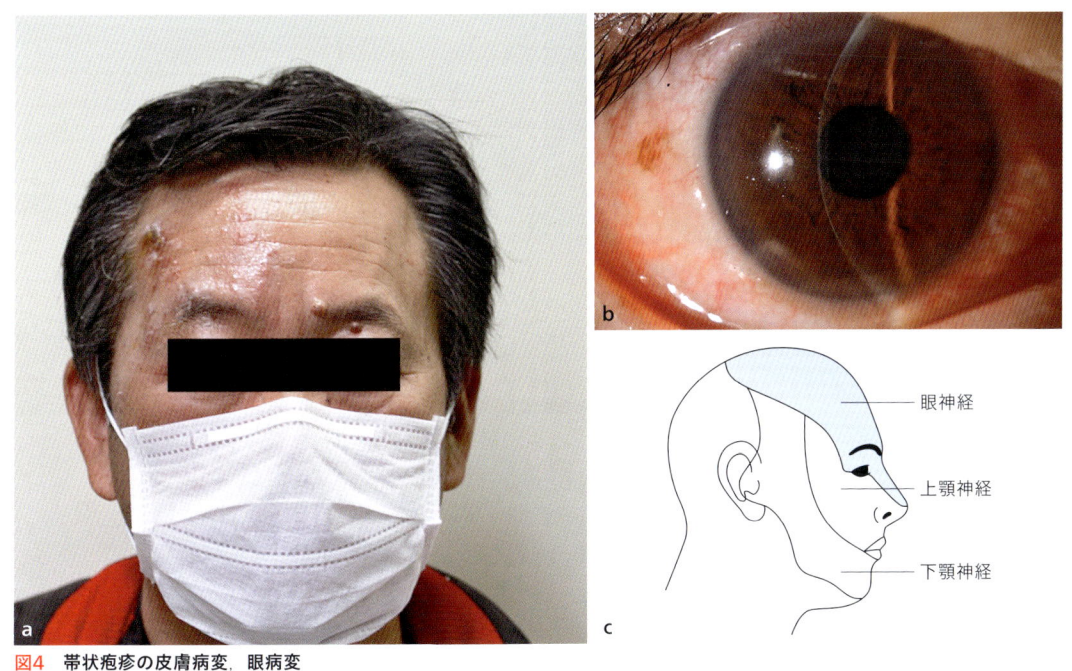

図4 帯状疱疹の皮膚病変，眼病変
a：三叉神経第一枝領域の帯状疱疹．b：同側の結膜炎，虹彩炎を併発している．c：三叉神経第一枝領域．
（山口大学　森重直行先生ご提供）

の影響も考慮する（図4）．鼻背部から鼻尖部に病変を認めた場合はHutchinson徴候として眼合併症の頻度が高いことが知られている．視診で鼻の皮疹を観察することが大切である．診断は紅斑と小水疱が三叉神経の支配領域にみられるという皮疹の特徴から容易である．血清学的には水痘・帯状疱疹ウイルス（varicella zoster virus：VZV）の抗体価が発症後1週眼から16倍以上に上昇し，これが6か月持続する．

鑑別診断として単純ヘルペスウイルス眼瞼炎がある．単純ヘルペスウイルス眼瞼炎は皮膚所見が三叉神経の分布に従わない場合があり，疼痛が帯状疱疹眼瞼炎に比べて弱い．

治療としては重症例ではアシクロビルの点滴静注を行い，中等例ではバラシクロビル1回1,000 mg，1日3回，7日間の投与を行う．眼合併症がある場合にはアシクロビル眼軟膏を1日3～5回使用する．

3）マイボーム腺炎

マイボーム腺炎はマイボーム腺の感染症であり，眼瞼縁の充血を伴う若い女性では*Propionibacterium*（*P. acnes*）が原因であることが多く，高齢者ではブドウ球菌が原因であることが多い．病態としては細菌に対する遅延型アレルギー反応が指摘されている．若い女性のマイボーム腺炎は再発することが多く，角結膜所見を伴いマイボーム腺炎角膜上皮症（図5）とよばれる．患者の自覚症状は異物感，疼痛などである．角膜病変のタイプから結節病変を認めるフリクテン型と結節病変を認めない非フリクテン型に分けられる．

治療としては*P. acnes*が原因の場合はクラリスロマイシン，ブドウ球菌の場合はセフェム系抗菌薬の内服を行う．また眼瞼清拭も推奨する．

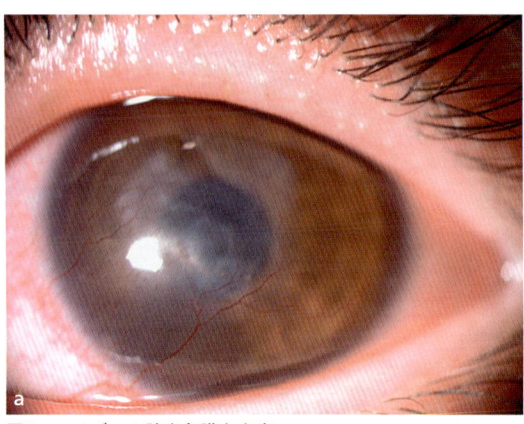

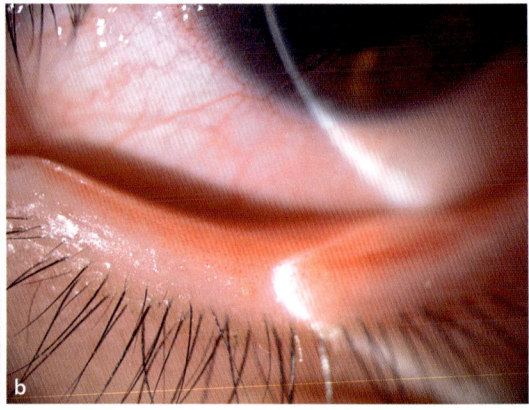

図5 マイボーム腺炎角膜上皮症
13歳，女性．
a：繰り返すマイボーム腺炎症により角膜混濁，結膜血管侵入を認める．
b：マイボーム腺開口部に血管拡張，軽度の閉塞（plugging）を認める．

4）毛嚢虫（*Demodex*）性（図6）

Demodex は *Demodex folliculorum* と *Demodex brevis* があり，最近，難治性の眼瞼縁炎の原因の1つとして注目を集めている．*Demodex* の存在は生活環境や年齢とあまり相関せず，身近に存在している．*Demodex folliculorum* は睫毛の毛包にも寄生し慢性的な眼瞼縁の炎症を引き起こす．とくに自覚症状はない．診断は睫毛を抜去して光学顕微鏡で観察すれば容易である．

治療としてはまず眼瞼清拭が大切である．最近海外では tea tree oil（20％）が効果があるという報告がある．

2. 非感染性眼瞼縁炎

1）分泌増加型マイボーム腺機能不全（脂漏性眼瞼炎）

マイボーム腺の分泌過剰による非感染性の慢性炎症性疾患で，まだ病態は不明である．細菌関与の学説，分泌減少型マイボーム腺機能不全（**第5章I項▶ 269 ページ参照**）の前駆病変であるという学説，全く発症機序が異なるという学説もありコンセンサスは得られていない．マイボーム腺の形態は正常範囲の変化であることが多い（**図7**）．角結膜上皮障害の所見はほとんど認めないが，患者の自覚症状は非常に強い．慢性の眼不快感，眼灼熱感，眼脂などである．特徴的所見として眼瞼縁に泡状物質（foaming）を認める．脂漏性皮膚炎を合併している場合と合併しない場合がある．

治療は眼瞼清拭と，脂肪，アルコール，炭水化物などの摂取を控えるような食事指導をまず行う．これで改善しない場合には低濃度ステロイド点眼を1日2回，抗菌薬（エリスロマイシン）の点眼1日4回，眼軟膏眠前1回を併用する．

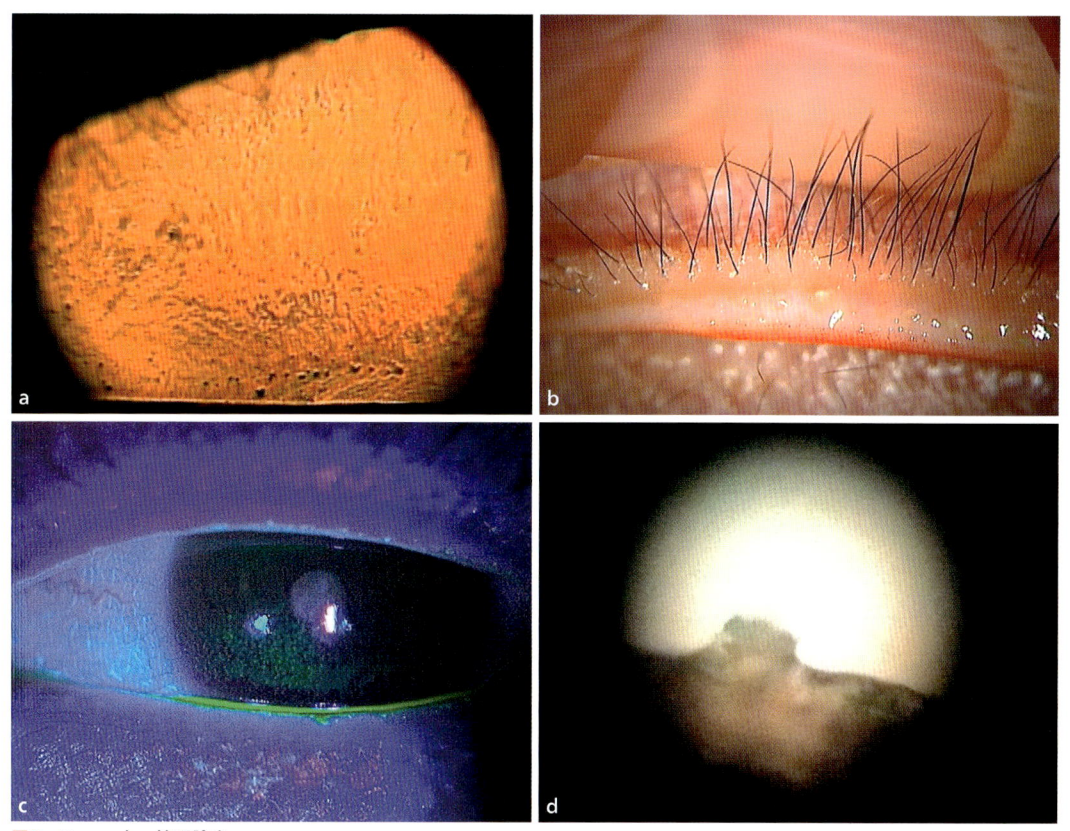

図6　*Demodex* 性眼瞼炎
38歳，女性．主訴は眼のしょぼしょぼ，乾燥感．近医でドライアイの治療をうけていたが改善せず精査したところ睫毛根部から *Demodex* が採取された．
涙液の油層の伸展も悪く（a），角膜下方に上皮障害（c），眼瞼縁に plugging，血管拡張，睫毛根部にフケ状付着物（b）を認めたため，睫毛を抜去し，光学顕微鏡で観察したところ *Demodex* が確認された（d）．

III. 眼瞼皮膚炎

1）アトピー性（図8）

　眼瞼周囲の皮膚に腫脹，紅斑，浮腫，鱗屑などのアトピー性皮膚炎の特徴的な症状がみられ，掻痒感を伴う．上下の眼瞼皮膚が肥厚し硬くなる．強い掻痒感のため，眼瞼を激しくこすったり，叩いたりして睫毛が脱落することもある．アトピー性眼瞼皮膚炎が重症化すると白内障や網膜剥離など重篤な眼合併症が発症することが多い．皮膚科専門医と連携して治療することが望ましい．眼科用白色ワセリンや尿素軟膏の塗布，眼瞼および眼周囲を清潔に保つ指導が重要である．

2）接触性（図9）

　接触性眼瞼炎は皮膚に起こる接触性皮膚炎で原因物質に対する遷延型過敏反応である．原因物質は薬品（点眼薬や眼軟膏も含まれる），化学物質，植物，動物，化粧品，食品，

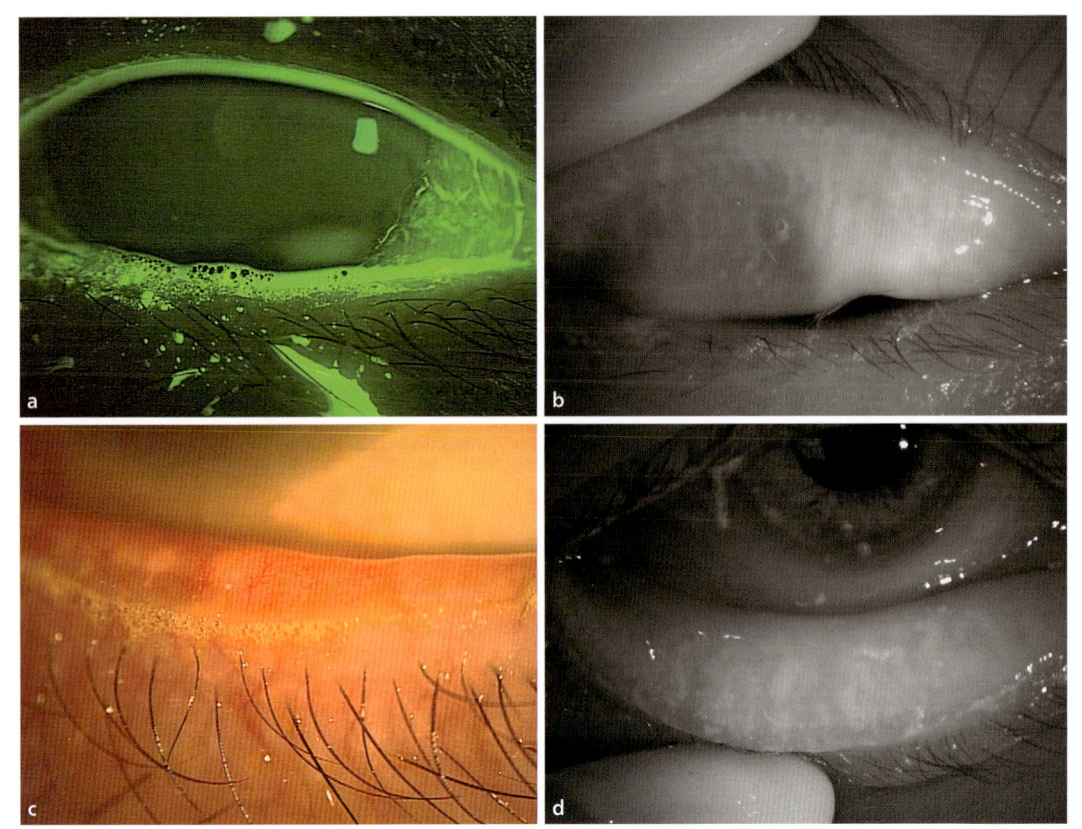

図7 分泌増加型マイボーム腺機能不全（脂漏性眼瞼炎）
78歳，女性．慢性の眼不快感．
a，c：下眼瞼縁に泡状物質（foaming）を認めるが角膜に上皮障害はない．
b，d：非侵襲的マイボグラフィーでは軽度の加齢性変化を認める程度．

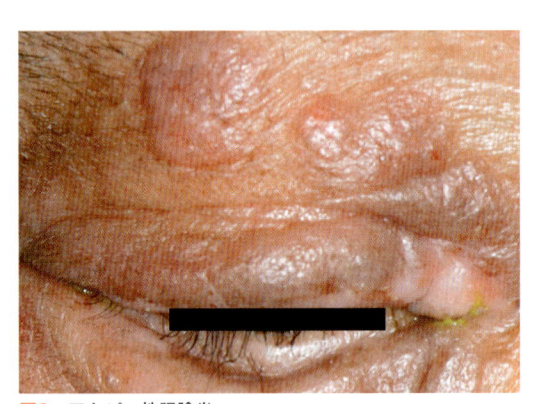

図8 アトピー性眼瞼炎

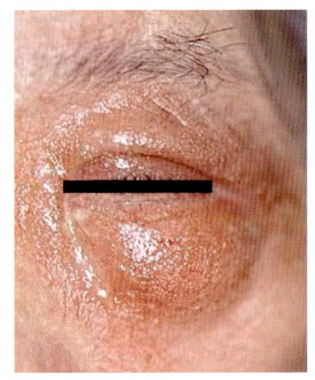

図9 接触性眼瞼炎
70歳代，男性．
（慶應大学　川島素子先生ご提供）

　金属，皮革などである．問診を詳細にとることで原因物質の推定はある程度可能だが，パッチテストをすることによってアレルゲンの同定ができる．アレルゲンの同定ができないときもある．アレルゲンの推定，もしくは同定ができればそれとの接触をさけることが治療となる．

眼瞼は患者自身が鏡で確認できる部位であり，自覚症状の強く出るところでもある．さまざまな病態が考えられるなかで的確に診断し，治療することで患者の quality of life（QOL）も改善される．私たち眼科医は眼球の中をすぐに診察したくなるが，患者が診察室に入ってきたときから全身状態や全身疾患，顔面の表情などを観察し，第6番目の臓器といわれる皮膚の一部である眼瞼をしっかり診断していきたいものである．

参考文献

1) Nelson JD, Shimazaki J, Benitez-del-Castillo JM, et al: The international workshop on meibomian gland dysfunction: report of the definition and classification subcommittee. Invest Ophthalmol Vis Sci 52: 1930-1937, 2011
2) McCulley JP, Shine WE: Meibomianitis. Kaufman HE, Barron BA, McDonald MB: The Cornea, 2nd ed. pp95-107, Butterworth-Heinemann, Philadelphia, PA, 1997
3) Blepharitis. Kanski JJ, Bowling B: Clinical Ophthalmology: A systematic approach, 7th ed. pp34-36, Saunders, 2011
4) Suzuki T, Mitsuishi Y, Sano Y, et al: Phlyctenular keratitis associated with meibomitis in young patients. Am J Ophthalmol 140: 77-82, 2005
5) Liu J, Sheha H, Tseng SC: Pathogenic role of Demodex mites in blepharitis. Curr Opin Allergy Clin Immunol 10: 505-510, 2010
6) Arita R, Itoh K, Maeda S, et al: Proposed diagnostic criteria for seborrheic meibomian gland dysfunction. Cornea 29: 980-984, 2010

〈有田玲子〉

第5章

涙液関連疾患の鑑別診断

I ドライアイの鑑別

　日本人のドライアイ人口は約1,000万人近くいるといわれている．これは高血圧約4,000万人，糖尿病約1,000万人と並ぶ現代病の1つといえる．目を酷使する現代の環境（エアコン，コンタクトレンズ，パソコン）のなかで，今後もドライアイ人口はますます増加することが見込まれる．ドライアイは1970年代以降，学術論文に使用されるようになった疾患名であり，まだ新しい疾患概念である．しかし，世界的にもその罹患人口の多さや，quality of life（QOL）の低下が問題となり，急速にその臨床的，基礎的研究が進んだ．

　本項ではドライアイの定義をもとにしたドライアイの疾患概念，涙液減少型と蒸発亢進型ドライアイの鑑別，そしてドライアイ全体のなかで最も頻度が高いことから注目されているマイボーム腺機能不全（meibomian gland dysfunction：MGD）の診断についてはより詳しく，またドライアイと治療法が異なるため鑑別するのが重要な眼瞼けいれんについても解説する．

I. 涙液の3層構造（図1）

　涙液は眼の表面を覆い，眼を守るバリアのような働きをしている．最表層から，油層，水層，ムチン層と3層構造（ムチン層と水層は濃度勾配をもって液層をなしている）になっている．油層はマイボーム腺から，水層は涙腺から，ムチン層は杯細胞，角結膜上皮細胞から分泌される．マイボーム腺は涙液の蒸発を抑制し，涙腺は涙液の大半を占める水分を分泌し，その水分を角膜に保持しているのがムチン層である．この3層のいずれか1つでも障害されると涙液が不安定となり，ドライアイ症状につながる．

II. ドライアイの定義と疾患概念

　日本ドライアイ研究会は2006年に，Dry Eye Workshop（DEWS）は2007年に新しいドライアイの定義を報告した（表1）．これによるとドライアイは狭義の涙液減少症にとどまらず，慢性の眼表面疾患を包括する広い概念であることがわかる．図2にDEWSに

表1　ドライアイの定義

- ドライアイとは，さまざまな要因による涙液および角結膜上皮の慢性疾患であり，眼不快感や視機能異常を伴う．（ドライアイ研究会，2006）
- Dry eye is a multifactorial disease of the tears and ocular surface that results in symptoms of discomfort, visual disturbance, and tear film instability with potential damage to the ocular surface. It is accompanied by increased osmolarity of the tear film and inflammation of the ocular surface. (Dry Eye Workshop, 2007)

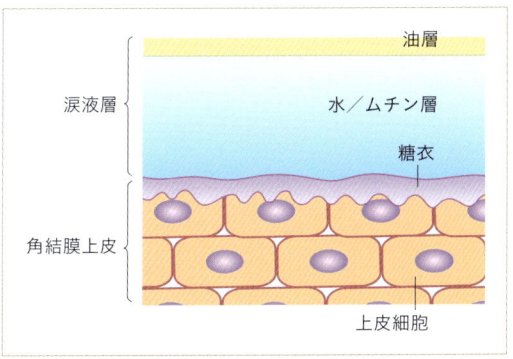

図1　涙液の層構造
最表層に油層，続いて液層（水層＋ムチン層）がある．油層は100 nm以下と非常に薄い層だが，油層がなくなると液層の蒸発量が10〜20倍になる．

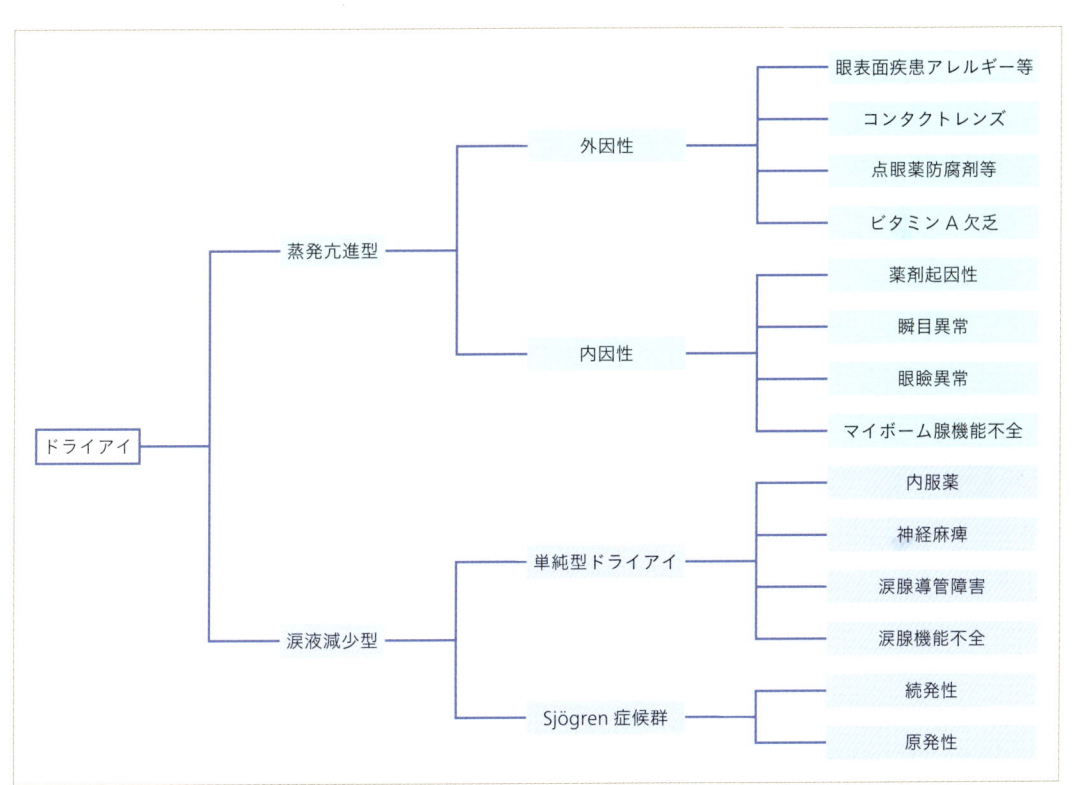

図2　ドライアイの疾患概念
ドライアイは涙液減少型と蒸発亢進型の2つに分かれる．

よるドライアイの概念図を示す．ドライアイは涙液減少型と蒸発亢進型の2つに大別される．涙液減少型はSjögren症候群とそれ以外に分けられ，蒸発亢進型はマイボーム腺機能不全（MGD），コンタクトレンズ（contact lens：CL）装用，アレルギー性結膜炎，薬剤起因性のものなど眼表面疾患が挙げられる．いわゆる涙液の質の異常，機能の異常が関与する疾患が含まれる．また，最近ではドライアイ全体の約86％がMGD関連であることが報告されており，涙液減少型ドライアイの6〜7倍の頻度であることがわかった．

表2 ドライアイの診断基準

A. 自覚症状があること
B. 涙液の異常
 1. Schirmer試験Ⅰ法で5mm以下
 2. 涙液層破壊時間（BUT）5秒以下
 1，2のいずれかを満たすものを陽性とする．
C. 角結膜上皮障害
 1. フルオレセイン染色スコア3点以上（9点満点）
 2. ローズベンガル染色スコア3点以上（9点満点）
 3. リサミングリーン染色スコア3点以上（9点満点）
 1～3のいずれかを満たすものを陽性とする．
- 確定例：A～Cのすべてを満たすもの
- 疑い例：A～Cのうち2つを満たすもの（ただしAとCのみを満たす場合は，ドライアイ以外の原因検索を行うことを基本とする）

（島崎 潤，坪田一男，木下 茂，他：2006年ドライアイ診断基準．あたらしい眼科 24：181-184，2007 より一部改変）

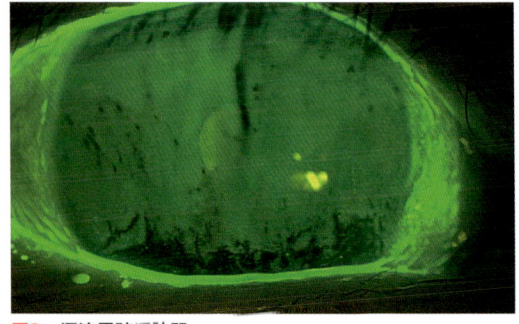

図3 涙液層破壊時間

フルオレセイン染色後，瞬目を我慢してもらい角膜表面の涙液層が破壊されるまでの時間（ダークスポットが現れるまでの時間）を測定する検査．涙液保持力，涙液安定性を判定する．涙液がブレイクする前に瞬目してしまった場合，その時間を記載する．

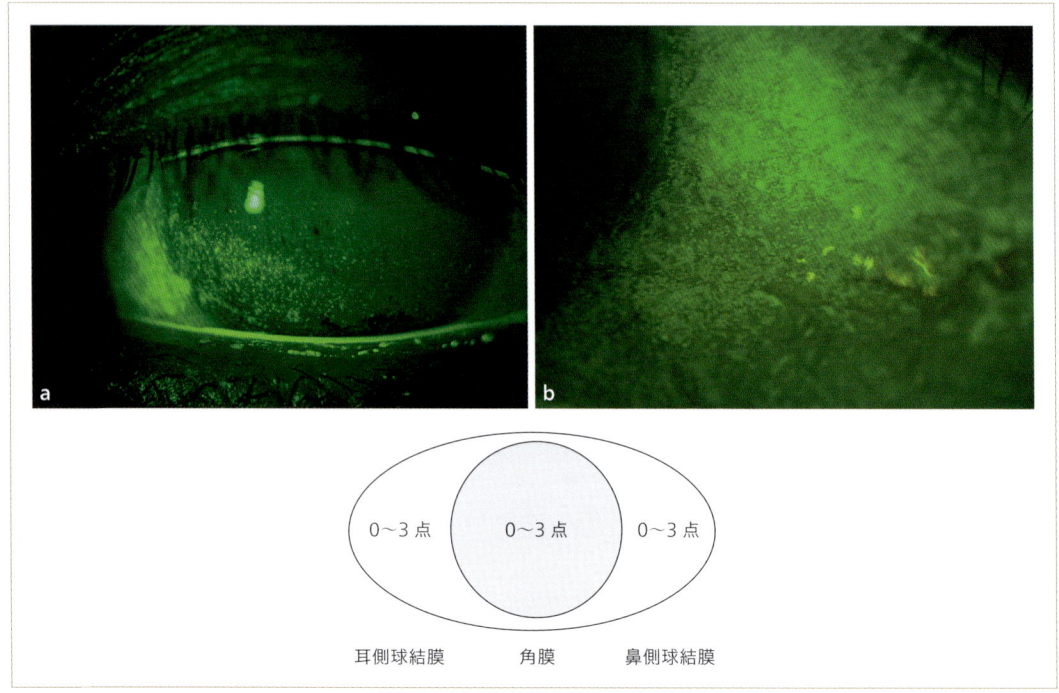

図4 角結膜上皮障害のスコアリング

耳側球結膜，角膜，鼻側球結膜における染色の程度をおのおの3点満点で判定し，これを合算して9点満点として計算する．
a：角膜に点状表層角膜症を認める．スコアでいえば1点．
b：鼻側球結膜にフルオレセイン染色によって点状に染色される領域を認める．スコアでいえば2点．

III. ドライアイの診断

　ドライアイの診断基準は①自覚症状があること，②涙液の異常，③角結膜上皮障害の組み合わせで診断する．3つがそろうと確定例，2つでは疑い例と判定する（表2）．フルオレセイン染色による涙液層破壊時間（tear film breakup time：BUT）の測定（図3），角結膜上皮障害のスコアリング（図4）は重要である．

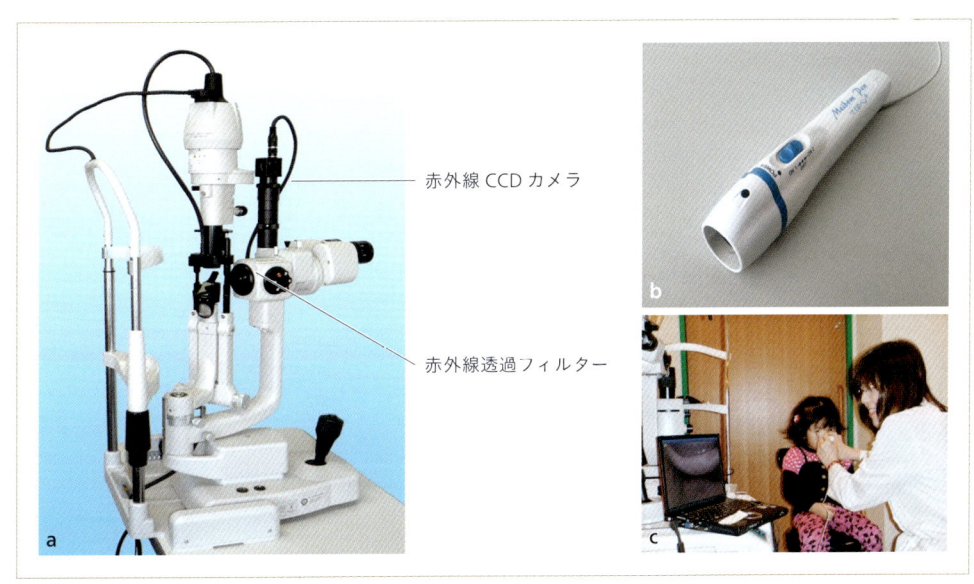

図5　非侵襲的マイボグラフィー
a：ノンコンタクトマイボグラフィー（BG-4M®，トプコン社）．細隙灯顕微鏡に赤外線カメラと赤外線フィルターを設置したこの機器を用いれば，前眼部観察の一連の流れの中で，マイボーム腺の形態を観察することができる．
b，c：マイボペン®（JFC社）．持ち運び式ペン型マイボグラフィーは光源に赤外線LED（940 nm）を用いておりカメラはCMOSカメラ（400〜1200 nm）．日常臨床，乳幼児，全身疾患のある入院患者，往診などさまざまな用途に対応できる．

　具体的にはBUTは涙液の安定性を測定する検査で，涙液をフルオレセイン染色し，数回瞬目させたのち開瞼を維持させ，涙液層が破綻するまでの時間を測定することを指す（正常値は10秒以上，ドライアイは5秒以下）．点眼するフルオレセイン溶液の量は最小限にする．時間の測定はストップウォッチやメトロノームで正確に行う．検査は3回行って，その平均をとる．涙液層の破綻は，角膜全体のどこかに生じたときに陽性とする．

　角結膜上皮障害スコアリングは耳側球結膜，角膜，鼻側球結膜における染色の程度をおのおの3点満点で判定し，計9点満点として評価するものである（フルオレセイン染色，ローズベンガル染色，リサミングリーン染色とも）．フルオレセインとローズベンガルの染色メカニズムが異なることは報告されているが，日常診療においては，フルオレセイン染色のみによっても結膜上皮障害を十分に判定しうる．結膜上皮の異常に注意をはらうことが，ドライアイ診療において重要である．

　また，最近，蒸発亢進型ドライアイがドライアイの主な要因であることがわかるにつれ，ドライアイの油層を分泌しているマイボーム腺に注目が集まっている．その機能を評価する簡便な方法はマイボーム腺の脂の性状の観察だが，客観的に定量化する検査法はまだない．筆者らは，マイボーム腺の形態を生体内で非侵襲的に観察するマイボグラフィーを開発し（図5，6），MGDの診断に有用であることを報告した．また非侵襲的マイボグラフィーの開発により，蒸発亢進型ドライアイの外因性の要因であるCL装用，アレルギー性結膜炎，長期抗緑内障点眼薬などの影響でマイボーム腺の形態が変化することも明らかになった（第5章Ⅰ項Topics▶277ページ参照）．

Ⅰ　ドライアイの鑑別

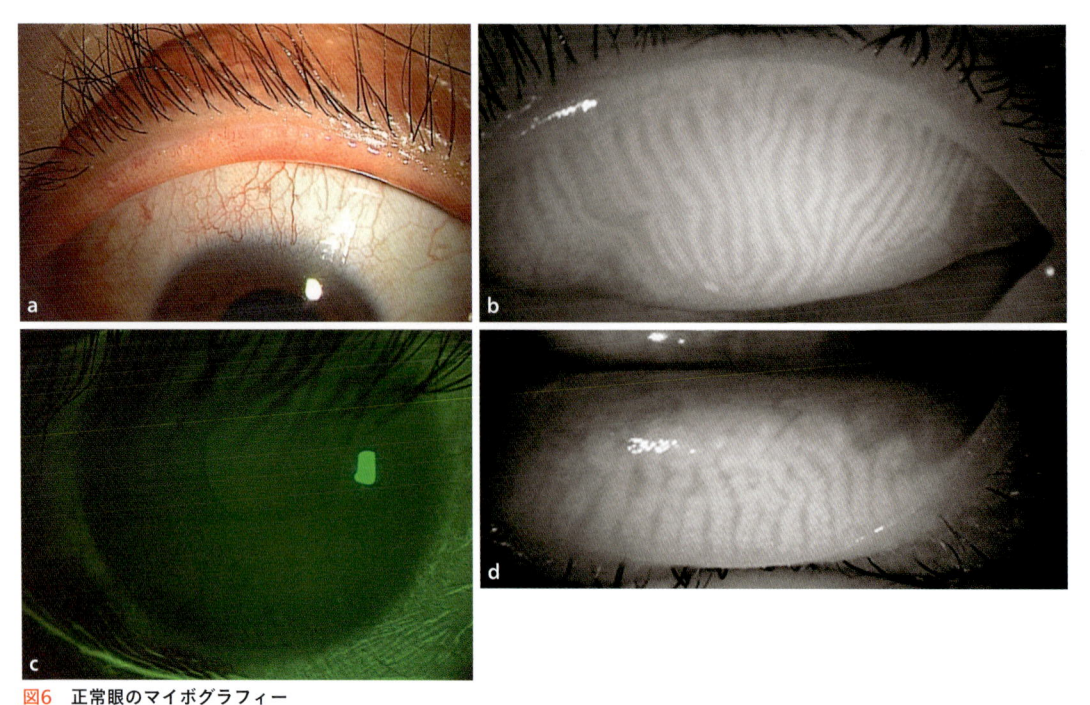

図6 正常眼のマイボグラフィー
正常眼の眼瞼縁（a），角膜（c）とマイボーム腺の形態をマイボグラフィーで撮影したもの（b, d）．
b, dの白いほうがマイボーム腺．上眼瞼に約20～25本，下眼瞼に約18～22本ある．

1. 涙液減少型ドライアイの診断

　涙液減少型ドライアイは涙液の量が減少するタイプのドライアイで，Sjögren症候群のような自己免疫疾患（膠原病）が基礎にある場合と，病的な要因がなく涙液が減少するドライアイがある．後者は，ストレス，環境因子，またホルモンバランスなどの関与が疑われている．疫学的には眼のつかれ，眼不快感，眼乾燥感などを訴えるのは中年以上の女性に多い．ドライアイの診断基準（表2）に従って自覚症状の問診，涙液の異常の検出（BUT≦5 mm，Schirmer試験≦5 mm），角結膜上皮障害の観察を行う．

　Schirmer試験は，点眼麻酔を用いないⅠ法で自然瞬目状態で測定することが推奨される．具体的な方法としては患者を坐位にし，下眼瞼耳側約1/3の結膜囊内に試験紙の折り曲げた部分を静置して5分後，下眼瞼からはずし，涙液が試験紙を浸透した長さを測定する（図7）．このとき，涙液メニスカス（図8）は臨床的に簡便でSchirmer検査値とよく相関することがわかっているので，フルオレセイン染色時にはBUT，角結膜上皮障害，涙液メニスカスをセットで観察する癖をつけておくとよい．

　とくにSchirmer値が0 mmの症例には，口腔粘膜の乾燥感の有無や唾液の出にくさなどの問診（フランスパンを食するのが苦手でないかなど）を行い，Sjögren症候群（表3）を疑った場合，採血を行う（抗Ro/SS-A抗体，抗La/SS-B抗体）．適宜，自己免疫疾患を専門とする内科や耳鼻科へ紹介する．具体例としてSjögren症候群（図9）と非Sjögren症候群の症例を示す（図10）．すでに他院で涙点プラグが挿入されている場合，涙液貯

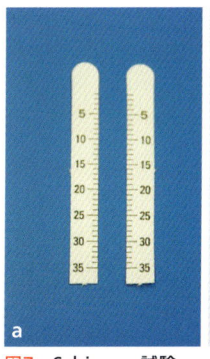

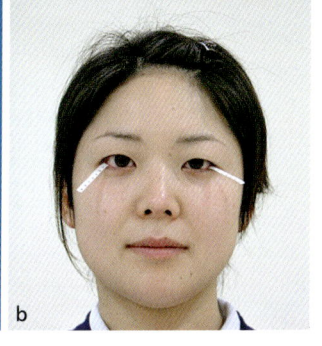

図7 Schirmer 試験
a：Schirmer 試験紙．7×50 mm ほどの細い濾紙
b：検査風景．Schirmer 試験紙上部を曲げて耳側結膜囊内に挿入し 5 分間測定する．角膜にふれないように試験紙を耳側結膜囊内に挿入することが検査のポイント．

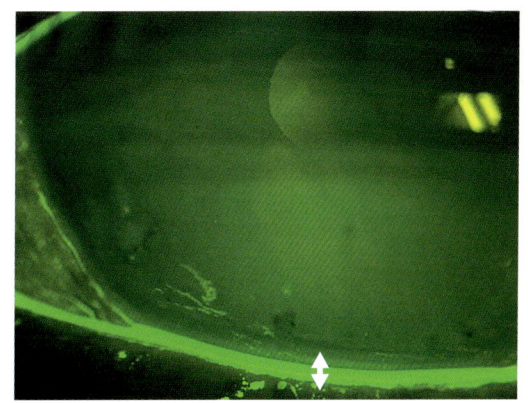

図8 涙液メニスカス
涙液の貯留量を示す（白両矢印）．上下眼瞼縁に存在するが臨床的には下方のメニスカスを観察することが多い．通常，涙液の 6〜7 割程度がここに貯留するので涙液の量的異常の有無を判断できる．

表3 Sjögren 症候群の診断基準

A. 生検病理組織検査で次のいずれかの陽性所見を認めること
  1. 口唇腺組織で 4 mm^2 あたり 1focus（導管周囲に 50 個以上のリンパ球浸潤）以上
  2. 涙腺組織で 4 mm^2 あたり 1focus（導管周囲に 50 個以上のリンパ球浸潤）以上
B. 口腔検査で次のいずれかの陽性所見を認めること
  1. 唾液腺造影で Stage 1（直径 1 mm 未満の小点状陰影）以上の異常所見
  2. 唾液腺分泌量（ガム試験 10 ml 以下 /10 分，Saxon 試験 2 g 以下 /2 分），かつ唾液腺シンチグラフィーで機能低下の所見
C. 眼科所見で次のいずれかの陽性所見を認めること
  1. Schirmer 試験で 5 mm 以下 /5 分，かつローズベンガル試験スコア 3 以上
  2. Schirmer 試験で 5 mm 以下 /5 分，かつ蛍光色素試験陽性
D. 血清試験で次のいずれかの陽性所見を認めること
  1. 抗 Ro/SS-A 抗体陽性
  2. 抗 La/SS-B 抗体陽性
以上の 4 項目中，いずれか 2 項目以上を満たせば Sjögren 症候群と確定診断する

（1999 厚生省改訂基準）

留量が増加しており，Schirmer 試験の値が正確でないことがあるので注意を要する．涙液減少型ドライアイの場合，マイボグラフィーによるマイボーム腺の形態変化はほとんどない（図11）（有田ら，2010）．

2. 蒸発亢進型ドライアイ，とくにマイボーム腺機能不全の診断

　蒸発亢進型ドライアイとは，涙腺から分泌される涙液量が正常であっても瞬目不全，眼瞼異常，CL 装用やアレルギー性結膜炎など内因的要因や外因的要因で涙液が蒸発しやすくなることによりドライアイになることを指す（図2）．その中でも最も患者数が多く，注目されているのがマイボーム腺機能不全（MGD）である．

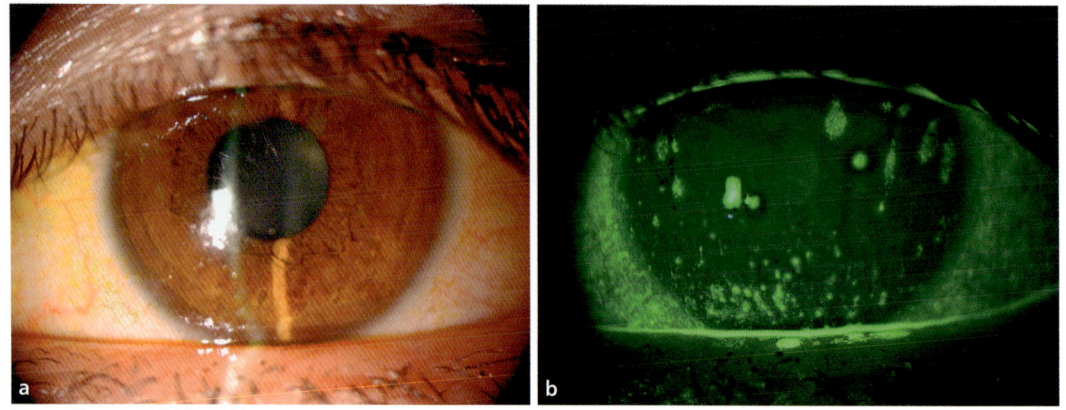

図9　Sjögren 症候群の症例
35 歳，女性．強い眼不快感，乾燥感．結膜に軽度の充血（a）を認める．BUT 1 秒，角結膜上皮障害スコア 2/1/2，涙液メニスカス 0.1 mm（b），Schirmer 値 0 mm．抗 Ro/SS-A 抗体，抗 La/SS-B 抗体いずれも陽性．

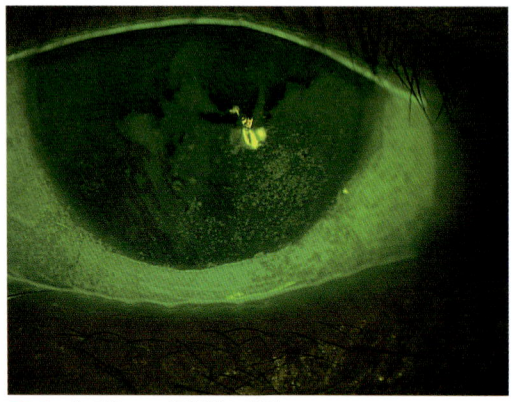

図10　非 Sjögren 症候群の症例
64 歳，女性．眼疲労感，眼異物感．BUT3 秒，角結膜上皮障害スコア 1/2/1，涙液メニスカス 0.1 mm，Schirmer 値 4 mm．

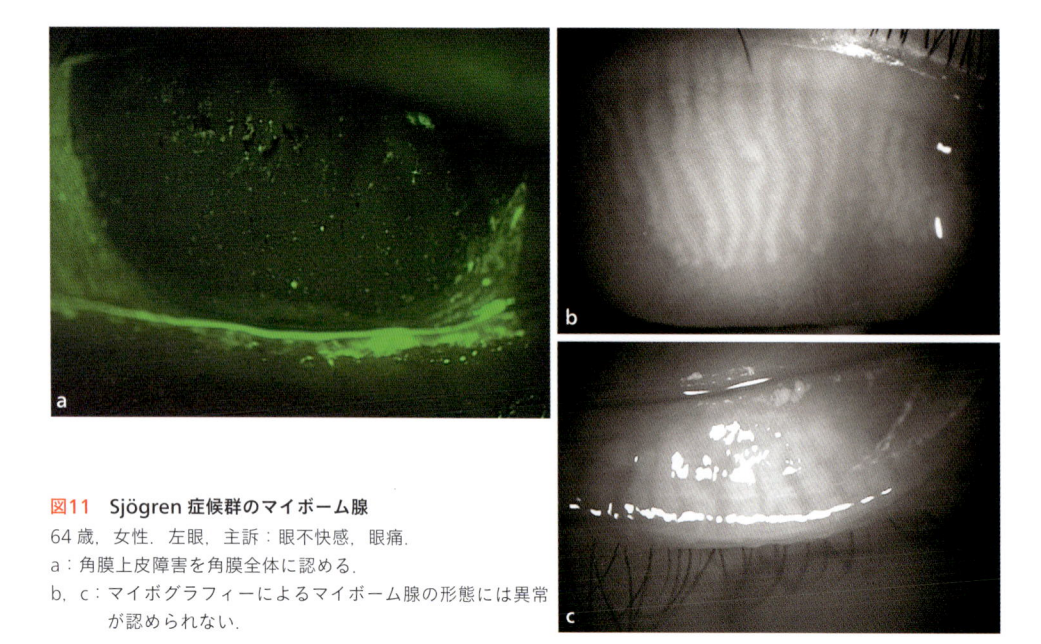

図11　Sjögren 症候群のマイボーム腺
64 歳，女性．左眼．主訴：眼不快感，眼痛．
a：角膜上皮障害を角膜全体に認める．
b，c：マイボグラフィーによるマイボーム腺の形態には異常が認められない．

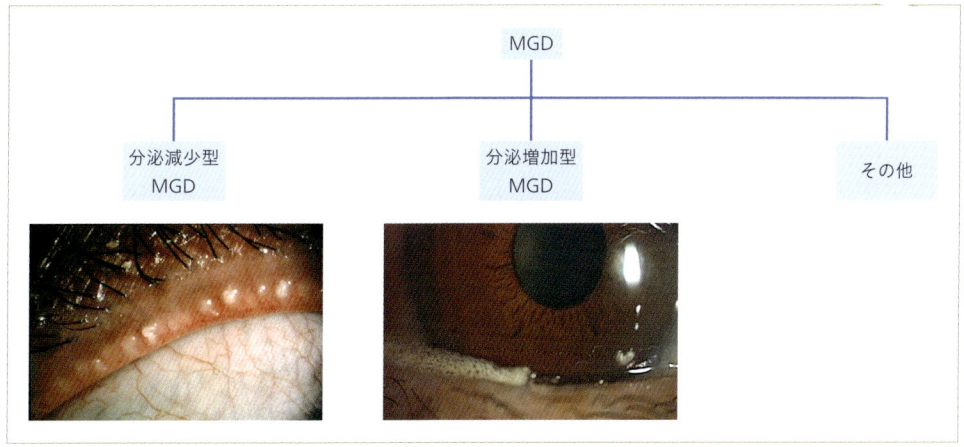

図12 MGDの分類
大きく分泌減少型（閉塞性）MGDと分泌増加型（脂漏性）MGDに分かれる．

表4 分泌減少型MGDの診断基準

A. 自覚症状があること
B. マイボーム腺開口部周囲異常所見
  1. 血管拡張，2. 皮膚粘膜移行部の移動，3. 眼瞼縁不整
  1～3のうち1項目以上あるものを陽性
C. マイボーム腺開口部閉塞所見
  1. マイボーム腺開口部閉塞所見(plugging, pouting, ridgeなど)
  2. 指による眼瞼の中等度圧迫でマイボーム腺から油脂の圧出が低下している．
  1，2いずれも満たすものを陽性とする

参考検査：マイボグラフィー，BUTの短縮，涙液スペキュラー，マイボメトリー，蒸発量測定，コンフォスキャン，角膜下方の上皮障害
(天野史郎, 有田玲子, 木下 茂, 他：マイボーム腺機能不全の定義と診断基準. あたらしい眼科 27：627-631, 2010 より)

　MGDとは油層を分泌するマイボーム腺機能が低下して，油層が十分に分泌されず，涙が蒸発しやすくなる状態である．MGDは大きく分けて分泌減少型（閉塞性）と分泌増加型（脂漏性）に分かれる（**図12**）．MGD全体のほとんどは分泌減少型であるが，日本における具体的な疫学調査はまだない．分泌増加型はその発症機序について不明の点が多く，治療にも抵抗性が高い．

　分泌減少型MGDの日本における診断基準を**表4**に示す．他覚所見のわりには，眼不快感などの自覚症状が強い．ドライアイと区別できるような特異的自覚症状はまだわかっていない．分泌減少型MGDの診断において最も重要なのは眼瞼縁の所見（眼瞼縁の血管拡張，マイボーム腺開口部の閉塞（plugging），眼瞼縁の不整，皮膚粘膜移行部の移動，眼瞼の肥厚）である（**図13**）．次に重要な所見としてマイボグラフィーによるマイボーム腺の形態変化〔脱落（drop out），拡張，短縮〕が挙げられる．マイボーム腺の消失面積によってグレード分類（マイボスコア1眼瞼0～3点，上下眼瞼で6点満点，**図14**）したところマイボスコア4点以上がMGDのカットオフ値となった．分泌減少型MGDの場合，角結膜上皮障害の頻度はあまり高くない（あるとすれば下方角膜）がBUTの短縮がみられるケースが多い（**図15**）．

　分泌増加型MGDでも角結膜上皮障害が観察されなくても自覚症状が強く，眼瞼縁に

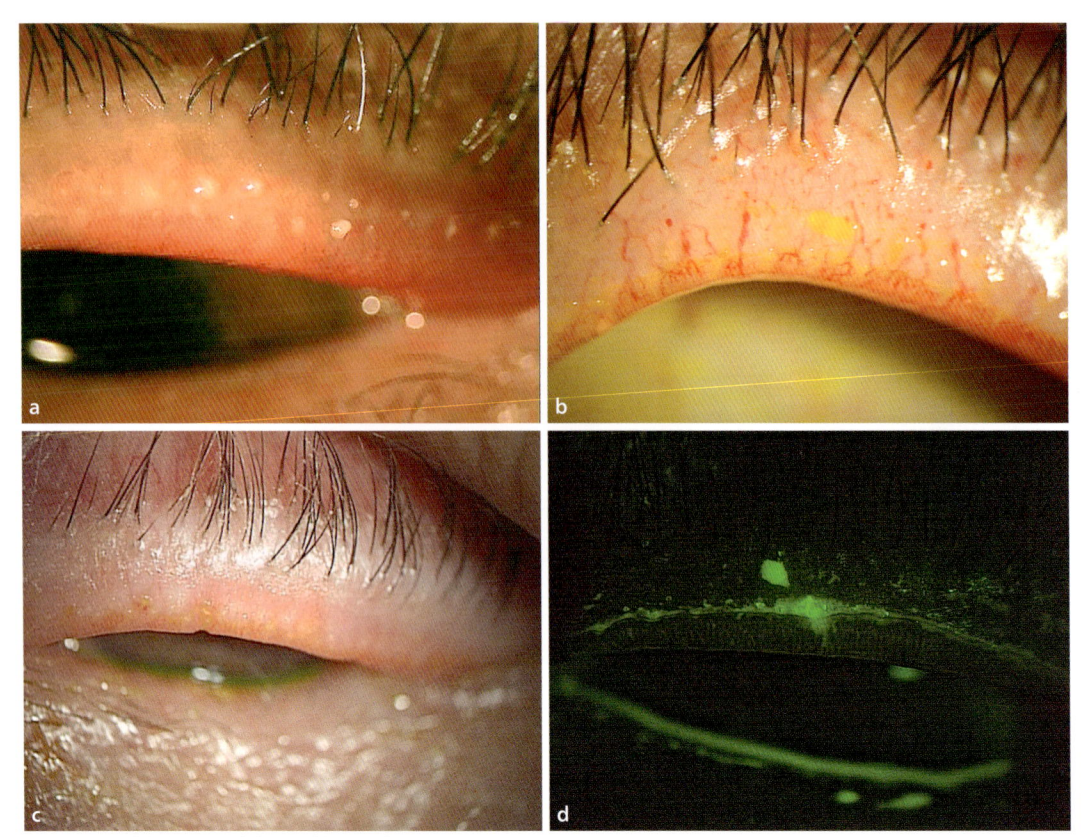

図13 分泌減少型 MGD 患者の眼瞼縁の代表的所見
a：マイボーム腺開口部の閉塞（plugging）．b：眼瞼縁の血管拡張．c：眼瞼縁の不整．d：皮膚粘膜移行部（muco-cutaneous junction：MCJ）の移動．

a：グレード 0

b：グレード 1

c：グレード 2

d：グレード 3

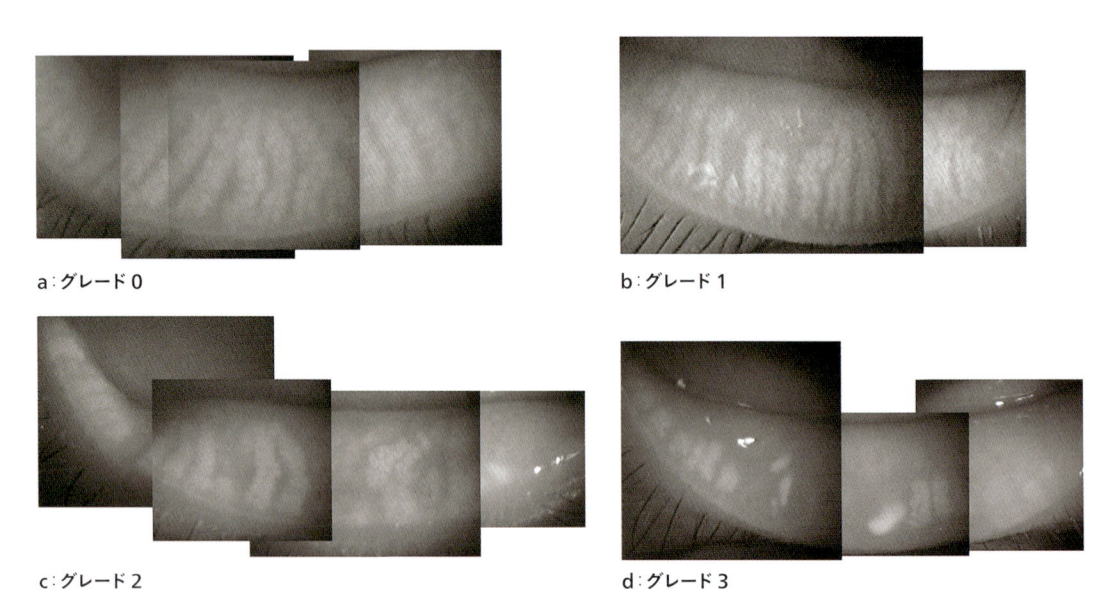

図14 マイボスコア
マイボーム腺の消失面積によってグレード0から3まで分類したもの．
a：グレード0：マイボーム腺の消失面積なし．b：グレード1：マイボーム腺の消失面積が1/3 未満．c：グレード2：マイボーム腺の消失面積が1/3 以上2/3 未満．d：グレード3：マイボーム腺の消失面積が2/3 以上．

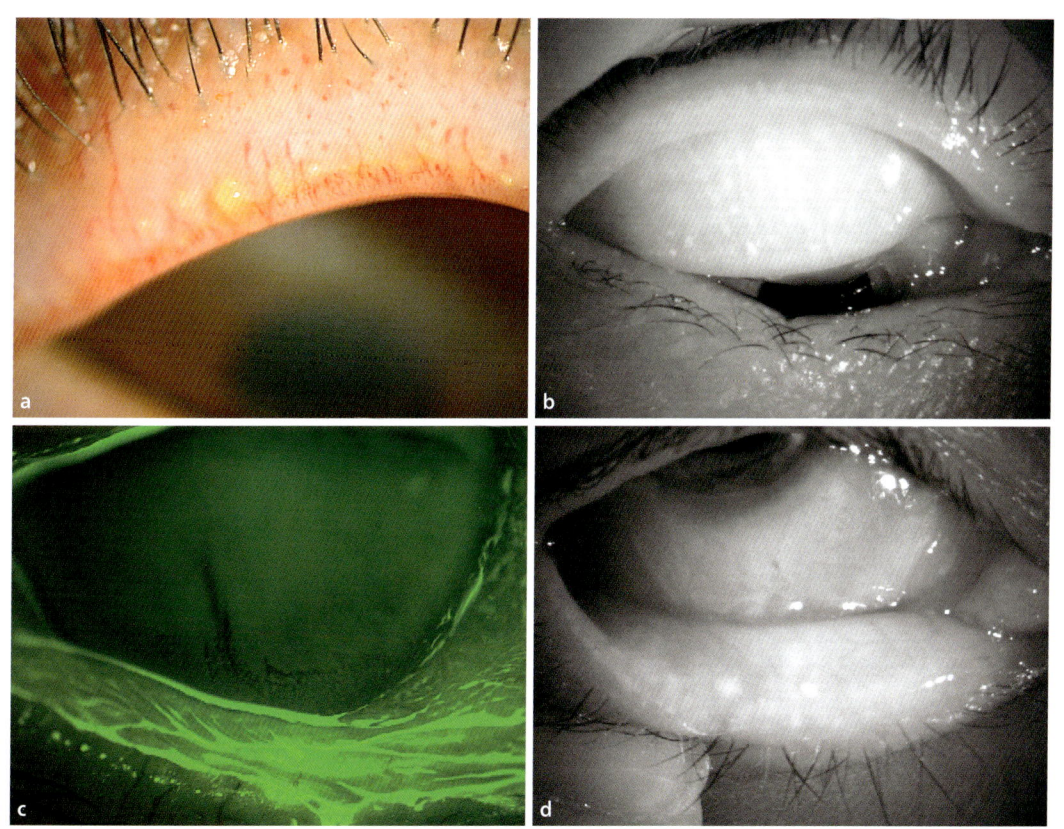

図15 分泌減少型 MGD 症例
74歳,男性.主訴:眼灼熱感,眼乾燥感,眼のつかれ.
a:眼瞼縁に血管拡張,閉塞を認める.
b,d:マイボグラフィーによるマイボーム腺の形態は脱落,短縮,屈曲,拡張など多様な変化をみせている.
c:BUT が 1 秒と短縮.

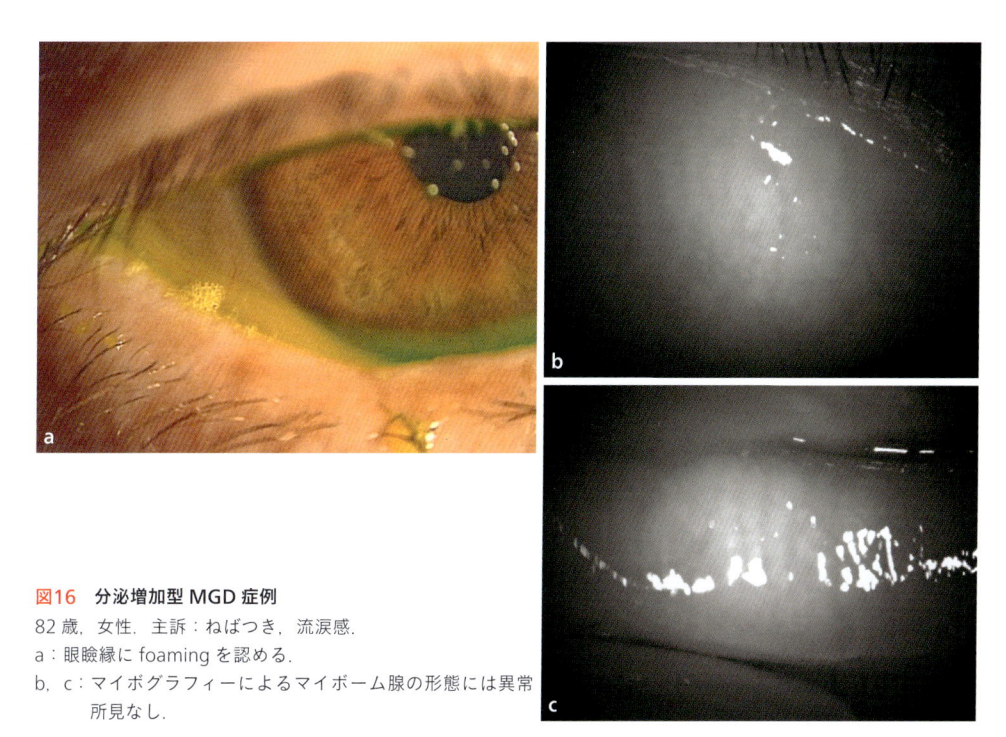

図16 分泌増加型 MGD 症例
82歳,女性.主訴:ねばつき,流涙感.
a:眼瞼縁に foaming を認める.
b,c:マイボグラフィーによるマイボーム腺の形態には異常所見なし.

I ドライアイの鑑別

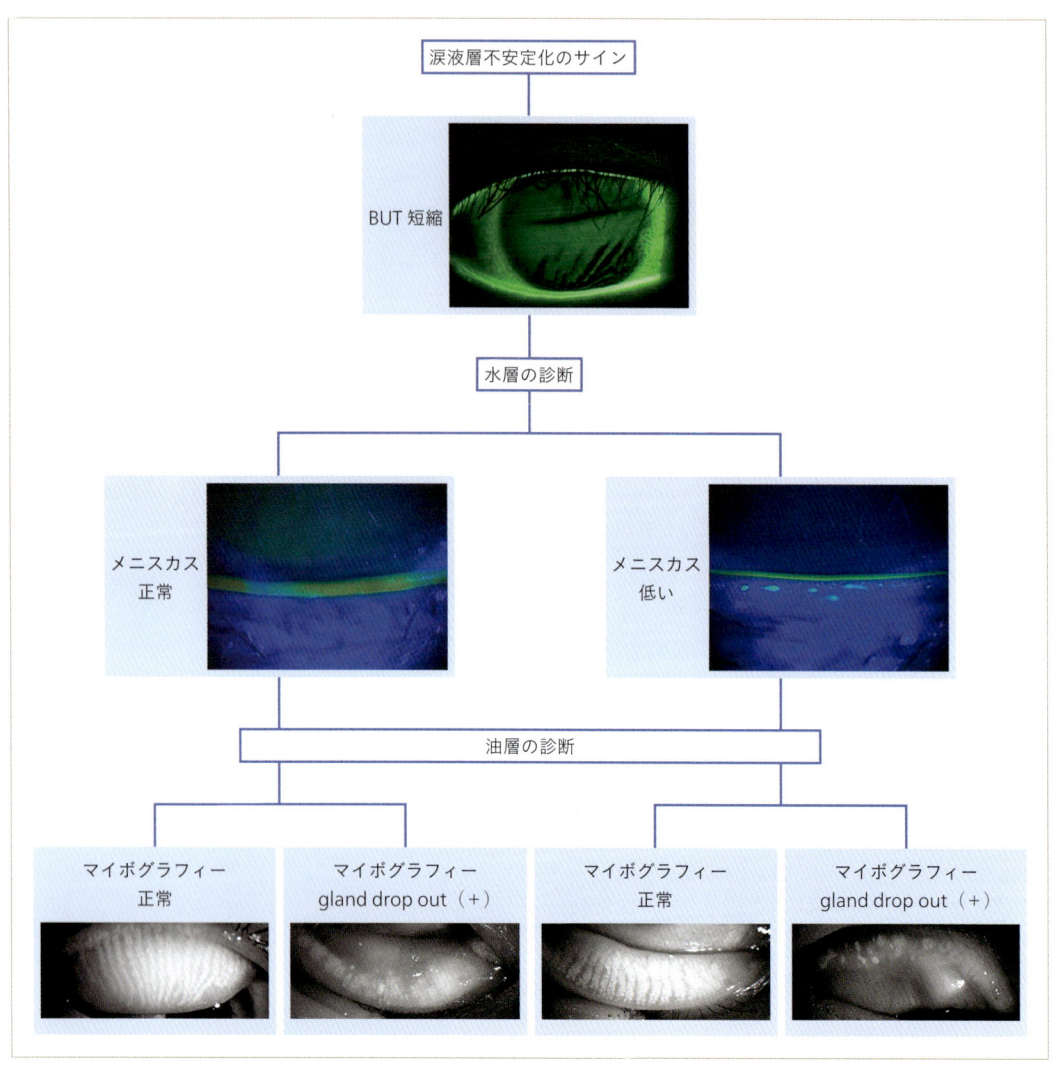

図17 ドライアイ層別診断の概念図
フルオレセイン染色による BUT 短縮所見を認めたら，水層（涙液メニスカス），油層（マイボグラフィー，もしくは眼瞼縁所見）の順で涙液のどの層にダメージがあるか確認する．

特徴的な泡状物質（foaming）が観察される（図16）．マイボグラフィーによるマイボーム腺の形態観察では分泌低下型のような変化は認められない（有田ら，2010）．

IV. ドライアイ層別診断の考え方（図17）

　前述したように涙液は油層と液層（水層＋ムチン層）からなる．そのため，ドライアイを診断するときの概念として，液層→油層の順で診察をすすめるのがポイントである．
　眼不快感などの自覚症状がある患者がきたとき，まずフルオレセイン染色をして BUT の測定をする．BUT はムチン層だけでなく，油層や水層の影響をうけるため最も鋭敏なドライアイの検査といえる．BUT が短縮していれば，角結膜上皮障害がなくても涙液不

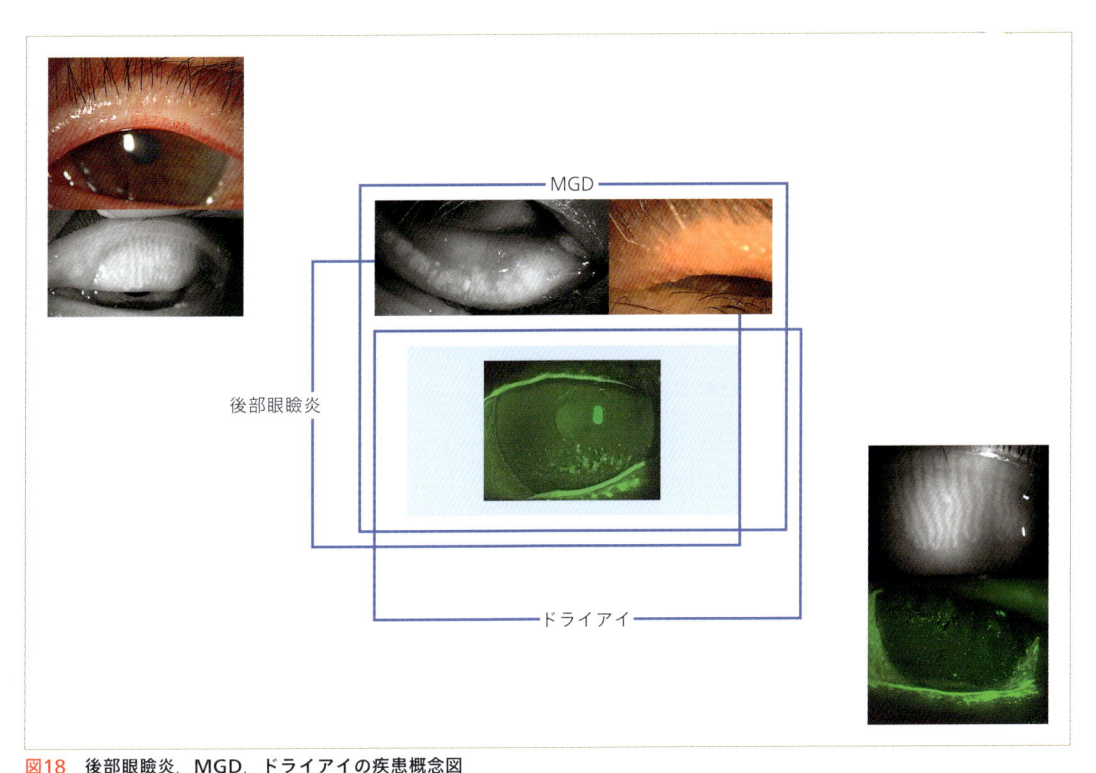

図18 後部眼瞼炎,MGD,ドライアイの疾患概念図
後部眼瞼炎は炎症に,MGD はマイボーム腺機能に,ドライアイは涙腺機能に重きをおく疾患概念である.

安定のサインと考え,水層の量に注目する.つまり,涙液メニスカスの観察を行う.下眼瞼中央部のメニスカスは正常であれば 0.2〜0.3 mm である.ただし,結膜弛緩症や内反症があると正確に測定するのは困難な場合がある.

続いて油層の状態を把握するために眼瞼縁の所見,マイボグラフィーの所見を得る.マイボグラフィーによるマイボーム腺の drop out の観察は診断力が高い.眼瞼縁異常所見〔眼瞼縁の血管拡張,マイボーム腺開口部の閉塞(plugging),眼瞼縁の不整,皮膚粘膜移行部の移動〕とマイボーム腺の消失には強い相関がある.

V. 後部眼瞼炎,マイボーム腺機能不全,ドライアイの鑑別

後部眼瞼炎と MGD はしばしば同義語として扱われることが多い.ただし,厳密には,後部眼瞼炎が炎症主体であるのに対し,MGD の炎症は続発的なもの,もしくは炎症所見がない場合もある.MGD とドライアイの鑑別ポイントはやはり眼瞼縁所見である.MGD 単独では Schirmer 値は正常であることが多い.三者の概念図を示す(図 18)(天野ら,2010 改変).後部眼瞼炎で,眼瞼縁の血管拡張所見が強くてもマイボグラフィーによるマイボーム腺の形態が正常であることもある.ドライアイのなかでも涙液減少型ドライアイではマイボーム腺は正常所見が多いため(前述),眼瞼縁の所見,マイボグラフィーの所見,Schirmer 試験が三者の鑑別に重要と考える.

VI. 眼瞼けいれんとの鑑別

　本態性眼瞼けいれんとは眼輪筋の過度な収縮により不随意的な閉瞼が生じる疾患で，ほかの神経学的，眼科学的異常が原因となっていないものである（若倉，2005）．若倉の報告によると眼瞼けいれんの患者の64％がドライアイ確定または疑いとなる．しかし，ドライアイの治療にはほとんど奏効しない．持続性の羞明や瞬目過多の場合はドライアイよりむしろ眼瞼けいれんを疑う．

　外来でできる簡便な鑑別法としてまず視診が挙げられる．開瞼困難（しばしば開瞼失行症を合併），瞬目増多，顔面皺，眉毛下降，ほかの顔面筋の不随意攣縮の所見が重要である．次に，誘発試験として瞬目テストを行う．

①速瞬テスト：10秒間に30回以上の随意瞬目を行うように促す．速瞬ができない場合，陽性とする．

②軽瞬テスト：眉毛を動かさない，軽い歯切れのよい随意瞬目を促す．軽瞬ができない場合，陽性とする．

③強瞬テスト：眼瞼を強く閉じ，その後開瞼させる．スっと開くことができない場合，陽性とする．

　眼瞼けいれんに対する治療法として第一選択はボツリヌス療法である．

　涙液減少型・蒸発亢進型ドライアイ，MGD，眼瞼けいれんの鑑別について概説した．ドライアイを涙液の層別に治療することが可能になったいま，層別に診断する概念をもつことが肝要である．これらの疾患は自覚症状に診断の鍵がある場合が多く，患者の自覚症状を丁寧に問診するよう心がけたい．

参考文献

1) 島崎　潤，坪田一男，木下　茂，他：2006年ドライアイ診断基準．あたらしい眼科　24：181-184，2007
2) The international Dry Eye WorkShop: The definition and classification of dye eye disease: report of the Definition and Classification Subcommittee of the International Dry Eye WorkShop (2007). Ocul Surf 5: 75-92, 2007
3) Lemp MA, Crews LA, Bron AJ, et al: Distribution of aqueous-deficient and evaporative dry eye in a clinic-based patient cohort: a retrospective study. Cornea 31: 472-478, 2012
4) Arita R, Itoh K, Inoue K, et al: Noncontact infrared meibography to document age-related changes of the meibomian glands in a normal population. Ophthalmology 115: 911-915, 2008
5) Arita R, Itoh K, Maeda S, et al: A newly developed noninvasive and mobile pen-shaped meibography system. Cornea 32: 242-247, 2013
6) Arita R, Itoh K, Maeda S, et al: Proposed diagnostic criteria for obstructive meibomian gland dysfunction. Ophthalmology 116: 2058-2063, 2009

〈有田玲子〉

Topics

マイボグラフィー

マイボーム腺は皮脂腺の一種であり，涙液の油層を形成し，過剰な涙液の蒸発を防ぐ役割をしている．マイボグラフィーとはマイボーム腺を皮膚側から透過することによりマイボーム腺構造を生体内で形態学的に観察する唯一の方法だった．30年以上前Tapie Rによってはじめての報告があって以来改良がなされてきたが，光源プローブが患者眼瞼に直接接触することによる，疼痛や不快感を解消することはできなかった．しかしマイボーム腺機能不全（meibomian gland dysfunction：MGD）を診断するうえで，マイボグラフィーによるマイボーム腺の脱落は，眼瞼所見とともに最も重要な所見の1つであり，ドライアイの涙液層別診療の概念に基づくと，油層の診断をするうえで非常に重要な検査である（第5章I項▶267ページ参照）．われわれは細隙灯顕微鏡を利用して非侵襲的にマイボーム腺を観察できるマイボグラフィー，さらに持ち運び可能な非侵襲的マイボグラフィーの開発を行った．

①装置概要

【細隙灯顕微鏡付属型（ノンコンタクトマイボグラフィー，BG-4M®，トプコン社）】
　赤外線透過フィルター波長は700〜850 nm，光源は細隙灯顕微鏡の光学系，赤外線CCDカメラの波長は700〜1,000 nm．

【モバイル型（マイボペン®，JFC社）】
　赤外線LED光源波長さは940 nm，可視領域CMOSカメラの波長は400〜1,200 nm．

②マイボーム腺の形態変化

正常眼を（図1）に示す．

コンタクトレンズ装用者

コンタクトレンズ（contact lens：CL）装用者では有意にマイボーム腺が短縮していた．装用年数と相関があった．マイボーム腺が短縮する機序として，1日2万回に及ぶ瞬目の影響で，CLとマイボーム腺が機械的な摩擦を受けつづけることが考えられる（図2）．

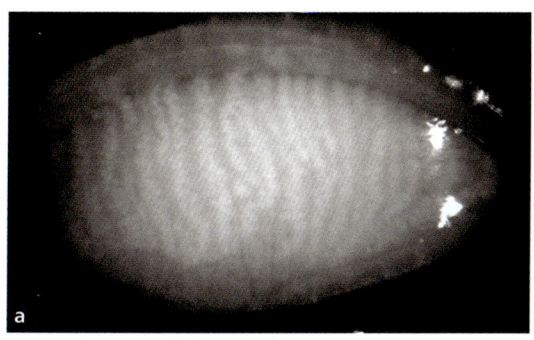

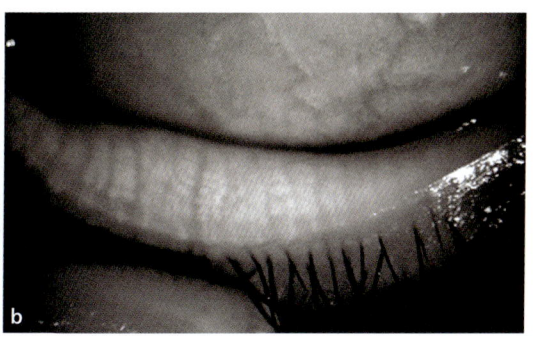

図1　正常眼のマイボグラフィー
35歳，女性．ぶどうの房状の腺房からなるマイボーム腺（白いほう）が上眼瞼（a）に約20〜25本，下眼瞼（b）に約18〜22本存在する．上眼瞼のマイボーム腺は下眼瞼のマイボーム腺より細くて長い．

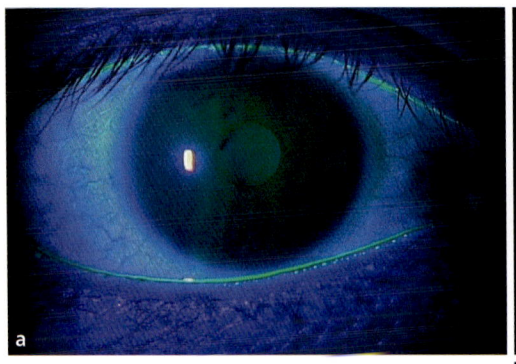

図2 CL装用者のマイボグラフィー
29歳,女性.使い捨てソフトコンタクトレンズ12年装用.ドライアイ症状が強い.
a：角膜上皮障害はないが,涙液メニスカスが低く,BUTは1秒と短い.
b,c：マイボグラフィーにおいて,上下のマイボーム腺が短縮しており,とくに下（c）のマイボーム腺の短縮は顕著.

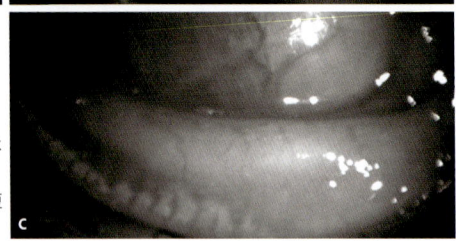

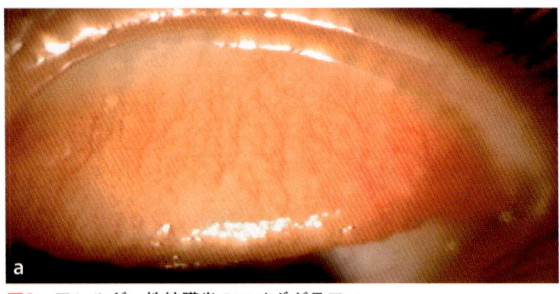

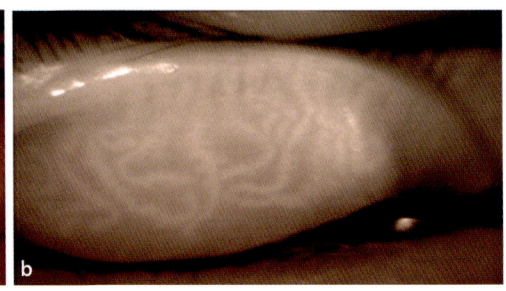

図3 アレルギー性結膜炎のマイボグラフィー
28歳,男性.アレルギー性結膜炎.ドライアイ症状あり.
a：上眼瞼結膜に乳頭増殖を認め,充血所見あり.
b：マイボグラフィーにおいて,上眼瞼に強い屈曲所見を認める.

アレルギー性結膜炎

通年性アレルギー性結膜炎患者では有意にマイボーム腺が屈曲していた.その所見は上眼瞼に有意に多かった.発症機序としては,掻痒感や不快感により,上眼瞼を無意識にこするなどの機械的障害によるものと考えている（図3）.

マイボーム腺機能不全（MGD）

MGDの患者のマイボーム腺は,年齢を適合させた正常眼と比較して有意に脱落（drop out）,短縮,拡張,萎縮などの形態異常を認めた（第5章I項▶269ページ参照）.

抗緑内障薬点眼

緑内障は長期に点眼治療を必要とする眼疾患である.抗緑内障薬長期点眼による角膜上皮障害などはよく知られているが,マイボーム腺への影響に対する報告はなかった.抗緑内障薬長期点眼患者のマイボーム腺は正常眼と比較して,有意に脱落（drop out）,短縮,拡張,萎縮などの形態異常を認めた.これが抗緑内障薬そのものによる影響か,点眼に含まれる防腐剤による影響か,などの検討を要する.

参考文献

1) Arita R, Itoh K, Inoue K, et al: Noncontact infrared meibography to document age-related changes of the meibomian glands in a normal population. Ophthalmology 115: 911-915, 2008
2) Arita R, Itoh K, Maeda S, et al: A newly developed noninvasive and mobile pen-shaped meibography system. Cornea 32: 242-247, 2013
3) Arita R, Itoh K, Maeda S, et al: Proposed diagnostic criteria for obstructive meibomian gland dysfunction. Ophthalmology 116: 2058-2063, 2009
4) Arita R, Itoh K, Inoue K, et al: Contact lens wear is associated with decrease of meibomian glands. Ophthalmology 116: 379-384, 2009
5) Arita R, Itoh K, Maeda S, et al: Meibomian gland duct distortion in patients with perennial allergic conjunctivitis. Cornea 29: 858-860, 2010
6) Arita R, Itoh K, Maeda S, et al: Comparison of the long-term effects of various topical antiglaucoma medications on meibomian glands. Cornea 31: 1229-1234, 2012

〔有田玲子〕

II 流涙症の鑑別

　瞼裂に涙液が過剰に貯留している状態，もしくは瞼裂より涙液が流れ出る状態である．涙液メニスカスの遮断や，涙道の通過障害による場合（導涙性流涙）と，結膜炎や表層角膜炎などなんらかの原因で，三叉神経刺激により涙液の分泌が増加している場合（分泌性流涙）があり，どちらの病態であるかを鑑別することが重要になる．両方の病態が混在している場合もある．まず分泌性流涙の原因の有無を見極め，その後涙道の通過障害の有無を検査する．

I. 涙道の仕組み

　涙道は上下涙点，上下涙小管，総涙小管，涙嚢，鼻涙管からなる（図1）．涙腺で涙液が作られて，瞬目により涙液は眼表面を覆い，涙道から鼻腔に通じる．涙点は上下眼瞼の内側に1個ずつある．上下の涙点から，短い垂直部を経由して涙小管水平部へと続く．涙点から約10 mmの位置で涙小管水平部は合流し（総涙小管），涙嚢に開口し鼻涙管へつながっている．涙道には筋組織がないので，腸のように蠕動運動はしないが，涙小管から涙嚢にかけての部分にある程度の可動性があり，周囲組織からの力を受けることでポンプ作用を生じていると考えられている．瞬目の閉瞼時に涙嚢の内総涙点付近から円蓋部にかけての外壁が内方移動し，内腔を圧迫する．このときに鼻涙管内に陽圧が生じて涙液を鼻腔へ排出する．開瞼時には，鼻涙管開口部が弁となるため，鼻涙管内に陰圧が発生して涙液が眼表面から吸い込まれる．

II. 流涙の他覚的検査

　病態を知るうえで，流涙の程度を他覚的に知ることは重要で，非侵襲的な検査から行う．まず，細隙灯顕微鏡で観察する．その際，眼表面だけではなく，瞬きの回数，閉瞼不全がないかも見ておく．生理食塩液1滴をフルオレセイン紙にたらして，よくきって眼表面を染色し，涙液メニスカスを計測し，涙液層破壊時間（tear film breakup time：BUT）を測定する．フルオレセイン染色をした正常症例（図2），流涙症例（図3），ドラ

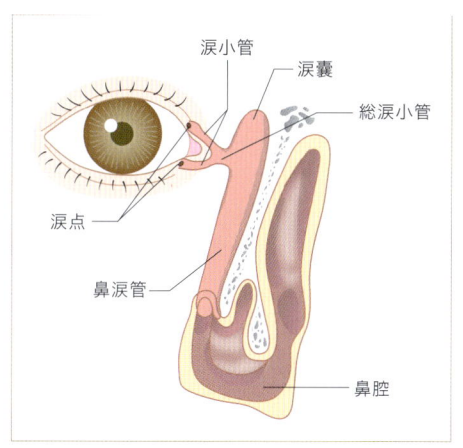

図1 涙道の構造

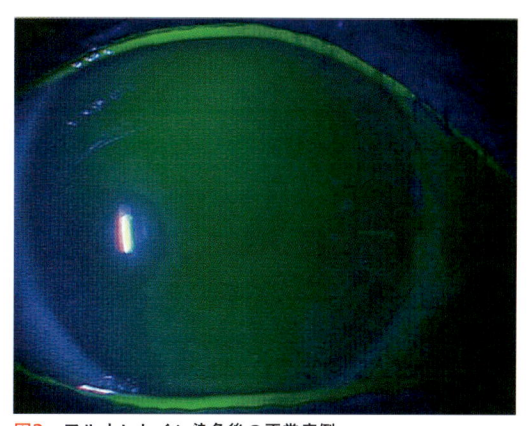

図2 フルオレセイン染色後の正常症例
涙液メニスカス，BUTは正常で，角膜が均一に染まっている．

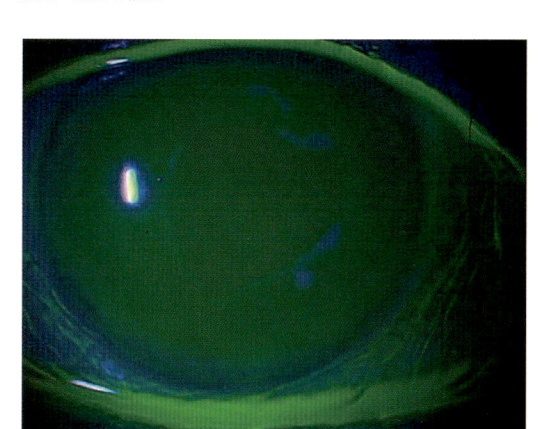

図3 フルオレセイン染色後の流涙症例
涙液メニスカスが高い．

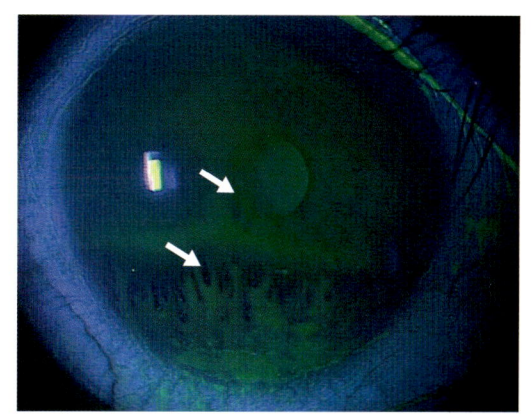

図4 フルオレセイン染色後のドライアイ症例
BUT短縮型のドライアイで，BUTは2秒で，染色した涙液がブレイクアップしているのがわかる（矢印）．また下方角膜には点状表層角膜症を生じていた．

イアイ症例（図4）を紹介する．肉眼でも明らかに涙を流していると流涙とわかるのだが，基礎分泌の低下しているドライアイの患者でも，涙液が蒸発し角膜の乾燥刺激が強くなると，反射分泌が一時期的に亢進してくる．涙がでると訴える人もいて，眼表面はドライアイの所見があるのにもかかわらず，流涙と判断してしまう可能性があるので，涙液メニスカスやBUTを確認しておく．涙液メニスカスの正常値は0.2～0.3 mm，BUTはカットオフ値5秒を目安にしている．

次に，綿糸の先端7 mmをフルオレセインで染色したものを用いる綿糸法，幅5 mmの濾紙の一端を端から5 mmのところで折り曲げ，点眼麻酔なしで，下眼瞼外1/3の部位にかけ，5分後に眼瞼外の濾紙の涙液で濡れた長さを測定するSchirmer試験Ⅰ法を実施する．基礎分泌と刺激分泌を反映し，5 mm以下を異常としている．また，点眼麻酔をした後に行うものは，Schirmer試験Ⅰ法変法で，刺激分泌を除いたものと考えられている．Schirmer試験Ⅱ法は，綿棒で鼻粘膜を刺激して反射性の分泌をみるものである．そして，しっかりと瞬目をさせ，涙液メニスカスが低下するかを見て，低下すれば結膜弛緩

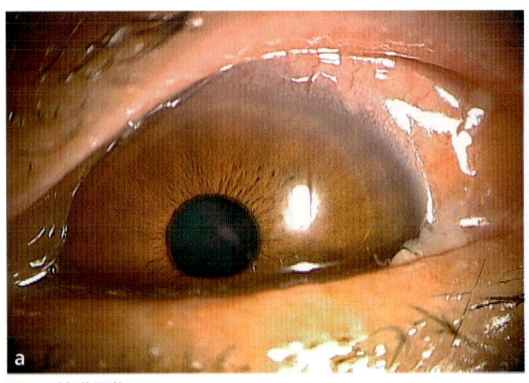

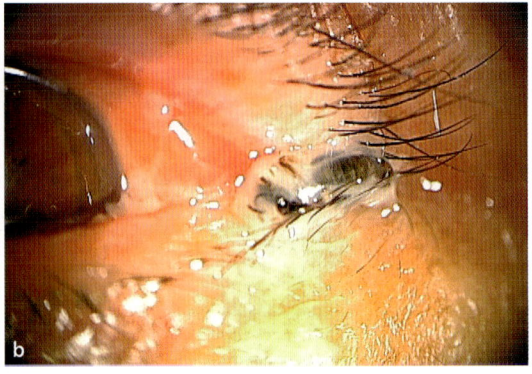

図5 結膜異物
畑仕事のあとに，流涙を訴えて来院した症例である．上眼瞼を翻転すると昆虫が脱出してきた（b）．

による流涙の可能性がある．また隠れた下眼瞼内反症がないかを確認しておくとよい．結膜弛緩と思っていても，実は下眼瞼牽引筋腱膜（capsulopalpebral fascia：CPF）が弛緩したことにより，円蓋部が挙上している場合もあるので注意したい．

そして眼瞼を観察する．眼瞼ポンプ機能が低下していないかを確認する簡単な方法として，medial distraction test，lateral distraction test，pinch test がある．眼瞼の向きに異常がないか下眼瞼を鼻側と耳側へ水平に引き，涙点が内側，外側に牽引されるかを観察する．また下眼瞼を手前に引き 8 mm 以上離れるかを見て，結膜弛緩が眼瞼の機能が低下して生じているのかを判断する．CPF が弛緩していると，下眼瞼を下方に引いても，見えるはずの眼瞼結膜が見えない場合がある．

最後に，涙道の通過通水試験を行う．これは，生理食塩液を入れた注射器に先端が鈍な涙道洗浄針をつけ，針先を涙点から涙小管を通して注入し，鼻腔への排出の有無や，膿の逆流があるかを調べる．X線検査は，通水と同じように生理食塩液の代わりに造影剤を注入して，X線撮影で涙道内腔の状態を知る．涙道ブジーと呼ばれる先端が鈍なさまざまな太さの金属棒を涙点から入れはじめ，涙小管→涙囊→鼻涙管へと順次すすめて狭窄部位を知る．先天性鼻涙管閉塞症の場合，涙道ブジーが治療にもなる．

III. 分泌性流涙

1. 生理的流涙

泣いたり，笑ったり，くしゃみなどによる流涙である．

2. 三叉神経刺激

1）結膜異物，角膜異物

飛入直後からの異物感，疼痛，充血，視力低下などがある．結膜異物の場合，角膜上皮障害を伴っていることがある．結膜異物は，上皮障害がある位置から異物の場所を推測

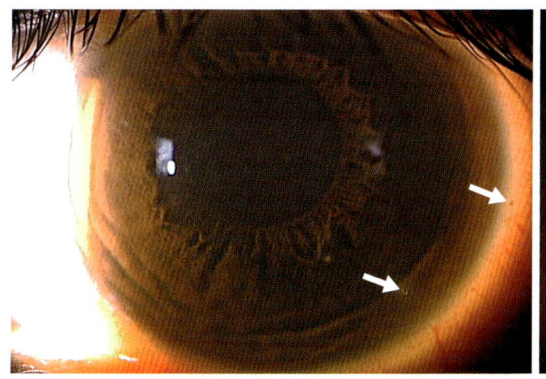

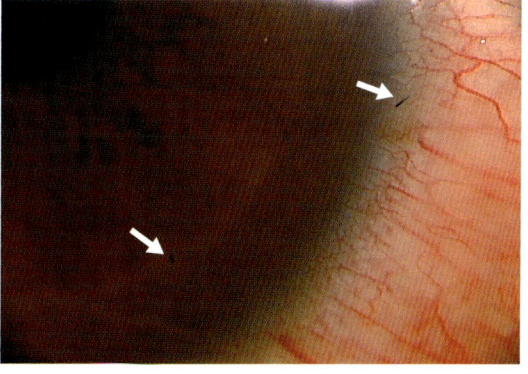

図6 角膜異物
単車を走行中に何かが眼にあたり，流涙を訴えて来院．矢印のように角膜異物を認め，よく見ると昆虫の足であった（矢印）．かえしがついているため，抜くことが難しく，27Gの鋭針で角膜にわずかに切開をいれ，かえしと同じ方向に向かって，曲げた針先で引っかけて除去した．

し，眼瞼を翻転させ発見する．角膜鉄片異物の場合，外傷後時間が経過すると異物周囲の角膜に細胞浸潤などの炎症反応があり，鉄片では鉄錆の輪ができる．治療は，異物針や注射針で取り除く．鉄片の場合，周囲の鉄錆も電動式マイクロドリルや注射針で除去する．抗菌薬の点眼，眼軟膏を添入し，必要に応じて抗菌薬・消炎剤の内服を処方し，治療用ソフトコンタクトレンズを装用する．異物が昆虫の場合（図5，6），足にはかえしがついているので，引き抜こうとしても除去できないことがある．角膜をわずかに切開して広げ，27〜30Gの針先を曲げ，かえしの方向に引っかけてとるとよい．スズメバチなどによる刺傷では，早期の前房洗浄が有効である．そのほかの毒素による角膜内皮障害に対しては，ステロイド薬点眼が有効である．翌日診察をして，感染がないことを確認する．

2）感染性角膜炎

問診で，発症から進行の早さ，コンタクトレンズ装用者か，外傷の既往など原因を推測し，さらに，細隙灯顕微鏡検査で角膜上皮障害の有無，浸潤病巣の形態や位置，炎症の程度などを観察し原因菌を推測する．流涙の症状以外に，細菌性角膜炎の場合，症状に痛みを伴うことが多い．アカントアメーバ角膜炎（図7）は，激痛と教科書的に書かれているが，羞明と異物感だけの症例も多い．ヘルペス性角膜炎は，コロコロとする異物感と充血を訴える．角膜移植後に生じたヘルペス性角膜炎（図8）は，ドナーとホストの上皮が入り混じっているので，典型的な樹枝状角膜炎の形態を呈しないことが多い．またステロイド点眼薬も入っているため，炎症がマスクされ典型的な浸潤病巣を呈しない．細隙灯顕微鏡検査での見るポイントは，浸潤病巣の位置と，上皮欠損の範囲，とくに上皮欠損がホストグラフトジャンクションを超えているかを見ることである．治療前に角膜擦過物の細菌・真菌培養検査，血清学的検査，可能な施設であればポリメラーゼ連鎖反応（polymerase chain reaction：PCR）を行う．また，単純ヘルペスウイルス（herpes simplex virus：HSV）の角膜ヘルペスの診断キットが発売されているので診断の補助になる．

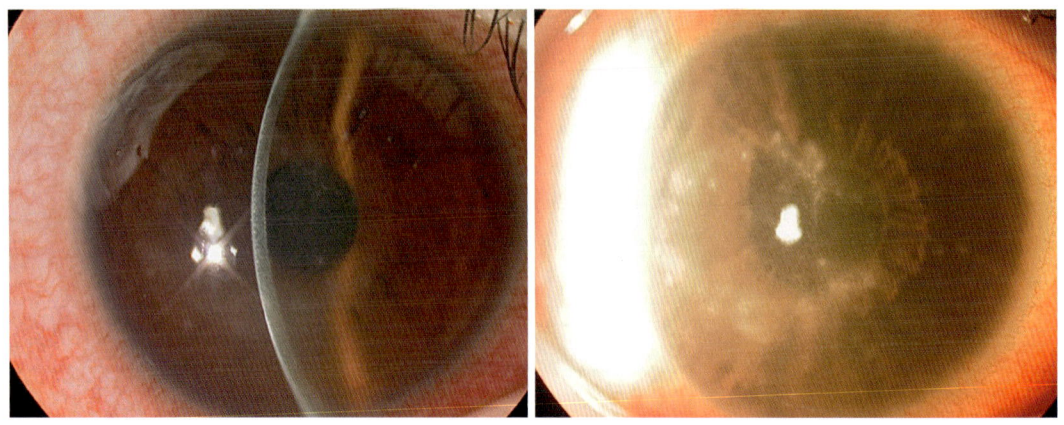

図7 アカントアメーバ角膜炎
羞明と流涙を訴えて受診した 2week のディスポーザブルコンタクトレンズ装用者．強い輪状浸潤と毛様充血を認める．

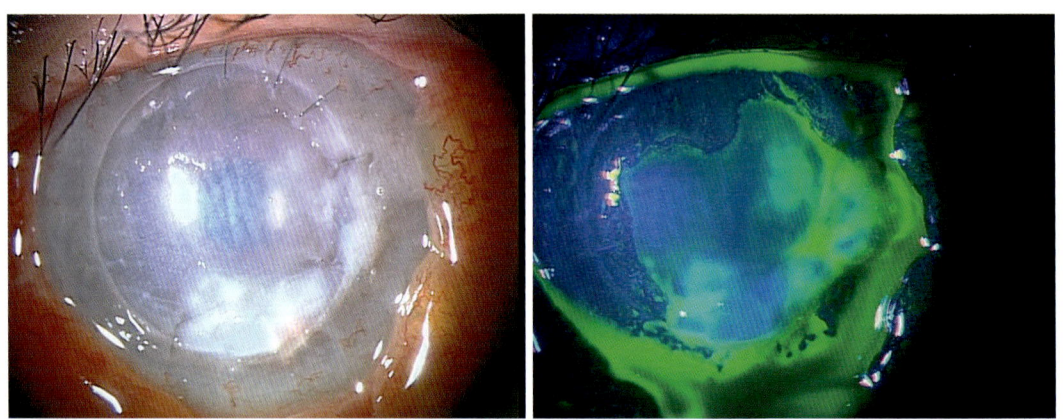

図8 ヘルペス性角膜炎
異物感と流涙を訴えて受診した．角膜移植後に生じたヘルペス性角膜炎である．ステロイド点眼薬が入って炎症がマスクされていること，ホストとドナーの上皮が入り混じった状態のため，ヘルペス性角膜炎の典型的な樹枝状病変と浸潤病巣ではない．細菌性角膜炎との鑑別に迷ったが，ホストグラフトジャンクションを超えた上皮欠損を生じていたこと，浸潤病巣から離れた位置にまで上皮欠損が及んでいたこと，細菌培養で陰性であったこと，ウイルスキットで HSV 陽性であったことが診断の決め手となった．

3）急性結膜炎

　流涙，眼脂，充血などを生じる．アデノウイルス 4, 8, 19, 37 が原因の流行性結膜炎は，潜伏期が約 1 週間で，初期で程度が軽ければ，アレルギー性結膜炎と区別がつきにくいことがある．ウイルスキットが出ているので，診断の助けとなる．

4）アレルギー性結膜炎，アレルギー性鼻炎，春季カタル，巨大乳頭結膜炎

　眼球や鼻粘膜に分布する三叉神経の刺激による分泌性流涙や，涙道の腔面の粘膜や鼻粘膜が腫脹したために涙道が狭くなり，そのために起こる導涙性流涙が合わさったものである．充血と透明な糸を引くような眼脂を伴っている．問診で季節的なものなのか，コンタクトレンズの汚れや，慢性の刺激によるものなのかを判断する．また，コンタクトレンズのこすり洗いができているか，ディスポーザブルレンズであれば使用期間を守っている

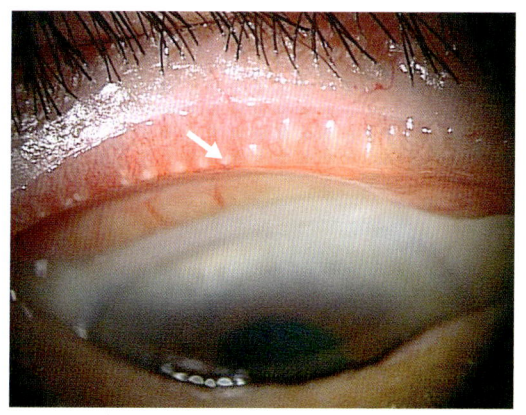

図9 マイボーム腺機能不全
べたべたする不快感と，流涙を訴えていた症例．マイボーム腺開口部の閉塞，眼瞼縁の血管が拡張している．

か，保存容器も定期的に交換できているかなど使用方法も聞いておく．

5) 点状表層角膜症

　日常でよく遭遇する角膜表層上皮の障害である．三叉神経刺激による流涙を生じる．原因は異物，ドライアイ，マイボーム腺機能不全（図9），アレルギー性結膜炎，薬剤性角膜上皮障害（図10）など．点状表層角膜症が生じている場所により，原因を推測する．ドライアイでは，角膜よりも結膜に障害が先に出やすいが，薬剤性角膜上皮障害では角膜に障害が生じやすい．下方に多い場合は，夜間の兎眼による角膜障害も考える．

6) ドライアイ（奇異性流涙）

　基礎分泌が減っているドライアイ患者でも，涙液の蒸発が亢進すると，角膜の乾燥刺激により，一時期的に反射性分泌が増えていることがある．

7) 睫毛内反，睫毛乱生（図11）

　睫毛があたることによる三叉神経の刺激によって起こる分泌性流涙である．

8) 顔面神経麻痺

　眼瞼ポンプの障害による流涙．また，兎眼により涙液が著しく蒸発し，角膜への乾燥刺激が強くなることも組み合わさっている．

9) 縫合糸の露出（図12）

　角膜移植後の症例や，重瞼術後で眼瞼を翻転してみると縫合糸の露出を発見することがある．女性で，目頭と目尻に重幅が不自然な人の場合，眼瞼を翻転してみるとよい．

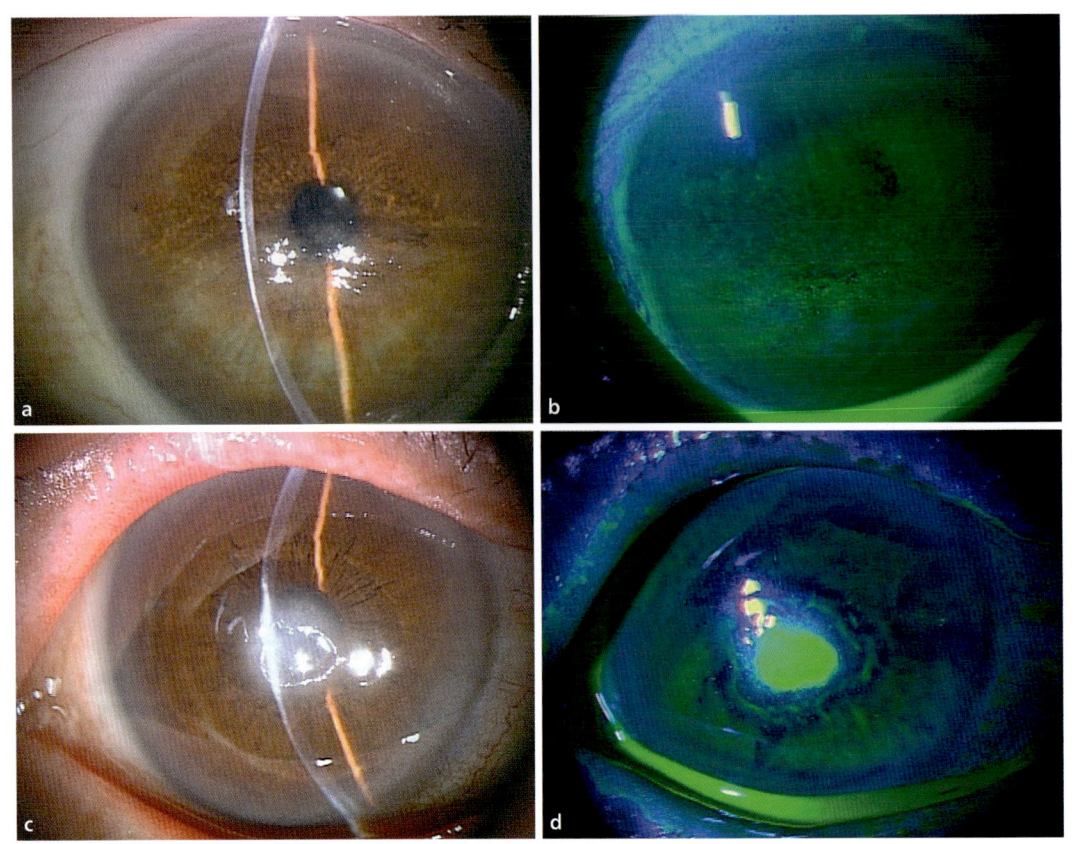

図10 薬剤性角膜上皮障害
a, b：抗癌剤による角膜上皮障害である．角膜上皮細胞の増殖が抑制され，上皮修復が遅延している．
c, d：角膜ヘルペスの加療後に生じた遷延性角膜上皮欠損である．ゾビラックス眼軟膏による細胞毒性のため，上皮修復が遅れている．
両症例とも異物感により流涙を訴えて来院した．

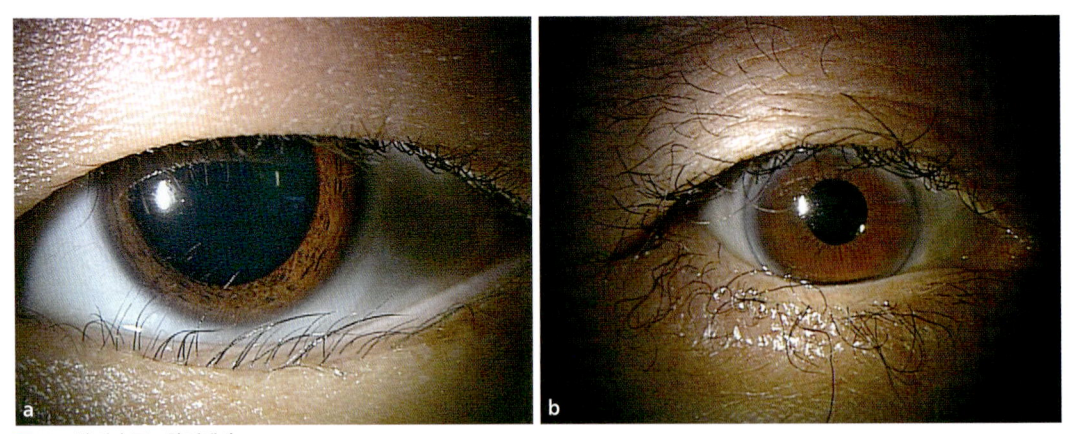

図11 睫毛内反，睫毛乱生
a：睫毛内反症．b：抗癌剤により伸びた睫毛が眼球に接触して流涙を生じている．

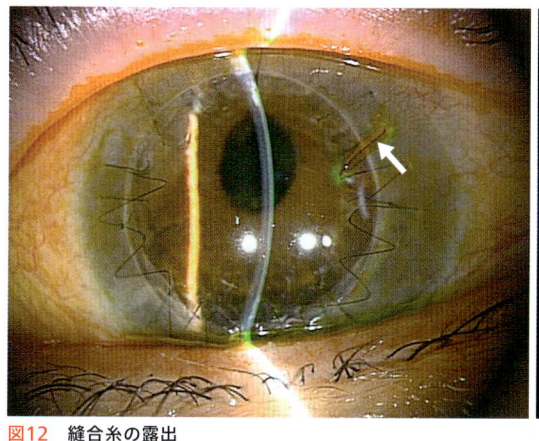

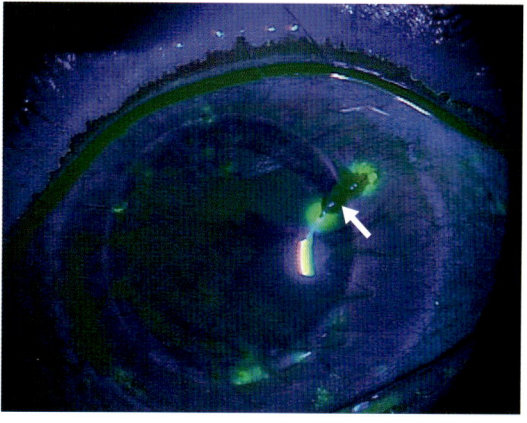

図12 縫合糸の露出
角膜移植後1年の症例である．異物感と流涙を訴えて来院した．術後の創傷治癒が進んだことにより糸の緩みを生じている．

10）牛眼

先天緑内障では，胎生期における隅角形成異常により，線維柱帯の機能が低下しており，房水を排出する機能が悪くなる．80％は両眼性で，生後数か月後に気づかれることが多い．持続的な高眼圧により，3歳未満では未成熟なコラーゲン線維の伸展により眼球が拡大する．1歳以下で角膜径が12 mmを超える場合には要注意である．

11）ワニ涙症候群

食事のときに涙分泌が起こる現象．「ワニ涙」とは，ワニが捕食をするときに涙を流すということから言われている．頭蓋底骨折，先天性外直筋麻痺をもつ顔面神経麻痺の患者などにみられる．

IV. 導涙性流涙

眼表面から涙道のどこかで涙の流れが悪くなって起こる流涙．

1．成人

1）涙道ポンプ機能低下によるもの

兎眼，眼瞼下垂，眼瞼外反，眼瞼弛緩がある．

2）涙液メニスカスが遮断されたために生じるもの

結膜弛緩（図13）．高齢者の結膜が弛緩していることによく遭遇する．瞬目しても涙液メニスカスが形成されず，反射的に出た涙液は，下方メニスカスを占領している弛緩した結膜にブロックされ，流涙となる．

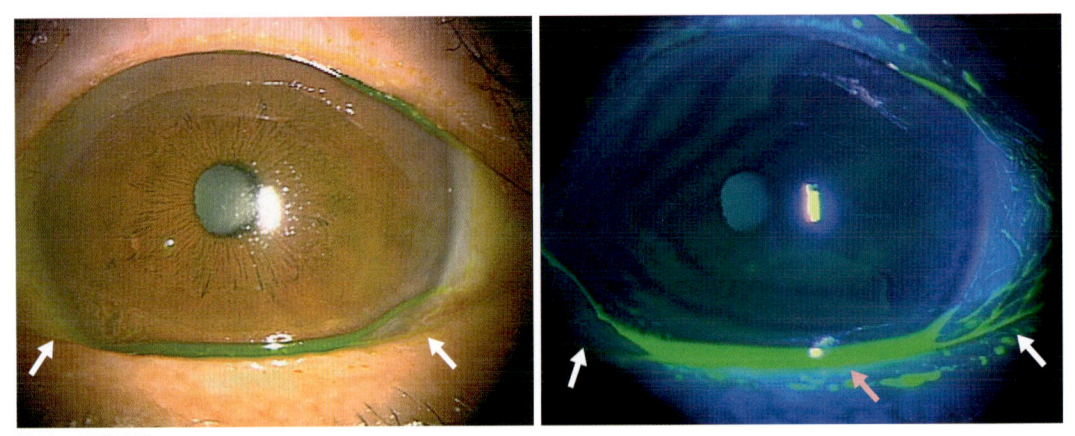

図13 結膜弛緩
弛緩した結膜（白矢印）が涙液メニスカスを遮断している．そのため，涙道まで涙液が流れず流涙を生じ，涙液メニスカスが高くなっている（ピンク矢印）．

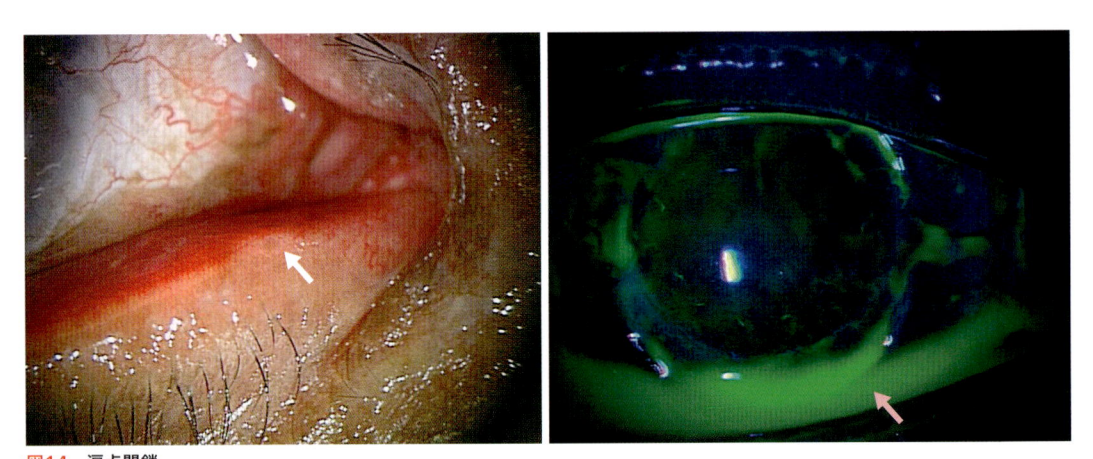

図14 涙点閉鎖
角膜移植後で，緑内障もある症例である．抗緑内障薬点眼を長期に使用しているため，涙点は閉鎖し（白矢印），涙液メニスカスが高くなっている（ピンク矢印）．

3）涙道の閉塞によるもの

　涙点閉鎖（**図14**）があるが，その原因として，抗緑内障点眼，IDU，アミノグリコシド系抗生物質や，抗癌剤による薬剤毒性，アルカリ外傷・Stevens-Johnson症候群などによる慢性炎症がある．薬剤により続発的に生じた場合は，まず薬剤を中止する．感染していれば，まず感染に対する治療を行う．同一眼で上下一方の涙点閉鎖の場合は無症状のことが多いので保存的にみる．涙嚢炎（**図15**），涙小管炎を生じた場合は，消炎させてから涙道ブジーを挿入する場合や，シリコンチューブを留置したり，涙嚢鼻腔吻合術（dacryocystorhinostomy：DCR）を施行する．鼻涙管閉塞症の場合も同様に治療を行う．盲目的に行うよりも涙道内視鏡を使用するほうが安全である．涙小管断裂の場合は，涙小管縫合を行う．

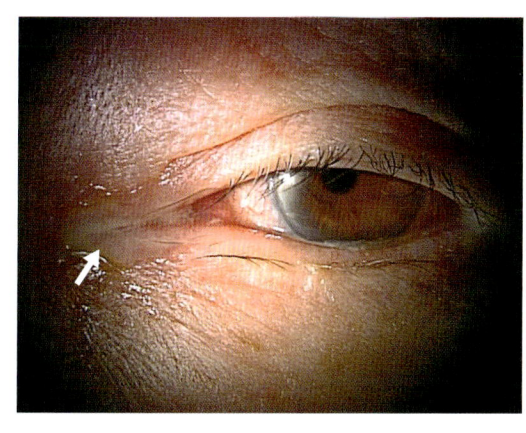

図15 涙嚢炎
慢性涙嚢炎があり，膿や分泌物が逆流している（矢印）．眼瞼には炎症がなく，自覚的な流涙だけであっても，通水試験をすると膿が滞留していることがわかることがある．

2．小児

1）先天性鼻涙閉塞症

　症状は，乳児期に流涙と眼脂がある．鼻涙管が生じる時期は8〜9週といわれている．鼻涙管の上方部が拡張して涙嚢ができるが，鼻涙管と涙嚢の間に明確な境界はない．鼻涙管下端は胎生6か月で下鼻道に開くが，その開口は内壁が薄くなり孔があくことによると言われている．しかし，鼻涙管下端は開口せずに閉じたままで生まれてくることも多い．発生率の報告は1.75〜46％とさまざまである．治療は，まず抗菌薬点眼とマッサージで保存的にみるが，耐性菌に注意し長期的には行わない．涙嚢炎を生じる場合はブジーを行う．それでも治癒しない場合はDCRを行う．

2）先天性涙嚢ヘルニア

　生下時のときから涙嚢部が発赤腫脹している．内総涙点と鼻涙管下部開口が閉塞しているために起こるが，鼻腔の中にも嚢腫は張り出し，両側に起こったときには，呼吸困難を起こすこともある．涙道内視鏡を使い鼻鏡で両側の膿胞を観察できれば診断がつく．治療としてブジーを行うが，涙道内視鏡を使用すると安全である．

3）先天緑内障

　角膜径が大きく，見た目に黒目がちである．眼圧が高く診断はつきやすい．線維柱帯切除術（トラベクロトミー）を施行する．

4）先天性涙点欠損，涙小管形成不全，涙嚢欠損，涙点の位置異常，涙小管断裂など

　先天性に涙道に欠損や形成異常を生じているもの．涙小管炎，涙嚢炎を生じた場合は，成人と同様に消炎させてから涙道ブジーや，シリコンチューブの留置を行い，治癒しない場合はDCRを施行する．涙小管断裂の場合は，涙小管縫合を行う．

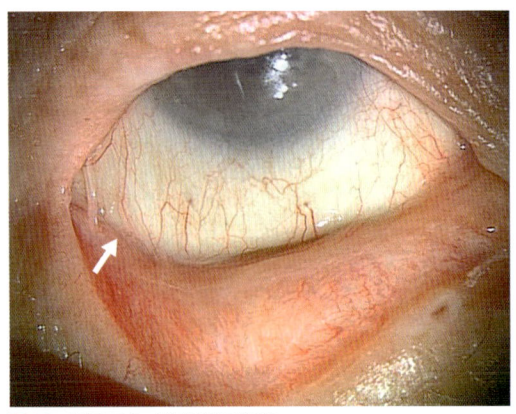

図16 瞬目不全（偽眼類天疱瘡）
抗緑内障薬による偽眼類天疱瘡症例である．下眼瞼鼻側に瞼球癒着を認め（矢印），また結膜嚢短縮による瞬目不全を生じている．

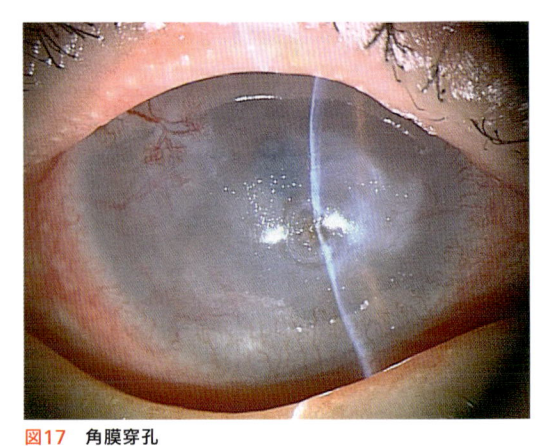

図17 角膜穿孔
流涙を訴えて来院．角膜ヘルペスを繰り返しているため，角膜傍中央が菲薄化し穿孔した症例．穿孔部は小さかったため，治療用ソフトコンタクトレンズを装用させている．

V. 分泌性流涙と導涙性流涙が混在しているもの

1. 甲状腺疾患

　甲状腺機能亢進症のため，上・下眼瞼の腫脹と脂肪沈着，後眼窩脂肪組織が増大し，外眼筋も腫大するため，後眼窩の容積が縮小し，眼球が突出する．兎眼となると，眼瞼ポンプ障害と，ドライアイによる三叉神経刺激も加わるため流涙を生じる．眼瞼後退は，交感神経の感受性増加によるMüller筋の収縮と上眼瞼挙筋の炎症性浮腫のためといわれている．

2. 瞬目不全

　眼類天疱瘡などで瞼球癒着・結膜嚢の短縮（図16）により，瞬目しても眼瞼が薄く開いているため，涙液の蒸発亢進が起こり，角膜への乾燥刺激により反射性分泌が亢進することがある．また涙道ポンプ機能も低下する．長期に点眼薬を使用したために生じる偽眼類天疱瘡もあるので，診断には詳細な問診が重要で，使用した薬剤を聞いておく．

3. 眼瞼外反と内反

　加齢や，外傷による瘢痕で起こる．眼瞼ポンプ障害の障害と，涙液の蒸発亢進で角膜への乾燥刺激による流涙．

VI. その他

1. 角膜穿孔（図17）

　房水が漏れていて，流涙に見える．感染を起こさないようにすることが大事である．穿孔した原因を知ることが大切でしっかりと問診する．植物の枝で突いた場合，真菌感染や緑膿菌感染を起こす可能性が高くなり，十分な経過観察を行う必要がある．とくに糸状菌の場合，重篤なので注意する．抗菌薬・抗真菌薬を投与する前に，できれば眼脂などの細菌・真菌培養検査をしておくとよい．穿孔創が大きく，前房が形成されず虹彩が広い範囲にわたり嵌屯した場合，角膜移植が必要となる．小さい場合は，治療用ソフトコンタクトレンズで保護し，保存的治療で経過観察する．

参考文献

1) 鈴木　亮：涙道．大鹿哲郎，田野保雄，他（編）：眼科診療プラクティス6．眼科臨床に必要な解剖生理．pp69-75，文光堂，2005
2) Kakizaki H, Zako M, Nakano T, et al: Direct insertion of the medial rectus capsulopalpebral fascia to the tarsus. Ophthal Plast Reconstr Surg 24(2): 126-130, 2008
3) 横井則彦，木下　茂：涙液メニスカスの再建をめざした結膜弛緩症に対する新しい術式とその効果．あたらしい眼科　17：573-576，2000

（島袋幹子）

Topics
涙液と視機能検査

　涙液異常疾患の代表といえるドライアイの自覚症状は多岐にわたることが以前より知られているが，そのなかには「なんとなく見にくい」「目が疲れやすい」「まぶしい」などといった見え方に関係する症状がいくつかある．ただし，重症なドライアイ症例を除けば，たいていのドライアイの患者は従来の視力検査で良好な視力が得られていることが多いため，これまでドライアイでは視力障害を生じないと考えられていた．そして，ドライアイにおいては涙液異常または角結膜上皮障害に関することが中心に論じられ，その光学的特性についてはほとんど知られていなかった．

　しかし，非侵襲，非接触の新しい診断機器，診断法の発達により，ドライアイやさまざまな涙液動態における視機能の客観的評価が可能になり，涙液と視機能に関する研究が盛んになってきた．これには，視覚の質の評価の重要性が広く認識され，各種疾患および手術アウトカムの評価として従来の視力検査だけでなく，より正確に総合的な視覚の質を評価することが求められるようになってきたという背景も関係する．その結果，2006年に改訂されたドライアイの診断基準においても「眼不快感の自覚症状や視機能異常を有すること」が，ドライアイを診断するうえで必須診断項目に含まれ，ドライアイは視機能障害，視力低下を生じうる疾患であるであるということが広く知られるようになった．

①涙液動態が光学的特性に及ぼす影響

　眼球光学系のなかでも最も高い屈折力を有する角膜前面は光学系に大きな影響を及ぼすが，とくに角膜前涙液層は瞬目により角膜上に光学面を形成するという役割を果たす．

　涙液が視機能に及ぼす影響を定量的に評価する方法は，主として，涙液層の安定性の低下から生じる涙液層の乱れを検出している．瞬目を我慢したまま眼を開けているとだんだんと見にくくなってくるが，瞬目をするときれいに見えるようになった，という経験は誰しもがあると思われるが，これは涙液安定性の低下に伴う見え方の低下である．正常眼でも涙液層の破綻により光学的特性が低下すること，また，角結膜上皮障害を生じ涙液安定性が損なわれているドライアイでは正常眼に比べて光学的特性が損なわれることが，角膜トポグラフィー，波面センサーなどを用いた研究により知られるようになった．ただし，この測定値はあくまでもある瞬間での測定結果，いわば瞬間風速値であり，瞬目のたびに伸展，涙液メニスカスの形成，菲薄化，破綻，蒸発，排出などさまざまな相を呈する涙液の変化を反映するものではない．

　涙液層は10μmレベルの非常に薄い膜であるが，このような変化が常にあるという性質上，眼光学系に常に何かしら変化が生じる可能性があるのは想像に難くない．実際の日常生活においては，読書や運転，端末表示装置（visual display terminal：VDT）作業時など，瞬目が抑制される状況というのは多く，そういった状況下での視機能を反映し，かつ連続測定により変化をみることができる検査が，Tear Stability Analysis System（TSAS，角膜トポグラフィーによる連続測定），波面センサーによる連続測定，実用視力検査である．

② Tear Stability Analysis System（TSAS）

　TSASとは，1秒ごとに10秒間角膜トポグラフィーの連続撮影を行い，瞬目後の涙液安定性を評価する検査である．角膜トポグラフィーを用いれば，同心円状のMeyerリングが涙液層の乱れにより歪むのを定量評価することで涙液安定性の評価が可能である．従来の角膜トポグラフィーを用いた研究により，ドライアイでは正常眼に比べて，surface regularity index（SRI），surface asymmetry index（SAI）が有意に上昇することが知られている．また，角膜上皮障害を有するドライアイのほうが角膜上皮障害のないドライアイに比べて有意にSRI，SAIが高く，角膜上皮障害のないドライアイは正常眼と比べて変わらないと報告されている．そしてTSASを用いた連続測定により，ドライアイでは瞬目後のSRI，SAIの変化が正常眼に比べて大きいことが明らかになった．

③ 波面センサーによる連続測定

　黄斑に照射された光が反射し，水晶体，角膜を通過して眼球外へ出る波面（光）が小さなレンズが格子状に並んだレンズレットアレイを通過すると，スポットパターンが生じる．このスポットパターンのひずみを測定することによって波面収差が計測される．従来の視力検査では検出できず，また眼鏡では矯正できない不正乱視を高次収差として定量評価することが可能であり，涙液動態の微細な変化に基づく不正乱視を客観評価することができる．涙液破綻層前後で高次収差は有意に増加することが知られ，その後，正常眼において高次収差の連続測定がなされるようになり，さまざまな涙液動態の変化に伴う高次収差の変化が明らかになってきた．瞬目抑制下においては，涙液減少型ドライアイでは瞬目直後から高い高次収差を呈する高値安定パターン（図1），蒸発亢進型ドライアイでは瞬目後に高次収差が経時的に増加していく不安定なパターン（図2）などが知られている．

④ 実用視力検査

　眼表面の涙液層の乱れを伴うドライアイと動的な視力変化の関係を把握するために開発されたものである．通常の視力の検査とは異なり，モニター画面に表示されたLandolt環を被検者に連続的に応答していく検査で，正答すると1段階視標は小さくなり，不正答だと1段階視標は大きくなる．一定時間連続的に応答することによって，日常的な見え方と考えられる，いわば平均視力を測定することができる．自然瞬目下でドライアイでは開瞼10秒後の視力は瞬目直後の視力に比べて低下し，また開瞼10，20，30秒後の実用視力が正常眼に比べて有意に低下することが知られている．

⑤ 涙液量と視機能の関係

　これまで，主に涙液が視機能に及ぼす影響は涙液安定性の面から評価されてきたが，ドライアイにおいては，その質（安定性）と量が重視されている．筆者らは波面センサーと光干渉断層計（optical coherence tomography：OCT）の同時測定装置を開発し，それを用いて涙液量と視機能の同時評価を試みた．それにより，蒸発亢進型ドライアイでは瞬目直前の下方涙液メニスカスの大きさが瞬目後の視覚の質の安定性に影響を与えることがわかった．波面センサーによる測定は涙液の質を主に反映すると考えられるので，このような涙液の質的，量的同時評価を行えば，涙液の質と量のパラメーターの関係について，より正確な関係が明らかになると期待される．

　ドライアイ分野においては，ムチン産生促進の治療薬が新しく登場するなど，今後さらに病態解明，治療効果の評価に関して新たな知見が明らかになると思われる．涙液と視機能に関してもさまざまな研究が発展することが期待される．

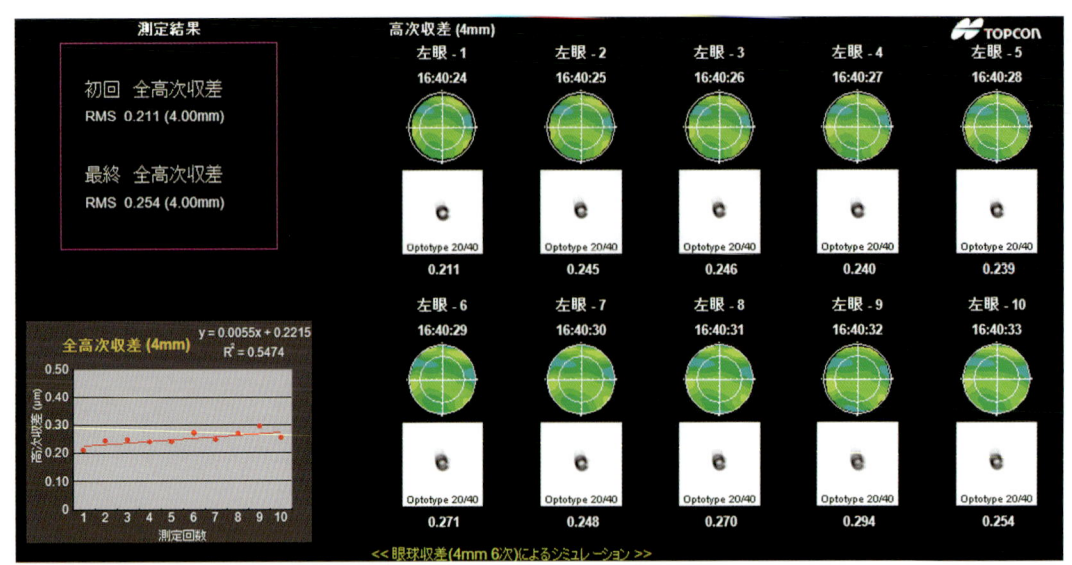

図1 涙液減少型ドライアイ

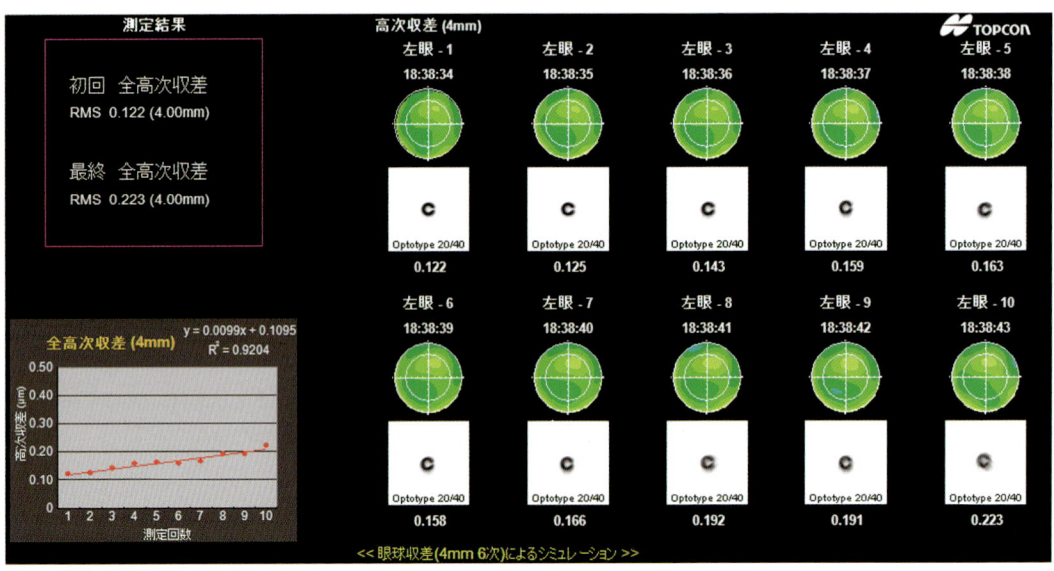

図2 蒸発亢進型ドライアイ

参考文献

1) Kojima T, Ishida R, Dogru M, et al: A new noninvasive tear stability analysis system for the assessment of dry eyes. Invest Ophthalmol Vis Sci 45: 1369-1374, 2004
2) Koh S, Maeda N, Hirohara Y, et al: Serial measurements of higher-order aberrations after blinking in normal subjects. Invest Ophthalmol Vis Sci 47: 3318-3324, 2006
3) Koh S, Maeda N, Hirohara Y, et al: Serial measurements of higher-order aberrations after blinking in patients with dry eye. Invest Ophthalmol Vis Sci 49: 133-138, 2008
4) Ishida R, Kojima T, Dogru M, et al: The application of a new continuous functional visual acuity measurement system in dry eye syndromes. Am J Ophthalmol 139: 253-258, 2005
5) Koh S, Tung C, Aquavella J, et al: Simultaneous measurement of tear film dynamics using wavefront sensor and optical coherence tomography. Invest Ophthalmol Vis Sci 51: 3441-3448, 2010

（高　静花）

和文索引

あ

アカントアメーバ角膜炎
　——，角膜浸潤の鑑別　69,75
　——，感染性角膜潰瘍の鑑別　56
　——，結膜充血の鑑別　216
　——，流涙症の鑑別　283
　——　治療後，角膜形状異常の鑑別
　　　152
アテローム，眼瞼腫瘍性病変の鑑別
　　　245
アデノウイルス角結膜炎
　——，角膜浸潤の鑑別　77
　——，点状表層角膜症の鑑別　43
アトピー性角結膜炎，点状表層角膜症の鑑別　31
アトピー性，眼瞼炎の鑑別　259
アミロイドの沈着　87
アルカリ腐蝕　5
アレルギー性結膜炎
　——，眼脂の鑑別　223
　——，結膜充血の鑑別　216
　——，流涙症の鑑別　284
　——　のマイボグラフィー　278
アレルギー性鼻炎，流涙症の鑑別　284
悪性黒色腫，結膜・輪部腫瘍性病変の鑑別　235, **239**
悪性リンパ腫，結膜・輪部腫瘍性病変の鑑別　238

い

インテグリン　7
移植片対宿主病　37
移植片不全，角膜浮腫の鑑別　114
遺伝子診断　95
遺伝性疾患に伴う角膜浮腫　118

え

エキシマレーザー屈折矯正手術
　——　後，角膜形状異常の鑑別
　　　147

　——　後変化の鑑別　177
エピケラトーム　174
壊死性角膜炎　74
栄養障害性角膜潰瘍，感染性角膜潰瘍の鑑別　58
円錐角膜　83
　——，角膜形状異常の鑑別　140
　——，角膜浮腫の鑑別　121
　——，後部　134, 200
　——　の高次収差　143
円板状角膜炎
　——，角膜浸潤の鑑別　69, 74
　——，角膜浮腫の鑑別　117
炎症性角膜混濁　66

お

オートケラトメータ　138
オキュラーサーフェス　2
　——　疾患の診断概論　2
　——　診察の手順，細隙灯顕微鏡
　　　24
　——　を取り巻く環境　9
黄色腫，眼瞼腫瘍性病変の鑑別
　　　249
太田母斑，結膜・輪部腫瘍性病変の鑑別　235

か

カタル性角膜潰瘍　70
　——，周辺部角膜潰瘍の鑑別
　　　58, 60
カタル性角膜浸潤，角膜浸潤の鑑別
　　　69, 70
カルシウムの沈着　85, 162
　——，点眼液による　85
ガレクチン3　9
化学外傷，角膜上皮欠損の鑑別　46
化膿性肉芽腫，結膜・輪部腫瘍性病変の鑑別　231
過矯正，屈折矯正手術後変化の鑑別
　　　186

過度装用症候群　113
顆粒状角膜ジストロフィ　95
　——，角膜沈着病巣の鑑別　88
外傷の既往，角膜浸潤　69
角化棘細胞腫，眼瞼腫瘍性病変の鑑別　247
角結膜上皮障害のスコアリング，ドライアイ　266
角結膜瘢痕　98
　——　の鑑別　98
角膜
　——　の大きさの異常　145
　——　の観察，細隙灯顕微鏡　26
角膜移植後
　——　角膜形状異常の鑑別　156
　——　拒絶反応時の角膜後面沈着物
　　　93
　——　の点状表層角膜症　34
　——　変化の鑑別　160
角膜異物，流涙症の鑑別　282
角膜潰瘍　11, 28, **51**
　——　の鑑別　51
　——　の既往歴，危険因子　51
　——　の病巣　52
　——　の病変部位　51
角膜拡張症　148, 194
　——，屈折矯正手術後変化の鑑別
　　　186
角膜下方の点状表層角膜症　37
角膜形状異常　138
　——　の鑑別　138
　——　の原因別分類　139
角膜形状解析（検査）　138
　——，LASIK術前　143
　——，OCT　62
角膜後面沈着物　93, **135**
　——　の鑑別　127
角膜混濁　**14**, 66
　——，屈折矯正手術後変化の鑑別
　　　179
　——，先天性　195

角膜混濁の分類　14
角膜再生治療　106
角膜疾患による角膜形状異常　152
角膜実質
　──　の感染症，角膜移植後変化の鑑別　163
　──　の構造と角膜の透明性　14
　──　の膨潤圧　18
角膜実質細胞層の変化，全層角膜移植後　162
角膜実質ジストロフィ
　──，角膜沈着病巣の鑑別　88
　──　の再発，角膜移植後変化の鑑別　164
角膜実質穿孔，屈折矯正手術後変化の鑑別　180
角膜実質層の沈着病巣　87
角膜実質浮腫　19, **113**
角膜脂肪状変性，角膜沈着病巣の鑑別　90
角膜上皮
　──　の供給低下　49
　──　の恒常性　28
　──　の生理　44
　──　の接着構造　6
　──　の創傷治癒　7
　──　の脱落亢進　45
角膜上皮 / 涙の境界構造　9
角膜上皮および上皮下病変，屈折矯正手術後変化　177
角膜上皮化の遅延，角膜移植後変化の鑑別　161
角膜上皮幹細胞　2, 98
　──　の異常を伴う角膜上皮障害　2
　──　の異常を伴わない角膜上皮障害　6
角膜上皮幹細胞疲弊症　3, 4, 98
　──，角膜上皮欠損の鑑別　49
　──，特発性　105
　──　の原因疾患　98
角膜上皮欠損　44
　──，屈折矯正手術後変化の鑑別　178
　──　の鑑別　44
角膜上皮細胞層の変化，全層角膜移植後　161
角膜上皮障害
　──，角膜上皮幹細胞の異常を伴う　2

　──，角膜上皮幹細胞の異常を伴わない　6
角膜上皮層から実質層および実質浅層の沈着病巣　85
角膜上皮層のみの沈着病巣　82
角膜上皮びらん　28
角膜上皮浮腫　19, **112**
角膜上方の点状表層角膜症　29
角膜浸潤　66
　──，周辺部　70
　──，中央部　73
　──　の鑑別　66
　──　の鑑別のポイント　67
　──　の検査のポイント　70
　──　の原因　66
　──　の病歴聴取　68
　──　の臨床所見　69
角膜生体力学特性解析装置　191
角膜穿孔
　──，AK/LRI 後変化の鑑別　189
　──，RK 後変化の鑑別　188
　──，流涙症の鑑別　291
角膜知覚検査　74
角膜知覚低下　34
角膜中央の点状表層角膜症　32
角膜沈着病巣　82
　──　の鑑別　82
角膜トポグラファー　62
角膜内皮
　──　のバリアー機能　17
　──　のポンプ機能　17
角膜内皮移植後変化の鑑別　170
角膜内皮異常　127
　──　の鑑別　127
角膜内皮炎，角膜浮腫の鑑別　117
角膜内皮細胞層の変化，全層角膜移植後　164
角膜内皮細胞の直接観察，細隙灯顕微鏡による　24
角膜内皮細胞密度の変化，全層角膜移植後　165
角膜ヒステリシス　192
角膜びらん　9
角膜不正乱視　138
角膜浮腫　17, **111**
　──，遺伝性疾患に伴う　118
　──，感染に伴う　117
　──，手術に伴う　113
　──　の鑑別　111
　──　の発生メカニズム　18

角膜ぶどう膜炎，角膜浮腫の鑑別　118
角膜フリクテン　69, 71
角膜ヘルペス
　──，角膜浸潤の鑑別　73
　──，先天性角膜混濁の鑑別　205
角膜ヘルペス上皮炎，角膜移植後変化の鑑別　161
乾性角結膜炎，眼脂の鑑別　223
間接照明法　21
感染症顕微鏡検査　227
感染性，結膜充血の鑑別　216
感染性角膜炎
　──，LASIK 後変化の鑑別　182
　──，流涙症の鑑別　283
　──　の病歴　54
感染性角膜潰瘍
　──　の鑑別　53
　──　の性状　55
感染性眼瞼縁炎　256
感染に伴う角膜浮腫　117
鉗子分娩による角膜外傷，先天性角膜混濁の鑑別　204
眼圧上昇，全層角膜移植後の　169
眼圧に関する問題，屈折矯正手術後変化　183
眼球結膜充血　215
眼球癆，角膜浮腫の鑑別　125
眼瞼
　──　の悪性腫瘍　251
　──　の観察，細隙灯顕微鏡　24
　──　の良性腫瘍　243
眼瞼炎　255
　──　の分類　255
眼瞼炎症性疾患の鑑別　255
眼瞼縁炎　256
　──，感染性　256
　──，非感染性　258
眼瞼外反と内反，流涙症の鑑別　290
眼瞼けいれん，ドライアイの鑑別　276
眼瞼結膜充血　215
眼瞼疾患による角膜形状異常　155
眼瞼腫瘍性病変　242
　──　の鑑別　242
眼瞼内反症，点状表層角膜症の鑑別　35
眼瞼皮膚炎　259
眼脂　223
　──　の鑑別　223

―― の原因疾患　223
―― の評価　225
眼内上皮増殖
　―― , LASIK後変化の鑑別　182
　―― , 角膜移植後変化の鑑別　166
眼表面のバリアー機能の傷害　11
眼類天疱瘡　5
　―― , 角結膜瘢痕の鑑別　102
　―― , 角膜上皮欠損の鑑別　49
　―― , 流涙症の鑑別　290
顔面神経麻痺, 流涙症の鑑別　285

き

キノロン系点眼液による沈着　85
ギムザ染色　227
奇異性流涙, 流涙症の鑑別　285
基底細胞癌, 眼瞼腫瘍性病変の鑑別　251
基底細胞の分裂減少　48
機械的外傷, 角膜上皮欠損の鑑別　45
偽眼類天疱瘡, 角結膜瘢痕の鑑別　104
偽水晶体性水疱性角膜症　114
偽落屑症候群, 角膜後面沈着物の鑑別　137
球状角膜, 角膜形状異常の鑑別　145
急性結膜炎, 流涙症の鑑別　284
急性水腫　121, 141
急性緑内障発作, 角膜浮腫の鑑別　112
牛眼　147, 203
　―― , 流涙症の鑑別　287
巨大角膜　146
巨大乳頭, 上眼瞼の　31
巨大乳頭結膜炎, 流涙症の鑑別　284
拒絶反応
　―― , 角膜内皮移植後変化の鑑別　173
　―― , 全層角膜移植後変化の鑑別　165
共焦点顕微鏡　109
強膜炎
　―― , 結膜充血の鑑別　216
　―― , 周辺部角膜潰瘍　59
強膜化角膜
　―― , 角結膜瘢痕の鑑別　100
　―― , 先天性角膜混濁の鑑別　202
強膜散乱法　22

強膜バックリング後, 角膜形状異常の鑑別　158
近方視困難, 屈折矯正手術後変化の鑑別　186
金属沈着　91

く

クラミジア結膜炎, 眼脂の鑑別　223
グラフトへの沈着病変, 角膜移植後変化の鑑別　162
グラム染色　227
グラム陽性菌, 感染性角膜潰瘍の鑑別　55
グレア
　―― , RK後変化の鑑別　188
　―― , 屈折矯正手術後変化の鑑別　188
空気式非接触眼圧計　191
空気瞳孔ブロック, 角膜移植後変化の鑑別　170
屈折矯正手術　174
　―― 後, 角膜形状異常の鑑別　147
　―― 後変化の鑑別　174
　―― 後変化の鑑別のポイント　176
屈折に関連する問題, 屈折矯正手術後変化　186

け

ケラトアカントーマ, 眼瞼腫瘍性病変の鑑別　247
蛍光染色　227
血管腫
　―― , 眼瞼腫瘍性病変の鑑別　248
　―― , 結膜・輪部腫瘍性病変の鑑別　233
結膜
　―― の悪性腫瘍　236
　―― の観察, 細隙灯顕微鏡　25
　―― の血管系　214
　―― の良性腫瘍　230
結膜異物
　―― , 点状表層角膜症の鑑別　31
　―― , 流涙症の鑑別　282
結膜炎　214
結膜結石, 点状表層角膜症の鑑別　31
結膜弛緩症
　―― , 点状表層角膜症の鑑別　37

　―― , 流涙症の鑑別　287
結膜疾患による角膜形状異常　154
結膜充血　214
　―― の鑑別　214
　―― の評価　221
　―― の病因別分類　216
結膜腫瘍の診断　229
結膜デルモイド, 結膜・輪部腫瘍性病変の鑑別　231
結膜嚢胞, 結膜・輪部腫瘍性病変の鑑別　232
結膜フリクテン　71
原発性角膜形状異常　139
原発性後天性メラノーシス, 結膜・輪部腫瘍性病変の鑑別　235

こ

コバルトブルー照明　23
コラーゲン層　14
コンタクトレンズ
　―― 装用者のマイボグラフィー　277
　―― に関する病歴, 角膜浸潤　68
　―― による角膜変形　155
コンタクトレンズ長期装用
　―― , 角膜上皮欠損の鑑別　49
　―― , 角膜浮腫の鑑別　113, 123
　―― , 点状表層角膜症の鑑別　36, 39
コンフォーカルマイクロスコピー　**109**, 178
口腔粘膜上皮細胞シート　107
広汎照明法　21
甲状腺眼症, 結膜充血の鑑別　218
甲状腺機能亢進症, 流涙症の鑑別　290
抗腫瘍薬に伴う角膜上皮障害, 点状表層角膜症の鑑別　41
虹彩角膜内皮症候群　120
　―― , 角膜内皮異常の鑑別　133
　―― , 角膜浮腫の鑑別　124
虹彩索状物　197
虹彩毛様体炎, 角膜浮腫の鑑別　118
後部円錐角膜
　―― , 角膜内皮異常の鑑別　134
　―― , 先天性角膜混濁の鑑別　197, **200**
後部眼瞼炎
　―― , 結膜充血の鑑別　217
　―― , ドライアイの鑑別　275

和文索引　297

後部多形性角膜ジストロフィ
　——，角膜内皮異常の鑑別　131
　——，角膜浮腫の鑑別　120
　——，先天性角膜混濁の鑑別　202
格子状角膜ジストロフィ，角膜沈着病巣の鑑別　88
格子説　14
高眼圧，角膜浮腫の鑑別　112
高次収差，円錐角膜の　143
高チロシン血症，先天性角膜混濁の鑑別　208
膠原病関連の周辺部角膜浸潤，角膜浸潤の鑑別　72
膠様滴状角膜ジストロフィ　13
　——，角膜沈着病巣の鑑別　87
　——の再発，角膜移植後変化の鑑別　164
骨腫，結膜・輪部腫瘍性病変の鑑別　231

さ

佐藤氏手術　175
　——後，角膜浮腫の鑑別　116
　——後変化の鑑別　189
再生角膜上皮による創傷治癒　7
再発性角膜びらん　10
再発性上皮欠損，角膜移植後変化の鑑別　161
細菌性角膜炎，角膜浸潤の鑑別　73
細菌性角膜潰瘍　55
細菌性結膜炎，眼脂の鑑別　223
細隙灯顕微鏡　20
　——における照明法　20
　——による角膜内皮細胞の直接観察　24
　——の使い方　20
　——を用いた前眼部診察の手順　24
三叉神経刺激による流涙症　282
霰粒腫，眼瞼腫瘍性病変の鑑別　245

し

シールド潰瘍　52
シスチン症　209
シプロフロキサシンによる沈着　85
糸状角膜炎　30
糸状菌，感染性角膜潰瘍の鑑別　57
脂質の沈着　84
脂腺癌，眼瞼腫瘍性病変の鑑別　251

脂腺腫，結膜・輪部腫瘍性病変の鑑別　233
脂腺腺腫，眼瞼腫瘍性病変の鑑別　247
脂肪類皮腫，結膜・輪部腫瘍性病変の鑑別　231
脂漏性角化症，眼瞼腫瘍性病変の鑑別　244
脂漏性眼瞼炎，眼瞼炎の鑑別　258
視力の日内変動，RK後変化の鑑別　188
実質型角膜ヘルペス，角膜浸潤の鑑別　69，74
実用視力検査，ドライアイ　293
手術に伴う角膜浮腫　113
樹枝状角膜潰瘍　58
周辺部角膜潰瘍
　——，結膜充血の鑑別　217
　——の鑑別　58
　——の好発部位　61
　——の性状　60
周辺部角膜浸潤　70
周辺部角膜ヘルペス，周辺部角膜潰瘍の鑑別　58
周辺部強膜化角膜　202
重瞼手術の縫合糸，点状表層角膜症の鑑別　31
術後炎症反応，全層角膜移植後変化の鑑別　165
術中OCT　65
春季カタル
　——，眼脂の鑑別　223
　——，結膜充血の鑑別　217
　——，点状表層角膜症の鑑別　31
　——，流涙症の鑑別　284
瞬目の観察，細隙灯顕微鏡　24
瞬目不全，流涙症の鑑別　290
小角膜　145
小眼球，真性　146
硝子体手術後，角膜形状異常の鑑別　158
照明法，細隙灯顕微鏡における　20
睫毛内反，流涙症の鑑別　285
睫毛乱生
　——，点状表層角膜症の鑑別　35
　——，流涙症の鑑別　285
漿液性眼脂　223
上強膜骨性分離腫，結膜・輪部腫瘍性病変の鑑別　231
上皮型角膜ヘルペス，感染性角膜潰瘍の鑑別　58

上皮性腫瘍，結膜・輪部腫瘍性病変の鑑別　236
上皮内癌，結膜・輪部腫瘍性病変の鑑別　236
上皮内上皮腫，結膜・輪部腫瘍性病変の鑑別　236
上皮フラップ作成不良，屈折矯正手術後変化の鑑別　180
上輪部角結膜炎
　——，結膜充血の鑑別　217
　——，点状表層角膜症の鑑別　30
蒸発亢進型ドライアイ　265
　——の診断　269
神経鞘腫，眼瞼腫瘍性病変の鑑別　247
神経線維腫，結膜・輪部腫瘍性病変の鑑別　235
神経麻痺性角膜症
　——，角膜上皮欠損の鑑別　49
　——，点状表層角膜症の鑑別　34
浸潤性混濁　14
真菌感染，感染性角膜潰瘍の鑑別　57
真菌性角膜炎，角膜浸潤の鑑別　74
深層層状角膜移植後，角膜形状異常の鑑別　156
深部角膜炎　76
進行性先天性虹彩萎縮　133
尋常性疣贅，眼瞼腫瘍性病変の鑑別　246

す

スターバースト，RK後変化の鑑別　188
ステロイドレスポンダー，屈折矯正手術後変化の鑑別　184
スペキュラマイクロスコープ　24
水晶体性の近視性変化，屈折矯正手術後変化の鑑別　187
水痘・帯状疱疹ウイルス性，眼瞼炎の鑑別　256
水疱性角膜症　113
　——，佐藤氏手術後　189
髄膜炎菌性結膜炎，眼脂の鑑別　223

せ

セントラルアイランド　149
生理的流涙　282
石灰化上皮腫，眼瞼腫瘍性病変の鑑別　248

接触性，眼瞼炎の鑑別　259
接着複合体　6
先天性遺伝性角膜実質ジストロフィ，先天性角膜混濁の鑑別　201
先天性遺伝性角膜内皮ジストロフィ
　──，角膜内皮異常の鑑別　132
　──，角膜浮腫の鑑別　121
　──，先天性角膜混濁の鑑別　200, 202
先天性角膜混濁　195
　──の鑑別　195
　──の検査　196
先天性単純角膜ヘルペスウイルス感染，先天性角膜混濁の鑑別　205
先天性鼻涙閉塞症，流涙症の鑑別　289
先天性風疹症候群　205
先天性涙嚢ヘルニア，流涙症の鑑別　289
先天緑内障
　──，先天性角膜混濁の鑑別　203
　──，流涙症の鑑別　287, 289
線維腫，眼瞼腫瘍性病変の鑑別　249
線維素性眼脂　223
遷延性角膜上皮欠損　10, 44
全角膜上皮幹細胞疲弊症　100
全強膜化角膜　202
全層角膜移植後
　──，角膜形状異常の鑑別　156
　──感染症　168
　──の眼圧上昇　169
　──の創口離開　169
　──変化の鑑別　160
全輪部幹細胞欠損　5
前眼部OCT　62
前眼部診察の手順，細隙灯顕微鏡を用いた　24
前眼部発生異常，先天性角膜混濁の鑑別　197
前部巨大眼球　147

そ
ソフトコンタクトレンズ装用，点状表層角膜症の鑑別　40
創口離開，全層角膜移植後の　169
層間角膜炎，LASIK後変化の鑑別　181
束状角膜炎　71
続発性角膜形状異常　139, **147**

た
タイト結合　11, 17
ダークスポット　128, 129
多重PCR　79
多発性角膜上皮下浸潤　77
帯状角膜変性，角膜沈着病巣の鑑別　85
帯状ヘルペス角膜炎，角膜浸潤の鑑別　76
単純ヘルペスウイルス眼瞼炎，眼瞼炎の鑑別　257

ち
地図状角膜潰瘍　58
治療的レーザー角膜除去術　148
中央部角膜浸潤　73
直接照明法　20
沈着性角膜混濁　**16**, 66
　──の特徴　68
沈着病巣　82
　──, Descemet膜から角膜内皮面の　92
　──, Descemet膜近傍の角膜実質層の　91
　──, 角膜実質層の　87
　──, 角膜上皮層から実質層および実質浅層の　85
　──, 角膜上皮層のみの　82

て
デルモイド
　──，結膜・輪部腫瘍性病変の鑑別　230
　──，先天性角膜混濁の鑑別　210
　──，輪部　210
デルモイドシスト，眼瞼腫瘍性病変の鑑別　249
低矯正，屈折矯正手術後変化の鑑別　186
滴状角膜　118
　──，角膜内皮異常の鑑別　128
　──，角膜内皮の　92
点眼アレルギー，結膜充血の鑑別　217
点眼液主成分の沈着　85
点眼液によるカルシウムの沈着　85
点状表層角膜症　9, **28**
　──，角膜下方の　37
　──，角膜上方の　29
　──，角膜中央の　32
　──，屈折矯正手術後変化の鑑別　177
　──，血管侵入を伴った　71
　──，びまん性の　40
　──，流涙症の鑑別　285
　──の鑑別　28
点状フルオレセイン染色　23
転移性眼瞼腫瘍，眼瞼腫瘍性病変の鑑別　253
伝染性軟属腫，眼瞼腫瘍性病変の鑑別　247

と
ドナー角膜の接着不良，角膜移植後変化の鑑別　171
ドライアイ　264
　──，結膜充血の鑑別　217
　──，点状表層角膜症の鑑別　37
　──，流涙症の鑑別　285
　──の鑑別診断　264
　──の視機能障害　292
　──の診断　266
　──の定義と疾患概念　264
ドライアイ層別診断の考え方　274
兎眼，点状表層角膜症の鑑別　38
糖衣　9
動的シャインブルーク像解析装置　192
導涙性流涙　287
瞳孔に関連する問題，屈折矯正手術後変化　188
特発性角膜上皮幹細胞疲弊症　105
特発性角膜内皮炎，角膜後面沈着物の鑑別　136

な
内眼手術時，角膜浮腫の鑑別　113
内頸動脈海綿静脈洞瘻，結膜充血の鑑別　218
内皮型拒絶反応　116
　──，角膜後面沈着物の鑑別　137
内皮機能不全　116

に
二次Descemet膜，角膜沈着病巣の鑑別　93
二重前房，角膜移植後変化の鑑別　171

ね

熱化学腐蝕，角結膜瘢痕の鑑別　105
粘液性眼脂　223

の

ノルフロキサシンによる沈着　85
脳外科手術後の点状表層角膜症　34
膿性眼脂　223

は

ハードコンタクトレンズ装用，点状表層角膜症の鑑別　36
ハロー，屈折矯正手術後変化の鑑別　188
バスクリン角膜症　12
バリアー機能，角膜内皮の　17
バンデージコンタクトレンズ　179
波面収差解析，円錐角膜　143
波面センサーによる連続測定，ドライアイ　293
肺炎球菌，感染性角膜潰瘍の鑑別　56
梅毒性角膜実質炎，角膜浸潤の鑑別　77
培養細胞シート移植　106
白内障手術
　── 後，角膜形状異常の鑑別　156
　── 時の眼内レンズ度数ずれ，屈折矯正手術後　187
白内障進行，屈折矯正手術後変化の鑑別　187
反帰光線法　22
反応性リンパ組織過形成，結膜・輪部腫瘍性病変の鑑別　234
斑状角膜ジストロフィ，角膜沈着病巣の鑑別　89
瘢痕性角結膜上皮疾患　5
瘢痕性角膜混濁　**15**, 66
　── の特徴　67
瘢痕性混濁　15

ひ

びまん性の点状表層角膜症　40
皮様囊胞，眼瞼腫瘍性病変の鑑別　249
非炎症性角膜菲薄化疾患　140
非感染性角膜潰瘍の鑑別　58
非感染性眼瞼縁炎　258
微絨毛　9

鼻涙管閉塞，眼脂の鑑別　223
光干渉断層計　62
　── 角膜トポグラファー　138
表層性血管侵入　4
表皮囊胞，眼瞼腫瘍性病変の鑑別　245
病変の首座による分類，結膜充血　219

ふ

ファンギフローラY®　227
フィブロネクチン　7
フェムトセカンドレーザー　174
フォーカルアドヒージョン　7
フラップおよびフラップ〜ベッドの層間に関連する問題，屈折矯正手術後変化　180
フラップ皺襞，LASIK後変化の鑑別　180
フラップのずれ，偏位，LASIK後変化の鑑別　180
フリクテン角膜炎　71
　──, 結膜充血の鑑別　217
フリクテン結膜炎　71
フリーフラップ，LASIK後変化の鑑別　181
フルオレセイン染色　23
　── の結膜パターン　4
ブドウ球菌性，眼瞼炎の鑑別　256
ブドウ球菌性眼瞼結膜炎，点状表層角膜症の鑑別　35
ブルーフリーフィルター　23
ブレップ　123
プラチド角膜トポグラファー　138
プロスタグランジン製剤点眼薬アレルギー，結膜充血の鑑別　217
ぶどう膜炎，結膜充血の鑑別　216
部分角膜上皮幹細胞疲弊症　100
風疹，先天性角膜混濁の鑑別　205
匐行性角膜潰瘍　57
粉状角膜，角膜沈着病巣の鑑別　91
粉瘤，眼瞼腫瘍性病変の鑑別　245
分泌型ムチン　9
分泌性流涙　282
　── と導涙性流涙の混在　290
分泌増加型マイボーム腺機能不全，眼瞼炎の鑑別　258
分娩時外傷
　── 角膜内皮異常の鑑別　135
　── 角膜浮腫の鑑別　124

へ

ヘミデスモソーム　6
ヘモジデリンの沈着　83
ヘルペス性角膜炎，流涙症の鑑別　283
ヘルペス性角膜ぶどう膜炎，角膜移植後変化の鑑別　167
ペルーシド角膜変性，角膜形状異常の鑑別　143
扁平角膜　147
扁平上皮癌　13
　──, 眼瞼腫瘍性病変の鑑別　251
　──, 結膜・輪部腫瘍性病変の鑑別　237
扁平上皮乳頭腫，結膜・輪部腫瘍性病変の鑑別　233

ほ

ポリメラーゼ連鎖反応　70, **79**, 97
ポンプ機能，角膜内皮の　17
母斑
　── 眼瞼腫瘍性病変の鑑別　244
　── 結膜・輪部腫瘍性病変の鑑別　235
放射状角膜神経炎　75
放射状角膜切開術　174
　── 後，角膜形状異常の鑑別　150
縫合糸
　── の処理，全層角膜移植術　168
　── の露出，流涙症の鑑別　285
膨潤圧，角膜実質の　18

ま

マイクロケラトーム　174
マイボーム腺炎角膜上皮症
　──, 角膜浸潤の鑑別　71
　──, 眼瞼炎の鑑別　257
　──, 点状表層角膜症の鑑別　41
マイボーム腺炎，眼瞼炎の鑑別　257
マイボーム腺癌，眼瞼腫瘍性病変の鑑別　251
マイボーム腺機能不全　264, 269, 277
　──, 結膜充血の鑑別　217
　──, 点状表層角膜症の鑑別　39
　──, ドライアイの鑑別　269
　──, 流涙症の鑑別　285

ま

マイボーム腺嚢胞，眼瞼腫瘍性病変の鑑別　250
マイボーム腺の形態変化　277
マイボグラフィー　267, **277**
マイボスコア　271
麻疹，先天性角膜混濁の鑑別　205
麻疹後失明　205
膜型ムチン　9

み・む

水イボ，眼瞼腫瘍性病変の鑑別　247
ムコ多糖症，先天性角膜混濁の鑑別　206
ムコリピドーシス，先天性角膜混濁の鑑別　207
無菌性浸潤，角膜浸潤の鑑別　69, 71
無虹彩（症）　5
　── ，角結膜瘢痕の鑑別　99
無水晶体性水疱性角膜症　114

め

メスを使った屈折矯正手術後変化の鑑別　188
メラニン色素の沈着　83

も

毛嚢虫性，眼瞼炎の鑑別　258
毛包上皮腫，眼瞼腫瘍性病変の鑑別　248
毛母腫，眼瞼腫瘍性病変の鑑別　248
毛様充血　214

や

夜間の見えにくさ，屈折矯正手術後変化の鑑別　188
薬剤性角膜上皮障害，流涙症の鑑別　285
薬剤性角膜内皮障害，角膜浮腫の鑑別　123
薬剤毒性，角膜上皮欠損の鑑別　48
薬剤毒性角膜症，点状表層角膜症の鑑別　40

薬剤の沈着　84

よ

翼状片
　── ，角膜形状異常の鑑別　154
　── ，結膜充血の鑑別　217

ら

落屑症候群，角膜浮腫の鑑別　122
乱視矯正角膜切開術　174
　── 後変化の鑑別　189
乱視軸ずれ，AK/LRI後変化の鑑別　189

り

リウマチ性角膜潰瘍，周辺部角膜潰瘍の鑑別　58, 60
リポデルモイド，結膜・輪部腫瘍性病変の鑑別　231
リンデロン点眼液®による沈着　**85**, 162
リンパ管拡張症，結膜・輪部腫瘍性病変の鑑別　234
リンパ管腫，結膜・輪部腫瘍性病変の鑑別　234
流行性角結膜炎
　── ，角膜浸潤の鑑別　77
　── ，眼脂の鑑別　223
　── ，点状表層角膜症の鑑別　43
流涙症の鑑別　280
流涙の他覚的検査　280
良性腫瘍と悪性腫瘍の鑑別，眼瞼　242
緑内障手術後，角膜形状異常の鑑別　157
緑膿菌感染
　── ，感染性角膜潰瘍の鑑別　56
　── ，結膜充血の鑑別　216
淋菌性結膜炎，眼脂の鑑別　223
輪状膿瘍　56
輪部減張切開術　174
　── 後変化の鑑別　189
輪部デルモイド　210
　── ，結膜・輪部腫瘍性病変の鑑別　230

る

涙液
　── ，涙道疾患による角膜形状異常　154
　── が視機能に及ぼす影響　292
　── と視機能検査　292
　── の3層構造　264
　── の観察，細隙灯顕微鏡　25
　── の構造　9
涙液減少型ドライアイ　265
　── の診断　268
涙液層破壊時間　25
　── ドライアイ　266
　── 流涙症　280
涙液メニスカス　25
　── ドライアイ　268
　── 流涙症　280
　── 遮断による流涙症　287
涙液量と視機能の関係　293
涙点閉鎖，流涙症の鑑別　288
涙道の仕組み　280
涙道ブジー　282
涙道閉塞による流涙症　288
涙道ポンプ機能低下による流涙症　287
涙嚢炎　288
類皮腫，結膜・輪部腫瘍性病変の鑑別　230
類表皮嚢胞，眼瞼腫瘍性病変の鑑別　245

れ・ろ

レーザー角膜内切削形成術　174
レーザー屈折矯正角膜切除術　174
　── 後，角膜形状異常の鑑別　147
レーザー虹彩切開術後，角膜浮腫の鑑別　116
レーザー上皮下角膜切除術　174
老人性疣贅，眼瞼腫瘍性病変の鑑別　244

欧文索引

A
adhesion complex 6
anterior megalophthalmos 147
aphakic bullous keratopathy (ABK) 114
astigmatic keratotomy (AK) 174
atopic keratoconjunctivitis (AKC) 29
Avellino角膜ジストロフィ 95
── ，角膜沈着病巣の鑑別 88
Axenfeld奇形 199
Axenfeld-Rieger症候群，先天性角膜混濁の鑑別 199

B
band keratopathy 85
basal cell carcinoma 251
beaten-metal appearance 93, 118, **129**
best fit sphere (BFS) 141
buphthalmos 203

C
calcifying epithelioma 248
catarrhal corneal ulcer 70
central island 149
Chandler症候群 133
circumscribed posterior keratoconus 135
Cogan-Reese症候群 133
collarette 35
common wart 246
congenital glaucoma 203
congenital hereditary endothelial dystrophy (CHED) 121, 132, 200
congenital hereditary stromal dystrophy (CHSD) 201
conjunctival cyst 232
conjunctival hemangioma 233
conjunctival intraepithelial neoplasia (CIN) 13

conjunctival lipodermoid 231
conjunctival squamous cell carcinoma 237
conjunctivochalasis 37
cornea farinata 91
cornea guttata 118, **128**
corneal compensated IOP (IOP$_{CC}$) 192
corneal/conjunctival intraepithelial neoplasia (CIN) 236
corneal herpes 205
corneal hysteresis (CH) 192
corneal infiltration 66
corneal resistance factor (CRF) 192
corneal ulcer 51
Corneal Visualization Scheimpflug Technology (Corvis®ST) 192
cystinosis 209

D
dark area 93, 120
delayed staining 4, **12**
Demodex性，眼瞼炎の鑑別 258
dermoid 210
dermoid cyst 249
dermolipoma 231
Descemet膜
── から角膜内皮面の沈着病巣 92
── 近傍の角膜実質層の沈着病巣 91
── 剝離，角膜移植後変化の鑑別 166
── 破裂，先天性角膜混濁の鑑別 203
Descemet膜前ジストロフィ，角膜沈着病巣の鑑別 91
differential staining 12
diffuse lamellar keratitis (DLK) 78, **181**

disciform keratitis 69
dynamic contour tonometry 183

E
early staining 11
epidermoid cyst 245
epipolis photorefractive laser in situ keratomileusis (epi-LASIK) 174
episcleral osseous choristoma 231
epithelial downgrowth 166

F
Fabry病 84
fibroma 249
Fleischer輪 83, 140
focal tight junction 17
François角膜ジストロフィ，角膜沈着病巣の鑑別 92
Fuchs（角膜内皮）ジストロフィ
── ，角膜沈着病巣の鑑別 93
── ，角膜内皮異常の鑑別 128
── ，角膜浮腫の鑑別 118
Fuchs虹彩異色性虹彩毛様体炎，角膜後面沈着物の鑑別 136

G
gelatinous drop-like corneal dystrophy 87
generalized posterior keratoconus 134
glycocalyx 9
Goldenhar症候群 230, 231
── ，先天性角膜混濁の鑑別 210
Goldmann圧平眼圧計 183
Goldmann-equivalent IOP (IOP$_G$) 192
graft versus host disease (GVHD) 37
granuloma pyogenicum 231

guttae 118

H
Haab線 204
hemangioma 248
hemidesmosome 6
herpes simplex virus(HSV) 205
Hudson-Stahli線 83
Hurler症候群，先天性角膜混濁の鑑別 206
Hutchinson徴候 257
hyphate ulcer 57

I
Imbert-Fickの法則 183
integrin 7
interface debris, LASIK後変化の鑑別 183
interface fluid 185
interface fluid syndrome 125
intralamellar flap edema 185
intraoperative OCT(iOCT) 65
iridocorneal endothelial syndrome (ICE)症候群 120
―― , 角膜浮腫の鑑別 124
iris strand 197

K
Kayser-Fleischer輪 91
keratoacanthoma 247
Khodadoust線 93, 116, 165

L
lagophthalmos 37
laser-assisted subepithelial keratectomy(LASEK) 174
laser in situ keratomileusis(LASIK) 174
―― 後，角膜形状異常の鑑別 147
―― 後眼圧上昇の病態 183
―― 後の点状表層角膜症 34
―― 後のdiffuse lamellar keratitis, 角膜浸潤の鑑別 78
―― 後のinterface fluid syndrome, 角膜浮腫の鑑別 125
lateral distraction test 282
lazy 8 figure 141
lid-wiper epitheliopathy(LWE) 29
―― , 点状表層角膜症の鑑別 30

limbal relaxing incisions(LRI) 174
lucid interval 69, 70
lymphangiectasia 234
lymphangioma 234

M
malignant lymphoma 238
malignant melanoma 239
MALT(mucosa-associated lymphoid tissue)リンパ腫 238
marginal furrow 72
Maroteaux-Lamy症候群，先天性角膜混濁の鑑別 206
measles 205
medial distraction test 282
Meesmann角膜ジストロフィ 96
―― , 角膜沈着病巣の鑑別 84
―― , 点状表層角膜症の鑑別 42
meibomian gland dysfunction (MGD) 37, 264, **269**, 277
meibomitis-related keratoconjunctivitis 71
Merkel細胞癌，眼瞼腫瘍性病変の鑑別 253
microvilli 9
molluscum contagiosum 247
Mooren角膜潰瘍
―― , 角膜浸潤の鑑別 69, 72
―― , 周辺部角膜潰瘍の鑑別 58, 60
MPS(multipurpose solution)アレルギー 68
mucoepidermoid carcinoma 237
mucolipidosis(MLS) 207
mucopolysaccharidosis(MPS) 206
multiple subepithelial corneal infiltrates(MSI) 77
multiplex PCR 79

N
nanophthalmos 146
neurilemmoma 247
neurofibroma 235
nevocellular nevus 244
nevus 235, 244
nevus of Ota 235

O
Ocular Response Analyzer™ (ORA) 191

oligosaccharidosis 207
optical coherence tomography (OCT) 62
―― 角膜トポグラファー 138
over wear syndrome 113

P
pagetoid spread 251
palisades of Vogt(POV) 3, 98, **99**
paracentral corneal perforation 72
paradoxical hypotony 185
partial limbal stem-cell deficiency 100
peripheral sclerocornea 202
Peters異常(奇形)
―― , 角膜浮腫の鑑別 120
―― , 先天性角膜混濁の鑑別 197
photorefractive keratectomy (PRK) 147, 174
―― 後，角膜形状異常の鑑別 147
phototherapeutic keratectomy (PTK) 148
pilomatricoma 248
pinch test 282
polymerase chain reaction(PCR) 70, **79**, 97
Posner-Schlossman症候群，角膜後面沈着物の鑑別 136
posterior corneal vesicle(PCV), 角膜内皮異常の鑑別 133
posterior crocodile shagreen 92
posterior keratoconus 134, 200
posterior polymorphous corneal dystrophy(PPCD) 22, **120**, **131**, 202
postmeasles blindness(PMB) 205
primary acquired melanosis(PAM) 235
primary graft failure 116
―― , 角膜移植後変化の鑑別 172
pseudophakic bullous keratopathy(PBK) 114

R
radial keratoneuritis 75
radial keratotomy(RK) 150, 174
―― 後変化の鑑別 188
radial neuritis 23

reactive lymphoid hyperplasia 234
real-time PCR 75, 80
regression, 屈折矯正手術後変化の鑑別 186
Reis-Bückler角膜ジストロフィ, 角膜沈着病巣の鑑別 87
retrocorneal hyaline ridge 93
Richner-Hanhart症候群, 先天性角膜混濁の鑑別 208
Rieger奇形 199
Rieger症候群 199
Rostock Cornea Module (RCM) 109

S
sands of the Sahara症候群 78, 181
Sattler veil 113
Scheie症候群, 先天性角膜混濁の鑑別 206
Scheimpflug角膜トポグラファー 138
Schirmer試験
　――, ドライアイ 268
　――, 流涙症 281
Schnyderクリスタルジストロフィ 92
schwannoma 247
sclerocornea 202
sebaceous adenoma 233, 247
sebaceous carcinoma 251
sebaceous hyperplasia 233
seborrheic keratosis 244
Sjögren症候群, ドライアイの鑑別 268
spectral domain OCT (SD-OCT) 62

spindle cell carcinoma 237
spontaneous shedding 75
squamous cell carcinoma 251
squamous papilloma 233
staphylococcal blepharoconjunctivitis 32
stepladder classification 197
Stevens-Johnson症候群 5, 37
　――, 角結膜瘢痕の鑑別 101
　――, 眼脂の鑑別 223
Stocker線 83
stroma ablation 174
superficial punctate keratopathy (SPK) 28
superior limbic keratoconjunctivitis (SLK) 29
surface ablation 174
　―― 術後, 角膜形状異常の鑑別 147
swept source OCT (SS-OCT) 62

T
TA細胞 (transient amplifying cell) 3, 44
　――の分裂減少 48
tear film breakup time (BUT) 26, **266**, 280
tear meniscus 25
Tear Stability Analysis System (TSAS), ドライアイ 293
temperature reversal 17
terminal bulb 58, **161**
Terrien角膜辺縁変性
　――, 角膜形状異常の鑑別 152
　――, 周辺部角膜潰瘍の鑑別 58, 61
Thoft & FriendのXYZ理論 **3**, 28, 44, **45**

Thygeson点状表層角膜炎, 点状表層角膜症の鑑別 35
tight junction 11
total limbal stem-cell deficiency 100
total sclerocornea 202
trichoepithelioma 248
TS-1®に伴う角膜上皮障害, 点状表層角膜症の鑑別 41
tyrosinemia 208

V
vernal conjunctivitis (VKC) 29
verruca senilis 244
verruca vulgaris 246
vesicle 120
Vogt皺襞 140
von Hippel's internal corneal ulcer 197
von Recklinghausen病, 結膜・輪部腫瘍性病変の鑑別 235

W
wavefront-guided LASIK 188
Wegener肉芽腫症, 周辺部角膜潰瘍の鑑別 58, 60
Wilson病 91

X・Y
X連鎖性角膜内皮ジストロフィ, 角膜内皮異常の鑑別 133
xanthoma 249
XYZ理論, Thoft & Friendの **3**, 28, 44, **45**
Y-junction 17

眼科臨床エキスパート
オキュラーサーフェス疾患